C. Josten ■ H. Lill (Hrsg.) ■ **Ellenbogenverletzungen**

C. Josten H. Lill (Hrsg.)

Ellenbogenverletzungen

- Biomechanik
- Diagnose
- Therapie

Mit 176 zum Teil 2-farbigen Abbildungen
in 340 Einzeldarstellungen und 18 Tabellen

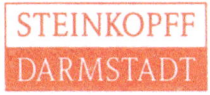 

Prof. Dr. med. CHRISTOPH JOSTEN
Priv.-Doz. Dr. med. HELMUT LILL
Universität Leipzig
Klinik für Unfall- und Wiederherstellungschirurgie
Liebigstraße 20a, 04103 Leipzig

ISBN 978-3-642-63311-9   ISBN 978-3-642-57619-5 (eBook)
DOI 10.1007/978-3-642-57619-5

Die Deutsche Bibliothek – CIP-Einheitsaufnahme
Ein Titeldatensatz für diese Publikation ist bei
Der Deutschen Bibliothek erhältlich.

Dieses Werk ist urheberrechtlich geschützt. Die dadurch begründeten Rechte, insbesondere die der Übersetzung, des Nachdrucks, des Vortrags, der Entnahme von Abbildungen und Tabellen, der Funksendung, der Mikroverfilmung oder der Vervielfältigung auf anderen Wegen und der Speicherung in Datenverarbeitungsanlagen, bleiben, auch bei nur auszugsweiser Verwertung, vorbehalten. Eine Vervielfältigung dieses Werkes oder von Teilen dieses Werkes ist auch im Einzelfall nur in den Grenzen der gesetzlichen Bestimmungen des Urheberrechtsgesetzes der Bundesrepublik Deutschland vom 9. September 1965 in der jeweils geltenden Fassung zulässig. Sie ist grundsätzlich vergütungspflichtig. Zuwiderhandlungen unterliegen den Strafbestimmungen des Urheberrechtsgesetzes.

http://www.steinkopff.springer.de

© Springer-Verlag Berlin Heidelberg 2002

Ursprünglich erschienen bei Steinkopff Verlag Darmstadt 2002

Die Wiedergabe von Gebrauchsnamen, Handelsnamen, Warenbezeichnungen usw. in diesem Werk berechtigt auch ohne besondere Kennzeichnung nicht zu der Annahme, dass solche Namen im Sinne der Warenzeichen- und Markenschutz-Gesetzgebung als frei zu betrachten wären und daher von jedermann benutzt werden dürften.

Produkthaftung: Für Angaben über Dosierungsanweisungen und Applikationsformen kann vom Verlag keine Gewähr übernommen werden. Derartige Angaben müssen vom jeweiligen Anwender im Einzelfall anhand anderer Literaturstellen auf ihre Richtigkeit überprüft werden.

Herstellung: K. Schwind

SPIN 10783341   105/7231-5 4 3 2 1 0

Für CHRISTEL, KATRIN, BIANCA und DANIEL JOSTEN
Für KATHARINA, MORITZ, JAKOB und EMIL LILL

Vorwort

Verletzungen des Ellenbogengelenkes, jahrelang im Hintergrund medizinischer Diskussionen, haben in den letzten Jahren an wissenschaftlichem Interesse und Bedeutung gewonnen. Nicht zuletzt durch neue biomechanische Erkenntnisse, verbesserte Diagnostik und moderne Therapiekonzepte.

Das vorliegende Buch trägt diesen 3 Kriterien in jeder Hinsicht Rechnung. Das Hauptanliegen dieses Buches ist es, eine exakte Diagnose auf der Basis anatomischer und biomechanischer Grundlagen, der apparativen Diagnostik und der klinischen Untersuchung zu stellen, aus der sich die Therapie ableiten lässt, die zu einem für den Patienten zufriedenstellenden Ergebnis führt. Ein heute auch sehr wichtiges Thema ist die ärztliche Begutachtung, die in diesem Buch sehr praxisorientiert einen Leitfaden bietet. Neben den klassischen Verletzungen des Ellenbogengelenkes stellen weitere Schwerpunkte die arthroskopischen Techniken, die septische Chirurgie bis hin zur Endoprothetik und Arthrodese dar. Die Zunahme der sportlichen Aktivität des Leistungs- und des Breitensportes bis in das hohe Alter in Kombination mit einer steigenden Lebenserwartung werden auch in Zukunft zu einer Zunahme dieser Verletzungen führen. Gleichermaßen wird der Anspruch der Verletzten und der Therapeuten immer größer mit dem Ziel der vollständigen Wiederherstellung der Gelenkfunktion.

Für das primär „Leipziger Ellenbogenbuch" konnten weitere namhafte Autoren für einzelne Kapitel gewonnen werden. Wir danken besonders Frau Dr. Gertrud Volkert, die uns dieses Buch ermöglicht und uns tatkräftig unterstützt hat. Weiterhin danken wir Herrn Emil Hanns für die Herstellung der hervorragenden Zeichnungen.

Dieses Ellenbogenbuch möge den Kollegen aller Fachgebiete, die sich mit dem Ellenbogengelenk befassen, nicht nur von Nutzen für den klinischen Alltag sein, sondern darüber hinaus den neusten wissenschaftlichen Stand vermitteln.

Leipzig, im November 2001

CHRISTOPH JOSTEN
HELMUT LILL

Inhaltsverzeichnis

| Kapitel 1 | Funktionelle Anatomie und Biomechanik .... | 1 |

Jan Korner, Helmut Lill und Pierre Hepp

| Kapitel 2 | Klinische Untersuchung .... | 13 |

Jörg Jerosch

| Kapitel 3 | Apparative Diagnostik .... | 23 |

Thomas Keitel und Thomas Kahn

| Kapitel 4 | Arthroskopie .... | 37 |

Willi Attmanspacher

| Kapitel 5 | Operative Zugangswege .... | 51 |

Helmut Lill, Jan Korner und Stefan Glasmacher

| Kapitel 6 | Verletzungen im Kindesalter .... | 63 |

Joachim Bennek

| Kapitel 7 | Luxationen und Instabilitäten .... | 99 |

Helmut Lill, Jan Korner und Christoph Josten

| Kapitel 8 | Monteggiaverletzungen .... | 123 |

Jan Korner, Helmut Lill und Christoph Josten

| Kapitel 9 | Radiusköpfchenfrakturen .... | 137 |

Christoph Josten, Jan Korner und Helmut Lill

| Kapitel 10 | Olekranonfrakturen .... | 151 |

Jan Korner, Helmut Lill und Christoph Josten

| Kapitel 11 | Distale Humerusfrakturen .... | 163 |

Helmut Lill, Jan Korner und Christoph Josten

| Kapitel 12 | Komplexverletzungen .... | 183 |

Christoph Josten, Jan Korner, und Helmut Lill

| Kapitel 13 | Posttraumatische Gelenksteife und Arthrolyse .... | 189 |

Christoph Josten, Jan Korner und Helmut Lill

KAPITEL 14　Infektionen 201
　　　　　　JÖRG JEROSCH

KAPITEL 15　Endoprothese und Arthrodese 209
　　　　　　JOCHEN LÖHR und NORBERT GSCHWEND

KAPITEL 16　Begutachtung 219
　　　　　　HELMUT LILL, JAN KORNER und CHRISTOPH JOSTEN

Sachverzeichnis 225

Autorenverzeichnis

Dr. med. WILLI ATTMANSPACHER
Klinikum Nürnberg
Klinik für Unfallchirurgie
Breslauer Straße 201
90471 Nürnberg

Prof. Dr. med. JOACHIM BENNEK
Universität Leipzig
Klinik und Poliklinik für Kinderchirurgie
Oststraße 21–25
04317 Leipzig

STEFAN GLASMACHER
Universität Leipzig
Klinik für Unfall-
und Wiederherstellungschirurgie
Liebigstraße 20 a
04103 Leipzig

Prof. Dr. med. NORBERT GSCHWEND
Schulthess Klinik Zürich
Orthopädische Chirurgie
Lengghalde 2
CH-8008 Zürich

Dr. med. PIERRE HEPP
Universität Leipzig
Klinik für Unfall-
und Wiederherstellungschirurgie
Liebigstraße 20 a
04103 Leipzig

Prof. Dr. med. Dr. h.c. JÖRG JEROSCH
Johanna-Etienne-Krankenhaus
Klinik für Orthopädie und
Orthopädische Chirurgie
Am Hasenberg 46
41462 Neuss

Prof. Dr. med. CHRISTOPH JOSTEN
Universität Leipzig
Klinik für Unfall-
und Wiederherstellungschirurgie
Liebigstraße 20 a
04103 Leipzig

Prof. Dr. med. THOMAS KAHN
Universität Leipzig
Klinik und Poliklinik für
Diagnostische Radiologie
Liebigstraße 20 a
04103 Leipzig

Dr. med. THOMAS KEITEL
Universität Leipzig
Klinik und Poliklinik für
Diagnostische Radiologie
Liebigstraße 20 a
04103 Leipzig

Dr. med. JAN KORNER
Universität Leipzig
Klinik für Unfall-
und Wiederherstellungschirurgie
Liebigstraße 20 a
04103 Leipzig

Priv.-Doz. Dr. med. HELMUT LILL
Universität Leipzig
Klinik für Unfall-
und Wiederherstellungschirurgie
Liebigstraße 20 a
04103 Leipzig

Prof. Dr. med. JOCHEN F. LÖHR
Universitätsklinikum Lübeck
Klinik für Orthopädie
Ratzeburger Allee 160
23538 Lübeck

Kapitel 1 Funktionelle Anatomie und Biomechanik

Jan Korner, Helmut Lill und Pierre Hepp

1.1 Anatomische Grundlagen

Die Kenntnis der Anatomie des Ellenbogengelenks ist eine entscheidende Grundvoraussetzung für das Verständnis der Biomechanik, der gezielten Diagnostik sowie der Therapie von Verletzungen der Ellenbogenregion.

1.1.1 Artikulierende knöcherne Strukturen

Das Ellenbogengelenk besteht aus *drei Teilgelenken*, deren Funktion seine Beweglichkeit erklärt. Im einzelnen artikulieren miteinander:
- Die Trochlea humeri mit der Incisura trochlearis der Ulna (Humeroulnargelenk)
- das Capitulum humeri mit der Fovea articularis des Radiusköpfchens (Humeroradialgelenk)
- die Circumferentia articularis des Radiusköpfchens mit der Incisura radialis der Ulna (proximales Radioulnargelenk)

1.1.2 Kapselbandapparat

Die Gelenkkapsel (Capsula articularis) des Ellenbogens umgibt proximal beide Kondylen des Humerus sowie die artikulierenden Teile des Ellenbogengelenkes. Die Epikondylen sind nicht in die Kapsel integriert (Abb. 1.1).

Die Kapsel besteht aus einer inneren synovialen und einer äußeren fibrösen Teilschicht. Proximal schließt sie zusätzlich ventral die Fossae coronoidea et radialis humeri sowie von dorsal die Fossa olecrani ein. Distal setzt die Gelenkkapsel im Bereich des Radiushalses sowie an der Vorderfläche unterhalb der Incisura trochlearis ulnae an. Im dorsalen Bereich ist die Gelenkkapsel vergleichsweise dünn. In die Kapsel sind als ligamentäre Verstärkungszügel integriert:
- Lig. collaterale ulnare (Medial Collateral Ligament, MCL). Es verläuft vom medialen Epicondylus fächerförmig nach distal, wobei der ventrale Teil (Anterior Medial Collateral Ligament, AMCL) am Proc. coronoideus und sein dorsaler Anteil (Posterior Medial Collateral Ligament, PMCL) am Olekranon inseriert. Beide Anteile werden durch sogenannte Cooper'sche Fasern miteinander verbunden.
- Lig. collaterale radiale (Lateral Collateral Ligament, LCL). Es entspringt am Epicondylus lateralis und verstärkt lateral die Kapsel. Distal inseriert es am ventralen und dorsalen Aspekt der Incisura radialis der Ulna sowie am Lig. anulare des Radius. Der von dorsal an dem lateralen Anteil des Olecranous ansetzende Teil (LUCL, Lateral Ulnar Collateral Ligament) verläuft hinter dem Radiusköpfchen.
- Das Lig. anulare umgreift die Zirkumferenz des Radiusköpfchens und inseriert ventral und dorsal an der Incisura radialis ulnae. Es kommuniziert in seinem lateralen Anteil mit dem Lig. collaterale radiale (Abb. 1.2). Im Bereich der Fossae des distalen Humerus (Fossa olecrani, coronoidea et radii) liegen der Gelenkkapsel Fettkissen (sog. fat pads) auf, die im Rahmen der Nativdiagnostik des Ellenbogengelenkes Aufschluss über das Vorliegen eines Hämarthros geben können (s. Kapitel 3).

1.1.3 Muskulatur

Von den zur Gruppe der *Oberarmmuskeln* gehörigen Muskeln spielen die folgenden eine wesentliche Rolle:

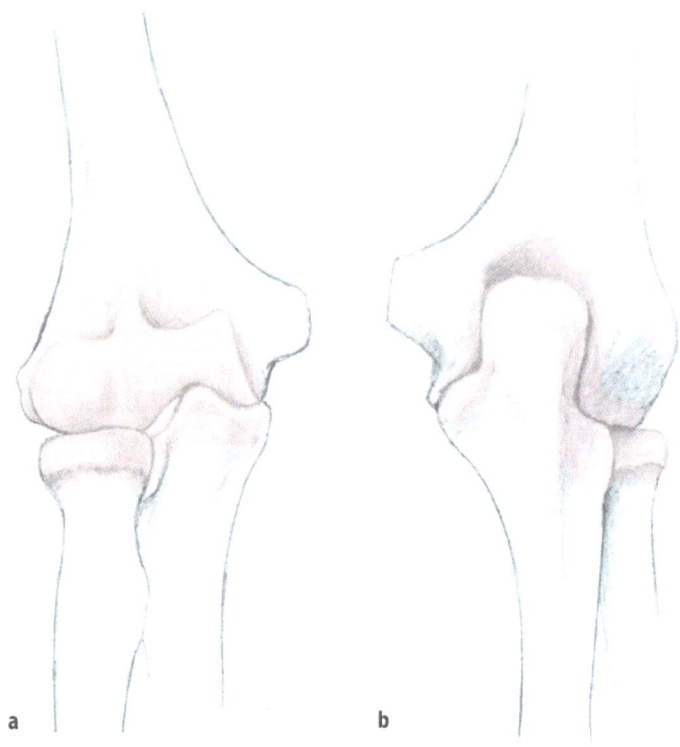

Abb. 1.1. Verlauf des Kapselursprungs. **a** Ventral, **b** Dorsal

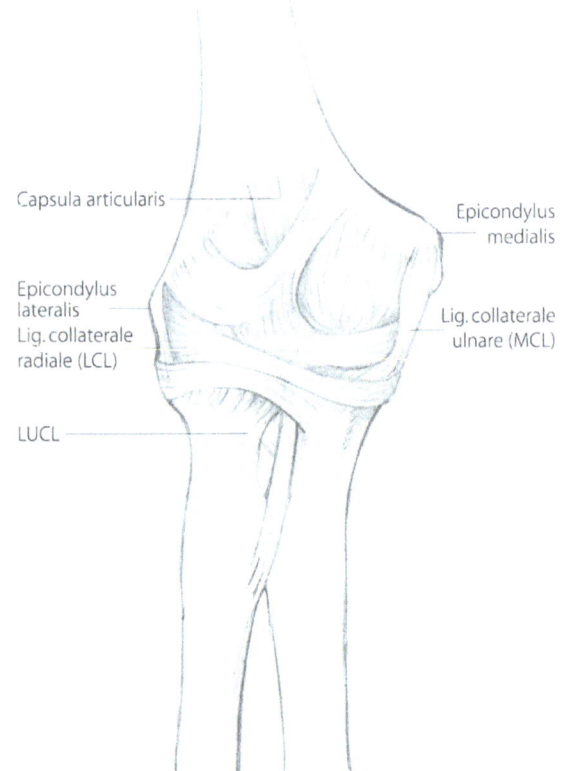

■ *Beuger:* Der M. biceps brachii, welcher ventral das Oberflächenrelief des Oberarmes bestimmt, zieht von ventral über das Ellenbogengelenk und inseriert distal an der Tuberositas radii sowie ulnar über seine Aponeurose an der Fascia antebrachii. Der M. biceps ist neben seiner Funktion als Beuger zusätzlich an der Supination des Unterarmes beteiligt. Von der Vorderfläche des Humerusschaftes entspringt der M. brachialis, welcher, vom M. biceps brachii bedeckt, ebenfalls ventral des Ellenbogengelenkes verläuft. Er setzt distal an der Vorderfläche der Ulna zwischen dem Proc. coronoideus ulnae und der Tuberositas ulnae an. Der M. brachioradialis lagert sich dem Ellenbogengelenk gemeinsam mit der radialen Muskelgruppe und den Extensoren des Unterarms von lateral und ventral an.

Abb. 1.2. Bandstrukturen von ventral. LCL = Lateral Collateral Ligament; LUCL = Lateral Ulnar Collateral Ligament; MCL = Medial Collateral Ligament

Er entspringt proximal des lateralen Epicondylus und bildet das laterale Oberflächenrelief des Ellenbogens. Der M. brachioradialis ist neben seiner Beugefunktion im Ellenbogen an der Pronation des Unterarmes beteiligt.
- *Strecker:* Der M. triceps brachii, welcher mit je einem Kopf am Tuberculum infraglenoidale, an der Hinterfläche des Humerusschaftes proximal bzw. distal des Sulcus nervi radialis entspringt, setzt am Olekranon an und legt sich der Gelenkkapsel von dorsal an. Er bildet das hintere Oberflächenrelief des Oberarmes. Vom Epicondylus lateralis entspringt der M. anconeus. Er verläuft über die Rückfläche der Gelenkkapsel und setzt an der Hinterfläche der proximalen Ulna an (s. Kapitel 5).

Folgende *Unterarmmuskeln* sind von Bedeutung:
- *Flexorengruppe:* Diese Muskelgruppe liegt dem Ellenbogengelenk von ulnar und ventral an. Zu ihr gehören M. flexor carpi radialis, M. flexor carpi ulnaris, M. flexor digitorum superficialis, M. palmaris longus, M. pronator teres. Sie entspringen gemeinsam vom medialen Epicondylus sowie der Fascia antebrachii und beugen im Handgelenk.
- *Radiale Muskelgruppe:* Sie entspringen gemeinsam mit den Extensoren am lateralen Epicondylus. Zu ihr gehören der M. extensor carpi radialis longus, der zusätzlich vom lateralen Septum intermusculare des Oberarms entspringt, sowie der M. extensor carpi radialis brevis. Er entspringt am Ringband des Radius und dem lateralen Epicondylus.
- *Extensorengruppe:* Vom lateralen Epicondylus sowie der Fascia antebrachii entspringen die Extensoren der Hand, zu welchen der M. extensor digitorum, der M. extensor digiti minimi und der M. extensor carpi ulnaris gehören.

1.1.4 Gefäße

Vom Gefäß- Nerven- Strang des medialen Sulcus bicipitalis nach distal ziehend, erreicht die

- *A. brachialis* die Ellenbeuge. Hier liegt sie unter der Aponeurose des M. biceps brachii, auf dem M. brachialis und medial der Bizepssehne. In diesem Bereich erfolgt die Aufteilung in die beiden arteriellen Hauptäste des Unterarmes, die A. radialis und die A. ulnaris. Auf dem M. brachioradialis verläuft die
- *A. radialis* aus der Ellenbeuge nach distal.
- Die *A. ulnaris* verlässt die Regio cubitalis entlang der Ulna zwischen den Schichten der oberflächlichen und tiefen Fingerbeuger.
- *Kollateralarterien*, welche aus proximalen Abgängen der A. brachialis sowie der A. profunda brachii entspringen, bilden im Bereich des Ellenbogengelenkes ein arterielles Gefäßnetz (Rete articulare cubiti). Dieses umgibt die Gelenkkapsel und ist hauptsächlich an der Blutversorgung der Ellenbogenregion beteiligt. Rückläufige Arterien aus A. radialis und A. ulnaris strömen als Aa. recurrentes von distal in das arterielle Gefäßgeflecht ein.

In der Ellenbeuge kommunizieren die venösen Abflüsse des Unterarmes und bilden die im Sulcus bicipitalis lateralis verlaufende V. cephalica sowie die im Sulcus bicipitalis medialis verlaufende V. basilica.

1.1.5 Nerven

Die motorische und sensible Versorgung der Ellenbogenregion erfolgt über die Äste des Plexus brachialis.
- Der *N. medianus* zieht, die A. brachialis überkreuzend, in die Ellenbeuge. Hier befindet er sich medial der Arterie auf dem M. brachialis und zieht zwischen den beiden Köpfen des M. pronator teres nach distal. Im Ellenbogenbereich gibt er mehrere Äste für die oberflächlichen Beuger ab.
- Der *N. ulnaris* verläuft dorsal im Bereich des distalen Humerus zwischen Epicondylus medialis und Olekranon im Sulcus nervi ulnaris. Sein weiterer Verlauf nach distal erfolgt zwischen den beiden Köpfen des M. flexor carpi radialis zur Beugeseite des Unterarmes.

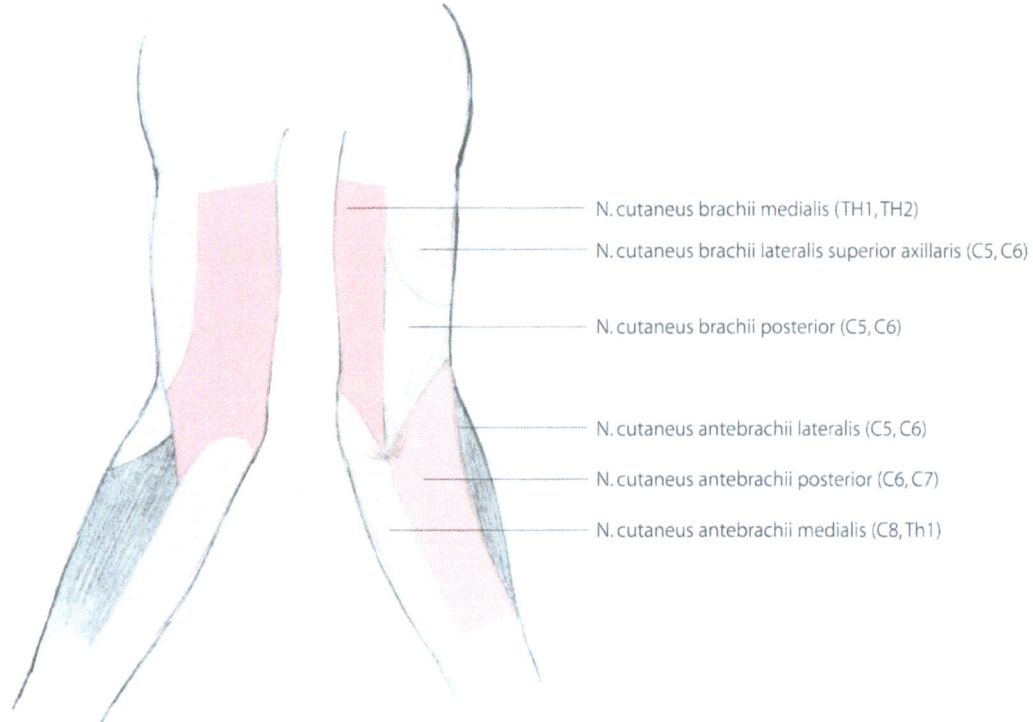

Abb 1.3. Sensible Innervation der Ellenbogenregion

■ Der *N. radialis* erreicht die Ellenbogenregion zwischen M. brachioradialis und M. brachialis. Hier liegt er im lateralen Bereich der Ellenbeuge und teilt sich in R. profundus und R. superficialis. Der R. profundus tritt durch den M. supinator und verläuft um das Collum radii zu den Extensoren des Unterarms.

Die sensible Innervation der Regio cubitalis erfolgt über die Nervi cutanei antebrachii medialis, lateralis et posterior aus den Segmenten C5 bis Th2 (Abb. 1.3).

1.2 Biomechanische Grundlagen und Verletzungsmechanismen

Die Beweglichkeit wie auch die Stabilität des Ellenbogengelenkes sind für eine Vielzahl täglicher Handlungen essentiell. Aus diesem Grund ist die Kenntnis der Biomechanik für das Verständnis des Verletzungsmusters und damit für die erfolgreiche Therapieplanung von entscheidender Bedeutung.

1.2.1 Physiologische Winkel

■ In der Frontalebene

■ *Humeroulnare Gelenkachse:* Aufgrund der Gelenkform von Trochlea humeri und Incisura trochlearis ist das humeroulnare Gelenk ein Scharniergelenk, welches die Bewegung um eine querverlaufenden Achse zulässt. Die humeroulnare Gelenkachse verläuft durch das Zentrum des Capitulum humeri sowie durch die Längsachse der Trochlea. Wie in dreidimensionalen biomechanischen Untersuchen bestätigt wurde, wandert die humeroulnare Gelenkachse im Verlaufe der Flexion im Ellenbogen geringfügig nach ventral. Da dies für die Biomechanik des Ellenbogens kaum Bedeutung hat, wird das Humeroulnargelenk aus

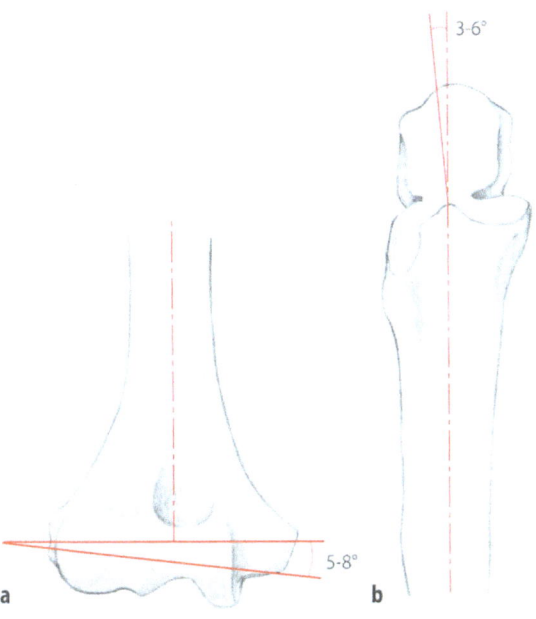

Abb. 1.4. a Humeroulnare Gelenkachse, **b** Valgusangulation der ulnaren Gelenkfläche

praktischen Überlegungen als ein uniaxiales Gelenk betrachtet, dessen Achse in der Frontalebene einen nach medial offenen Winkel von ca. 5–8° zur Humeruslängsachse bildet (Abb. 1.4 a).

- *Valgus-Angulation der Incisura trochlearis der Ulna:* Die Gelenkfläche der Ulna weist in der Frontalebene zusätzlich eine Valgusangulation von ca. 3–6° zur Längsachse der Ulna auf (Abb. 1.4 b).
- *Tragewinkel:* Der „Tragewinkel" (engl. „carrying angle") beschreibt den Winkel zwischen Humeruslängsachse zur Längsachse der Ulna in der Frontalebene (Abb. 1.5). Der Tragewinkel wird bei vollständiger Streckung im Ellenbogen gemessen und variiert zwischen 5° und 15°. Bei Frauen ist er in der Regel um ca. 5° größer als bei Männern. Der Tragewinkel ist abhängig vom Grad der Flexion. Er ist bei voller Extension am größten und nimmt bei Flexion ab.

In der Sagittalebene

- *Distaler lateraler Humeruswinkel:* Das Kondylenmassiv weist in der Sagittalebene eine Angulation nach ventral von 30° zur Humeruslängsachse auf. Aus diesem Grund

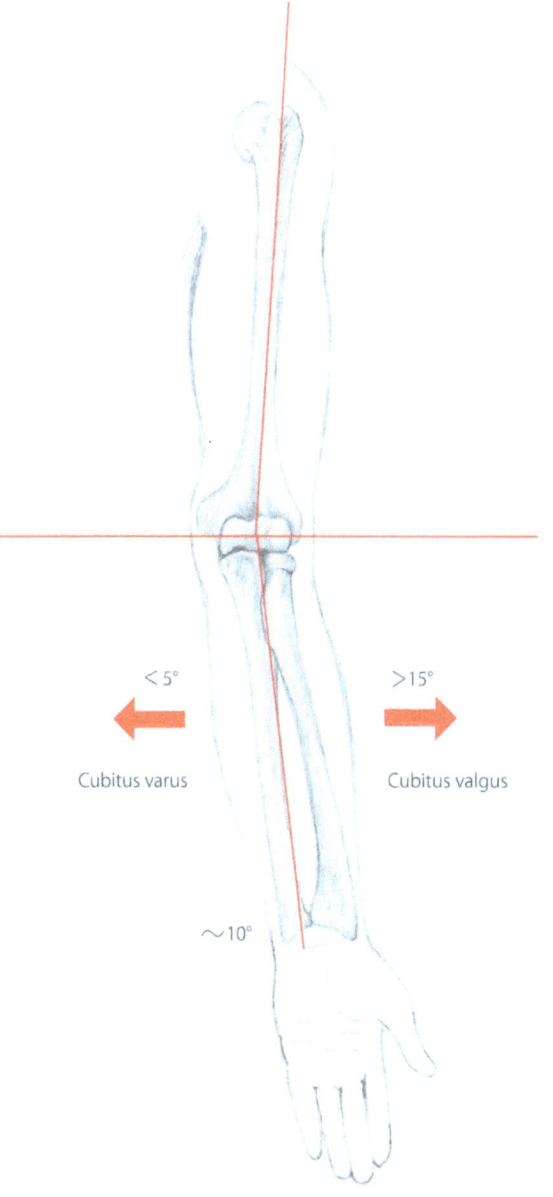

Abb. 1.5. Tragewinkel. Physiologischer Bereich 5–15°. Übergang in Cubitus varus/valgus

befindet sich die humeroulnare Gelenkachse von lateral gesehen auf Höhe der ventralen Kortikalis des Humerusschaftes (Abb. 1.6 a). Alle dorsal dieser Querachse befindlichen Muskeln unterstützen bei Kontraktion die Extensionsbewegung, während ventral der Querachse lokalisierte Muskeln als Flexoren des Ellenbogengelenkes dienen.

- *Proximaler Ulnawinkel:* Entsprechend der ventralen Angulation des Kondylenmassivs

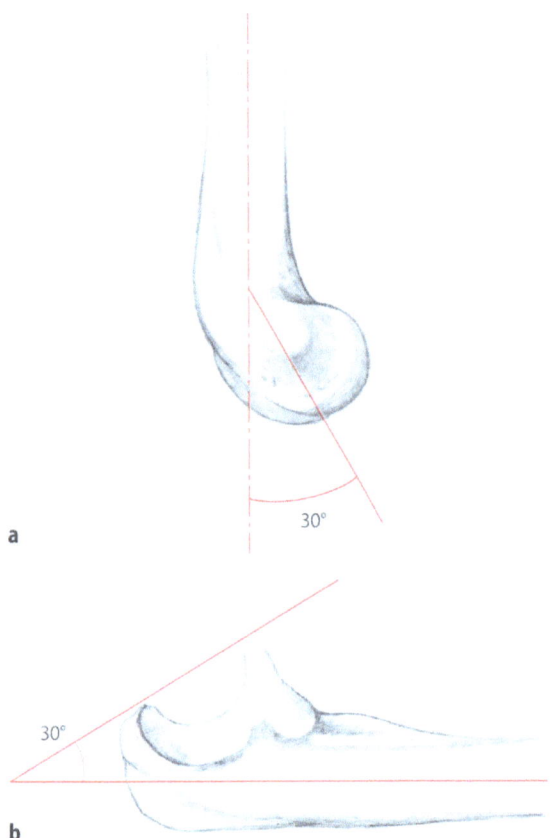

Abb. 1.6. a Distaler lateraler Humeruswinkel (30°), **b** korrespondierender proximaler Ulnawinkel

ist die Gelenkfläche der Incisura trochlearis kompensatorisch 30° zur Längsachse der Ulna nach dorsal abgewinkelt (Abb. 1.6b).

1.2.2 Bewegungen im Ellenbogengelenk

Im Ellenbogen erfolgt die Bewegung des Unterarmes zum Oberarm in zwei Ebenen: Extension/Flexion (Streckung/Beugung) sowie Pronation/Supination (Einwärts-/Auswärtswendung), wobei Bewegungsdefizite im Ellenbogen durch das Schultergelenk nur teilweise kompensiert werden können (Abb. 1.7).

■ **Flexion- Extension.** Der physiologische Bewegungsumfang für Extension/Flexion im Ellenbogengelenk beträgt nach der Neutral-Null-Methode 0-0-145, wobei geschlechtsspezifische physiologische Abweichungen von ca. 10° als Folge unterschiedlicher Muskelausbildung und Bandlaxitäten zu beobachten sind. Die meisten Bewegungen für Verrichtungen des täglichen Alltags erfordern jedoch lediglich einen Bewegungsumfang für Extension/Flexion zwischen 30° und 130° (100° Regel nach Morrey; Abb. 1.8a).

■ **Pronation/Supination des Unterarmes.** Im radiohumeralen Teilgelenk, welches den lateralen Anteil des Ellenbogengelenks bildet, kreuzen sich die quere Achse des Ellenbogengelenkes mit der Längsachse des Unterarmes, um welche die Pronation/Supination des Unterarmes erfolgt. Sie verläuft proximal durch das Radiusköpfchen und distal durch das Caput ulnae und ist somit weder zur Längsachse des Radius noch der Ulna parallel. Proximal rotiert dabei hauptsächlich das ins Lig. anulare eingebettete Caput radii. In der Literatur wird zusätzlich eine geringe Rotationskomponente der proximalen Ulna beschrieben, die jedoch funktionell bedeutungslos ist.

Der Umfang der physiologischen Unterarmpronation und -supination beträgt 75-0-85. Für die Realisierung von alltäglichen Arbeiten genügt jedoch auch hier ein wesentlich geringeres Bewegungsausmaß von ca. 100°, das zwischen 50-0-50 liegt (Abb. 1.8b).

1.2.3 Stabilisierende Strukturen

Die Stabilität im Ellenbogen wird durch statische und dynamische Komponenten gewährleistet, welche in Tabelle 1.1. entsprechend ihrer Bedeutung für die Stabilität aufgelistet sind.

1.2.4 Einwirkende Kräfte und Folgen für das Ellenbogengelenk

■ **Valgusstress**

Viele Tätigkeiten, die das Ellenbogengelenk beanspruchen, wie das Tragen von schweren Gegenständen oder das Werfen, verursachen einen Valgusstress, also eine Abduktionskraft, im Ellenbogengelenk. Dieser Kraft wirken, abhängig vom Grad der Beugung, mehrere Stabilisatoren entgegen.

■ *MCL:* Die entscheidende stabilisierende Komponente gegen Valgusstress ist das MCL, wobei insbesondere der ventrale Anteil des Bandes (AMCL) eine entscheidende

1.2 Biomechanische Grundlagen und Verletzungsmechanismen

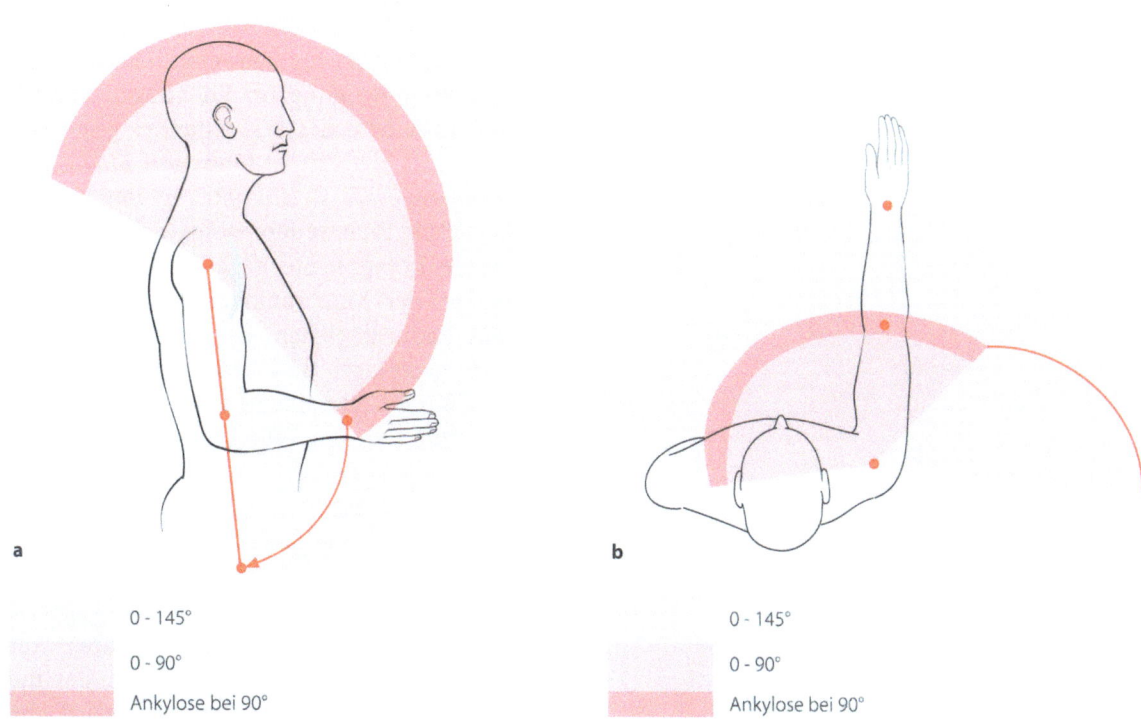

Abb. 1.7. Bewegungsumfänge der Bewegungskette Schulter-Ellenbogen-Handgelenk in Abhängigkeit von der Ellenbogenbeweglichkeit. **a** In der Sagittalebene, **b** in der Horizontalebene

Tabelle 1.1. Statische und dynamische Stabilisatoren des Ellenbogengelenkes. Die Hauptstabilität des Ellenbogens wird durch seine enge knöcherne Führung, insbesondere im humeroulnaren Gelenkanteil, gewährleistet. Der Proc. coronoideus wie auch das Olekranon gewähren den entscheidenden statischen Widerstand gegen anterior-posterioren bzw. posterior-anterioren Translationsstress. Dynamische Stabilisatoren für die anterior-posteriore Krafteinwirkung sind der M. brachialis sowie der M. biceps brachii. Der M. triceps brachii ist ein dynamischer Stabilisator gegen posteroanteriore Gewalt. Die einer axialen, Valgus-, Varus- oder Rotationskraft entgegenwirkenden Strukturen werden nachfolgend näher erläutert. Es ist jedoch zu betonen, dass es sich im Rahmen des Unfallgeschehens nahezu ausnahmslos um eine Kombination mehrerer gleichzeitig einwirkender Kräfte handelt

Stabilisatoren		
Statisch		Dynamisch
Gelenkführung	**Kapselbandführung**	**Muskeln**
Humeroulnare Gelenkfläche	Mediales Kollateralband	M. brachialis
Humeroradiale Gelenkfläche	Ventrale Kapsel	M. biceps brachii
Radioulnare Gelenkfläche	Laterales Kollateralband	M. triceps brachii
	Membrana interossea	M. anconeus

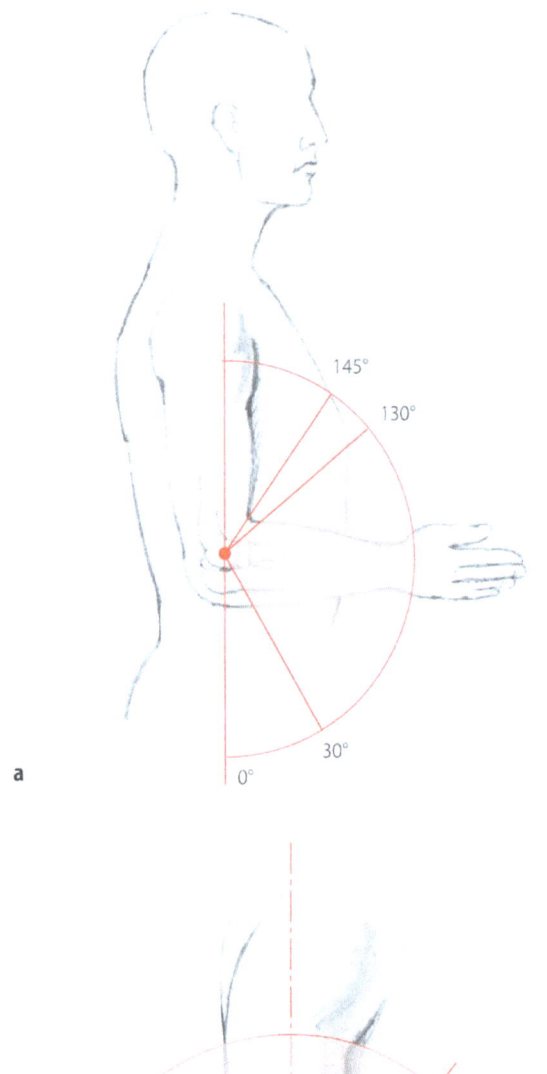

Abb. 1.8. Physiologisches Bewegungsausmaß. Markierte Fläche: funktionell entscheidender Bewegungsumfang nach Morrey et al. (1993). **a** Extension/Flexion, **b** Pronation/Supination

Bedeutung besitzt. Wie in vielfältigen biomechanischen Studien belegt wurde, kommt es bei Ruptur oder Insuffizienz beider Anteile des MCL im Rahmen des Valgusbelastung zu einer vermehrten medialen Aufklappbarkeit von bis zu 20°. Hervorzuheben ist die Tatsache, dass das MCL bei einer Beugung im Ellenbogen von 90° mit über 50% des Widerstandes gegen Valgusstress beteiligt ist (Tabelle 1.2).

- *Humeroulnare Gelenkführung und Radiusköpfchen:* Eine weitere wesentliche stabilisierende Komponente gegen Valgusstress ist, neben der humeroulnaren Gelenkführung, das Radiusköpfchen. Es dient als knöchernes Widerlager und verringert die auf das mediale Kollateralband wirkenden Zugkräfte (Abb. 1.9). Bei Valgusstress wirkt auf das MCL eine Zugbelastung, im radiohumeralen Teilgelenk kommt es zur Kompression.

  Die Resektion des Radiusköpfchens führt nicht zur Valgusinstabilität, wenn das mediale Kollateralband intakt ist. Hingegen ist eine deutlich Zunahme der ulnaren Aufklappbarkeit zu verzeichnen, wenn das mediale Kollateralband durchtrennt wird aber das Radiusköpfchen noch intakt ist. Ein Maximum der medialen Aufklappbarkeit bei Valgusstress besteht bei einer Flexion im Ellenbogen zwischen 50 und 70°. Die im Rahmen von Radiusköpfchentrümmerfrakturen häufig durchgeführte Köpfchenresektion hat eine klinisch und radiologisch nachweisbare Zunahme des Tragewinkels sowie eine gering vermehrte Aufklappbarkeit bei Valgusstress zur Folge. Diese Befunde bleiben jedoch meist asymptomatisch, wenn andere für die Stabilität entscheidende Strukturen (MCL, Membrana interossea, distales Radioulnargelenk, Proc. coronoideus) nicht verletzt sind. Bei gleichzeitig vorliegender MCL-Insuffizienz und fehlendem Radiusköpfchen kommt es zu einer pathologischen Valgusinstabilität, die im Rahmen des Ellenbogentraumas eine stabile MCL-Rekonstruktion und/oder die Implantation einer Radiusköpfchenprothese erfordert (s. Kapitel 9).

- *Weichteile und Kapsel:* Bei einer vollständigen Streckung des Ellenbogens sind die ventrale Kapsel und Muskeln mit nahezu 40% am Widerstand gegen Valgusstress beteiligt.

Tabelle 1.2. Anteile der einzelnen Gelenkstrukturen an der Stabilität bei Valgus-, Varus- und Distraktionsstress nach Morrey und An (1993) in Abhängigkeit von der Ellenbogenstellung. WT = Weichteile

Kraft	Valgusstress		Varusstress		Distraktion	
Stellung im Ellenbogengelenk	Extension 0°	Flexion 90°	Extension 0°	Flexion 90°	Extension 0°	Flexion 90°
Stabilisierende Struktur						
MCL	31%	54%	–	–	6%	78%
LCL	–	–	14%	9%	5%	10%
WT/Kapsel	38%	10%	32%	13%	85%	8%
Gelenkführung	31%	33%	55%	75%	–	–

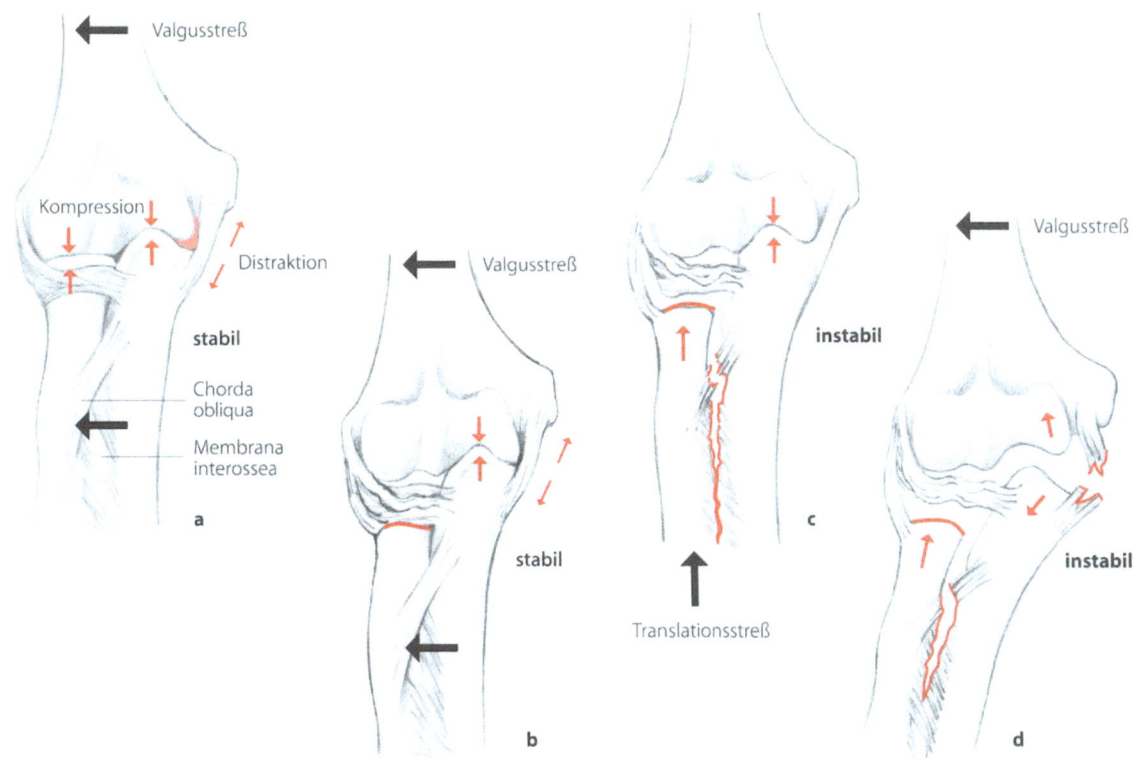

Abb. 1.9. a Valgusstress bei intakten Strukturen. Keine Instabilität. **b** Valgusstress bei fehlendem Radiusköpfchen. Keine Instabilität. **c** Zusätzliche Läsion der Membrana interossea. Axiale Instabilität. **d** Fehlendes Radiusköpfchen und Ruptur des MCL. Valgusinstabilität

Varusstress

Die wesentlichen einem Varusstress, also einer Adduktionskraft, entgegenwirkenden Stabilisatoren des Ellenbogengelenkes sind
- Die *humeroulnare Gelenkfläche*. Sie hat den entscheidenden Anteil an der Stabilisierung bei einwirkendem Varusstress. In vollständiger Streckung gewährleistet sie über 50% und bei Beugung im Ellenbogen von 90° sogar 75% des Widerstandes gegen Varusstress.
- *Das laterale Collateralband (Lateral Collateral Ligament, LCL)*, insbesondere dessen humeroulnare Faserbündel. Bei biomechanischen Untersuchungen über die klinische Relevanz des lateralen Kollateralbandes stellten O'Driscoll et al. fest, dass bei LCL-

Insuffizienz eine posterolaterale Rotationsstabilität (s. Kapitel 7) provoziert werden kann.
- *die ventrale Kapsel:* Sie ist nach den Untersuchungen von An und Morrey [1993] lediglich bei vollständig gestrecktem Ellenbogen von entscheidender stabilisierender Funktion gegen Varusstress. Mit zunehmender Beugung nimmt ihre Bedeutung für die Stabilität auf ein zu vernachlässigendes Maß ab (Tabelle 1.2).

Distraktion

Wesentliche Strukturen, die Widerstand gegen Distraktion gewähren, sind
- *Das MCL.* Es besitzt, insbesondere bei Ellenbogenbeugung, mit einem Widerstand von 80% des Gesamtwiderstandes eine entscheidende Bedeutung.
- *Die Gelenkkapsel.* Sie ist bei Streckung im Ellenbogengelenk die herausragende stabilisierende Struktur.

Axiale Kompression

Bei einer axial auf das gestreckte Ellenbogengelenk einwirkenden Kraft kommt es zu einer ungleichen Kräfteverteilung auf die Teilgelenke des Ellenbogengelenks, wobei das humeroradiale Gelenk eine Kraft von ca. 60% und die humeroulnare Gelenkfläche ca. von 40% aufnehmen. Dies erklärt den Umstand, dass bei einem indirekten Unfallmechanismus wie beim Sturz auf die Hand das Radiusköpfchen besonders häufig frakturiert. Bei diesem Unfallmechanismus wirkt der axialen Kraft primär das Radiusköpfchen als statischer Stabilisator entgegen. Kommt es zur Radiusköpfchenfraktur und zur Translation des gesamten Radius nach proximal, werden Membrana interossea und distales Radioulnargelenk traumatisiert (s. Kapitel 9). Dies tritt *nicht* auf, wenn es bei gleichem Unfallmechanismus zur humeroulnaren Luxation kommt, da axiale Scherkräfte zwischen Radius und Ulna wesentlich geringer sind. Die während einer axialen Gewalteinwirkung stark gefährdeten Strukturen sind in abnehmender Häufigkeit:

- Radiusköpfchen
- Radiushals
- Capitulum
- Proc. coronoideus sowie die
- Kollateralbänder

Wie Amis und Miller [1995] in ihren Untersuchungen belegten, ist der Grad der Beugung im Ellenbogengelenk während axialer Gewalteinwirkung Ursache für die Entstehung unterschiedlicher Frakturformen (Abb. 1.10).

Bei vollständiger Streckung kommt es hauptsächlich zu Frakturen des Radiusköpfchens und des Kapitulums, während zwischen 0° und 35° gleichermaßen Koronoid- und Radiusköpfchenfrakturen auftreten. Mit zunehmendem Grad der Beugung werden Radiushals-, Olekranon- und distale Humerusfrakturen häufiger. Nahezu alle Luxationen im Ellenbogengelenk sind im Erwachsenalter die Folge axialer, also indirekt von distal einwirkender, Gewalt. Bei einem Sturz auf den gebeugten Ellenbogen, also bei einer direkten Gewalt, wirkt das Olekranon bzw. die Incisura trochlearis olecrani wie ein Keil auf die Trochlea humeri und führt so bevorzugt zu den Frakturen des distalen Humerus.

Rotation

Eine Rotationskomponente findet sich nahezu bei jedem indirekten Trauma mit axialem, Valgus- oder Varusstress auf das Ellenbogengelenk. Diese ist nach O'Driscoll et al. [1992] verantwortlich für eine in drei Stufen ablaufende periartikulären Weichteilruptur (Abb. 1.11).

Hierbei kommt es immer primär zur Ruptur des lateralen Kollateralbandes an seiner ulnaren Insertion, nachfolgend zu einer von lateral nach medial fortlaufenden Ruptur der vorderen und hinteren Kapselanteile und schließlich zu einer Ruptur des medialen Kollateralbandes. Eine Luxation im Humeroulnargelenk hat nicht zwangsläufig eine Ruptur des medialen Kollateralbandes zur Folge. In einer biomechanischen Studie von O'Driscoll et al. [1992] konnte in 12 von 13 Fällen bei intaktem medialen Kollateralband eine Luxation provoziert werden. Isolierte Rotationskräfte sind selten und führen in gleicher Weise zur Schädigung der stabilisierenden periartikulären Weichteilgewebe.

1.2 Biomechanische Grundlagen und Verletzungsmechanismen 11

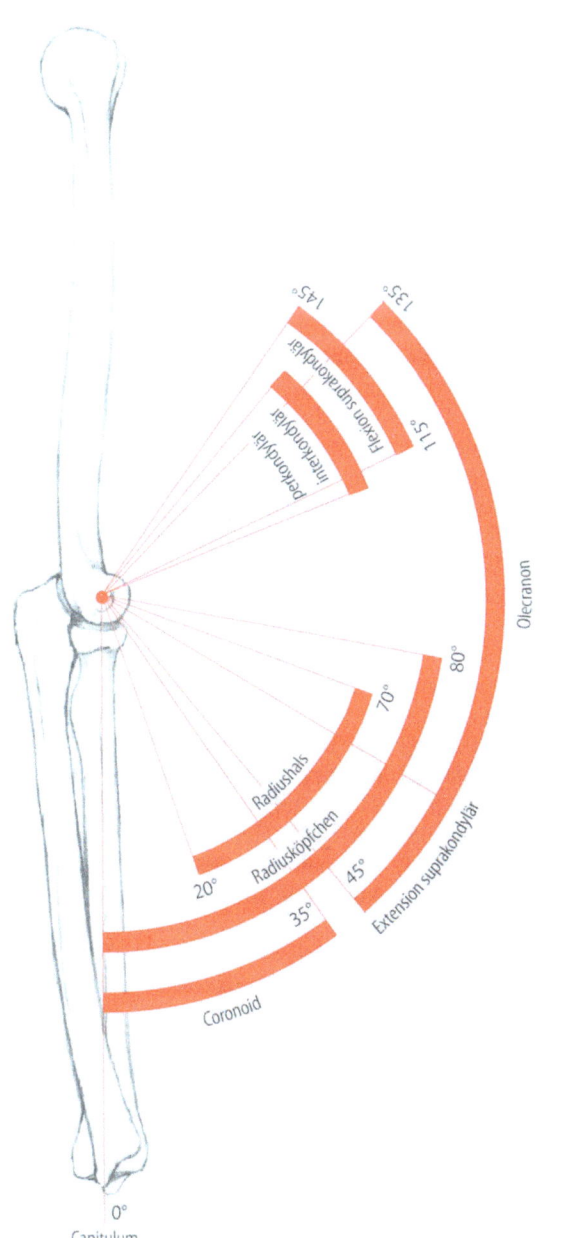

Abb. 1.10. Abhängigkeit der Frakturentstehung vom Winkel der einwirkenden axialen Kompressionskraft nach Amis und Müller (1995)

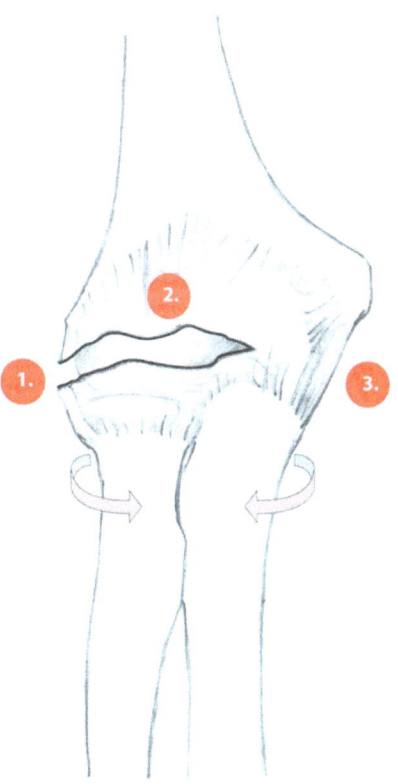

Abb. 1.11. Rotationskräfte führen zu einer von lateral nach medial fortlaufenden Schädigung kapsuloligamentärer Strukturen nach O'Driscoll (1991). Zuerst kommt es zur Ruptur des lateralen Kollateralbandes (1) und der vorderen Kapsel (2), erst dann zur Läsion der medialen Bandstrukturen (3)

Literatur

1. Amis AA, Dawson D, Unsworth A, Miller JH, Wright V (1977) An Examination of the Elbow-articulation with particular reference to variation of the carrying angle. Enrgr Med 8:76–80
2. Amis AA, Miller JH (1995) The mechanism of elbow fractures: an investigation using impact tests in vitro. Injury 26/3:163–168
3. An KN, Morrey BF (1993) Biomechanics of the Elbow. In: Morrey BF (ed) The elbow and it's disorders. WB Saunders Company, pp 43–61
4. Askew LJ, An KN, Morrey BF, Chao EY (1981) Functional evaluation of the elbow: normal motion requirements and strength determination. Orthop Trans 5:304–306
5. Beals RK (1976) The normal carrying angle of the elbow. Clin Orthop 119:194–197
6. Bertolini R, Leutert G (1987) Atlas der Anatomie des Menschen. Band I. Georg Thieme Verlag Leipzig, S 10–148
7. Cage DJN, Abrams RA, Callahan JJ, Botte MJ (1995) Soft tissue attachments of the ulnar coronoid process an anatomic study with radiographic correlation. Clin Orthop Rel Res 320: 154–158
8. Geel CW, Palmer AK (1992) Radial head fractures and their effect on the distal radioulnar joint. A rationale for treatment. Clin Orthop 275:79–84
9. Habernek H, Orthner F (1992) The influence of anatomic factors in elbow joint dislocations. Clin Orthop (US) 274:226–230
10. Hotchkiss RN (1996) Fractures and dislocations of the elbow. In: Rockwood CA, Green DP, Buchholz RW, Heckman JD (eds) Fractures in adults. Lippincott Raven Publishers, New York, Philadelphia, pp 929–1024
11. Hotchkiss RN, Weiland AJ (1987) Valgus stability of the elbow. J Orthop Res 5:372
12. Ishizuki M (1979) Funktional anatomy of the elbow joint and three-dimensional quantitative motion analysis of the elbow Joint. J Jap Orthop Assn 53:989–996
13. Johannson O (1962) Capsular and ligament injuries of the elbow joint. Acta Chir Scand (Suppl) 287:1–159
14. Morrey BF, An KN (1983) Articular and ligamentous contributions to the stability of the elbow joint. Am J Sports Med 11(5):315–319
15. Morrey BF, An KN, Chao EYS (1993) Functional evaluation of the elbow. In: Morrey BF (ed) The elbow and it's disorders. WB Saunders Comp, Philadelphia London Toronto, pp 86–97
16. Morrey BF, An KN, Tanaka S (1991) Valgus stability of the elbow. A definition of primary and secondary constraints. Clin Orthop 265:187
17. Morrey BF, Askew CJ, An KN (1981) A biomechanical study of normal functional elbow motion. J Bone Joint Surg [Am] 63A:872–877
18. Muhr G, Wernet E (1989) Bänderverletzungen und Luxationen des Ellenbogengelenkes. Orthopäde 18:268–272
19. O'Discroll SW (1993) Classification and spectrum of elbow instability: recurrent instability. In: Morrey BF (ed) The elbow and it's disorders. WB Saunders Comp, Philadelphia London Toronto, S 453–46
20. O'Driscoll SW, Morrey BF, Korinek S, An KN (1992) Elbow subluxation and dislocation. A spectrum of instability. Clin Orthop (US) 280:1 86–197
21. O'Driscoll SW, Bell DF, Morrey BF (1991) Posterolateral rotatory instability of the elbow. J Bone Joint Surg 73A:440–446
22. Olsen BS, Morten G, Henriksen G, Sojbjerg JO, Helmig P, Sneppen O (1994) Elbow joint instability: a kinematic model. J Shoulder Elbow Surg 3:143–150
23. Regan WD, Korinek SL, Morrey BF (1991) Biomechanical study of the ligaments about the elbow joint. Clin Orthop 271:170–175
24. Schwab GH, Bennett JB, Woods GW, Tullos HS (1980) Biomechanics of elbow instability: the role of the medial collateral ligament. Clin Orthopedics 146:42–52
25. Sojbjerg JO, Oversen J, Nielsen S (1987) Experimental elbow instability after transsection of the medial collateral ligament. Clin Orthop 218:186–190
26. Youm Y, Dryer RF, Thamyrajah K, Flatt AE, Sprague BL (1979) Biomechanical analysis of forearm pronation-supination and elbow flexion-extension. J Biomech 12:245–255

KAPITEL 2 Klinische Untersuchung

Jörg Jerosch

2.1 Allgemein

Dieses anspruchsvolle Gelenk ist aufgrund der möglichen Kombinationsbewegungen prädisponiert für chronische Beschwerden sowie für akute Verletzungen. Man denke an die repetitiven Bewegungsmuster bei einigen Sportarten wie Tennis, Golf, Turnen, Squash, Speerwurf oder in verschiedenen handwerklichen Berufen. Hier praktizierte einseitige Bewegungsmuster führen zwangsläufig zu Überlastungsschäden sowohl im Bereich des Gelenkes, als auch der umgebenen Weichteilmanschette. Ferner sollte bei sturzgefährdeten Sportarten wie Ski, Motorrad, Handball etc. bedacht werden, dass hier häufig über den Ellenbogen das gesamte Körpergewicht abgefangen werden muss. Dieses führt nicht selten zu Frakturen, Luxationen oder Bandinstabilitäten.

2.2 Die klinische Standarduntersuchung

Der ausführlichen *Anamnese* folgt die *Inspektion* der Gelenkachse und -stellung sowie der Gelenkkonturen. Bei der *Palpation* des Ellenbogens stellt sich der Untersucher seitlich des Patienten und hält die Vorderaußenseite des Oberarmes. Es erfolgt die Palpation des Epicondylus ulnaris, der Margo medialis humeri, des Olekranon, der Margo posterior ulnae, der Fossa olecrani, des Epicondylus lateralis humeri, der Margo lateralis humeri, des Capitulum radii und der verschiedenen Weichteilregionen des Ellenbogens. Die *Beweglichkeitsprüfung* wird nach der Neutral-Null-Methode (Flexion/Extension, Pronation/Supination) vorgenommen. Der *Überprüfung der groben Kraft* sowie der *Sensibilität* folgt die Durchführung *funktioneller Tests*. Diese können bei einer vorliegenden Verdachtsdiagnose in verschiedene Richtungen erweitert werden.

2.2.1 Anamnese

Die klinische Untersuchung des Ellenbogens beginnt mit der Anamnese des Patienten. Die unterschiedlichen Erkrankungen können durch akute Verletzungen, chronische Überlastungsschäden, degenerative Veränderungen als auch durch Systemerkrankungen ausgelöst werden. Am einfachsten gestaltet sich die Problemfindung bei Patienten mit frischen Traumen, die den Unfallhergang exakt schildern können. Bei degenerativen Erkrankungen oder chronischen Überlastungsschäden ist ein genaues Darstellen auch länger zurück liegender Ereignisse von großer Bedeutung. Nicht zu übersehen sind die systemischen Erkrankungen, welche häufig eine Mitbeteiligung der Gelenke bewirken. Wichtig ist selbstverständlich das Wissen über stattgehabte Verletzungen sowie deren Versorgung im betroffenen Ellenbogen in der Vergangenheit. Zu erkennen ist eine Einteilung in verschiedene Altersgruppen. So ergibt sich bei einer Verletzung des Ellenbogengelenkes bei einem über 40jährigen Freizeitsportler eine andere therapeutische Konsequenz als bei einem 25jährigen Leistungssportler.

Abgesehen vom Alter spielen die berufliche und sportliche Betätigung bei der Anamnese eine entscheidende Rolle. Insbesondere bei der Entstehung chronischer Beschwerden sind diese Informationen meistens richtungweisend. Wichtig sind hierbei Kenntnisse über die genauen Bewegungsabläufe bei den verschiedenen Tätigkeiten. So können zielgerichtete Fragen zügig das Hauptproblem einkreisen. Am Beispiel des sogenannten „Tennisellenbogens" zeigt sich, wie durch ständig wiederholte Bewegungen, sei es bei Elektrikern, Zimmerleuten oder Tennisspielern ein klar definiertes Krankheitsbild entstehen kann. Notwendig für den Untersucher ist eine genaue Kenntnis über die vom Patienten durchgeführten Bewegungsabläufe.

Wichtig ist bei *chronischen Beschwerden* ein genaues Befragen über die Ausstrahlung, die Lokalisation, den bevorzugten Zeitpunkt (Nachtschmerz, bewegungsabhängiger Schmerz), als auch über die Qualität der Schmerzen.

Bei einem *akuten Trauma* sollte versucht werden, den Unfallmechanismus genau zu rekonstruieren. So lässt sich gut herausarbeiten, ob ein direktes oder indirektes Trauma vorliegt. Es muss z.B. unterschieden werden, ob ein Sturz auf die Hand bei ausgestrecktem Ellenbogen erfolgt ist, oder ob der Verletzte mit seinem kompletten Körpergewicht auf das flektierte Gelenk gestürzt ist.

2.2.2 Inspektion

Die Inspektion als auch die weitere klinische Untersuchung sollte bei vollständig entkleidetem Oberkörper durchgeführt werden. So ist am sichersten eine Aussage zu eventuell bestehenden Asymmetrien oder Fehlstellungen zu machen. Dabei finden sich häufig beim Entkleidungsvorgang pathologische Bewegungsmuster.

In gestreckter, anatomischer Stellung bilden die Längsachsen von Ober- und Unteram einen nach lateral offenen Winkel im Sinne eines Valgus (Armtragewinkel). Dieser Winkel beträgt bei Frauen physiologischerweise zwischen 10° und 15° und bei Männern um 5°. Durch den Valguswinkel schmiegt sich der Oberarm gewöhnlich oberhalb des Darmbeinkammes an die Taille an. Bei einem Valguswinkel über 15° spricht man von einem Cubitus valgus. Ursache hierfür ist häufig eine vorangegangene Fraktur des Epicondylus radialis mit nachfolgendem Epiphysenschaden. Bei einem Cubitis varus liegt der Winkel unter 5°. Er findet sich meistens nach einem stattgehabten Trauma im Kindesalter, wie z.B. einer suprakondylären Fraktur, bei der durch eine unvollständige Bruchheilung oder Wachstumsverzögerung in der Epiphysenfuge der distale Humerus beeinträchtigt ist.

Neben Stellungsvarianten sollte bei der Inspektion auch auf Konturveränderungen des Ellenbogengelenkes geachtet werden. Schwellungen können umschrieben oder diffus auftreten. Diese können so ausgedehnt sein, dass der Ellenbogen in einer Flexion von 45° gehalten wird. In dieser Haltung ist das Fassungsvermögen der Gelenkkapsel am größten. Häufigste Ursache hierfür sind Quetschverletzungen oder Frakturen. Es sollte aber auch an eine Gelenkentzündung gedacht werden, insbesondere wenn sich zusätzlich eine Rötung zeigt. Eine lokalisierte Schwellung findet sich bei einer geschwollenen Bursa olecrani über dem Olekranon. Bei der Inspektion ist auf Narben zu achten. Nicht selten liegt hier die Ursache für Bewegungseinschränkungen oder sogar Kontrakturen.

2.2.3 Palpation

Bei der Palpation steht der Untersucher seitlich des Patienten und hält die Vorderaußenseite des Oberarmes. Unter Streckung und Abduktion im Oberarm wird der Ellenbogen in annähernd 90° Flexion gebracht. Krepitationen bei dieser Bewegung können durch eine Fraktur, eine Arthrose oder eine verdickte Synovia sowie durch eine Bursa verursacht werden. Prinzipiell gilt es drei Bursae zu differenzieren (Abb. 2.1). Es muss vor allem auf Schmerz oder Schwellung geachtet werden.

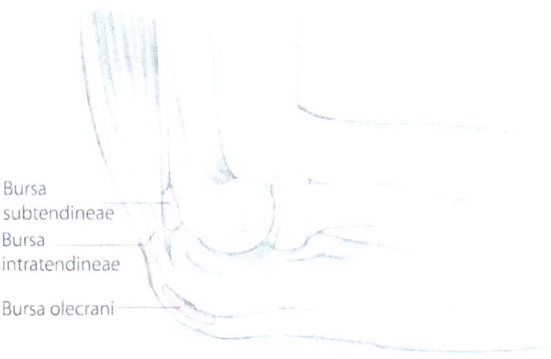

Abb. 2.1. Bursae im Bereich des Olekranons

Palpation knöcherner Strukturen

- *Epicondylus ulnaris:* Zunächst erfolgt die Palpation des Epicondylus ulnaris an der medialen Seite des distalen Humerus. Er ist konturgebend für den medialen Ellenbogen und somit prädisponiert für Frakturen, insbesondere bei Kindern.
- *Margo medialis humeri*: Oberhalb des Epicondylus ulnaris lässt sich die Margo medialis humeri palpieren. Sie ist der Ursprungsbereich der Handgelenksflexoren. Gelegentlich lässt sich in diesem Bereich ein kleiner knöcherner Vorsprung tasten, der die Symptome einer N. ulnaris-Kompression verursachen kann.
- *Olecranon:* Das Olekranon kommt als proximales Ende der Ulna bei der Flexion aus der Tiefe der Fossa olecrani und lässt sich somit gut palpieren. Die Palpation wird weder durch die Bursa noch durch die Trizepssehne behindert. Durch die besonders bewegliche Haut über dem Olekranon wird eine extreme Beugung des Ellenbogens erlaubt.
- *Margo posterior ulnae:* Die hintere Ulnakante ist, beginnend am Olekranon, bis zum Processus styloideus am Handgelenk zu tasten.
- *Fossa olecrani:* Die Fossa olecrani befindet sich am distalen Ende des hinteren Humerus. Hier verschwindet das Olekranon während der Streckung in einer mit Fett und einem Teil der Aponeurose des M. triceps gefüllten Grube. Einer exakten Palpation ist dieser Bereich schwer zugänglich.
- *Epicondylus lateralis humeri:* Der Epicondylus lateralis humeri liegt lateral des Olekranon. Aufgrund seiner geringeren Größe ist er schlechter abgrenzbar als der Epicondylus medialis.
- *Margo lateralis humeri:* Diese Knochenkante ist am lateralen Humerus bis fast zur Tuberositas deltoidea tastbar. Wenn man den Daumen auf den Epicondylus medialis humeri, den Zeigefinger auf das Olekranon und den Mittelfinger auf den Epicondylus lateralis humeri legt, bilden die Verbindungslinien zwischen den Fingern bei 90° Flexion des Ellenbogens ein gleichschenkeliges Dreieck. Bei Extension bilden diese Linien eine Gerade. Jede Abweichung von dieser geometrischen Anordnung sollte weitere Untersuchungen nach sich ziehen.
- *Capitulum radii:* Die Untersuchung findet in 90° Flexion des Ellenbogens statt. Das Radiusköpfchen ist ungefähr 2,5 cm distal des Epicondylus lateralis humeri durch den Bauch der Handgelenks-Extensoren zu tasten. Bei freier Beweglichkeit im Radioulnargelenk lassen sich annähernd drei Viertel des Capitulum radii tasten. In Dislokationsstellung ist das Radiusköpfchen wesentlich leichter palpierbar.

Palpation der Weichteile

Bei der Palpation der Weichteile sollte man den Ellenbogen in vier Regionen einteilen.

Ellenbogeninnenseite.
Der Arm sollte zu diesem Zweck leicht abduziert und im Ellenbogen 90° flektiert sein.
- *Nervus ulnaris:* Der N. ulnaris findet sich im Sulcus ulnaris zwischen Epicondylus medialis humeri und Olekranon. Unter vorsichtigem Rollen lässt er sich unter dem Zeigefinger palpieren. Eine Verdickung im Sinne einer Narbenbildung in diesem Bereich erklärt manchmal wahrnehmbare Kribbelparästhesien im Klein- und Ringfinger der betroffenen Hand durch Kompression. Die Verletzung des N. ulnaris durch eine supra- bzw. epikondyläre Fraktur oder ein direktes Trauma ist nicht selten.
- *Handgelenksflexoren und -pronatoren:* Am Epicondylus medialis humeri entspringen gemeinsam die Mm. pronator teres, flexor carpi radialis, palmaris longus und flexor carpi ulnaris. Diese sollten zunächst als ganzes und dann einzeln von radial nach ulnar palpiert werden. Bei einem systematischen Vorgehen vom Epicondylus medialis humeri bis zum Handgelenk auf der Beugeseite des Unterarmes lässt sich häufig ein Druckschmerz über dem Muskelansatz oder seinem Verlauf eruieren. Tennis, Golf oder der regelmäßige Gebrauch eines Schraubenziehers provozieren gern schmerzhafte Veränderungen in diesem Bereich.
- *Ligamentum collaterale ulnare:* Die Hauptsicherung des humeroulnaren Gelenkes ist das Ligamentum collaterale ulnare. Es zieht

fächerförmig vom Epicondylus medialis humeri zum medialen Rand der Incisura trochlearis ulnae. Über dieser nicht tastbaren Struktur lässt sich bei pathologischen Veränderungen, zum Beispiel nach Valgusstress, ein Druckschmerz auslösen.

■ **Ellenbogenrückseite.** Konturgebend für diese Region des Ellenbogens ist das Olekranon.
- *Bursa olecrani:* Diese Struktur ist nur bei einer floriden Entzündung fluktuierend und dick tastbar.
- *Musculus triceps brachii:* Als dreiköpfiger und zweigelenkiger Muskel ist der Triceps brachii unabdingbar für die Extension im Ellenbogengelenk. Unter leichter Kontraktion lässt sich der lange Kopf, von seinem Ursprung bis zu seinem gemeinsamen Muskelbauch, mit dem lateralen Kopf im posteromedialen Oberarmbereich palpieren. Der laterale Trizepskopf ist ähnlich gut in der posterolateralen Oberarmregion zu tasten. Oberhalb des Olekranon laufen alle drei Trizepsköpfe zur Aponeurose zusammen und sind dort dem palpierenden Finger als breite, dünne Struktur gut zugänglich. Besondere Aufmerksamkeit sollte diesem Bereich nach einem Sturz auf den Ellenbogen geschenkt werden.

■ **Ellenbogenaußenseite**
- *Handgelenksstrecker:* Die Mm. brachioradialis, extensor carpi radialis longus und extensor carpi radialis brevis entspringen gemeinsam dem Epicondylus lateralis humeri und der Margo lateralis humeri. Sie imponieren im Ellenbogenbereich als Einheit, um sich dann auf der Unterarmstreckseite in zwei deutlich tastbare Strukturen in den Brachioradialis und die Handgelenksstrecker gemeinsam aufzuteilen. Der Brachioradialis lässt sich bis zu seinem Ansatz am Processus styloideus radii auf Schmerzhaftigkeit oder Läsionen untersuchen. Den drei genannten Muskeln wird als Handgelenksextensoren eine entscheidende Rolle bei der Entstehung des sogenannten „Tenisellenbogen" zugesprochen. Hier findet sich dann ein deutlicher Druckschmerz über dem gemeinsamen Ursprungsbereich.
- *Ligamentum collaterale radiale:* Das Ligamentum collaterale radiale ist nach Varusstress in seinem Verlauf zwischen Epicondylus lateralis und Ligamentum anulare schmerzhaft palpabel.
- *Ligamentum anulare:* Dieses Band umschließt das Capitulum humeri und Collum radii. Es lässt sich lediglich bei pathologischen Veränderungen der Ligamente selbst oder des Radiusköpfchens schmerzhaft tasten.

■ **Ellenbogenvorderseite**
- *Fossa cubiti:* Die Ellenbeuge wird als dreieckige Region lateral vom Brachioradialis und medial vom Pronator teres begrenzt. Hier verlaufen von lateral nach medial die Bizepssehne, die A. brachialis sowie der N. medianus und musculocutaneus.
- *Bizepssehne:* In Flexion und Supination ist die Bizepssehne von ihrem Muskelbauch bis zur Insertion am Radius palpabel. Bei einer distalen Ruptur würde sich der Muskel samt Sehne als deutliche Schwellung in den Oberarmbereich zurückziehen.
- *Arteria brachialis:* Medial der Bizepssehne ist der Puls der A. brachialis in der Fossa cubiti tastbar.

2.3 Funktionsprüfung

Die Beweglichkeit des Ellenbogens setzt sich aus vier Bewegungsrichtungen, Flexion/Extension und Supination/Pronation zusammen. Während Flexion und Extension im Wesentlichen im humeroradialen und humeroulnaren Gelenk ablaufen, werden Supination und Pronation in den proximalen und distalen Radioulnargelenken ausgeführt (vgl. Kapitel 1).

■ **Aktive Beweglichkeit.** Der Patient kann bei der Untersuchung der aktiven Beweglichkeit stehen oder sitzen. Die aktive Prüfung der Beweglichkeit gibt Aufschluss über die Möglichkeit den Ellenbogen ohne Hilfe zu bewegen.
- *Flexion/Extension* (150°-0°-10°): Der Patient wird aufgefordert, mit der Unterarmvorderseite die Schulter zu berühren. Limitierend für die Flexion wirkt sich gewöhnlich die Oberarmmuskulatur aus. Die Extension wird durch ein Anschlagen des Olekra-

non begrenzt. Bei Männern beträgt sie normalerweise um 0° und bei Frauen bis zu 5°.
- *Supination/Pronation* (90°-0°-90°): Die Untersuchung der Supination sollte in 90° Flexion im Ellenbogen und zur Verhinderung von Mitbewegungen der Schulter in Adduktion des Oberarmes durchgeführt werden. Aus der Neutralstellung erfolgt dann das Drehen der Handflächen gegen die Decke im Sinne der Supination und gegen den Boden für die Pronation. Insgesamt sollte das Ausmaß der Rotation, die der Radius um die Ulna beschreibt, 160° betragen.

Passive Beweglichkeit. Bei dieser Untersuchung wird der Patient aufgefordert den Ellenbogen gegen seine Hüfte zu drücken, während der Untersucher mit einer Hand das Olekranon umfasst und mit der anderen Hand den Unterarm bewegt.
- *Flexion/Extension:* Aus der Null-Position wird der Ellenbogen wie oben beschrieben flektiert und extendiert, wobei zum einen auf das Bewegungsausmaß, zum anderen auf die Art des Anschlages geachtet wird.
- *Supination/Pronation:* Nun wird mit der Hand des Untersuchers, die zuvor den Unterarm des Patienten umschlossen hat, die Hand des Patienten erfasst und langsam in die Supination und Pronation geführt. Auch dabei sollte auf das Bewegungsausmaß und die Art des Anschlages geachtet werden.

2.4 Funktionelle Tests

- *Bandinstabilität:* Zur Überprüfung des lateralen und medialen Seitenbandes wird mit einer Hand die Ellenbogenrückseite und mit der anderen das Handgelenk umfasst. Unter Fixierung des Ellenbogens kann dann mit der Hand am Handgelenk des Patienten Varus- oder Valgusstress ausgeübt werden. Mit dem palpierenden Finger der fixierenden Hand lässt sich so der laterale und anschließend der mediale Gelenkspalt auf Aufklappbarkeit sowie Druckschmerz überprüfen. Hierbei ist darauf zu achten, dass in Extension die anterioren Anteile des schrägen ulnaren Kollateralbandes angespannt sind; in Beugung gilt dies für die posterioren Anteile dieses Ligamentes (Abb. 2.2).

  Rupturen des medialen Kollateralbandapparates werden klinisch bei außenrotiertem Humerus, Supination des Unterarmes und 10° flektiertem Ellenbogen (damit das Olekranon aus der Fossa herausgleitet) überprüft (Abb. 2.3).
- *Tinel-Zeichen:* Durch Beklopfen des N. ulnaris in seinem Sulkus zwischen Epicondylus medialis und Olekranon kann bei vorliegender Kompression, zum Beispiel durch ein Neurom oder eine Narbe, ein Kribbelgefühl im Ulnarisversorgungsgebiet provoziert werden.

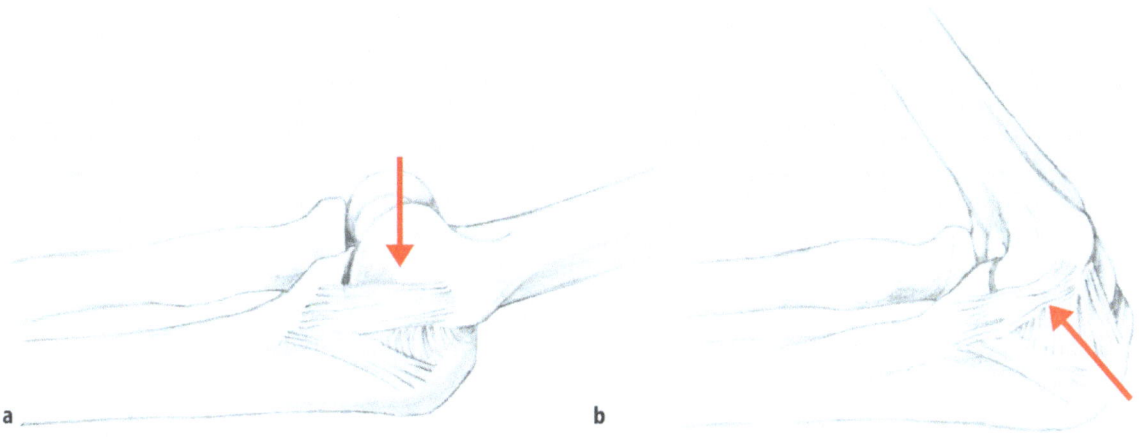

Abb. 2.2. Funktion des ulnares Kollateralbandes. Pfeile = MCL. **a** In Streckstellung angespannt, **b** in Beugestellung erschlafft

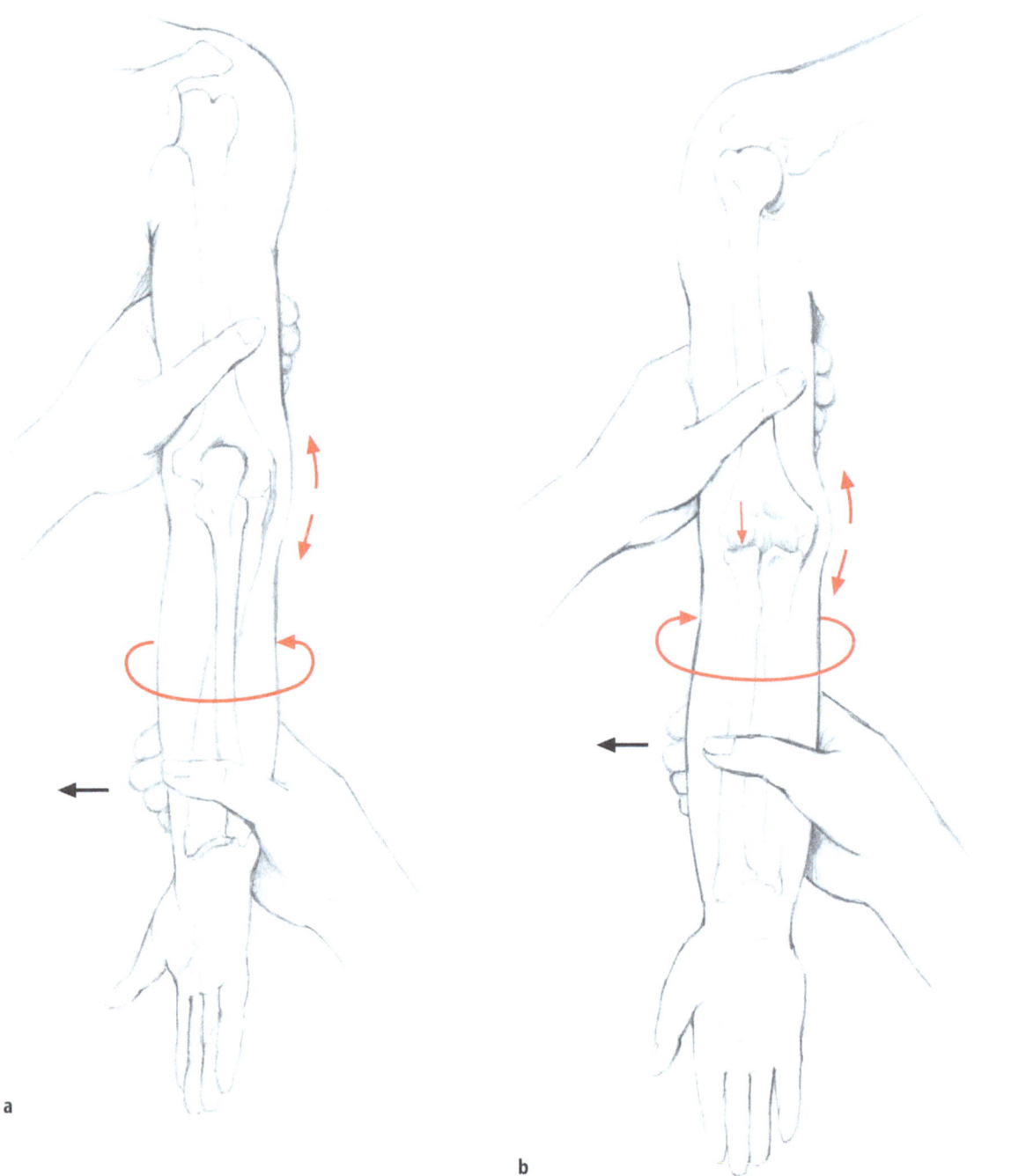

Abb. 2.3. Funktionsprüfung des Kollateralbandapparates. **a** Varusstress bei proniertem Unterarm zur Prüfung des lateralen Kollateralbandes. Ansicht von dorsal. **b** Valgusstress bei supiniertem Unterarm zur Prüfung des medialen Kollateralbandes. Ansicht von ventral

2.4 Funktionelle Tests

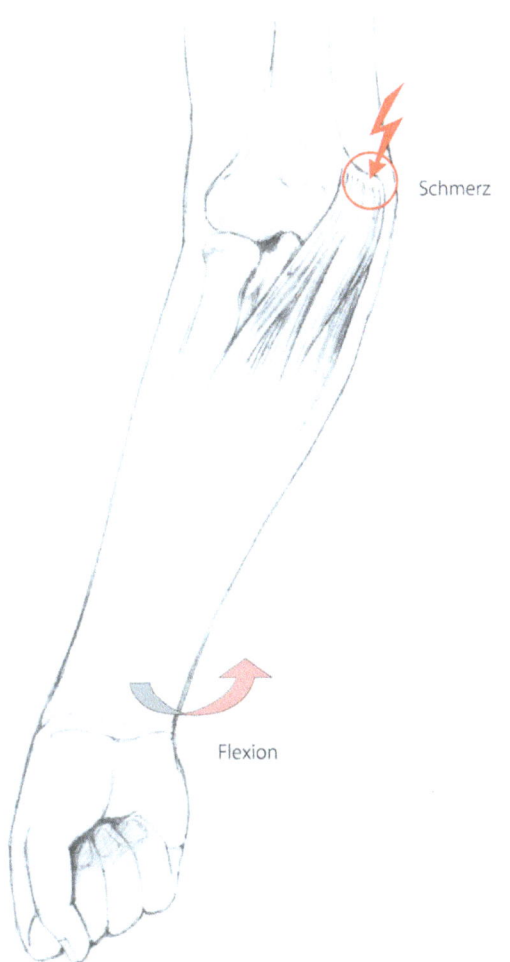

Abb. 2.4. Funktionstest beim Verdacht auf eine ulnare Epikondylopathie (Golfer-Ellenbogen): Aktive Flexion im Handgelenk bei supiniertem Unterarm verursacht Schmerzen

- *Golfer-Ellenbogen:* In vergleichbarer Weise wird die ulnare Epikondylose getestet; bei supiniertem Unterarm und kraftvoller Handflexion kommt es hierbei zu Schmerzen am ulnaren Epikondylus. Hierbei ist differenzialdiagnostisch ein Ansatzschmerz des ulnaren Kollateralbandapparates abzugrenzen, welcher bei Valgusstress auftritt (Abb. 2.4).
- *Tennis-Ellenbogen:* Mit einer Hand wird der Ellenbogen des Patienten fixiert, wobei gleichzeitig der Daumen den Ursprungsbereich der Handgelenksextensoren über dem Epicondylus laterale humeri palpiert. Nun extendiert der Patient das Handgelenk gegen den Widerstand des Untersuchers. Bei vorliegendem „Tennisellenbogen" bzw. einer radialen Epikondylose gibt der Patient stechende Schmerzen im Bereich des Ursprungsgebietes der Handgelenksstrecker an (Abb. 2.5).
- *Posterolaterale Instabilität:* Bei fixiertem adduzierten Oberarm wird bei 20° bis 30° Flexion der Unterarm in Supination und Valgus geführt. Durch axiale Kompression lässt sich so bei posterolateraler Instabilität eine sichtbare und tastbare Subluxation im Humeroradialgelenk herbeiführen (vgl. Pivot-shift-Test). Es kommt zur Reposition in Flexion und Pronation (Abb. 2.6). Das gleiche Vorgehen ist bei maximaler Extension im Schultergelenk möglich.
- *Chronische Valgusüberlastung:* Bei vermehrter, vor allem repetitiver medialer Stressbelastung kommt es vor allem im Sport nicht selten zum Krankheitsbild der chronischen Valgusüberlastung. Als sekundäre

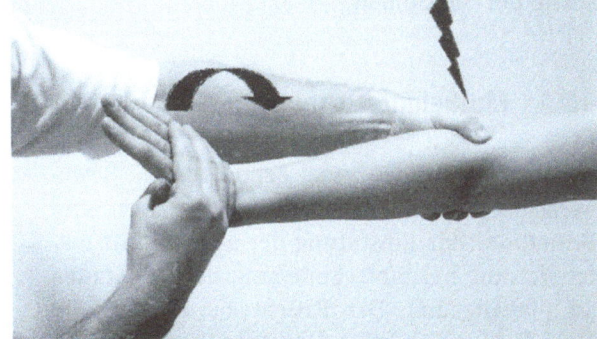

Abb. 2.5. Funktionstest beim Verdacht auf eine radiale Epikondylopathie (Tennis-Ellenbogen): Aktive Dorsalflexion der Hand bei proniertem Unterarm führt zu Schmerzen am radialen Epicondylus. Der Daumen des Untersuchers palpiert den radialen Epicondylus

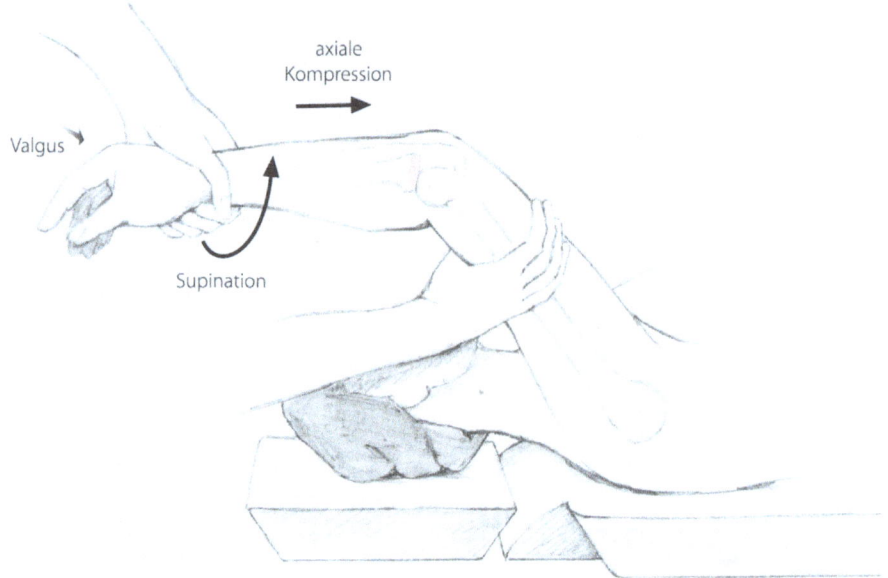

Abb. 2.6. Pivot-Shift-Test. Beim Vorliegen einer posterolateralen Rotationsinstabilität kommt es zur Subluxation des Radiusköpfchens unter axialer Kompression, Supination und Valgusstress. Reposition des Radiusköpfchens unter Pronation und zunehmender Streckung

Pathologie findet sich zum einen ein posteromediales Anstoßen des Olekranons („Impingement") zum anderen eine Überlastung des radialen Kompartimentes. Beim Krankheitsbild des posteromedialen Impingements findet sich eine leichte Streckhemmung sowie Schmerzen bei der forcierten Extension.

2.5 Neurologische Untersuchung

Die neurologische Untersuchung gliedert sich in die Überprüfung der Muskeln, der Reflexe sowie der Sensibilität.

2.5.1 Muskeluntersuchungen

Untersucht werden wie schon beim Bewegungstest Flexion, Extension, Supination und Pronation. Zur Einstufung der Muskelkraft bietet sich die bekannte Einteilung nach 6 Graden an (Tabelle 2.1). Der Patient kann bei dieser Untersuchung stehen oder sitzen.

Tabelle 2.1. Graduelle Einstufung der Muskelkraft am Ellenbogengelenk

Grad	%	Muskelreaktion
0 = Null	0	Keine palpable Muskelkontraktion.
1 = angedeutet	10	Eine Muskelkontraktion ist zwar nachweisbar, sie führt jedoch auch unter Aufhebung der Schwerkraft nicht zu einer Bewegung der Extremität.
2 = schlecht	25	Der Muskel ist imstande, die Extremität unter Aufhebung der Schwerkraft zu bewegen.
3 = ausreichend	50	Der Muskel ist imstande, die Extremität gegen die Schwerkraft zu bewegen.
4 = gut	75	Der Muskel bewegt die Extremität gegen dosierten Widerstand.
5 = normal	100	Normale Muskelkraft auch gegen Widerstand

- *Flexion:* Als primäre Beuger werden der M. brachialis (N. musculocutaneus, C5, C6), bei supinierten Unterarm der Bizeps (N. musculocutaneus, C5, C6) und als sekundäre Flexoren der M. brachioradialis und M. supinator geprüft. Der vor dem Patienten stehende Untersucher fixiert mit einer Hand den Ellenbogen und umfasst mit der anderen Hand den distalen Unterarm des Patienten. Dieser wird anschließend aufgefordert den Unterarm gegen den vorsichtigen Widerstand des Untersuchers zu flektieren.
- *Extension:* Der M. triceps (N. radialis, C7) als primärer und der M. anconaeus als sekundärer Strecker werden in der gleichen Armposition wie bei der Flexion geprüft. Der Patient wird gebeten, den Unterarm aus der Beugung gegen den Widerstand des Untersuchers zu strecken.
- *Supination:* Der M. biceps und der M. supinator (N. musculocutaneus, C5, C6, N. radialis, C6) sind primäre Supinatoren, der M. brachioradialis ein sekundärer Supinator des Unterarmes. Zur klinischen Prüfung der Muskelkraft wird der adduzierte Arm des Patienten vom Untersucher mit einer Hand am Körper fixiert und der gebeugte Unterarm von der Außenseite gefasst. Der Patient supiniert aus der Null-Position gegen den Widerstand des Untersuchers.
- *Pronation:* Als primäre Pronatoren werden der M. pronator teres (N. medianus, C6) und der M. pronator quadratus (N. interosseus antebrachii anterior, C8, Th1) und als sekundärer Pronator der M. flexor carpi radialis überprüft. Die Ausgangsposition ist wie bei der Supination; der Untersucher fasst den Unterarm nun von der Innenseite.

2.5.2 Untersuchung der Reflexe

Die Untersuchung der Reflexe erfolgt im Seitenvergleich. Der Bizeps-, der Brachioradialis- und der Trizepsreflex sind die Grundreflexe, die eine Aussage zur Versorgung des Ellenbogens erlauben.
- *Bizepsreflex (C5):* Der Ellenbogen des Patienten befindet sich gebeugt in einer Mittelstellung und ist leicht proniert. Der Untersucher legt seinen Daumen auf den distalen Anteil der Bizepssehne und schlägt diese kurz an. Bei normaler Muskelantwort kontrahiert sich der Muskel, wobei er eine Beugung und Supination des Unterarmes durchführt.
- *Brachioradialisreflex (C6):* Die Haltung des Armes ist wie beim Bizepsreflex. Mit der flachen Seite des Reflexhammers wird die Sehne des Brachioradialis am distalen Radiusende angeklopft.
- *Trizepsreflex (C7):* Der Patient hält den Ellenbogen etwa 90° gebeugt und innenrotiert. Die Sehne des M. triceps wird proximal des Olekranon angeschlagen. Die normale Muskelantwort führt zu einer Kontraktion des Muskels und Streckung des Unterarmes.

2.5.3 Sensibilitätsprüfung

Die sensible Versorgung der Umgebung des Ellenbogens erfolgt über vier Dermatome (vergl. Abb. 1.3; Anatomie und Biomechanik).
- C5-lateraler Unterarm, Äste des N. axillaris
- C6-lateraler Unterarm, Äste des N. musculocutaneus
- C8-medialer Unterarm, N. cutaneus antebrachii lateralis
- Th1-medialer Unterarm, N. cutaneus antebrachii medialis

Literatur

1. Benjamin SJ, Williams DA, Kalbfleisch JH, Gorman PW, Panus PC (1999) Normalized forces and active range of motion in unilateral radial epicondylalgia (tennis elbow). J Orthop Sports Phys Ther 29:668–676
2. Floris S, Olsen BS, Dalstra M, Sojbjerg JO, Sneppen O (1998) The medial collateral ligament of the elbow joint: anatomy and kinematics. J Shoulder Elbow Surg 7:345–351
3. Hannouche D, Begue T (1999) Functional anatomy of the lateral collateral ligament complex of the elbow. Surg Radiol Anat 21:187–191
4. Hoppenfeld S (1982) Klinische Untersuchung der Wirbelsäule und der Extremitäten. Fischer, Stuttgart New York, S. 33

5. Jerosch J, Castro WHM (1995) Klinische und bildgebende Diagnostik in Orthopädie und Traumatologie. Enke, Stuttgart
6. Jobe FW, Nuber G (1986) Throwing injuries of the elbow. Clin Sports Med 5:621
7. Kalb K, Gruber P, Landsleitner B (1999) Compression syndrome of the radial nerve in the area of the supinator groove. Experiences with 110 patients. Handchir Mikrochir Plast Chir 31:303–310
8. Manns RA, Lee JR (1990) Critical evaluation of the radial head-capitellum view in acute elbow with an effusion. Clin Radiol 42:433
9. Morrey BF (1985) The Elbow and its Disorders. Saunders, Philadelphia, PA
10. Muhr G, Wernet E (1989) Bandverletzungen und Luxation des Ellenbogengelenkes. Orthopäde 18:268
11. Nielsen KK, Olsen BS (1999) No stabilizing effect of the elbow joint capsule. A kinematic study. Acta Orthop Scand 70:6–8
12. O'Driscoll SW, Bell DF, Morrey BF (1991) Posterolateral rotatory instability of the elbow. J Bone Jt Surg Amer 73:440
13. O'Driscoll SW, Morrey BF, Korinek S, An KN (1992) Elbow subluxation and dislocation. A spectrum of instability. Clin Orthop 280:186–197
14. Theriault G, Lachance P (1998) Golf injuries. An overview. Sports Med 26:43–57

Kapitel 3 Apparative Diagnostik

Thomas Keitel und Thomas Kahn

3.1 Konventionelles Röntgen

Die konventionelle Röntgenaufnahme stellt unverändert die Basisdiagnostik in der Untersuchung des Ellenbogengelenks dar. Sie bietet neben der klinischen Untersuchung Informationen, die für die weitere Behandlung von größter Bedeutung sind. Standardaufnahmen bei Verdacht auf eine Verletzung des Ellenbogengelenks sind die a.-p.-Aufnahme in Unterarmsupination und die seitliche Aufnahme in 90°-Beugestellung.

3.1.1 Die anterior-posteriore Aufnahme

Einstelltechnik. Bei der a.p.-Aufnahme sitzt der Patient neben dem Untersuchungstisch, das Ellenbogengelenk liegt mit gestrecktem Unterarm und supinierter Hand auf der Kassette. Damit sich Oberarm, Ellenbogen und Unterarm in einer Ebene darstellen, kann man den Arm unterstützend mit einem Kompressionsband über dem Oberarm und einem Sandsäckchen auf dem Unterarm fixieren. Der Zentralstrahl steht im Lot auf die beugeseitige Ellenbogengelenk- und Kassettenmitte (Abb. 3.1).

Bildmerkmale. In der a.-p.-Aufnahme blickt man orthograd in den Gelenkspalt. Die Form des distalen Humerus ist asymmetrisch. Während der mediale Condylus sich prominent darstellt, verläuft der laterale abgeflacht. Der normale valgische Armtragewinkel zwischen Ober- und Unterarm, auch Kubitalwinkel oder „Carying Angle" genannt, beträgt zwischen 5 und 15°. Bei Frauen ist er durchschnittlich um 5° größer als beim Mann (Abb. 3.2).

Bei der röntgenologischen Abklärung von kindlichen Frakturen muss auch die Beteiligung der Wachstumsfugen beachtet werden. Im Durchschnitt ist die Knochenkernentwicklung am Ellenbogengelenk bei Mädchen bis zum 12. Lebensjahr und bei Jungen bis zum

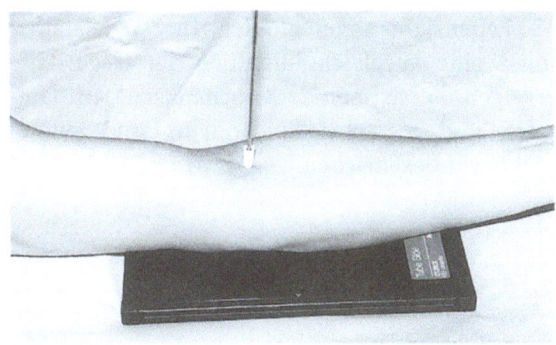

Abb. 3.1. Einstelltechnik a.p.-Aufnahme

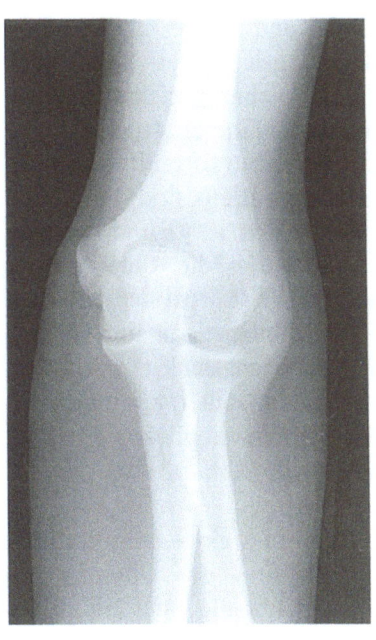

Abb. 3.2. Röntgennormalbefund einer a.p.-Aufnahme

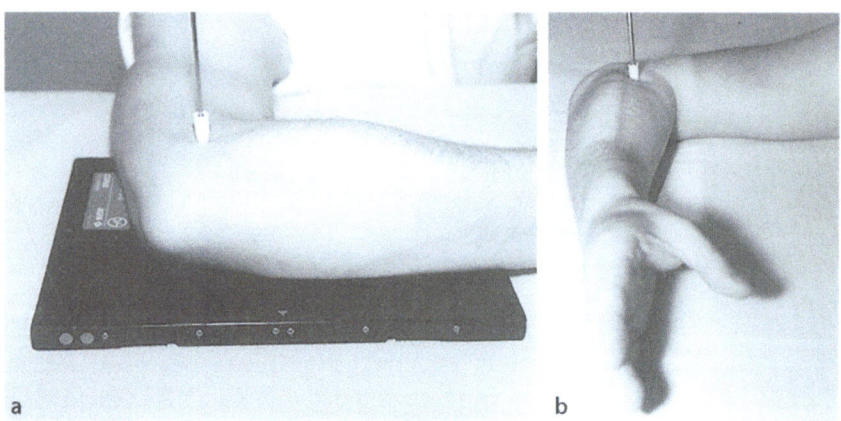

Abb. 3.3. Einstelltechnik einer seitlichen Aufnahme. **a** Ansicht von lateral, **b** Ansicht von distal

13. Lebensjahr abgeschlossen. In Zweifelsfällen muss eine Vergleichsaufnahme der Gegenseite erfolgen. Persistierende Knochenkerne am lateralen und medialen Epicondylus sind jedoch mehrfach beschrieben.

3.1.2 Die seitliche Aufnahme

■ **Einstelltechnik.** Wie bei der a.p.-Aufnahme sitzt der Patient neben dem Untersuchungstisch. Der Ober- und Unterarm sind mit Lagerungshilfen auf das Niveau des Schultergelenkes angehoben. Das Ellenbogengelenk wird rechtwinklig gebeugt und mit der ulnaren Seite auf die Filmkassette gelegt. Das Handgelenk liegt seitlich mit nach oben gerichtetem Daumen auf der Unterlage. Eine zusätzliche Fixierung ist möglich. Der Zentralstrahl zeigt senkrecht auf das Ellenbogengelenk und die Kassettenmitte. Kann der Patient auf Grund von Verletzungen nicht sitzen, ist die Untersuchung auch liegend möglich. Dazu wird der zu untersuchende Arm im Schultergelenk um 90° abduziert und im Ellenbogengelenk um 90° flektiert. Den verletzten Arm sollte man unterpolstern. Die Kassette wird von kopfwärts an Ober- und Unterarm angestellt (Abb. 3.3 a, b).

■ **Bildmerkmale.** Die exakt eingestellte seitliche Aufnahme mit Projektion der Oberarmkondylen aufeinander erlaubt die Beurteilung des überlagerungsfrei dargestellten humeroulnaren Gelenkes, des Olekranons und des Radiusköpfchens (Abb. 3.4).

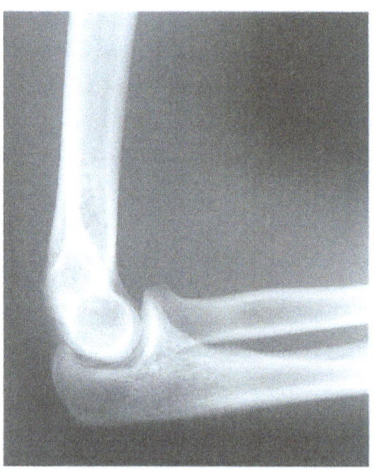

Abb. 3.4. Röntgennormalbefund einer seitlichen Aufnahme

3.1.3 Hilfslinien am Röntgenbild

Die Radius-Kapitulum-Linie (RKL) dient zur Beurteilung der Gelenkkongruenz des Humero-Radial-Gelenks im a.p.-Bild. Diese wird durch den proximalen Radius und die Mitte des Radiusköpfchen gezogen. Im Normalfall soll die Linie den Mittelpunkt des Capitulum humeri treffen. Eine deutliche Verschiebung des Humerus zur RKL weißt auf eine Luxation oder auch Fraktur des Condylus humeri lateralis hin. An der seitlichen Aufnahme bedient man sich zur Bildbeurteilung der ventralen Humerus-Längsachse (VHL) und der Koronoidlinie (Abb. 3.5).

Die ventrale Humerus-Längsachse verläuft entlang der vorderen Humeruskortikalis und in

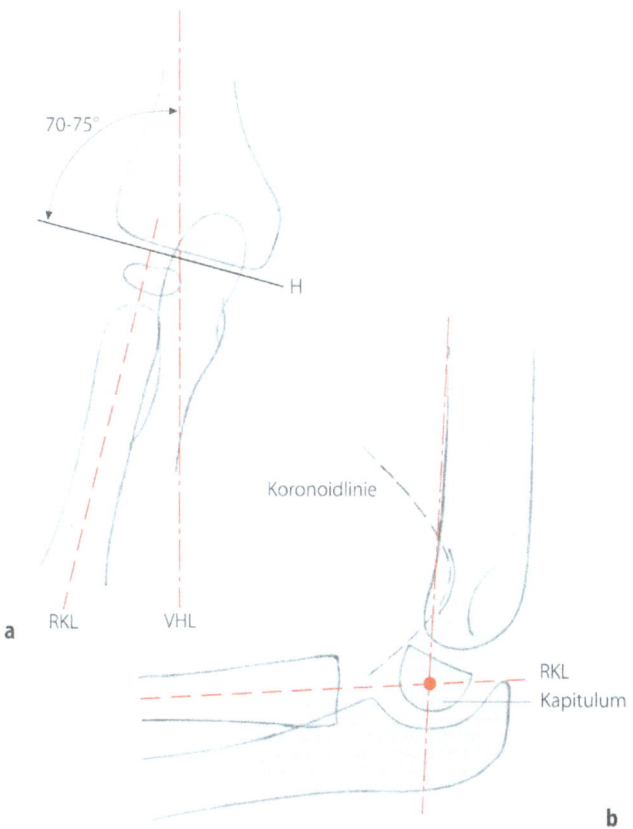

Abb. 3.5. Schematische Darstellung zur Beurteilung wichtiger Hilfslinien und Achsen im Röntgenbild, beispielhaft an einem kindlichen Ellenbogen (RKL = Radius-Kapitulum-Linie; VHL = Ventrale Humerus-Längsachse); **a** Frontalansicht; **b** seitliche Ansicht

ihrer Verlängerung durch das mittlere Drittel des Capitulum humeri. Zieht die VHL durch das ventrale oder dorsale Drittel oder gar vorbei, so ist das verdächtig auf eine suprakondyläre Humerusfraktur. Die Koronoidlinie orientiert sich an der Begrenzungslinie der Fossa coronoidea. Zieht man die Koronoidlinie entlang der Fossa coronoidea weiter nach kaudal, so berührt sie die vordere Begrenzung des Capitulum humeri. Trifft dieses nicht zu, muss der Verdacht auf eine Fraktur oder Luxation geäußert werden.

3.1.4 Die periartikulären Fettkörper

Zwischen Synovialmembran und Gelenkkapsel finden sich drei Fettlamellen, zwei davon ventral im Bereich der Fossa coronoidea bzw. Fossa radialis, die dritte und größte dorsal oberhalb der Fossa olecrani. Als sogenanntes positives Fettkörperzeichen („fat pad sign") bezeichnet man die Verlagerung periartikulärer Fettansammlungen bzw. ihre Darstellung im seitlichen Röntgenbild. Ein positives Fettkörperzeichen ist, trotz scheinbar intaktem Knochen, hinweisend für eine intraartikuläre Fraktur. Die beiden ventralen Fettkörper sind auf seitlichen Aufnahmen als ein lamellenartiges dunkles, glatt begrenztes Dreieck am distalen Humerus kaum erkennbar. Erst infolge einer intraartikulären Volumenzunahme (Blutung, Erguss) hebt das vordere Fettpolster ab, sodass es sich sichtbar von der Humeruskontur ablöst (Abb. 3.6). Der dorsale Fettkörper ist bei regulären anatomischen Verhältnissen nicht zu sehen, da er durch den Musculus triceps brachii in die Fossa olecrani gedrängt wird. Nur infolge einer Verletzung wird der dorsale Fettkörper ergussbedingt aus der Fossa olecrani herausgehoben und damit im Röntgenbild sichtbar.

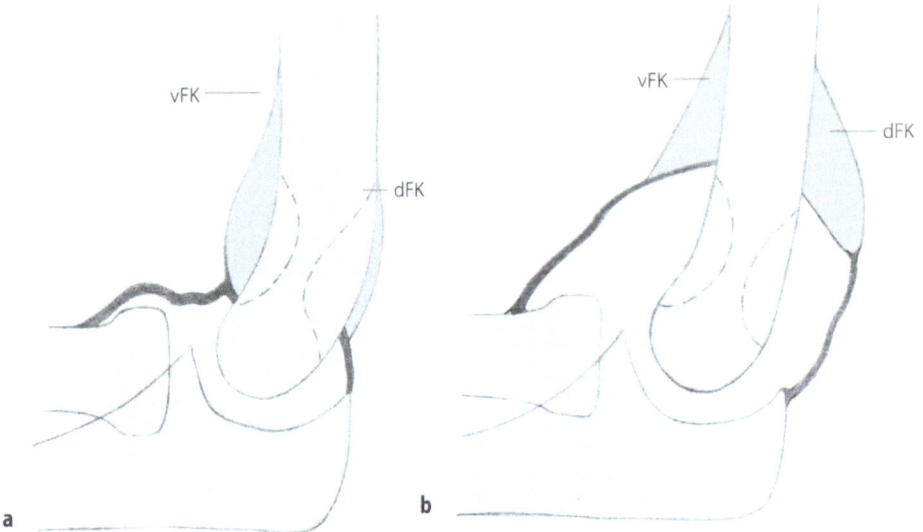

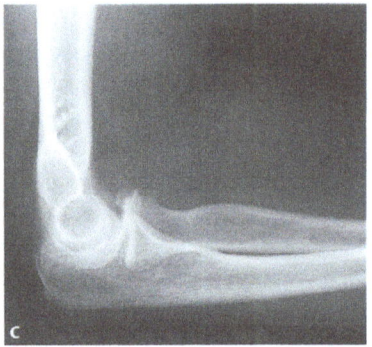

Abb. 3.6. Schematische Darstellung der periartikulären Fettkörper im Röntgenbild (vFK = ventraler Fettkörper, dFK = dorsaler Fettkörper); **a** Normalbefund; **b** Intraartikulärer Erguss; **c** Röntgenbild im seitlichen Strahlengang mit positivem Fettpolsterzeichen

3.1.5 Zusatzaufnahmen

Zur Beurteilung komplexer Frakturen, bei Frakturverdacht ohne sicheren Nachweis in den beiden Standardebenen, zum Nachweis freier Gelenkkörper oder während der Nachbetreuung nutzt man gezielte Aufnahmen, welche die interessierende Region weitgehend überlagerungsfrei darstellen.

Radiusköpfchenaufnahme

Einstelltechnik – Aufnahme in Supination. Der Patient sitzt neben dem Untersuchungstisch. Der in Supinationsstellung liegende Arm wird mit gestrecktem Ellenbogengelenk so weit nach außen gedreht, bis das Olekranon und der laterale Epicondylus die Unterlage berühren. Der Zentralstrahl ist in einem Winkel von 45° zur Tischebene auf das Radiusköpfchen gerichtet (Abb. 3.7).

Einstelltechnik – Aufnahme in Flexion. Ober- und Unterarm sind, ähnlich der Einstelltechnik zur seitlichen Aufnahme, mittels Lagerungshilfen auf das Niveau des Schultergelenks angehoben. Das Ellenbogengelenk wird rechtwinklig gebeugt und mit der ulnaren Seite auf die Filmkassette gelegt. Das Handgelenk liegt seitlich mit nach oben gerichtetem Daumen auf der Unterlage. Eine zusätzliche Fixierung ist möglich. Der Zentralstrahl verläuft im Winkel von 45° von lateral nach medial durch das Radiusköpfchen (Abb. 3.8).

Bildmerkmale. Neben der überlagerungsfreien Abbildung des Radiusköpfchens ist die genaue Beurteilung des humeroradialen Gelenks möglich. Gering dislozierte Radiusköpfchenfrakturen oder -fissuren und Radiushalsfrakturen lassen sich gut mit der Radiusköpfchenaufnahme darstellen (Abb. 3.9).

3.1 Konventionelles Röntgen

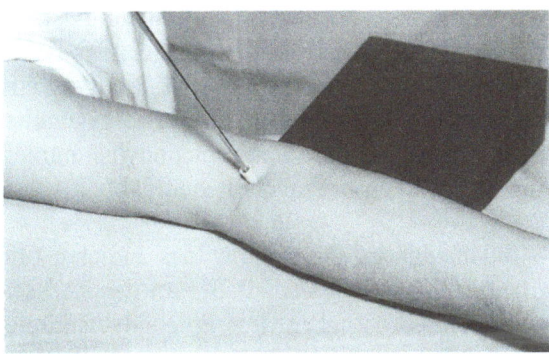

Abb. 3.7. Einstelltechnik einer Radiusköpfchenaufnahme in Supination

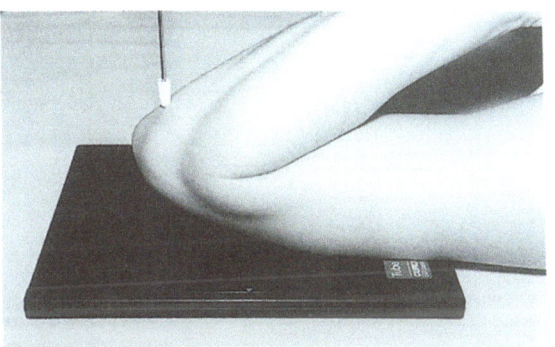

Abb. 3.10. Einstelltechnik einer Olekranonaufnahme

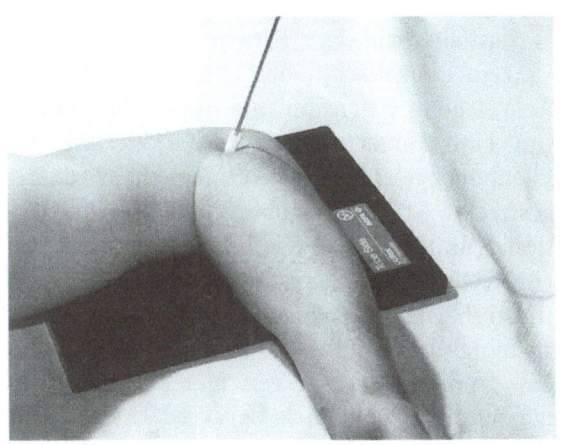

Abb. 3.8. Einstelltechnik einer Radiusköpfchenaufnahme in Flexion

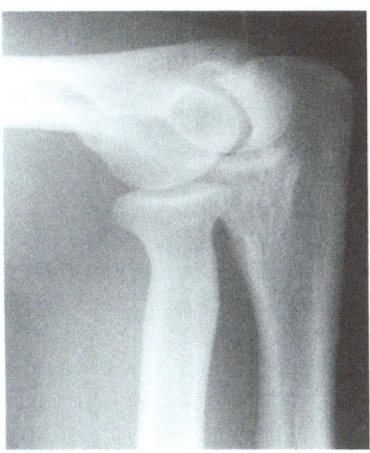

Abb. 3.9. Röntgennormalbefund einer Radiusköpfchenaufnahme

Axiale Aufnahmen

Axiale Aufnahmen des Ellenbogens können in zwei unterschiedlichen Armpositionen und Strahlengangsrichtungen angefertigt werden, die trotz sehr ähnlicher Einstellung verschiedene Bildergebnisse liefern: zum einen die sogenannte *Olekranonaufnahme* und zum anderen die *Sulcus-ulnaris-Aufnahme*.

Olekranonaufnahme

Einstelltechnik. Der Patient sitzt neben dem Untersuchungstisch. Die Streckseite des Oberarms wird in Höhe der Schulter auf dem Untersuchungstisch fixiert. Das Ellenbogengelenk wird maximal gebeugt, sodass die Finger die Schulter berühren. Der Zentralstrahl steht senkrecht auf dem Ellenbogengelenk und der Kassettenmitte (Abb. 3.10).

Bildmerkmale. Mit der Olekranonaufnahme lassen sich Olekranon, Trochlea humeri sowie Epicondylus radialis und ulnaris weitestgehend überlagerungsfrei darstellen. In Höhe des Epicondylus radialis lässt sich die Kontur der Radiusköpfchengelenkfläche umreißen. Unterhalb des Epicondylus ulnaris stellt sich die Kontur des Sulcus nervi ulnaris dar (Abb. 3.11).

Sulcus-ulnaris-Aufnahme

Einstelltechnik. Bei der Sulcus-ulnaris-Aufnahme sitzt der Patient seitlich am Untersuchungstisch, die Rückseite des Unterarms aufliegend. Das Ellenbogengelenk wird durch Beugen des Oberkörpers nach vorn so weit wie

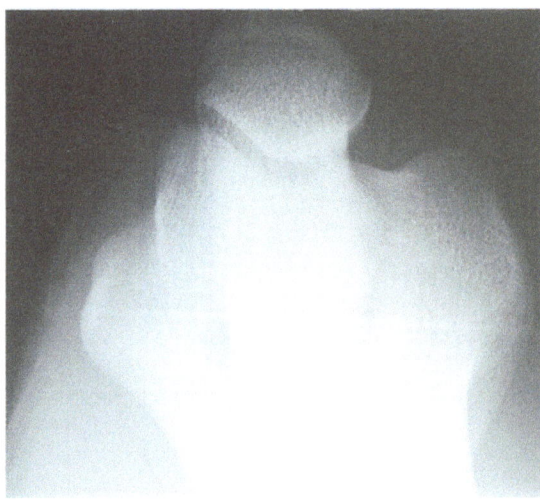

Abb. 3.11. Röntgennormalbefund einer Olekranonaufnahme

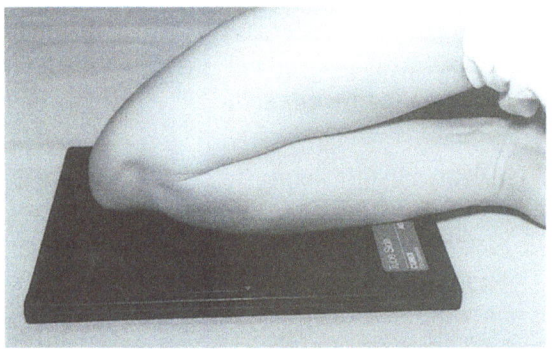

Abb. 3.12. Einstelltechnik einer Sulcus-ulnaris-Aufnahme

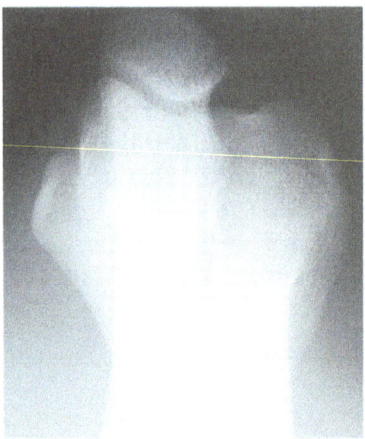

Abb. 3.13. Röntgennormalbefund einer Sulcus-ulnaris-Aufnahme

möglich angewinkelt. Diese Stellung kann durch Anlage eines Kompressionsbandes fixiert werden. Durch Verschiebung der Röntgenröhre nach lateral und Kippung um 10° gegenüber dem Lot gelingt es, den Epicondylus humeri ulnaris deutlich hervor zu heben (Abb. 3.12).

■ **Bildmerkmale.** Darstellung des radialen und ulnaren Epicondylus sowie der an der Rückseite des Humerus neben dem Epicondylus humeri ulnaris gelegenen knöchernen Kerbe des Sulcus n. ulnaris. Das Olekranon ist tangential abgebildet (Abb. 3.13).

■ **Schrägaufnahme der Ulna (Koronoid-Aufnahme)**

■ **Einstelltechnik.** Der Patient sitzt neben dem Untersuchungstisch, der zu untersuchende Arm liegt in Extension und Supination darauf. Um eine Verzerrung und Vergrößerung des Ellenbogengelenkes zu vermeiden, wird der gestreckte Arm im Schultergelenk 45° innenrotiert. Zusätzlich wird das Ellenbogengelenk mit einem Keilkissen leicht angehoben. Der Zentralstrahl ist im Winkel von 45° zur Untersuchungsebene auf den Processus coronoideus bzw. in die Ellenbeuge gerichtet. Diese Aufnahme wird ausschließlich bei Verdacht auf eine Verletzung des Processus coronoideus ulnae angefertigt (Abb. 3.14 und 3.15).

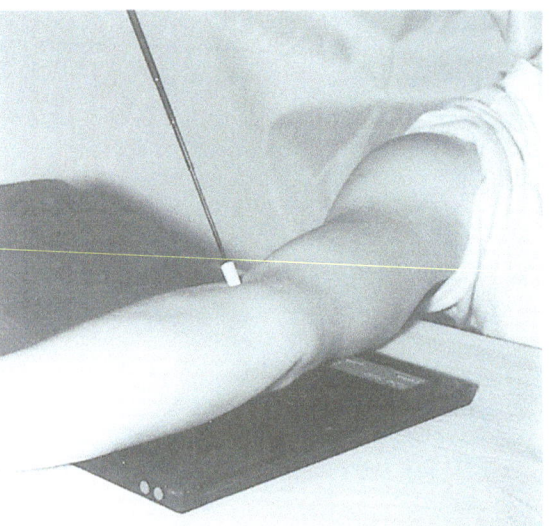

Abb. 3.14. Einstelltechnik einer Koronoidaufnahme

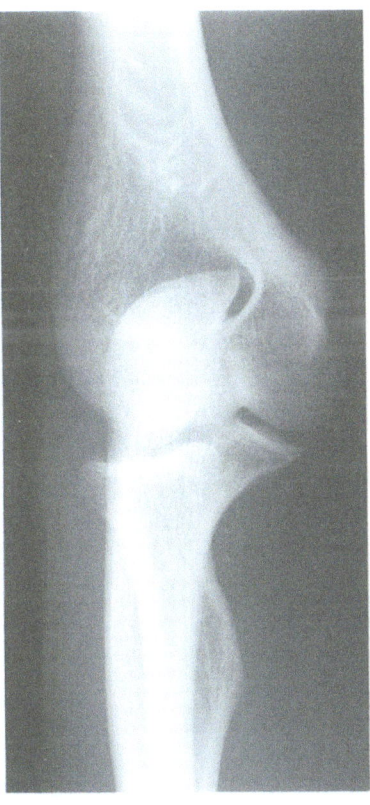

Abb. 3.15. Röntgennormalbefund einer Koronoidaufnahme

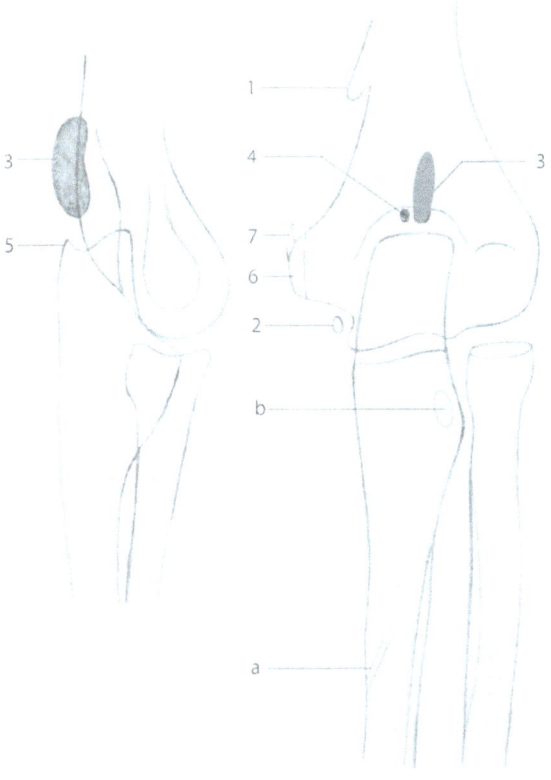

Abb. 3.16. Schematische Darstellung einiger Normvarianten am Ellenbogengelenk; **1.** Processus supracondylaris; **2.** persistierende Apophyse; **3.** Patella cubiti; **4.** Sesamoid cubiti; **5.** Olekranonsporn; **6.** persistierende Apophyse; **7.** parossale Weichteilverkalkung; **a** = canalis nutricus; **b** = oväläre Aufhellung am Ansatz des radialen Ringbandes

3.2 Normvarianten im Röntgenbild

Gerade im Ellenbogenbereich können Normvarianten derart posttraumatischen und postentzündlichen Veränderungen ähneln, sodass im Folgenden die am häufigsten auftretenden vorgestellt werden sollen (Abb. 3.16).

- Der sogenannte *Processus supracondylaris* tritt mit einer Häufigkeit von 2% auf. Es handelt sich dabei um ein phylogenetisches Relikt. Er liegt medioventral suprakondylär und lässt sich röntgenologisch bei leichter Innenrotation des Humerus erfassen. Von ihm zieht ein manchmal kompakter Bandstreifen zum Epicondylus medialis an welchem ein Teil des Musculus pronator teres entspringt. Hinter dem Fortsatz zieht der N. medianus und die A. brachialis nach medial und distalwärts durch den entstehenden Spalt hindurch. Zu beachten ist daher, dass bei traumatischen oder spontanen Frakturen des Processus supracondylaris Arterie und/oder Nerv geschädigt werden können.
- Knöcherne Gebilde distal vom Epicondylus medialis sind zumeist mono- oder polyzentrisch auftretende verknöchernde *persistierende Apophysen*, die nach Lage und Form den Epicondylus zur Normalform ergänzen. Differenzialdiagnostisch muss an eine Apophysenfraktur, Apophyseolyse oder Epikondylenabriss infolge Trauma bzw. an metaplastische Verknöcherungen oder dystrophische Kalkablagerungen infolge von chronischer Überlastung gedacht werden. Traumatisch bedingte Veränderungen zeigen sich im axialen Strahlengang meist distal und leicht medial disloziert.
- Als *Patella cubiti* wird ein Sesambein in der Ansatzsehne des Trizepsmuskel beschrieben. Differenzialdiagnostisch ist an posttraumatisch dislozierte Fragmente zu

denken, die anhand eines verkürzten Olekranons zu erkennen sind. Bursaverkalkungen erscheinen dagegen schollig, Kortikalissaum und Spongiosastruktur fehlen.
- Gelegentlich findet man einen in Projektion auf die Fossa olecrani gelegenen, glatt begrenzten freien Körper, ein sogenanntes *Sesamoid cubiti*. Dieses kann zum einen als Disekat infolge einer aseptischen Knochennekrose des Septum supratrochleare, zum anderen posttraumatisch bedingt sein.

3.3 Magnetresonanztomographie

3.3.1 Einsatz der MRT

Die MRT des Ellenbogengelenkes erlaubt neben der Beurteilung knöcherner Veränderungen eine ausgezeichnete Beurteilung der umgebenden Weichteile. Zerreissungen am Sehnen-Muskel-Übergang können in ihrem Schweregrad magnetresonanztomographisch dargestellt werden. Am Ellenbogen ist dies insbesondere im Hinblick auf Läsionen des stabilitätsvermittelnden ulnaren Kollateralbandes bzw. seines Ansatzes am Processus coronoideus von Bedeutung. Für den Frakturnachweis stellt die MRT keine Indikation dar. Ausnahmen sind kindliche Frakturen im Bereich der Apo- und Metaphyse und der Nachweis von Mikrotraumen, die in T_2-gewichteten Aufnahmen frühzeitig erfasst werden können.

3.3.2 Untersuchungstechnik

Die Schnittführung am Ellenbogen erfolgt in den drei Ebenen: *koronar, sagittal* und *transversal* (Abb. 3.17 und 3.18). In der Sagittalebene können die Gelenkstrukturen gut durch unterschiedliche Beugestellungen im Gelenk identifiziert werden. Die optimale Einstellung in der Koronar- und Transversalebene bedingt die volle Streckung im Ellenbogengelenk. In sagittaler und koronarer Schnittführung ist die Beurteilung von Humerus, Ulna und Radius sowie des Humeroulnar- und Humeroradialgelenkes einschließlich des Gelenkbinnenraumes

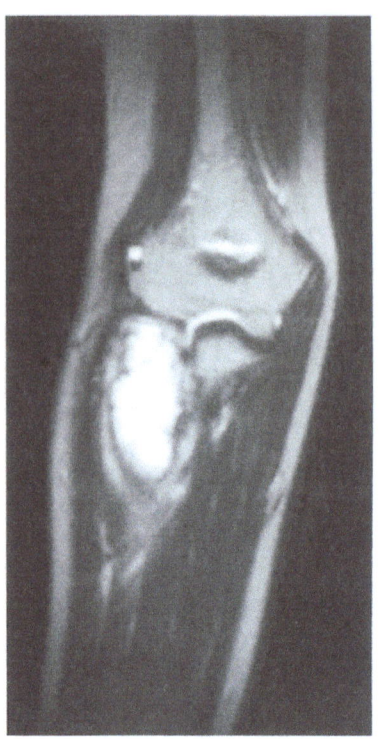

Abb. 3.17. Transversale MRT-Aufnahme eines Ellenbogengelenkes, hier mit Radiusköpfchentumor

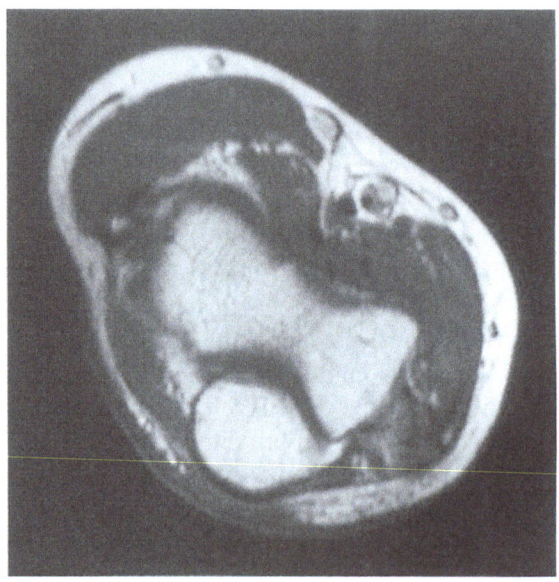

Abb. 3.18. Axiale MRT-Aufnahme eines Ellenbogengelenkes. Darstellung des dorsalen Anteils des Humeroradialgelenkes

und der Gelenkoberflächen und -kapsel möglich. In transversaler und koronarer Schnittführung stellen sich Radioulnargelenk und Radiusköpfchen sowie das ulnare und radiale Kollateralband dar. Der Processus coronoideus ulnae ist ausschließlich in sagittaler und das Ligamentum anulare radii in transversaler Ebene beurteilbar. Läsionen am Ligamentum anulare radii können kaum direkt dargestellt werden. Eine Lageänderung des Radiusköpfchens gilt jedoch als indirektes Zeichen für eine Bandläsion.

3.3.3 Verletzungen des Muskel-Band-Apparates

- *Muskelverletzungen* in Form einer Muskelzerrung oder nach stumpfem Trauma gehen im akuten Stadium regelmäßig mit Ödem oder Hämatom einher. Mit der MRT ist die genaue Lokalisierung, Schweregrad und Ausdehnung der Weichteilverletzungen möglich, da sich Ödem oder Hämatom in den Standardsequenzen anhand der abnormen Signalintensitäten darstellen.
- *Insertionstendopathien,* z. B. als Golfer- oder Tennisellenbogen mit belastungsabhängig auftretenden Schmerzen zeigen in der T_2-gewichteten Aufnahme und in den SE-Sequenzen (SE = Spinecho) ein Signalintensitätsanstieg im Bereich der Sehnenansätze, was sich wiederum durch einen erhöhten Wasseranteil (Ödem) erklärt. Im Gegensatz dazu manifestieren sich degenerative Veränderungen der Ansatzsehne mit einem Signalintensitätsanstieg in den T_1-gewichteten Bildern ohne weiteren Anstieg in den T_2-Sequenzen.
- *Partielle Rupturen* sind durch Sehnenausdünnung bzw. Kontinuitätsdefekte und Flüssigkeitsansammlungen in den T_2-Sequenzen gekennzeichnet. Komplette Rupturen können auf Grund eines flüssigkeitsgefüllten Spalts zwischen Sehnenstumpf und Knochenansatzpunkt diagnostiziert werden. Die MRT ist besonders treffsicher bei der Beurteilung höhergradiger partieller Bandrupturen und kompletten Abrissen.
- *Distale Bizepssehnenrupturen* stellen sich gut in T_2-Sequenzen dar. Dabei muss darauf geachtet werden, dass die ventrale ulnare Ansatzstelle des Musculus brachialis nicht mit einer intakten Bizepssehne verwechselt wird. Schnittbilder proximal des Brachialisansatzes zeigen eine Ruptur durch das Fehlen der Bizepssehne an.
- *Trizepssehnenrupturen* sind selten. Sie treten insbesondere im Rahmen von systemischen Erkrankungen (z. B. Kollagenosen, Langzeitsteroidgabe) auf. Die Trizepssehne stellt sich wegen der untersuchungsbedingten Streckstellung im Ellenbogen oft wellig geschwungen dar und kann örtliche Signalintensitätssteigerungen aufweisen. Dieser Befund ist jedoch nicht zwingend pathologisch. Hilfreich ist daher der Nachweis der begleitenden Entzündungsreaktion.

3.3.4 Degenerative Veränderungen

- *Chronische Dehnungsreize* auf den Bandapparat können zu einer Verdickung des funktionell bedeutsamen Ligamentum collaterale ulnare führen, welche sich im MRT gut nachweisen lässt. Um die Bandstabilität im Ellenbogengelenk nachzuweisen, muss daher auch die Ansatzstelle am Processus coronoideus erfasst sein.
- *Freie Gelenkkörper* werden bei einer Schichtdicke von 3 mm nahezu immer detektiert. Als Prädilektionsstellen gelten der Bereich um das Radiusköpfchen und das Humeroulnargelenk. Ist eine volle Streckung möglich, wird das Ellenbogengelenk in allen drei Untersuchungsebenen untersucht. Freie Gelenkkörper sind meist ventral im Gelenkspalt lokalisiert. Sie können auch nach dorsal wandern und lösen hier aufgrund der Enge des Gelenkspaltes eine schmerzhafte Streckhemmung aus. Bei Nachweis eines freien Gelenkkörpers findet man neben dem Mausbett oft einen Begleiterguss.
- Differentialdiagnostisch kommen bei freien Gelenkkörpern auch *avaskuläre Osteonekrosen* in Betracht, die jedoch typischerweise bei Kindern im Alter zwischen fünf und zehn Jahren und bei Erwachsenen im Rahmen von Systemerkrankungen auftreten. Auf T_1-gewichteten Bildern ist die Region der Nekrose gewöhnlich isointens mit dem normalen Knochenmark und wird in der Frühphase von einem hypointensen

hyperämischen Saum umgeben, der in T_2-gewichteten Aufnahmen hyperintens erscheint. In der Phase der Knochenneubildung reduziert sich die Signalintensität in beiden Wichtungen.

3.4 Computertomographie

3.4.1 Einsatz der CT

Die isolierte CT-Untersuchung des Ellenbogengelenkes hat in der Routinediagnostik keinen Stellwert. Der Einsatz der CT bei speziellen Fragestellungen ist, auf Grund der guten Kontrastierung knöcherner Strukturen gegenüber Weichteilen, dagegen sinnvoll. Durch den Einsatz dünner Schichtdicken von 1–3 mm lässt sich eine hohe Auflösung erreichen, die eine gute Darstellung selbst kleiner knöcherner Veränderungen ermöglicht. Bewegungsartefakte sind bei kurzen Aufnahmezeiten zwischen einer bis zwei Sekunden kaum zu beobachten. Eine 3D-Rekonstruktion (Abb. 3.19) ist in der Regel zur Diagnosesicherung nicht erforderlich.

3.4.2 Untersuchungstechnik

Die Untersuchung kann sowohl in axialer als auch sagittaler Schnittführung erfolgen. Zunächst wird anhand eines sagittalen Übersichtsbildes die Untersuchungsregion festgelegt. Dabei ist darauf zu achten, dass die strahlenempfindlichen Augenlinsen, durch die Untersuchung nicht gefährdet werden. Als Aufnahmeparameter haben sich eine Schichtdicke von 1–3 mm und einem Tischvorschub von 6 mm bei einem Röhrenstrom von 150 mAs bewährt. Voraussetzung für die Untersuchung in axialer Ebene ist die Fähigkeit, das Ellenbogengelenk strecken zu können. Der Patient liegt in Rückenlage auf dem Untersuchungstisch, die Arme über dem Kopf gestreckt. In dieser Lage

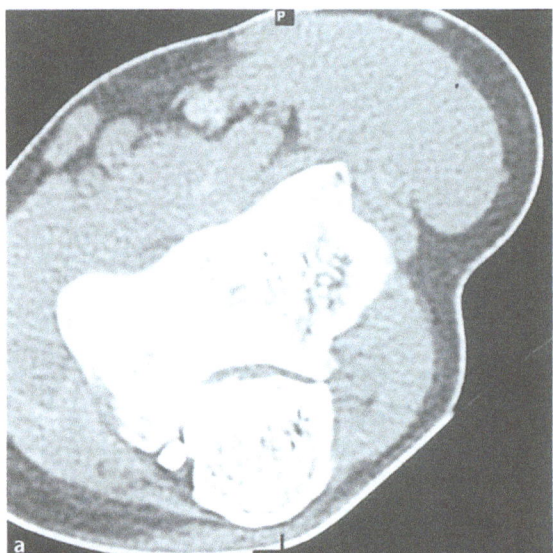

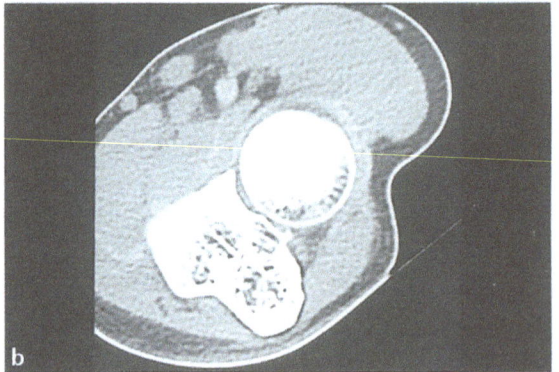

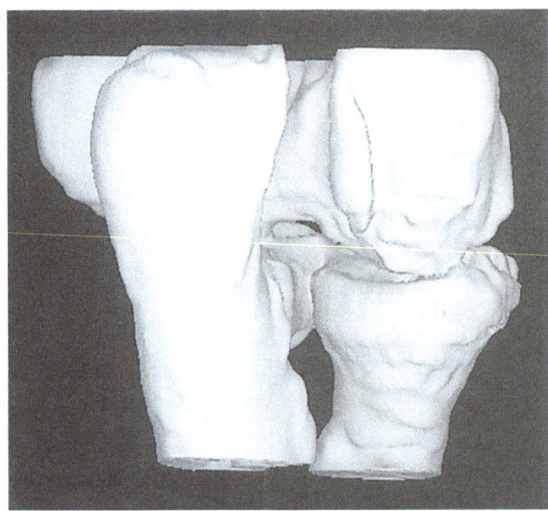

Abb. 3.19. CT, 3D-Rekonstruktion des rechten Ellenbogengelenkes

Abb. 3.20. Axiales CT eines Ellenbogengelenkes. **a** Schnittebene in Höhe der Fossa olecrani und der Trochlea humeri mit Nachweis eines freien Gelenkkörpers; **b** Schnittebene im Bereich des proximalen Radioulnargelenkes

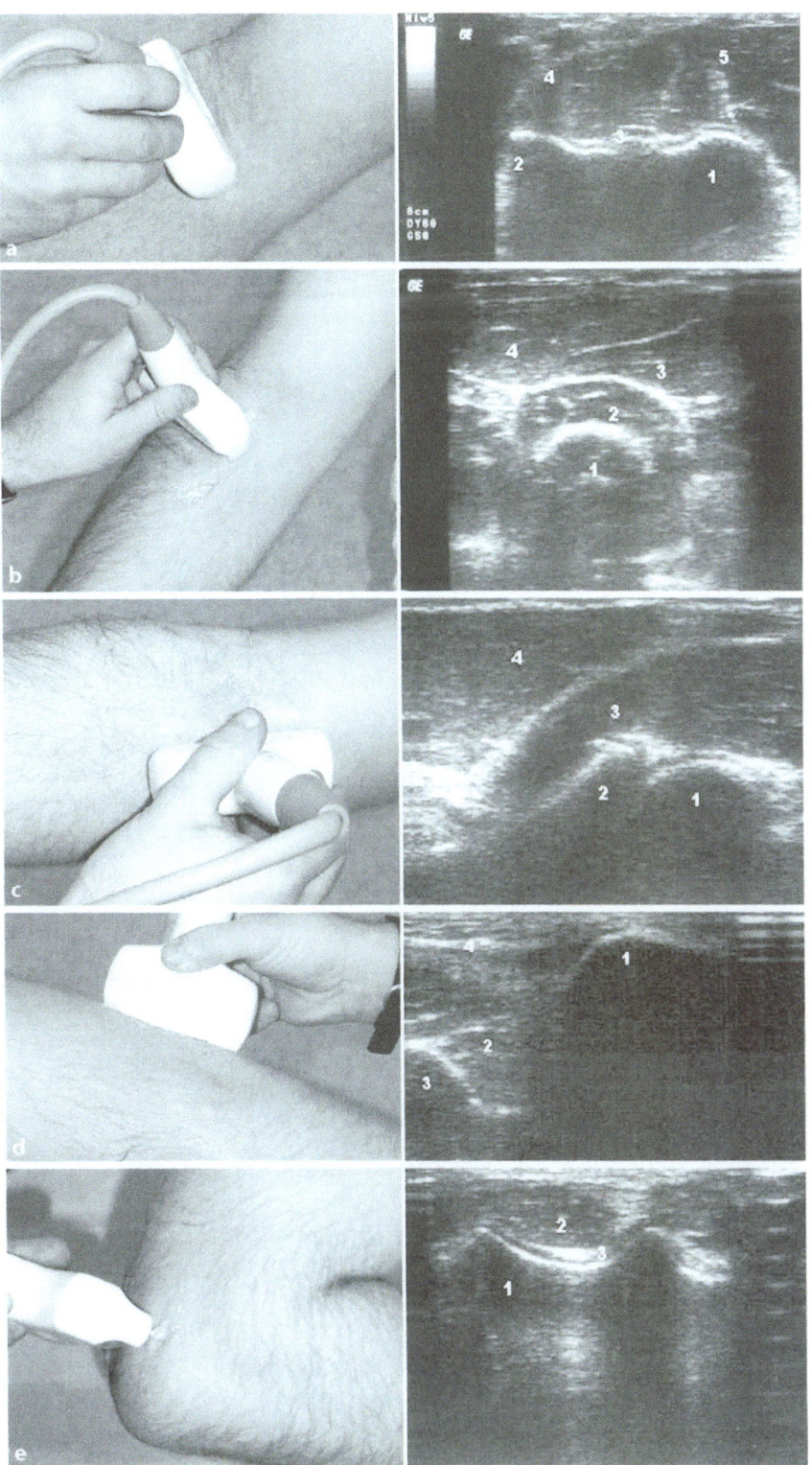

Abb. 3.21. Sonographie des Ellenbogengelenkes. Schallkopfpositionen und Befunde. **a** Ventraler Querschnitt. 1 = Trochlea humeri, 2 = Capitulum humeri, 3 = Gelenkspalt mit Kapselreflex, 4 = M. brachioradialis, 5 = M. brachialis; **b** ventraler Querschnitt über Radiusköpfchen. 1 = Radiusköpfchen; 2 = M. anconeus; 3 = M. brachioradialis, 4 = Extensorengruppe; **c** ventraler Längsschnitt über Humeroulnargelenk. 1 = Trochlea humeri, 2 = Proc. coronoideus, 3 = M. brachioradialis, 4 = Flexorengruppe; **d** dorsaler Längsschnitt. 1 = Olekranon, 2 = Fossa olecrani, 3 = distaler Humerus, 4 = Sehne des M. triceps; **e** dorsaler Querschnitt. 1 = dorsaler Trochlea-Anteil, 2 = Fossa olecrani, 3 = Kapselreflex

ist zugleich die synchrone Untersuchung beider Ellenbogengelenke möglich. Ist die Streckung nicht möglich, kann die Untersuchung des Ellenbogengelenkes in sagittaler Ebene erfolgen. Dazu liegt der Patient auf dem Bauch, der Kopf überragt den Untersuchungstisch. Der zu untersuchende Arm umfasst die Unterseite des Untersuchungstisches derart, dass Ober- und Unterarm in einer axialen Ebene liegen. Dabei kann der Patient zur Stabilisierung die seitliche Tischkante mit der Hand umgreifen.

3.5 Arthrosonographie

Die sonographische Untersuchung des Ellenbogengelenkes bietet die Möglichkeit der Darstellung der Knochenoberfläche, der Gelenkkapsel und der Recessus. Sowohl exsudative und proliferative Vorgänge, als auch destruktive Veränderungen infolge entzündlich-rheumatischer Erkrankungen können damit gut erkannt werden. Nicht möglich ist der Nachweis von Tendopathien. Im klinischen Alltag wird die Arthrosonographie zum Nachweis reaktiv oder traumatisch bedingter Gelenkergüsse sowie Verletzungen des Kapselbandapparates eingesetzt. Die Schnittführungen orientieren sich an der Längs- und Querachse der Knochen.

Es werden 5 Standard-Schnittebenen unterschieden:
- Ventraler Querschnitt
- Ventraler Längsschnitt über dem Humeroradialgelenk
- Ventraler Längsschnitt über dem Humeroulnargelenk
- Dorsaler Längsschnitt
- Dorsaler Querschnitt

3.5.1 Untersuchung von ventral

Zur Untersuchung von ventral wird das Ellenbogengelenk in Extension und Supination gehalten. Zunächst wird ein ventraler Längsschnitt auf der Radialseite des Ellenbogengelenkes längs über dem humeroradialen Gelenk angelegt. Leitstruktur sind das bogenförmige Capitulum humeri und die Umrisse des Radiusköpfchen. Leitmuskel ist der M. brachioradialis, der breitbasig vom distalen Humerus nach distal zieht. Der M. supinator liegt längsoval auf dem proximalen Radius. Parallel zu diesem Schnitt verläuft der ventrolaterale Längsschnitt über dem Humeroulnargelenk. Dabei orientiert man sich an der Trochlea humeri, welche proximal durch die Fossa coronoidea begrenzt ist, und dem bogenförmig über das Gelenk ziehenden M. brachialis. Dieser stellt sich als ca. 1 cm breiter echoreicher Streifen dar. Abschließend wird ein Querschnitt über dem distalen Humerus angelegt. Die Kontur des distalen Humerus entspricht einer geschweiften Klammer, der Knorpel überzieht als schmaler, echofreier Saum den Knochenreflex.

3.5.2 Untersuchung von dorsal

Dorsal liegt der Längsschnitt bei gebeugtem Ellenbogengelenk in Richtung der Humerusachse und führt durch die Fossa olecrani. In maximaler Beugestellung des Ellenbogengelenkes kommt distal der Fossa olecrani die Kontur der Trochlea zur Abbildung. Im dorsalen Querschnitt wird der Humeruskopf in Höhe der Fossa olecrani quer eingestellt. Diese imponiert als U-förmige Einziehung der Knochenkontur und ist von echodichtem Fettgewebe ausgefüllt, über das der etwas echoärmere M. triceps zieht.

Literatur

1. Berg EE, DeHoll D (1999) The lateral elbow ligaments. A correlative radiographic study. Am J Sports Med 27(6):796–800
2. Bergquist TH (1992) The elbow. In: Higgins CB, Hricak H, Helms CA (Hrsg) Magnetic Resonance Imaging of the Body, 2nd Raven, New York, p 1163
3. Bledsoe RC, Izenstark JL (1959) Displacement of fat pads in disease and injury of the elbow. A new radiographic sign. Radiology 73:717–724
4. Cockshott WP, Jenkin JK, Pui M (1983) Limiting the use of routine radiography for acute ankle injuries. Can Med Assoc J 129(2):129–131

5. Ehalt W (1952) Unfallchirurgie im Röntgenbild. Maudrich, Wiesbaden
6. Eppright RH, Wilkins KE (1975) Fracture and dislocations of the elbow. In: Rockwood CA Jr, Green DP: Fractures, Vol I., Lippincott, Philadelphia, p 487
7. Evans MC, Graham HK (1999) Olecranon fractures in children: Part 1: A clinical review; Part 2: A new classification and management algorithm. J Pediatr Orthop 19(5):559–569
8. Garniek A, Morag B, Yaffe B, Lubosuitz S, Rubinstein Z (1995) True sagittal CT scanning of the elbow. J Comput Assis Tomography 19(6):1012–1013
9. Harland U, Diepolder M (1991) Sonographie der oberen Extremität in der Orthopädie und Traumatologie
10. Helgasoni JW, Chandanan VP (1998) MR artrography of the ankle. Magn Reson Imaging Clin N Am 6(4):885–895
11. Herzog RJ (1993) Magnetic Resonance Imaging of the elbow. Magn Reson Quart 9:188–198
12. Herzog RJ (1994) Efficiancy of Magnetic Resonance Imaging of the elbow. Med Sci Sports Exerc 26:1193–1203
13. Grashey R, Birkner R (1964) Atlas typischer Röntgenbilder vom normalen Menschen. Mit Berücksichtigung der Varietäten und Fehlerquellen sowie der Aufnahmetechnik. 10. Aufl, Urban & Schwarzenberg, München
14. Greenspan A (1990) Skelettradiologie: Orthopädie, Taumatologie, Rheumatologie, Onkologie. Ed. Medizin, Weinheim
15. Klöppel R, Häuser L (1999) Spiral-CT. 1. Aufl. (Hrsg) Verlag Hans Huber, S 198–201
16. Müller HA, Schild H, Kirschner P (1982) Zur Diagnostik und Therapie der knöchernen Ellenbogenverletzungen am wachsenden Skelett. Unfallchirurgie 8:205
17. Moss AA, Gamsu G, Genant HK (1991) Computed tomography of the body – volume two: Bone and joint. 2. Aufl. W.B. Saunders Company, Philadelphia London, pp 436–437
18. Quinn SF, Habermann JJ, Fitzgerald SW, Traughber PD, Belkin RJ, Murray WT (1994) Evaluation of loose bodies in the elbow with MR Imaging. Magn Reson Imag 4:169–175
19. Schild H, Müller HA, Wagner H, Bätz W(1989) Betrachtungen zur sog. „Radius-Capitulum-Achse". Fortschr Röntgenstr 150:294
20. Schinz H. Prinzipien der Beurteilung von Skeletterkrankungen. In: Frommhold WW, Dihlmann H-St, Stender P, Thurn P (1991) Radiologische Diagnostik in Klinik und Praxis, 7. Aufl. Thieme, Stuttgart, S 276
21. Schumacher G, Stein W (1984) Die Verletzungen des Epicondylus radialis und ulnaris humeri. Orthop Prax 2:82
22. Schunk K, Grossholz M, Schild H (1978) Verletzungen des Olekranon sowie Monteggia-Frakturen. Akt Traumatol 8:10
23. Skaggs DL, Miryzayan R (1999) The posterior fat pad sign in association with occult fracture of the elbow in children. J Bone Joint Surg Am 81(10):1429–1433
24. Vargish T, Clarke WR, Young RA, Jensen A (1983) The ankle injury-indications for the selective use of X-rays. Injury May 14(6):507–512
25. Zanella FE (1984) Kindliche Ellenbogen- und Unterarmverletzungen. Röntgen-Bl 37:111

KAPITEL 4 Arthroskopie

Willi Attmanspacher

4.1 Einleitung

Die Arthroskopie des Ellenbogengelenkes gehört zu den selteneren arthroskopischen Eingriffen an großen Gelenken. Die Schwierigkeit der Ellenbogenarthroskopie resultiert aus den komplexen anatomischen Strukturen des Gelenkes, insbesondere der engen anatomischen Nachbarschaft zu neurovaskulären Strukturen, sowie aus dem geringen Kapselvolumen und dem begrenzten Indikationsspektrum.

4.2 Lagerung und Instrumentarium

Die Ellenbogenarthroskopie kann in Rücken-, Seit- und Bauchlage vorgenommen werden. Alle 3 Lagerungsarten finden Verwendung. Die Bauchlage weist gegenüber der Rückenlagerung entscheidende Vorteile auf. So muss bei der Rückenlagerung der Ellenbogen entweder in einer Halterung fixiert werden, oder von einem zusätzlichen Assistenten gehalten werden, was zur Unruhe im Operationsgebiet Anlass geben kann. Bei Verwendung eines Armhalters (z. B. Lagerungshilfe) wie zur Handgelenksarthroskopie entfällt der Vorteil einer dynamischen Untersuchung des Gelenkes in Beugung und Streckung. Nur Umwendbewegungen sind bis zu einem gewissen Grad möglich.

Eine weitere Alternative stellt die Lagerung in Seitposition dar. Hier kann der Patient in einer Vakuummatratze fixiert und der Arm frei beweglich über eine Rolle hängend positioniert werden.

Ein großer Vorteil der Arthroskopie in Bauchlage ist die aus der offenen Ellenbogenchirurgie geläufige Zuordnung der anatomischen Strukturen. Neben den üblichen Hilfsmitteln zur Bauchlage (Thorax- und Beckenkissen, sowie Polster für Knie- und Sprunggelenk sowie Kopf) wird der Arm bei angelegter und evtl. ausgewickelter Blutsperre über einen Armausleger oder ein schmales Bänkchen frei beweglich gelagert. Die Anlage einer Blutleere ist nicht unbedingt notwendig. Die Beurteilung der Synovia ist ohne Blutleere besser möglich. Bei Verzicht auf eine Blutleere bzw. Blutsperre ist in jedem Falle die Verwendung eines Pumpensystems mit kontinuierlich begrenztem Flüssigkeitsdruck erforderlich. Der Patient wird in Bauchlage an den Rand des Operationstisches positioniert, der Unterarm wird steril mit Stockinette oder einem wasserfesten Tuch eingehüllt und das Ellenbogengelenk frei beweglich 90 Grad flektiert gelagert. Wichtig ist, dass die Ellenbeuge zur Anlage der späteren ventralen Zugänge frei beweglich bleibt und eine Flexion bis 110 Grad frei möglich ist. Die Arthroskopieeinheit wird von der Gegenseite herangeführt, um dem Operateur gute Sicht auf den Monitor und ein ergonomisches Arbeiten zu ermöglichen. Die Anästhesieeinheit befindet sich neben dem Arthroskopieturm kopfwärts (Abb. 4.1).

Das Instrumentarium unterscheidet sich nicht vom Standardinstrumentarium der Kniegelenksarthroskopie. Sowohl ventral als auch dorsal kann ein 5 mm Standardarthroskop mit 30 Grad Optik benutzt werden. Der Einsatz eines Nadelarthroskops ist unseres Erachtens nicht notwendig. Unabdingbar sind ein motorgetriebenes Shaversystem mit diversen Aufsätzen, einige unterschiedlich geformte Scheren, Punches sowie Fasszangen. Für die Resektion von Plicae oder Synovialiszotten ist ein bipolares Multielektrodensystem äußerst hilfreich.

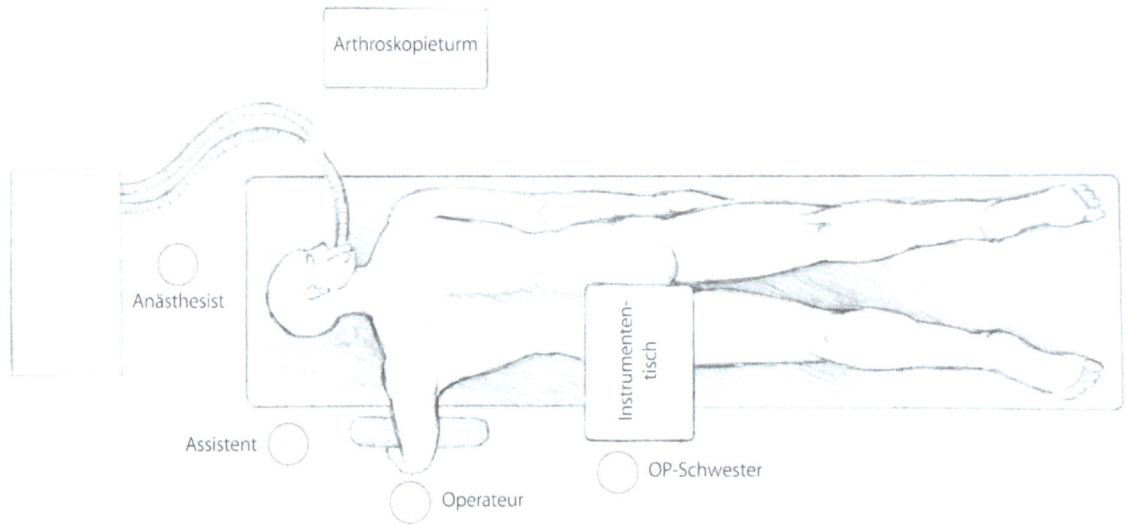

Abb. 4.1. Anordnung Operationssaal

4.3 Arthroskopische Anatomie und Zugangswege

Voraussetzung für eine korrekte operative Arthroskopie ist die Kenntnis der den Ellenbogen umgebenden anatomischen Strukturen. Für den Arthroskopiker sind die anatomischen Strukturen von besonderer Bedeutung, die im Bereich der Zugangswege lokalisiert sind oder aufgrund ihrer anatomischen Variationsbreite im Zugangsgebiet liegen könnten und damit potenziell geschädigt werden können. Aus Gründen der engen räumlichen Nähe ist daher der *dorsoulnare Zugang als obsolet* zu betrachten und in der reichen Auswahl an Zugangswegen zum Ellenbogengelenk gestrichen. Die Gelenkkapsel stellt einen abgeschlossenen Raum dar und ist durch die Auffüllung von Flüssigkeit soweit distentierbar, dass ein arthroskopierbarer Binnenraum zur Darstellung kommt. Aufgrund der dünnen Gelenkkapsel kann es am Ellenbogen, ähnlich wie an der Schulter zum Austritt größerer Flüssigkeitsmengen kommen, so dass die anatomischen Landmarken nicht mehr sicher tastbar sind. Es empfiehlt sich daher, vor Beginn der Arthroskopie die anatomischen Landmarken anzuzeichnen. Wichtig ist es, den Verlauf des N. ulnaris zu palpieren und ebenfalls korrekt einzuzeichnen (Abb. 4.2).

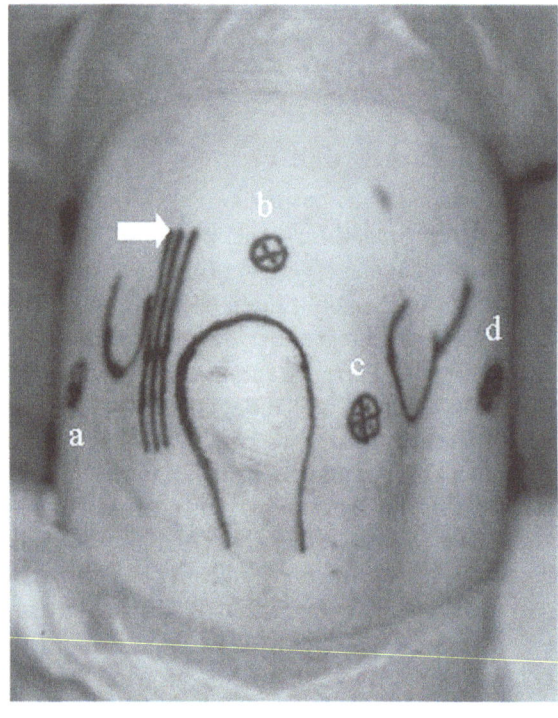

Abb. 4.2. Zugangswege: **a** anteromedialer Zugang; **b** posteriorer Zugang; **c** lateraler Zugang; **d** anterolateraler Zugang; **Pfeil** N. ulnaris

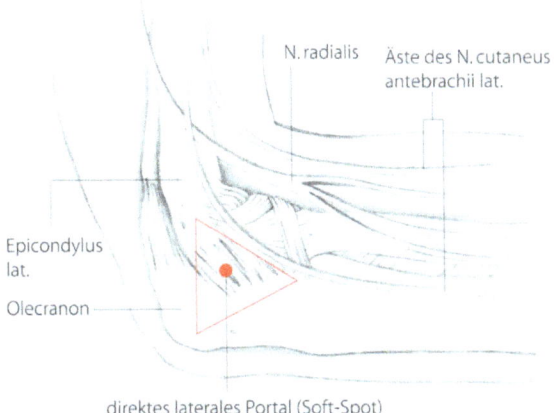

Abb. 4.3. Ansicht von lateral: „Soft-Spot"

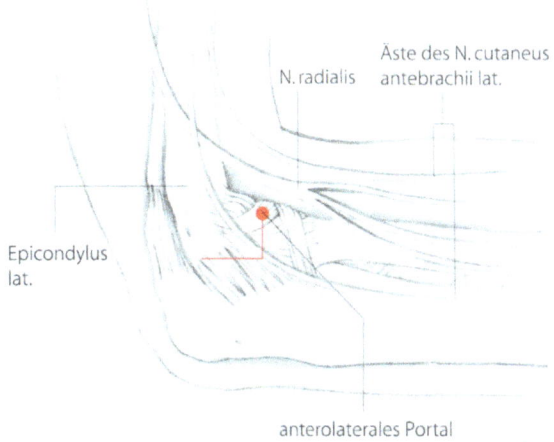

Abb. 4.4. Ansicht von lateral: anterolaterales Portal

Bevor das Arthroskop eingebracht wird, empfiehlt es sich, das Gelenk mit Flüssigkeit aufzufüllen. Bei einem normalen Gelenk sind für eine Füllung 15 bis 20 ml Flüssigkeit ausreichend. Die Auffüllung erfolgt über einen sogenannten „Soft Spot". Dieser lokalisiert sich im Zentrum eines gedachten Dreiecks zwischen der Olekranonspitze, dem Epicondylus radialis humeri und dem dorsalen Anteil des Radiusköpfchens (Abb. 4.3).

Uneinigkeit besteht darüber, ob das Gelenk zunächst von dorsal oder ventral inspiziert werden soll. Hempfling (1999) sieht Vorteile im Beginn von dorsal, da hier höhere Flüssigkeitsdrücke verwendet werden müssen, um Sicht zu erlangen. Er befürchtet, dass nach vorheriger ventraler Arthroskopie der Flüssigkeitsverlust über Leckagen so groß ist, dass eine sekundäre Arthroskopie dorsal nicht mehr mit ausreichendem Flüssigkeitsdruck möglich ist. Demgegenüber kann es beim Beginn von dorsal bereits durch den hohen Druck zur unkontrollierten Zerreißung der ventralen Kapsel mit unkontrolliertem Flüssigkeitsaustritt nach ventral und damit zu einer Kompression des ventralen Gelenkraumes von außen kommen.

■ Anterolateraler Zugang

Nach Flüssigkeitsauffüllung von dorsal über eine 0-er Punktionskanüle erfolgt die Anlage eines *anterolateralen (ventroradialen) Zuganges* (Abb. 4.4). Dieser wird von Andrews 3 cm distal und 2 cm vor dem Epicondylus lateralis humeri beschrieben. Der Zugang erfolgt transmuskulär durch den M. extensor carpi brevis und in der Tiefe durch den M. supinator vorbei am N. radialis. Verwendung findet das normale 5 mm Arthroskop mit Einsatz des stumpfen Trokars in den Arthroskopschaft. Der Zugang liegt zwischen den Hautästen des N. cutaneus antebrachii lateralis. Der Abstand des Zuganges von diesen Hautnerven beträgt im Schnitt 2 mm, der Abstand zum N. radialis schwankt zwischen 3 und 10 mm ohne Flüssigkeitsfüllung. Mit Flüssigkeitsfüllung liegt er bei 11 mm (Range 9–18 mm).

Dieser Zugang ist bei korrekter Technik relativ gefahrlos und wird als ein möglicher Standardzugang von ventral für die diagnostische Arthroskopie empfohlen. Aus diesem Zugang können die ventrale Gelenkkapsel, der Processus coronoideus ulnae, die Trochlea humeri und bedingt durch Aufstellen des Arthroskopes ein Teil des Radiusköpfchens sowie das Capitulum humeri eingesehen und beurteilt werden.

■ Anteromedialer Zugang

Der für die operative Therapie erforderliche zweite *ventrale Zugang* (anteromedial) kann entweder durch Punktion des Gelenkes nach vorheriger Translumination und Palpation von außen über eine Kanüle angelegt werden oder vorteilhafter durch Verwendung des Schultergelenkswechselstabes (Wissinger-Rod-Technik). Nachdem der Wechselstab stumpf nach ulnar aus dem Gelenk bis in die Subkutis vorgeschoben wurde, kann an dieser Stelle die Ausleitung über eine Stichinzision gefahrlos vorgenommen werden. Der Wechselstab wird so belassen, der Arthroskopschaft nach anteromedial umgesetzt. Das anteromediale Portal befindet sich nach McKenzie 2 cm vor und 2 cm distal des Epicondylus ulnaris humeri.

Der Weg dieses anteromedialen Zuganges führt sehr nahe am N. cutaneus antebrachii medialis (1 mm) vorbei durch die Lücke zwischen dem M. flexor carpis radialis und M. flexor digitorum superficialis. In der Tiefe liegen der N. medianus und die A. bachialis. Der Abstand zu diesen zwei Strukturen beträgt zwischen 3 und 13 mm ohne Distension, mit Distension zum N. medianus zwischen 13 und 23 mm, zur A. brachialis 8 bis 13 mm. Aufgrund der großen Nähe zum N. cutaneus antebrachii medialis empfiehlt sich auch hier, wie bei allen Zugängen am Ellenbogen lediglich die Haut sparsam zu inzidieren und die Subkutis in Nervenverlaufsrichtung mit einem feinen Klemmchen zu spreizen. Das anteromediale Portal wird von einigen Autoren als Standardzugang angegeben. So vergleicht Verhaar das anteromediale mit dem anterolateralen Portal und sieht Vorteile im Beginn der Arthroskopie von anteromedial. Durch dieses Portal überblickt man die gesamte ventrale Anatomie (Proc. coronoideus, Trochlea, Capitulum humeri und durch Pro- und Supinationsbewegung über 2/3 des Radiusköpfchens, sowie die radiale Plica).

Superomedialer Zugang

Ein weiterer ventraler Zugang, das *superomediale Portal*, wird von Lindenfield beschrieben. Er lokalisiert sich 1 cm vor und 1 cm proximal des Epicondylus medialis und sollte vor dem Septum intermuskulare lokalisiert sein, um den N. ulnaris nicht zu gefährden (Abb. 4.5). Vorteile dieses Zugangs sind neben seiner leichten Anlage der geringe Flüssigkeitsaustritt und die gute Einsehbarkeit der ventralen Gelenksabschnitte. Bei der primären Anlage des superomedialen Zuganges sollte nach sparsamer Hautinzision und Klemmchenspreizung der Subcutis der Arthroskopschaft mit stumpfen Trokar in Richtung des Gelenkes entlang des Septums intermuskulare in Kontakt mit dem Humerusschaft bis zur Gelenkkapsel vorgeschoben werden. Nach Überwindung eines leichten Widerstandes gelangt man ins Gelenk. Um wirklich sicher zu sein, sollte zur Vermeidung eines Extravasates zunächst die Optik eingeführt werden ohne die Spülflüssigkeit zu öffnen. Erst wenn man sicher im Gelenk ist, wird der Spülflüssigkeitszulauf geöffnet. Die Verwendung einer zusätzlichen Spülkanüle halten wir für entbehrlich. Andere Autoren sehen in einer zusätzlichen Spülkanüle den Vorteil, beim unfreiwilligen Verlassen des Gelenkes das Arthroskop wieder leichter in den durch den Spülflüssigkeitdruck distentierten Gelenkraum einführen zu können.

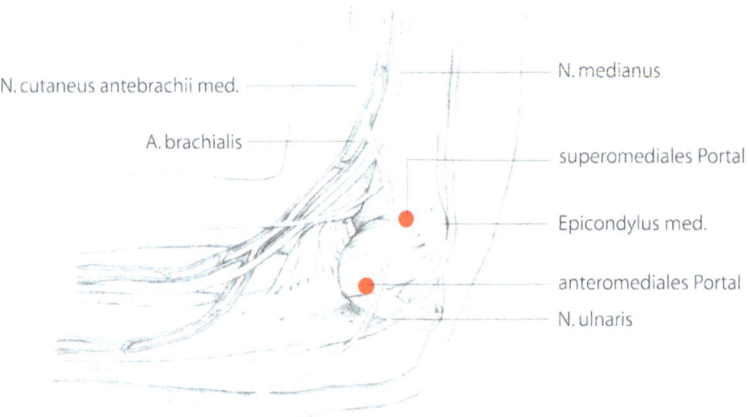

Abb. 4.5. Ansicht von medial: superomediales und anteromediales Portal

Posterolateraler Zugang

Nach Beendigung der Arthroskopie von ventral erfolgt die Spiegelung des dorsalen Gelenkanteils. Hier eignet sich das *posterolaterale Portal*, welches sich an der seitlichen Grenze des M. triceps ca. 3 cm proximal der Olekranonspitze befindet (Abb. 4.6). Die Anlage erfolgt am günstigsten in Streckstellung (20–30 Grad). Der Arthroskopschaft wird in Richtung Fossa olecrani geschoben. Nun kann das Olekranon durch kreisende Bewegungen palpiert werden. Benötigt man einen weiteren Zugang zur Instrumentation, bietet sich ein *posteriores Portal* an. Dieses liegt ca. 3 cm proximal des Olekranons in der geraden Verlängerung. Der Weg durch den M. triceps führt zu einer straffen muskulären Führung, welcher die Bewegungsfreiheit im Vergleich zum posterolateralen Portal deutlich einschränkt.

Lateraler Zugang

Zur Komplettierung des diagnostischen Rundganges durch das Ellenbogengelenk empfiehlt sich der *laterale Zugang*, welcher sich im Bereich der Punktionsstelle („Soft-Spot") befindet (Abb. 4.2). Von hier aus ist die Artikulation des Ellenhakens und der Trochlea im Defilee unter Beugung und Steckung zu verfolgen, desweiteren können durch Aufstellen des Arthroskopes die dorsalen Anteile des Radiusköpfchens, sowie dessen Angulation mit der Ulna und dem Capitulum humeri inspiziert werden. Auch die Plica humeroradialis kann dargestellt werden. Direkt über der Plica kann zu Resektion ein weiteres, bedarfsorientiertes Portal angelegt werden.

4.4 Diagnostischer Rundgang durchs Ellenbogengelenk

Gerade bei einem komplex aufgebauten Gelenk ist es unabdingbar, eine feste Reihenfolge einzuhalten, um nichts im Gelenkbinnenraum zu übersehen. Daher erachten wir eine bestimmte Reihenfolge für unbedingt notwendig und schlagen daher einen diagnostischen Rundgang vor, wobei die Reihenfolge und der Beginn variabel festgelegt werden können, dann jedoch bei jeder Arthroskopie des Ellenbogengelenkes beibehalten werden sollten.

Der Rundgang beginnt nach Auffüllen des Gelenkes in Bauchlage über den Soft-Spot ventral. Zunächst Anlage des anterolateralen Zugangs und Einführen des Arthroskopes. Der Rücklauf von Punktionsflüssigkeit ist ein sicherer Indikator für die intraartikuläre Lage der Arthroskopspitze. Die Ausrichtung des Horizontes am Arthroskop und an der Optik geschieht analog der Lage des Ellenbogengelenkes. Der Blick richtet sich gegen die ventromediale Gelenkkapsel. Durch Zurückziehen des Arthroskopschaftes erhält man Überblick über den Proc. coronoideus ulnae und seine Angulation zur Trochlea humeri.

Durch Beugung und Steckung kann eine regelrechte Angulation dargestellt werden. Durch extremes Zurückziehen und Aufstellen kann man auch die radiale ventrale Gelenkseite zur Darstellung bringen, es besteht jedoch die Ge-

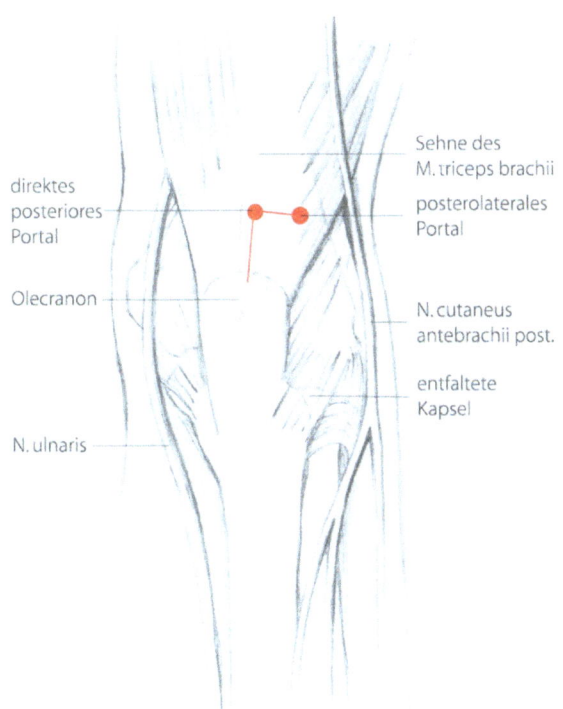

Abb. 4.6. Ansicht von dorsal: posterolaterales und direktes posteriores Portal

fahr, das Gelenk zu verlassen. Günstiger ist es, den anteromedialen Zugang anzulegen, von dem man aus neben dem Koronoid das Capitulum humeri, über 2/3 des Radiusköpfchens, das Lig. anulare radii, sowie die radiale Plica gut einsehen kann. Durch Varus und Valgusstress können Instabilitäten radial- und ulnarseitig zur Darstellung gebracht und deren Ausmaß bestimmt werden. Die Arthroskopie von dorsal über den posteroradialen sowie lateralen Zugang schließen sich an. Zunächst kann man von posteroradial die Fossa olecrani und die Olekranonspitze darstellen.

Über den lateralen Zugang ist die Darstellung der Artikulation zwischen Olekranon und Trochlea unter Beugung und Steckung gut einsehbar, desweiteren beim Aufstellen des Arthroskopes das dorsale Radiusköpfchendrittel sowie der dorsale Verlauf der radialen Plica und das Radioulnargelenk. Durch umgekehrtes Absenken des Arthroskopes in Richtung Olekranonspitze kann diese ebenfalls dargestellt und beurteilt werden.

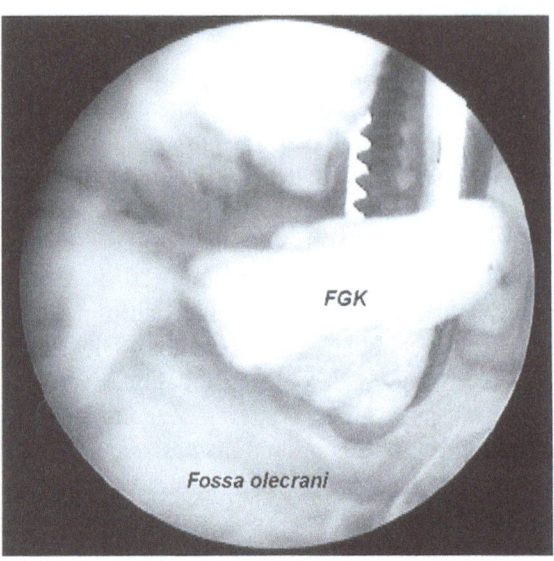

Abb. 4.7. Enfernung eines freien Gelenkkörpers (FGK)

4.5 Operative Arthroskopie

Eine diagnostische Arthroskopie am Ellenbogengelenk, wie auch an anderen Gelenken sollte eigentlich die große Ausnahme sein. Die Arthroskopie dient nicht der Diagnosefindung, sondern wird als operatives Instrumentarium bei bereits präoperativ gestellter Diagnose und Indikationsstellung eingesetzt und durchgeführt.

4.5.1 Freie Gelenkkörper

Die Entfernung freier Gelenkkörper gehört sowohl für den Arthroskopiker, als auch für seinen Patienten zu den erfolgreichsten und unproblematischen Operationen und ist mit einer hohen Erfolgsrate und Zufriedenheit ausgestattet. Sie gehörte zu den ersten arthroskopischen Operationen am Ellenbogengelenk. Man unterschiedet zwischen rein *chondralen und osteochondralen freien Gelenkkörpern* und *der Chondromatose*. Klinisch imponieren Einklemmungserscheinungen ohne radiologischen Nachweis freier Gelenkkörper.

Die Genese dieser *chondralen Gelenkkörper* ist meist posttraumatisch (entweder Makrotrauma oder repetitive Mikrotraumen). Durch chondrale Abscherung von Gelenkknorpel kommt es zur Ausbildung zunächst nicht verkalkter Gelenkkörper. In der Mehrzahl der Fälle verkalken diese chondralen Abscherungen jedoch sekundär und imponieren dann als osteochondrale freie Gelenkkörper (Abb. 4.7).

Die Genese der *osteochondralen freien Gelenkkörper* ist mannigfaltig, neben osteochondralen Frakturen kommen repetetive Mikrotraumata, wie beispielsweise bei Werfern, in Betracht. Die kalkdichten Gelenkkörper imponieren meist im arthroskopischen Bild größer, als im Röntgenbild, da radiologisch lediglich der kalkdichte Anteil zur Darstellung kommt, während der nicht verkalkte meist größere Anteil erst im arthroskopischen Bild gesehen wird.

Aber auch die *Chondromatose* führt zur Ausbildung einer Unzahl an unterschiedlich großen freien Gelenkkörpern. Wichtig ist es, bei der Chondromatose den Bildungsort zu identifizieren und zu resezieren, da ansonsten das Rezidiv vorprogrammiert ist. Diese Bildungsorte (synoviale Metaplasien) finden sich vorwiegend dorsal im Bereich der Fossa olecrani aber auch ventral im Bereich des humeralen Kapselansatzes (Abb. 4.8). Abzugrenzen von der lokalisierten Form der Chondromato-

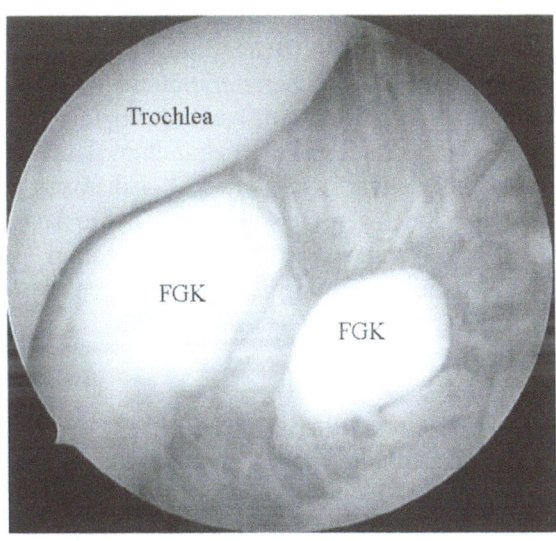

Abb. 4.8. Chondromatose

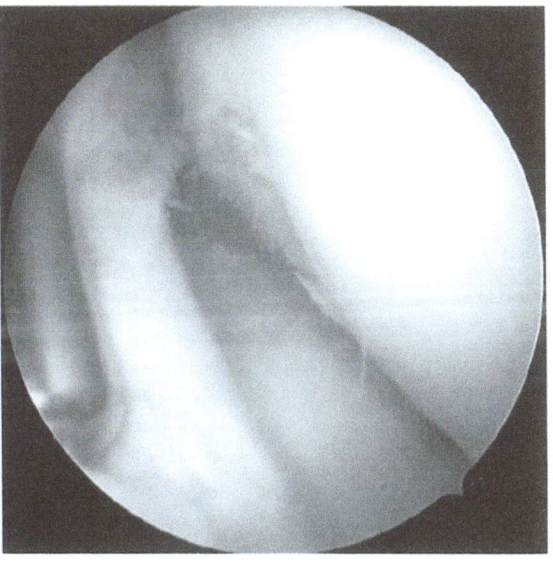

Abb. 4.9. Plica-radialis-Syndrom mit Knorpelschaden i. B. des Capitulum humeri

se, wo es gilt, einen lokalisierten Bildungsort samt der freien Gelenkkörper zu resezieren, ist die diffuse Metaplasie der Synovia. Hier ist die Entfernung der Gelenkkörper aufwendig.

Eine im Anschluss daran notwendige Synovektomie führt zu extrem langen Operationszeiten und zu einem Verlust an Sicht und Überblick im Gelenk, so dass in Extremfällen hier trotz aller arthroskopischer Fortschritte weiterhin die offene Synovektomie und Gelenkkörperentfernung propagiert werden muss. Anders als an anderen Gelenken sind die freien Gelenkkörper am Ellenbogen weicher und unter dem Druck der Fasszangen quetsch- und teilbar. Dies kann bei sehr großen Gelenkkörpern die Entfernung erleichtern. Die Ursache dieses Konsistenzunterschiedes ist bislang nicht bekannt. Zur Technik der Gelenkkörperentfernung gibt es mehrere Möglichkeiten. Zum einen können Gelenkkörper nach optischer Darstellung direkt mit einer Fasszange gegriffen und entfernt werden, zum anderen können sie durch perkutanes Anspießen mit einer dünnen Nadel zunächst fixiert und dann mit der Fasszange sicher gegriffen werden, ohne dass die Gefahr des Weggleitens besteht.

4.5.2 Plica-radialis-Syndrom

Nahezu bei allen Patienten findet sich während der Ellenbogenarthroskopie eine radiale Plica zwischen dem Radiusköpfchen und dem Capitulum humeri. Diese ist in ihrer Ausdehnung unterschliedlich groß und dick. Die Plica ist als Normalbefund mit unterschiedlicher Ausprägung zu werten. Sie erlangt unseres Erachtens erst Krankheitswert, wenn ähnlich dem Shelf-Syndrom am Kniegelenk, pathologische Veränderungen am Gelenkknorpel von Capitulum und Radiusköpfchen nachweisbar sind (Abb. 4.9). Findet sich eine lokalisierte Synovialitis mit fibrosierter und indurierter Plica radialis, sowie ein durch die Plica bedingter Knorpelschaden an Radiusköpfchen und/oder Capitulum humeri, sprechen wir von einem manifesten „Plica-radialis-Syndrom". Wir deuten diesen Befund bei Korrelation mit einer klinischen Symptomatik im Sinne eines humeroradialen Impingements. Dieses Krankheitsbild ist eng mit der Epicondylitis radialis humeri vergesellschaftet.

Viele Patienten wurden aufgrund einer Epicondylitis radialis humeri bereits offen voroperiert, die Beschwerden waren jedoch trotz offener Operation therapieresistent. Die Anamnesedauer beträgt Monate bis Jahre, meist waren diverse konservative oder semikonservative Be-

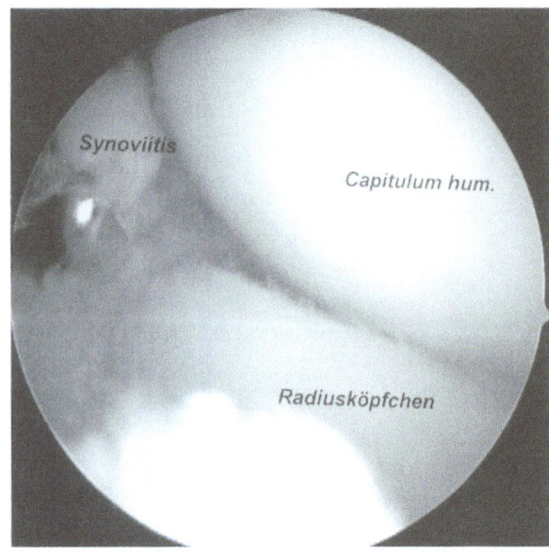

Abb. 4.10. Zustand nach Plicaresektion

handlungen versucht worden. Bei einer anderen Patientengruppe mit ähnlichen klinischen und arthroskopischen Befunden findet sich arthroskopisch eine radiale Instabilität, welche sekundär einer bandstabilisierenden Operation zugeführt werden sollte. Hier ist die alleinige arthroskopische Behandlung durch Resektion der hypertrophen Plicaanteile nicht ausreichend. Die Arthroskopie kann hier lediglich zur Quantifizierung des Ausmaßes der Instabilität dienen. In der Anamnese finden sich teilweise Makrotraumata, bei einzelnen Patienten waren lediglich berufsspezifische Belastungen oder Mikrotraumata zu verzeichnen. Die Resektion der hypertrophen Plica bzw. einklemmender Synovialiszotten wird mittels eines motorgetriebenen Shavers oder eines Multielektrodensystems vorgenommen, die Behandlung der Knorpelschäden erfolgt je nach Stadium ebenfalls mit dem Multielektrodensystem.

Die zwei beschriebenen Patientenkollektive sind durch Nachweis bzw. arthroskopischen Ausschluss einer Instabilität voneinander abzugrenzen. Grundlegend für die Diagnosestellung ist ein manifester Knorpelschaden an mindestens radialer oder/und humeraler Gelenkfläche als Zeichen der mechanischen Irritation der Plica. Die arthroskopische Therapie humeroulnarer Pathologien führt in einem hohen Prozentsatz zu guten mittelfristigen Behandlungsresultaten und kann in der Behandlung humeroradialer Schmerzsyndrome empfohlen werden (Abb. 4.10). Die Behandlung des Tennisellenbogens sollte in der herkömmlichen Therapie (OP nach Hohmann) überdacht, die primäre Arthroskopie in das Behandlungskonzept integriert werden. Insbesondere bei therapieresistenten Beschwerden sollte eine arthroskopische Abklärung bzw. Therapie unbedingt in das Behandlungskonzept miteinbezogen werden.

4.5.3 Osteochondrosis dissecans – Morbus Panner

Dieses Krankheitbild lokalisiert sich meist am Capitulum humeri, seltener am Radiusköpfchen. Sie gehört in die Krankheitsgruppe der aseptischen Knorpel-/Knochennekrosen. In ihrer Maximalform wird sie auch als M. Panner bezeichnet, wobei am häufigsten die Partialnekrosen an der ehemaligen Epiphyse des Capitulum humeri sind. Panner beschrieb dieses Krankheitsbild erstmalig 1929. Vor der Ellenbogenarthroskopie sollte bei radiologischem Verdacht einer Osteochondrosis dissecans des Ellenbogengelenkes immer eine Kernspintomographie durchgeführt werden, um eine Stadieneinteilung vornehmen zu können und so eine stadienadaptierte Therapie zu planen. Bei der Einteilung der Osteochondrosis dissecans bzw. der Osteonekrosen am Ellenbogengelenk beziehen wir uns auf die kernspintomographische Stadieneinteilung für die OD des oberen Sprunggelenkes (Tabelle 4.1).

Tabelle 4.1. Stadieneinteilung der Osetochondrosis dissecans (OD) am Ellenbogengelenk (kernspintomografisch)

Stadium I	Intakter Knorpel und Ödem mit beginnender Demarkation, kernspintomographisch sichtbar
Stadium II	Demarkation eines osteochondralen Fragmentes bei weitestgehend intaktem Knorpel, im Nativröntgen ebenso sichtbare Demarkierung
Stadium III	Demarkation des osteochondralen Fragmentes, auch nativradiologisch zu erkennen, Knorpeluntergang im betroffenen Areal
Stadium IV	Vollständige Demarkation, freies osteochondrales Fragment im Gelenk

So sollte bei Stadium I keine Arthroskopie erfolgen, hier empfiehlt sich eine Verlaufsbeobachtung im Kernspin nach 3–4 Monaten. Bei Progredienz des Befundes oder einem manifesten Stadium II sollte eine Anbohrung der Sklerosezone von gelenkfern unter Schonung des noch intakten Gelenkknorpels erfolgen, um den zwar malazischen jedoch noch nicht nekrotischen Knorpel nicht weiter zu schädigen. Im Stadium III sollte das osteochondrale Fragment vom Gelenk aus angebohrt werden. Ziel der wiederholten Anbohrungen ist eine Revaskularisation des Fragmentes mit der Hoffnung auf eine Einheilung. Im Stadium IV und V verbleibt nur noch die Fragmententfernung. Über eine osteochondrale Transplantation am Ellenbogengelenk liegen keine Berichte vor (Abb. 4.11). Sie wäre jedoch als mögliche Alternative zur Fragmententfernung denkbar, um die Kongruenz im Radiohumeralgelenk wiederherzustellen. Eine weitere mögliche Einteilung der Osteochondrosis dissecans am Capitulum Humeri gibt Baumgarten (Tabelle 4.2). Er teilt diese in 5 Stadien ein.

Über den großen Stellenwert der Kernspintomographie am Beispiel von 3 Baseball-Spielern berichtet Takahara. Er betont die hohe Inzidenz gerade in diesem sportartspezifisch sehr belasteten Patientenkollektiv und die Möglichkeit einer frühzeitgen konservativen Behandlung der Erkrankung. Rupp berichtet über ein Remodelling des Capitulums nach arthroskopischer Entfernung des osteochondralen Fragmentes und einem Debridement.

Tabelle 4.2. Stadieneinteilung (arthroskopisch) der Osteochondrosis dissecans nach Baumgarten (1998)

Stadium I	Weicher Knorpel
Stadium II	Fibrillen und Fissuren im betroffenen Knorpelareal
Stadium III	Freier Knochen mit einem noch fixierten Fragment
Stadium IV	Freies jedoch nicht disloziertes Fragment
Stadium V	Freies disloziertes osteochondrales Fragment

4.5.4 Synovitis

Neben der reaktiven Synovitis finden spezifische rheumatische Erkrankungen, wie die chronische Polyarthritis, welche zu ausgedehnten Synovitiden führt und arthroskopisch in der Frühphase gut behandelbar ist.

Die arthroskopische Synovektomie (Abb. 4.12) erfordert mindestens 5 arthroskopische Zugänge und ist mit einer erheblichen Weichteilschwellung verbunden. Lee legt für die ar-

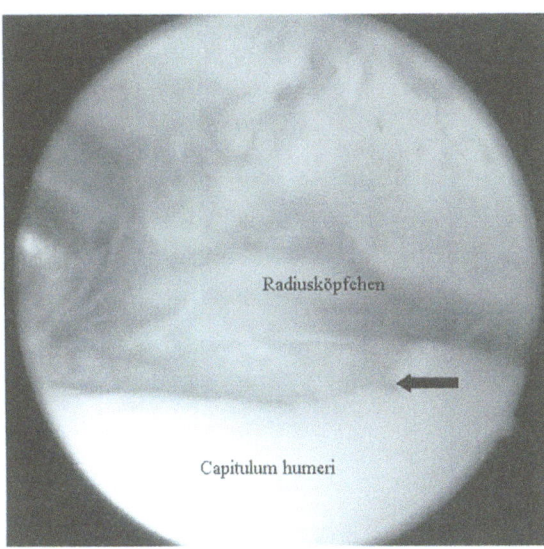

Abb. 4.11. Osteochondrosis dissecans Stadium V nach Baumgarten

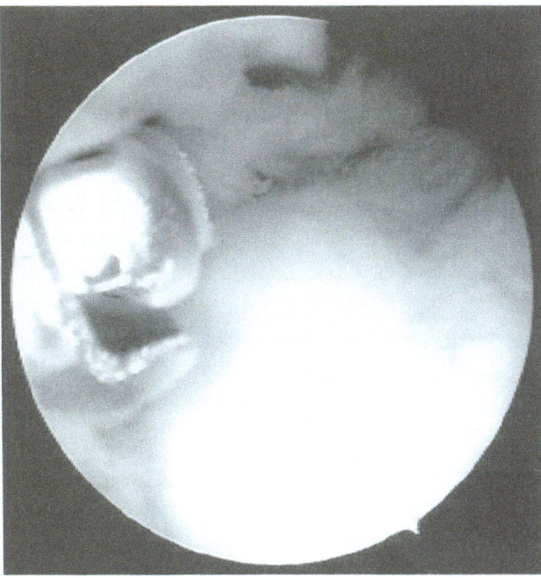

Abb. 4.12. Arthroskopische Synovektomie mit einer oszillierenden Fräse (Shaver)

throskopische Synovektomie folgende Kriterien fest:
- Patientenalter unter 50 Jahre
- mehr als 90 Grad Beweglichkeit im Ellenbogengelenk
- radiologische Veränderungen Grad III oder weniger
- Versagen einer sechs-monatigen medikamentösen Therapie

Die Kurzzeitergebnisse sind denen der offenen Synovektomie aufgrund der geringeren Morbidität überlegen, die mittel und langfristigen Resultate jedoch schlechter. Die Behandlungsergebnisse rechtfertigen dennoch eine arthroskopische Synovektomie, zumal bei einer Befundverschlechterung eine erneute Synovektomie vorgenommen werden kann. Ein Sonderfall stellt die Silikonsynovitis dar. Sie findet sich nach Implantation einer Silastic-Prothese des Radiusköpfchens und führt zu einer massiven Bewegungseinschränkung. Die arthroskopische Synovektomie und Entfernung der Prothese über eine Miniarthrotomie führt zum gewünschten Therapieerfolg. Die Silastic-Prothese ist aus unserer Sicht als Dauerimplantat ungeeignet und kann eine mechanische Spacerfunktion nicht erfüllen. Auch bei der bakteriellen Gelenkinfektion findet sich eine floride Synovitis, die einer arthroskopischen Chirurgie über die erwähnten Zugangswege zugänglich ist. Die Therapie des Gelenkinfektes wird in Kapitel 14 abgehandelt.

4.5.5 „Valgus-Stress-Überlastungs-Syndrom"

Dieses Krankheitsbild ist gekennzeichnet durch einen dorsomedialen, apophytären Anbau an der Spitze des Olekranons. Es kommt gehäuft bei Wurfsportlern vor und ist Ausdruck einer wiederholten Überlastung des Ellenbogengelenkes im dorsomedialen Bereich wo es zur Kompression und reaktivem Anbau am Ellenhaken kommt. Die Resektion der osteophytären Anbauten mit dem Meißel ist Therapie der Wahl. Diese lokalisieren sich häufig dorsomedial und sollten unter sorgfältiger Schonung des N. ulnaris durch knochennahes Vorgehen am Olekranon reseziert werden. Alternativ können die Anbauten an der dorsomedialen Olekranonspitze auch mit einem kleinen Acromionizer oder Kugelfräse entfernt werden. Bevor die Resektion möglich ist, empfiehlt sich eine Synovektomie, um eine gut Darstellung des Anbaus und Übersicht im Operationsgebiet zu erlangen.

4.5.6 Bewegungseinschränkung

Posttraumatische Bewegungseinschränkungen finden sich häufig nach Verletzungen im Bereich des Ellenbogengelenkes wie Frakturen, Luxationen oder Luxationsfrakturen. Bei weniger ausgeprägten Bewegungseinschränkungen stellt die arthroskopische Therapie eine valide Alternative zur offenen Arthrolyse dar. Vorsicht ist bei schweren Bewegungseinschränkungen geboten, da hier aufgrund der sekundären Verklebungen im Bereich des Sulcus ulnaris ein Dehnungsschaden des Nervus ulnaris resultieren kann, der durch eine offene Neurolyse des N. ulnaris vermieden werden kann. Die arthroskopische anteriore Kapsulotomie wurde zuerst von Nowicki und Shall 1992 beschrieben.

Ein Streckdefizit von 20 bis 30 Grad kann arthroskopisch angegangen und im Durchschnitt um 15 Grad verringert werden. Die arthroskopische humerale ventrale Kapsulotomie ist gefahrlos möglich. Sie erfolgt nach Anlage des anterolateralen und medialen Zuganges unter arthroskopischer Sicht. Mit einem kleinen

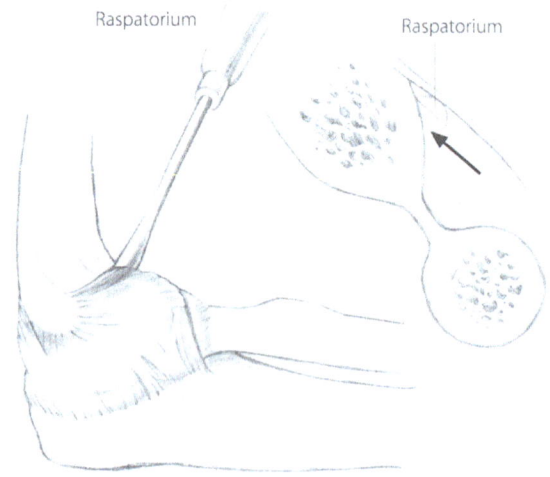

Abb. 4.13. Ventrales Kapselrelease mit einem perkutan eingebrachten stumpfen Raspatorium

Raspatorium wird die Kapsel von der humeralen Insertion gelöst und so das Streckdefizit gebessert (Abb. 4.13). Gleichzeitig muss das dorsale Gelenkkompartiment arthroskopisch angegangen werden. Sofern die Hauptursache in einem dorsalen Olekranonosteophyten bzw. einem ossären Überbau der Fossa olecrani begründet liegt. Hier wird der Olekranonosteophyt über einen dorsoradialen Zugang abgetragen, die Fossa wird mit einer kleinen Kugelkopffräse schrittweise erweitert, bis bei maximaler Streckung kein knöcherner Kontakt mehr arthroskopisch nachweisbar ist.

Ein fixiertes Beugedefizit ist meist bedingt durch eine Verkürzung der Trizepsmuskulatur mit sekundären Verklebungen zwischen Trizeps und dem Humerus. Hier ist durch Einführen eines Raspatoriums eine Lösung des Trizeps von seinen Verklebungen zum Humerus möglich. Die Beugung kann so schrittweise verbessert werden. Gleichzeitig muss nach ventralen Osteophyten oder osteophytären Anbauten gefahndet werden, diese können mit der Kugelfräse oder einem kleinen Meißel ebenfalls reseziert werden. Die Beugung kann so schrittweise gebessert werden. Bei posteriorem Impingement und degenerativen Gelenkveränderungen finden sich Ausziehungen an dem Olekranon, die, ebenso wie das posteromediale Überlastungssyndrom beim Werfer, gut arthroskopisch therapiert werden können, indem der Osteophyt des Olekranons abgetragen wird. Auch die Arthrofibrose kann arthroskopisch angegangen werden. Phillips berichtet über 25 Patienten, die er arthroskopisch aufgrund einer Arthrofibrose mit gutem Erfolg therapiert hat. Zur rein arthroskopischen Arthrolyse eignen sich lediglich geringe Bewegungseinschränkungen. Schwere Kontrakturen bedürfen der offenen Arthrolyse.

4.5.7 Arthrose

Sowohl die primäre, als auch die posttraumatische Arthrose des Ellenbogengelenkes stellen *keine guten Indikationen* für eine Arthroskopie dar. Der bei der Kniegelenksarthroskopie propagierte Lavageeffekt kommt in diesem Falle nicht zum tragen, da es sich um ein unbelastetes Gelenk handelt. Diese Patienten können lediglich durch die Entfernung freier Gelenkkörper und Besserung des Bewegungsumfanges im Rahmen der arthroskopischen Arthrolyse profitieren (Abb. 4.14).

Es ist hier präoperativ wichtig abzuklären, ob die Bewegungseinschränkung, Blockierungen oder die Schmerzen im Vordergrund ste-

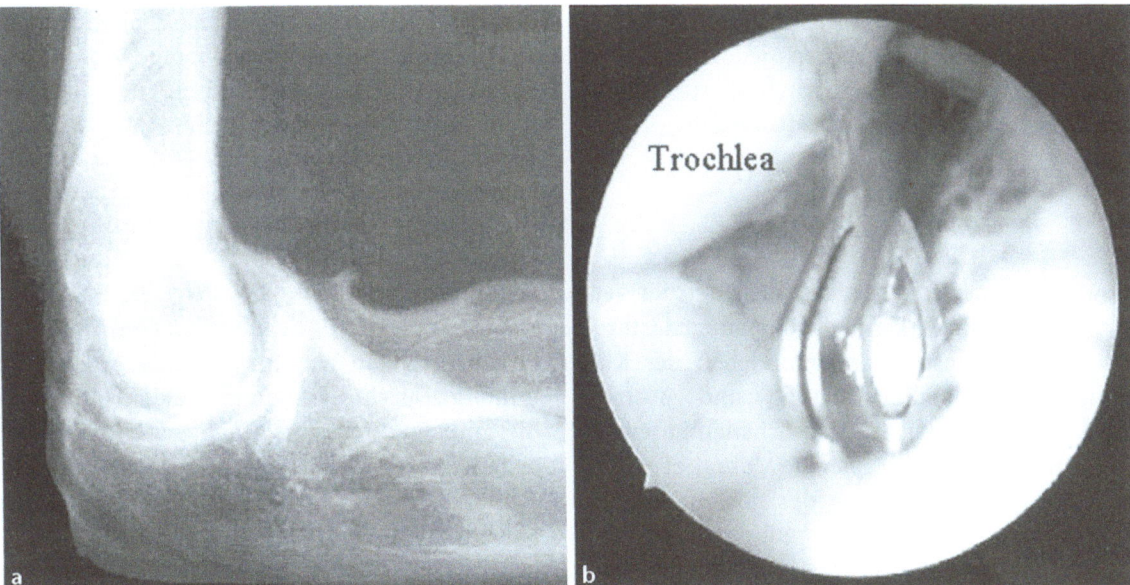

Abb. 4.14. Arthrose. **a**: Röntgenbild im seitlichen Strahlengang. **b**: Arthroskopisches Debridement mit einem Punch. Blick von anterolateral

hen, um eine Prognose des Operationserfolges abschätzen zu können. Gerade im CT oder Nativröntgen nachgewiesene ossäre Bewegungseinschränkungen können arthroskopisch gebessert werden, bei isolierter symptomatischer Arthrose des Radiusköpfchens und schwerer Beeinträchtigung der Umwendbewegung kann eine arthroskopische Radiusköpfchenresektion ähnlich der arthroskopischen lateralen Clavicularesektion vorgenommen werden. Bei Arthritis des Radiusköpfchens beschreiben Menthe-Chiaris et al. die arthroskopische Radiusköpfchenresektion als Therapie der Wahl. Den meisten Benefit verzeichneten wir in unserem Patientenkollektiv durch die Schmerzreduktion, die auch bei mittelfristigen Nachuntersuchungen anhielt.

4.5.8 Frakturen

Bei der Frakturversorgung besitzt die Ellenbogenarthroskopie nur einen untergeordneten Stellenwert. In der Literatur existieren vereinzelte Berichte von Radiusköpfchenosteosynthesen, Entfernungen des Metalls nach Osteosynthese und von Processus coronoideus Refixationen. Kondyläre, epikondyläre, dia- und suprakondyläre Humerusfrakturen bedürfen bislang der offenen Reposition und Osteosynthese. Bei der Metallentfernung kann die Arthroskopie bei intraartikulärer Schraubenlage eventuell eine ausgedehnte Arthrotomie ersparen. Diese Indikationen gehören jedoch zu den Ausnahmen und sollten kritisch überdacht und im Einzelfall sorgfältig geprüft werden.

4.5.9 Instabilität

Sowohl bei der frischen, als auch bei der veralteten Instabilität kann die Ellenbogenarthroskopie zum Einsatz kommen. Neben der Klärung der Instabilitätsrichtung sind Ausmaß und Art der intraartikulären Schäden zu evaluieren und ggf. zu therapieren. Moksal et al. geben an, dass die Prüfung der posterolateralen Instabilität arthroskopisch gut prüfbar und quantifizierbar ist, während mediale Instabilitäten arthroskopisch nicht gut zu verifizieren sind. Der mediale Bandapparat ist extraartikulär. Eine mediale Aufklappbarkeit bei 70 Grad Beugestellung und Valgusstress ist dann zu vermuten, wenn eine Aufklappbarkeit über 2 mm vorliegt. Die Instabilitätsdiagnostik am frisch luxierten Ellenbogengelenk wird kontrovers diskutiert. Eine routinemäßige arthroskopische Abklärung jeder frisch traumatischen Ellenbogenluxation ist unseres Erachtens nicht erforderlich. Nach Reposition der Luxation sollte eine Stabilitätsprüfung radiologisch im Bildverstärker vorgenommen werden. Das weitere Vorgehen bei frischer Erstluxation wird in Kapitel 7 (Luxationen und Instabilitäten) dargestellt. Bei chronischen Instabilitäten scheint unseres Erachtens die Arthroskopie sehr hilfreich um Instabilitätsrichtung und Instabilitätsgrad festlegen zu können. Für eine einzeitige Rekonstruktion des Bandapparates stellt die Arthroskopie keine Kontraindikation dar, da bei vorheriger Arthroskopie jederzeit ein Umstieg auf ein offenes Verfahren möglich ist. Die Arthroskopie kann hier zur Klärung der Notwendigkeit eines bandstabilisierenden Eingriffes hilfreich sein.

4.6 Komplikationen

Denkbare Komplikationen der Ellenbogenarthroskopie liegen in der Nähe der neurovaskulären Strukturen begründet. Ihre enge Lagebeziehung zu den arthroskopischen Zugängen zum Gelenk wurde bereits aufgezeigt. Durch vorherige Flüssigkeitsauffüllung des Gelenkes kann über die Distension ein Platzgewinn zu diesen Strukturen erreicht werden, der ein risikoarmes Punktieren des Gelenkes, sowie ein wiederholtes Begehen der arthroskopischen Portale ermöglicht. Die Verwendung von Schraubkanülen, wie sie bei der operativen Arthroskopie der Schulter zur Anwendung kommen, halten wir am Ellenbogengelenk für unnötig. Durch die Enge im Gelenk kann es zu oft unbemerkten und nicht dokumentierten Schäden am Gelenkknorpel kommen. Jeder Arthroskopiker sollte hier ermahnt werden, äußerst schonend mit dem Knorpel umzugehen und arthroskopische Instrumente nur unter optimaler Kontrolle einzubringen und zu benutzen. Bei der arthroskopischen Kapsulotomie kann es gehäuft zu Läsionen des N. medianus kommen. Die meisten Läsionen sind passager, es exisistieren jedoch auch Berichte über verbleibende Schäden. Ruch und Pöhling (1997) berichten von einer Verletzung des Ramus interosseus anterior des N. radialis bei einer Ellenbogenarthroskopie. Bei rein arthroskopischer Arthrolyse besteht die Gefahr der N. ulnaris Irritation.

4.7 Nachbehandlung

Aufgrund der meist notwendigen Synovektomie und der daraus resultierenden Blutung ist die Einlage einer 10-er Redon-Drainage erforderlich. Die Stichinzisionen werden durch Einzelknopfnähte verschlossen. Nach elastokompressivem Verband erfolgt die Lagerung des Ellenbogengelenkes auf Kissen. Eisauflagen sind in den ersten Tagen empfehlenswert. Bei ossären Eingriffen schließt sich nach Entfernung der Drainage nach 24 Stunden eine Röntgenaufnahme in 2 Ebenen an. Für einige Tage erfolgt die Gabe eines nichtsteroidalen Antirheumatikums und eine bedarfsadaptierte Schmerztherapie. Der Beginn der Krankengymnastik wird nach Entfernung der Drainage realisiert. Zusätzlich erfolgt die passive Beübung in der Bewegungsmotorschiene (3-4mal 10-15 Minuten pro Tag).

Literatur

1. Andrews JR, Baumgarten TE (1995) Arthroscopic anatomy of the elbow. Orthopedic clinics of north america 26:671-677
2. Andrews JR, St. Pierre RK, Carson WG (1986) Arthroscopy of the elbow. Clin Sports Med 5(4):653
3. Attmanspacher W, Dittrich V, Stedtfeld HW (2001) Technik und Ergebnisse der arthroskopischen Arthrolyse am Ellenbogengelenk. Arthroskopie 14:177-182
4. Baumgarten TE, Andrews JR, Satterwhite YE (1998) The arthroscopic classification and treatment of osteochondrosis dissecans of the capitellum. Am J Sports Med 26:520-523
5. Esch JC, Baker Cl (1993) Surgical arthroscopy: the Shoulder and Elbow. Lippincott Company, Philadelphia
6. Greis PE, Halbrecht J, Plancher KD (1995) Arthroscopic removal of loose bodies of the elbow. Orthopedic Clincs of North America 26:679-689
7. Hempfling H (1995) Farbatlas der Arthroskopie großer Gelenke. Teil 1, 2. Aufl. Gustav Fischer, Stuttgart
8. Jerosch J, Schröder M, Schneider Th (1997) Langfristige Erfahrungen in der Ellenbogenarthroskopie. Z Orthop Ihre Grenzgeb 135(5):458-462
9. Jerosch J, Schröder M, Schneider Th (1998) Good and relative indications for elbow arthroscopy. A retrospective study on 103 patients. Arch Orthop Trauma Surg 117(4-5):246-249
10. Lee BPH, Morrey BF (1997) Arthroscopic synovectomy of the elbow for rheumatoid arthritis. J Bone Joint Surg 79-B:770-773
11. Menth-Chiaris WA, Poehling GG, Ruch DS (1999) Arthroscopic resection of the radial head. Arthroscopy 15(2):226-230
12. Morrey BF (1986) Arthroscopy of the elbow. Instruc Course Lect 35:102
13. Moskal MJ, Savoie FH, Field LD (1999) Elbow arthroscopy in trauma and reconstruction. Orthopedic Clinics of North America 30:163-177
14. Nowicki KD Shall LM (1992) Arthroscopic release of a posttraumatic flexion contracture in the elbow: a case report and review of the literature. Arthroscopy 8:544-547
15. O'Driscoll SW (1995) Arthroscopic treamtent for osteoarthritis fo the elbow. Orthopedic Clinics of North America 26:691-706
16. Panner HJ (1929) A peculiar affection of the capitellum humeri, resembling Calvé-Perthes disease of the hip. Acta Radiol 10:234
17. Phillips BB, Strasburger S (1998) Arthroscopic treatment of arthrosfibrosis of the elbow joint. 14:38-44
18. Poehling GG, Ekman EF (1994) Arthroscopy of the elbow. J Bone Joint Surg 76-A:1265-1271
19. Ruch DS, Cory JW, Poehling GG (1998) The arthroscopic management of osteochondritis dissecans of the adolecent elbow. Arthroscopy 14:797-803
20. Ruch DS, Poehling GG (1997) Anterior interosseus nerve injury following elbow arthroscopy 13:756-758
21. Takahara M, Shundo M, Kondo M, Suzuki K, Nambu T, Ogino T (1998) Early detection of osteochondritis dissecans of the capitulum ion young baseball players. J Bone Joint Surg 80-A:892-897

KAPITEL 5 Operative Zugangswege

Helmut Lill, Jan Korner und Stefan Glasmacher

Die Zugangswege zum Ellenbogengelenk sind Grundvoraussetzung für die operative Versorgung. Fraktur- und verletzungsabhängig unterscheidet man zwischen 4 Zugangswegen:
- dorsal
- lateral
- medial
- ventral

5.1 Dorsaler Zugang ohne Olekranonosteotomie

5.1.1 Indikationen

Im Wesentlichen beschränken sich die Indikationen für den dorsalen Zugang auf folgende Fälle:
- Frakturen (distaler Humerus, die eine Freilegung der Trochlea nicht erfordern, Olekranon)
- Synovektomien
- Arthrolysen
- Arthroplastiken
- posttraumatische Fehlstellungen des distalen Humerusendes

5.1.2 Lagerung

Der Patient wird auf dem Bauch mit einem Kissen unter Brust und Becken gelagert, der verletzte Arm auf einem sogenannten Schulterbänkchen. Es ist darauf zu achten, dass die Kante des Tisches gut abgepolstert ist, um Druckschäden im Bereich der Ellenbeuge zu vermeiden. Nach Ermessen des Operateurs kann eine Blutsperre unsteril oder steril angelegt werden. Wird eine Blutsperre angelegt, ist diese vor dem Wundverschluss zu öffnen und eine exakte Blutstillung durchzuführen.

5.1.3 Inzision mit und ohne Olekranonosteotomie

Die Inzision der Haut erfolgt ca. 10 cm proximal des Olekranonsspitze in der Medianlinie, umzieht diese bogenförmig auf der radialen Seite und endet ca. 10 cm distal des Olekranons. Es schießt sich die Präparation und Mobilisation der radialen und ulnaren Haut-Subkutis-Lappen an (Abb. 5.1). Die Trizepssehne kann entweder radial und/oder ulnarseitig gespalten werden. Die Inzisionen der Trizepssehne können gerade auslaufen (Abb. 5.2) oder proximal V-förmig zusammen laufen (Abb. 5.3). Bei ulnarseitiger Schnittführung ist die Darstellung und ggf. die Anzügelung des N. ulnaris zu dessen Schonung während des Operationsablaufes erforderlich.

5.1.4 Gelenkdarstellung

Im Anschluss an die Spaltung der Trizepssehne wird der M. anconeus soweit wie nötig von der Ulna abpräpariert und der entstandene Muskel-Periost-Lappen radialwärts mobilisiert. Nach Eröffnung der Gelenkkapsel kann nun die distale Humerusmetaphyse subperiostal freigelegt und unter Einsatz von Hohmann-Hebeln gut dargestellt werden. Letztere umfahren das Humerusende proximal der Epikondylen, um einen optimalen Einblick in das Operationsfeld zu gewährleisten. Für eine Erweiterung kann der radiale und mediale Muskel-Periost-Lappen schichtweise subperiostal abgelöst wer-

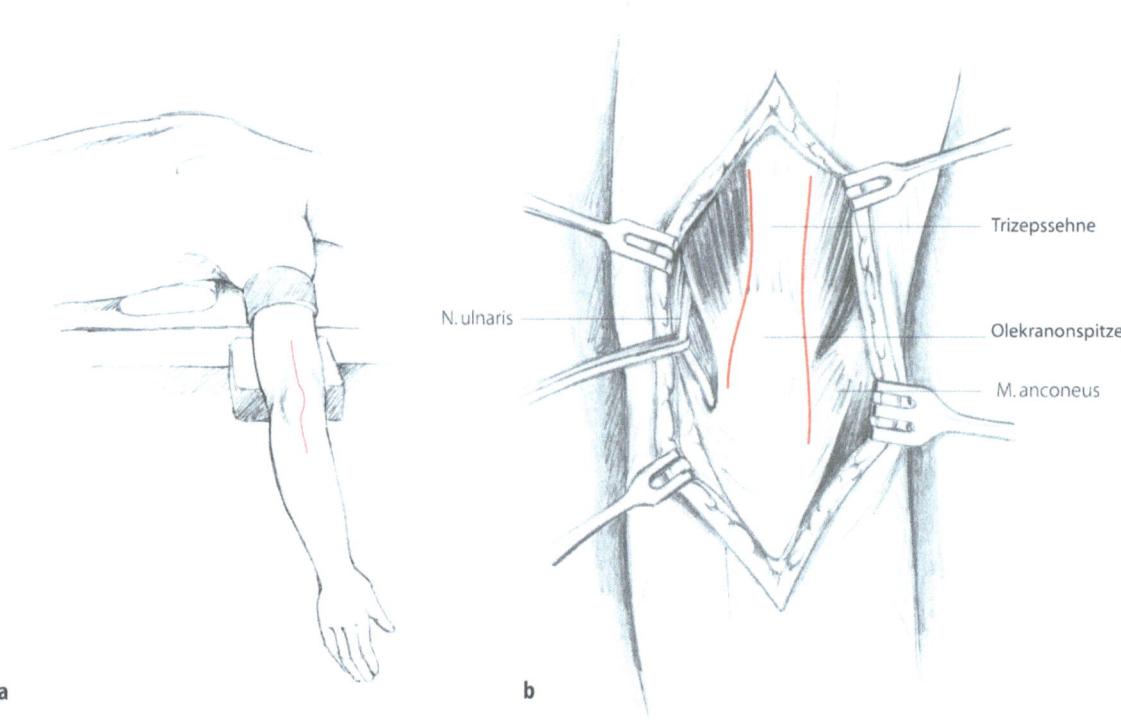

Abb. 5.1. Dorsaler Zugang. a = Schnittführung Druckmanschette für Blutsperre fakultativ. b = Situs

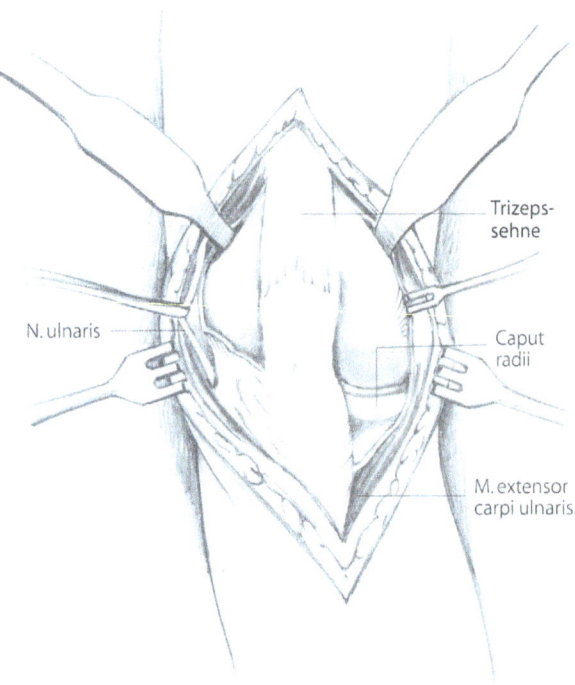

Abb. 5.2. Gerade, bilaterale Spaltung der Trizepssehne

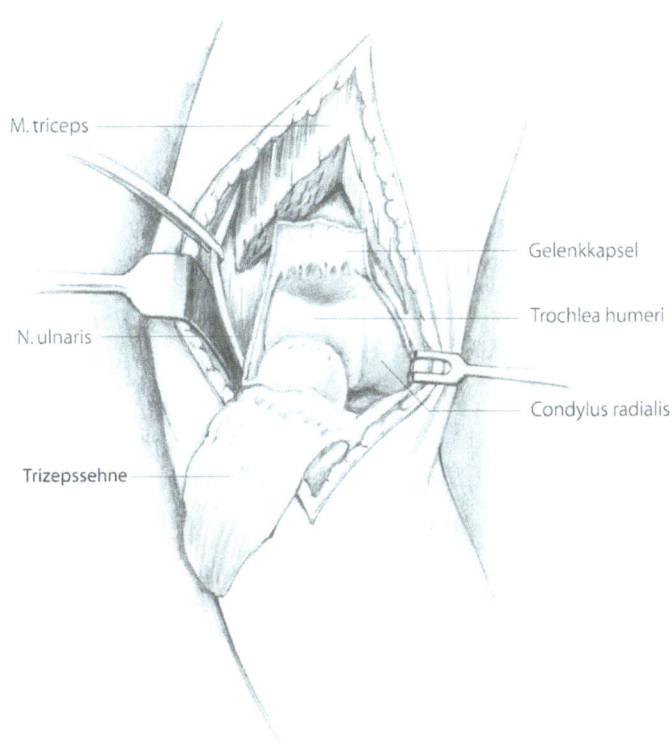

Abb. 5.3. V-förmige Trizepssehnenspaltung

den. Die Trizepssehne wird distal durch Langenbeckhaken nach ulnar bzw. radial gehalten und angehoben, um somit eine Übersicht auf die Trochlea zu ermöglichen (Abb. 5.2). Nach Präparation des Muskelsehnenlappens bei V-förmiger Trizepsinzision liegt die Trochlea humeri sowie der intraartikuläre Teil des Olekranons frei (Abb. 5.3). Durch stärkere Beugung erhält man eine bessere Sicht auf die Trochlea.

Wenn zusätzlich das Humeroradialgelenk und das proximale Ende der Ulna im Rahmen einer Arthroplastik oder Radiusköpfchenluxation dargestellt werden sollen, so muss weiter eröffnet werden. Hierzu wird der M. anconeus weiter von der Ulna abgetrennt und radialseitig weggehalten. Nun kann, sofern erforderlich, dass Lig. anulare radii durchtrennt werden. Bei proniertem Unterarm ist jetzt auch der M. supinator gut ablösbar. Bei Bedarf ist der dorsale Zugang nach distal und proximal erweiterungsfähig. Soll nach proximal erweitert werden, so muß auf den N. radialis geachtet werden.

5.1.5 Verschluss der Wunde

Der Verschluss der Wunde erfolgt durch Refixation der Muskel-Kapsel-Lappen mittels periostaler Nähten und anschließender Naht der korrespondierenden Sehnen-Muskelanteile mit resorbierbarem bzw. nicht resorbierbarem Fadenmaterial.

5.1.6 Probleme und Gefahren

Der N. ulnaris ist aufgrund seiner exponierten Lage bei der Manipulation am Epicondylus humeri medialis besonders gefährdet. Dies erfordert eine sorgfältige Präparation und Darstellung des Nerven. Weiterhin besteht die Gefahr der Schädigung des tiefen Radialisastes bei der Freilegung des Radiushalses und der Abtrennung des M. supinator von der Ulna. Um bei diesem Schritt das Risiko einer Verletzung zu minimieren, sollte sich der Unterarm in pronierter Stellung befinden. Darüberhinaus kommt es durch die V-förmige Sehneninzision zur Denervierung und verringerten Perfusion des distalen Trizepslappens, sodass diese Inzision nicht zu empfehlen ist.

5.2 Dorsaler Zugang mit Olekranonosteotomie

5.2.1 Indikationen

- Frakturen (distale Humerusfrakturen die eine Darstellung der Trochlea erfordern)
- Synovektomien
- Arthrolysen
- Arthroplastiken
- posttraumatische Fehlstellungen des distalen Humerusendes

5.2.2 Lagerung und Inzision

(s. 5.1.2 und 5.1.3)

5.2.3 Gelenkdarstellung und Olekranonosteotomie

Der Hautschnitt erfolgt analog des dorsalen Zuganges ohne Olekranonosteotomie. Nach der Präparation des ulnaren und radialen Haut-Subkutis-Lappens wird der N. ulnaris dargestellt und angeschlungen. Der Trizepssehnenansatz wird an dem in 90-Grad-Stellung gebeugten Ellenbogen übersichtlich dargestellt. Die Osteotomiestelle, die am tiefsten Punkt der Incisura trochlearis liegen sollte, wird mit einem Osteotom markiert. Anschließend erfolgt die V-förmige Olekranonosteotomie mit der oszillierenden Säge oder dem Osteotom (Abb. 5.4). Nach der Osteotomie wird der Knochen-Trizeps-Lappen, nach sparsamer Ablösung vom M. anconeus, in proximale Richtung abpräpariert, sodass die Trochlea humeri freiliegt (Abb. 5.5).

5.2.4 Erweiterte Gelenkdarstellung und Verschluss der Wunde

Eine bessere Gelenkeinsicht erhält man durch weitere Beugung im Ellenbogengelenk, sowie durch die ulnare und radiale Eröffnung der Kapsel. Hierdurch kann die gesamte Trochleaoberfläche beurteilt werden. Das Olekranon wird mittels Zuggurtungsosteosynthese refixiert. Während es an der ulnaren Seite aus-

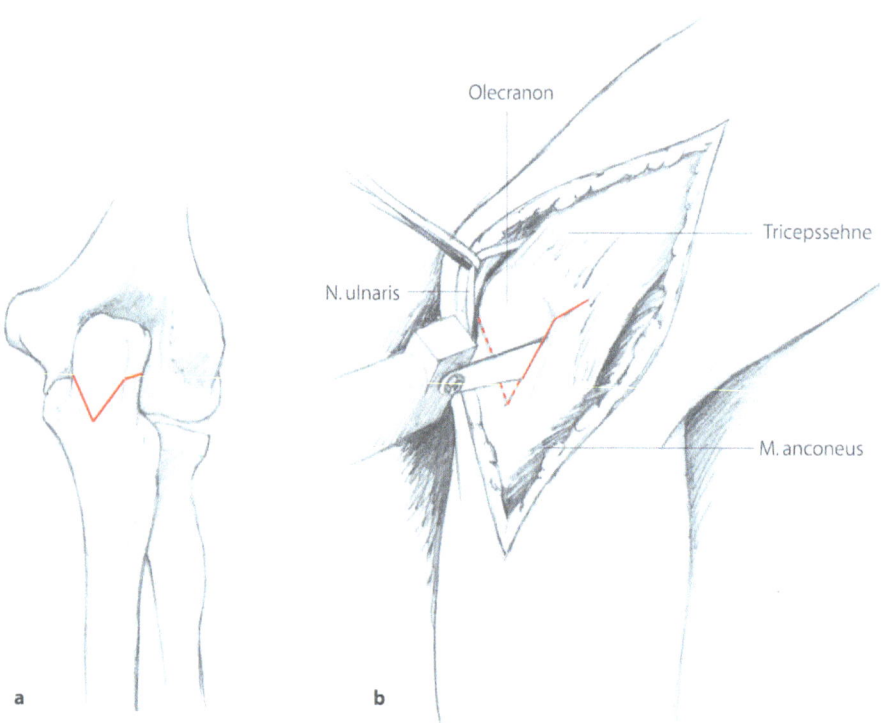

Abb. 5.4. V-förmige Olekranonosteotomie. **a** = Schematische Darstellung. **b** = Durchführung mit der oszillierenden Säge

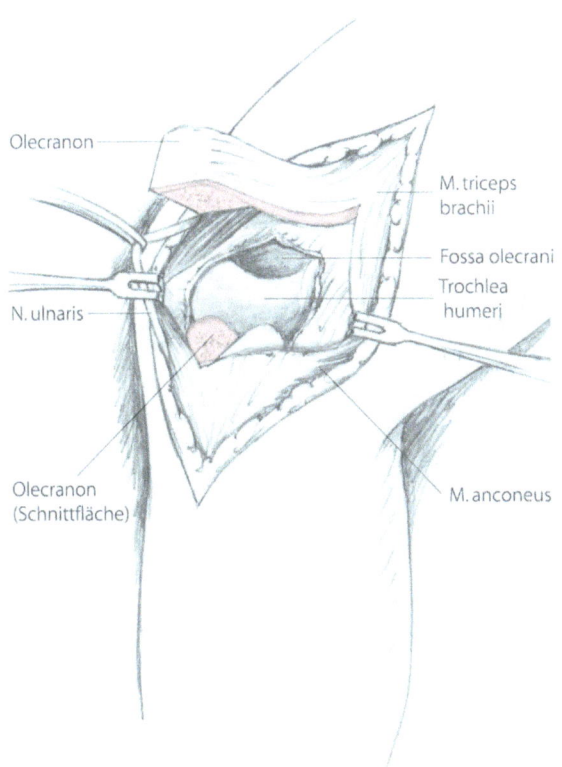

Abb. 5.5. Gelenkdarstellung nach V-förmiger Olekranonosteotomie

reicht, die Faszie sorgfältig zu adaptieren und zu vernähen, muss auf der radialen Seite der muskuläre Teil des Trizeps mit dem M. anconeus adaptiert werden.

5.2.5 Probleme und Gefahren

Wegen der Gefahr der N. ulnaris-Verletzung, sollte dieser immer dargestellt werden. Bei der Olekranonosteotomie ist auf die korrekte Höhe der Osteotomie zu achten. Bei zu weit proximaler Osteotomie kann es Probleme bei der Refixation aufgrund des zu kleinen Fragmentes geben. Wurde die Osteotomie zu weit distal angelegt, kann der Proc. coronoideus mit verletzt werden. Bei nicht korrekt durchgeführter Zuggurtungsosteosynthese besteht die Gefahr der Olekranonpseudarthrose. Diese wird in der Literatur in bis zu 18% nach Olekranonstetomie angegeben. Zur guten Plazierung der parallel verlaufenden Drähte können diese auch in der inside-out-Technik durchgeführt werden, d. h.

die Drähte werden von der Osteotomieseite im proximalen Fragment retrograd nach kranial unter Sicht gebohrt und dann anterograd, nach Umsetzen des Bohrers, in das distale Fragment eingebracht. Im angloamerikanischen Sprachraum wird auch die Schraubenosteosynthese zur Refixation verwendet. Diese ist jedoch nicht zu empfehlen.

5.3 Lateraler (radialer) Zugang

5.3.1 Indikationen

- Frakturen (Epicondylus lateralis humeri, Radiusköpfchen, Capitulum humeri, Koronoid)
- chronische Radiusköpfchenluxation
- Radiusköpfchenprothese
- Bandplastiken bei chronischer postero-lateraler Rotationsinstabilität
- freie Gelenkkörper
- Osteochondrosis dissecans
- Synovektomien
- Arthrolysen
- entzündliche Erkrankungen

5.3.2 Lagerung und Inzision

Der Patient befindet sich in Rückenlage. Der Arm wird auf einem Armtisch frei beweglich gelagert. Die Hautinzision erfolgt in Pronation des Unterarmes und beginnt ca. 2–3 cm proximal des lateralen Epicondylus und endet ca. 3–4 cm distal der Olekranonspitze. Bei distalen Humerusfrakturen (lateraler Epicondylus) ist eine Erweiterung nach proximal möglich. Der Schnitt wird in einem leicht geschwungenen Verlauf über dem Radiusköpfchen geführt. Die Eröffnung der Faszie zur Darstellung der hinteren Gelenkkapselanteile beginnt von distal mit der Inzision zwischen dem M. extensor carpi ulnaris und dem M. anconeus (*Dorsoradialer Zugang* Abb. 5.6). Von hier läuft der Schnitt hinter dem Epicondylus lateralis entlang und wird von dort nach proximal verlängert. Zur Darstellung der Kapsel werden die Muskelbäuche des M. extensor carpi ulnaris

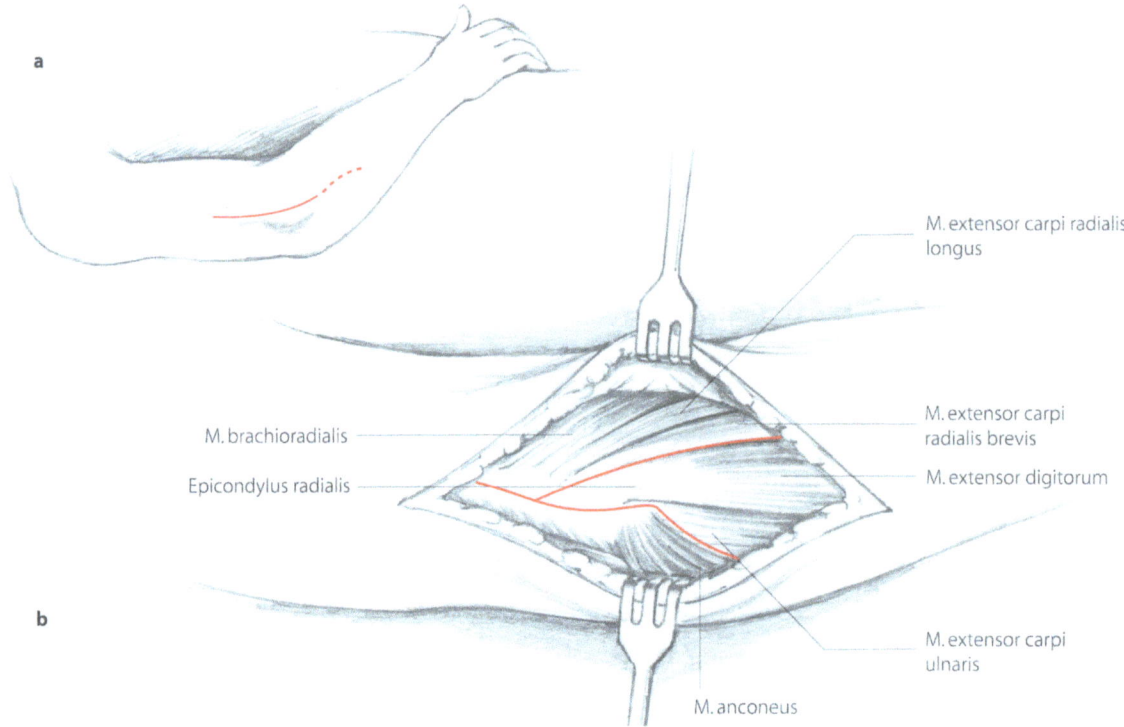

Abb. 5.6. Lateraler Zugang mit distalen Erweiterungsmöglichkeiten. **a** = Schnittführung. **b** = Situs

und des M. anconeus im distalen Bereich durch Spreizen getrennt. Bei dem nach proximal verlängerten Schnitt wird der M. anconeus dicht am Oberarmknochen abgelöst.

Für die Darstellung der vorderen Gelenkanteile erfolgt eine Inzision zwischen M. extensor carpi radialis longus bzw. M. extensor carpi radialis brevis und M. extensor digitorum, welche das Radiusköpfchen und den Epicondylus lateralis auf der Beugeseite nach proximal umziehen (*Ventroradialer Zugang* Abb. 5.6). Die am Humerus ansetzende Muskulatur wird dicht am Knochen abgesetzt.

5.3.3 Gelenkdarstellung

Die freipräparierte Kapsel wird in der Regel durch einen geraden Schnitt im hinteren Gelenkkapselanteil geöffnet werden. Die gelenkbildenden Strukturen sind, abhängig von der Beugung im Ellenbogengelenk, unterschiedlich gut einzusehen. In gestreckter Stellung sieht man das Radiusköpfchen mit dem Lig. anulare radii und dem Capitulum humeri. In der Tiefe stellt sich das Olekranon in der Seitenansicht sowie die Trochlea dar. Soll zusätzlich die Fossa olecrani inspiziert werden, empfiehlt es sich das Gelenk leicht zu beugen. Die Eröffnung der vorderen Gelenkkapsel erfolgt durch einen geraden Schnitt. Zur besseren Übersicht auf die ventralen Gelenkstrukturen wird ein Langenbeck-Haken auf der Beugeseite unter das Kapselgewebe eingesetzt (Abb. 5.7). Bei einer Beugung im Ellenbogengelenk sieht man nun die ventralen Anteile des Radiusköpfchens, des Lig. anulare, des Capitulum humeri, sowie die lateralen Teile des Processus coronoideus und der Trochlea humeri.

Wird ein größerer Zugang benötigt, erfolgt eine Ablösung des radialen Seitenbandes vom lateralen Epicondylus humeri nach einem Erweiterungsschnitt zwischen dem M. extensor carpi ulnaris und dem M. anconeus. Um den N. radialis nicht zu verletzten, sollte die anschließende Abpräparation der Streckmuskulatur vom distalen Humerusende nicht mehr als eine Handbreit betragen. Zusätzlich sollte immer auf Schonung des N. cutaneus antebrachii posterior geachtet werden. Eine Erweiterung in

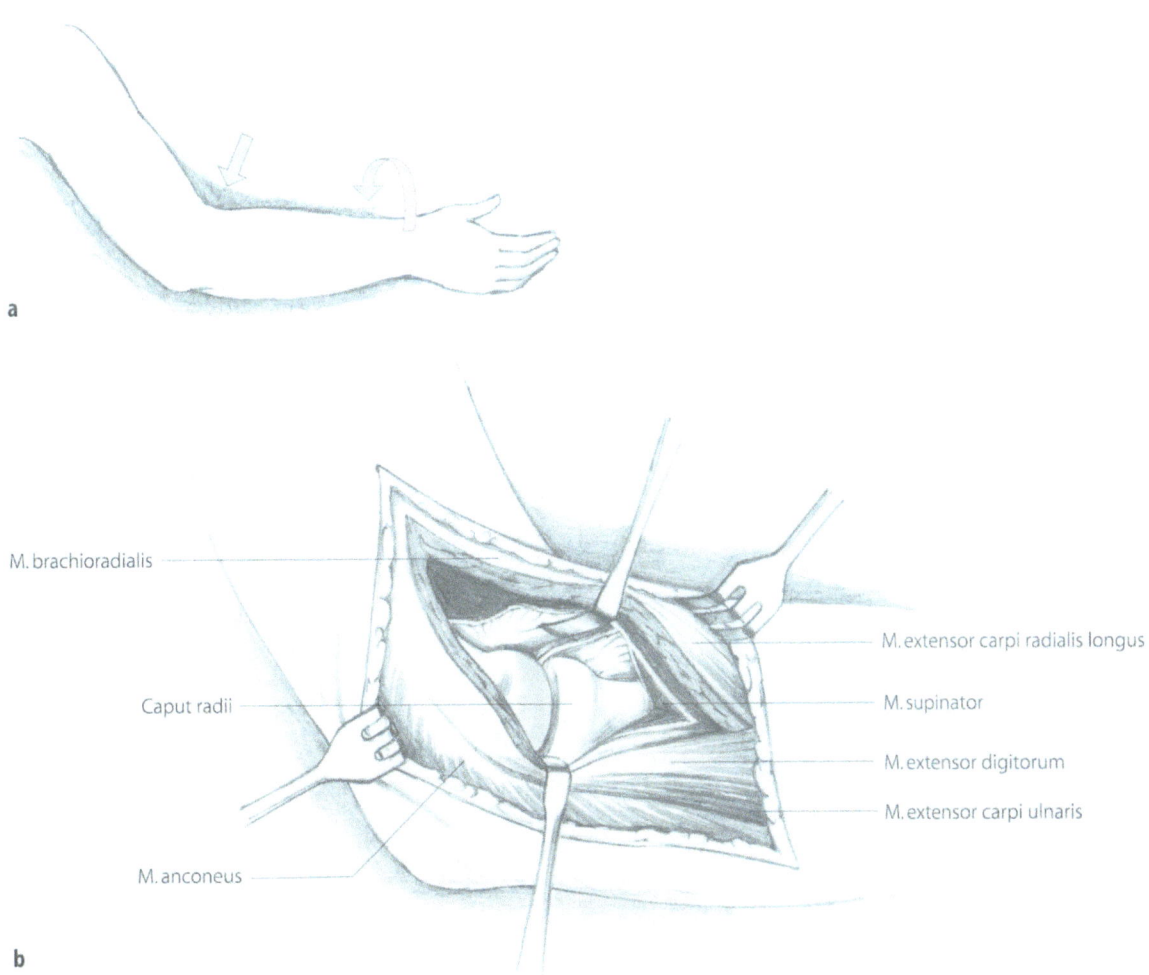

Abb. 5.7. Gelenkdarstellung von lateral. **a** = Promation und Varusstreß zur Darstellung des Radiusköpfchens. **b** = Situs

distale Richtung ist durch eine Ablösung des Lig. anulare radii und des M. supinator möglich. Zur einfacheren Präparation und zur übersichtlichen Gelenkdarstellung wird das Ellenbogengelenk gebeugt, der Unterarm proniert und ein Varusstress ausgeübt.

Das Lig. anulare radii wird durch Nähte verschlossen. Nach der Adaptation und Vernähung der Unterarmextensoren mit dem M. triceps bzw. mit dem M. anconeus, erfolgt der Hautverschluss.

5.3.4 Verschluss der Wunde

Die Reinsertion des Lig. collaterale radiale am Epicondylus humeri lateralis erfolgt, bei dessen Ablösung, mit transossären Nähten. Die Bohrkanäle werden V-förmig angelegt und mit dem 2 mm Bohrer durchgeführt. Alternativ können Fadenanker zu Refixation eingesetzt werden.

5.3.5 Probleme und Gefahren

Bei Erweiterung des lateralen Zugangs besteht an zwei Stellen die Gefahr Äste des N. radialis zu schädigen: Zum einen bei Präparation nach kranial am Humerusschaft und zum anderen bei der Darstellung des Radiushalses (Ramus profundus nervus radialis).

5.4 Medialer (ulnarer) Zugang

5.4.1 Indikationen

- Frakturen (Epicondylus humeri medialis, Koronoid)
- mediale Kollateralbandruptur (MCL-Ruptur)
- Beseitigung freier Gelenkkörper
- Sulcus nervi ulnaris-Syndrom
- Synovektomien

5.4.2 Lagerung und Inzision

Der Patient befindet sich in Rückenlage. Der Arm wird auf einem Armtisch frei beweglich gelagert, wobei das Ellenbogengelenk durch eine Tuchrolle angehoben wird. Der Operateur befindet sich auf der axillären Armseite. Die Hautinzision kann bogenförmig ventral oder dorsal des medialen Epicondylus geführt werden (Abb. 5.8a). Die Präparation der Haut-Subkutis-Lappen wird besonders vorsichtig, zur Schonung des N. cutaneus brachii medialis und des N. cutaneus antebrachii medialis, durchgeführt. Im Anschluss wird das Septum intermusculare und die Faszie, welche den N. ulnaris bedeckt, gespalten, der Nerv dargestellt und angeschlungen (Abb. 5.8b). Zur weiteren Präparation des Nerven wird der Arm in Beu-

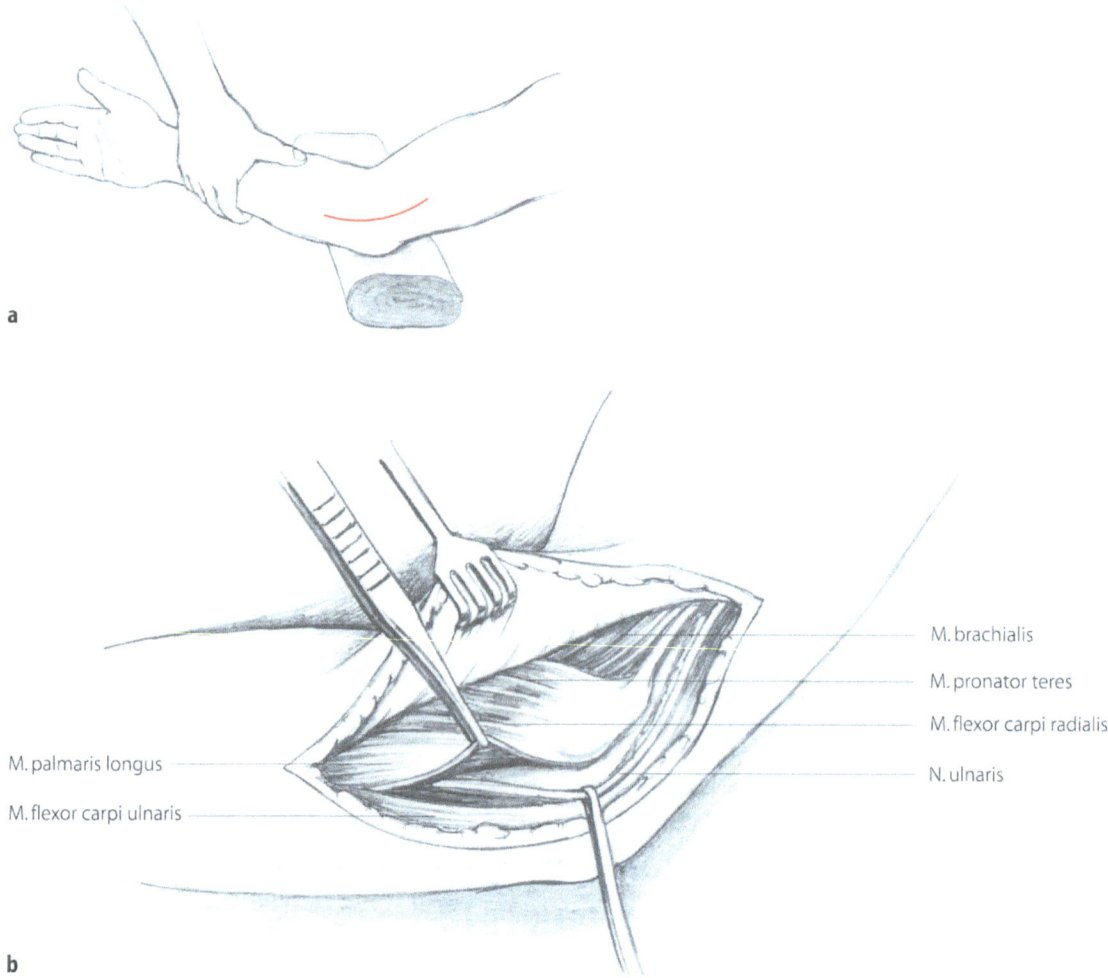

Abb. 5.8. Medialer Zugang. **a** = Schnittführung. **b** = Situs

gestellung geführt. Die Aponeurose des M. flexor carpi ulnaris, die sich flächig zwischen ihren ulnaren und humeralen Ursprüngen aufspannt, wird nun vorsichtig in Längsrichtung nach distal inzidiert und der N. ulnaris weiter dargestellt.

5.4.3 Gelenkdarstellung

Die Arthrotomie erfolgt in der Regel durch die Ablösung der Unterarmbeugemuskulatur vom Epicondylus ulnaris nach distal und ventral. Eine weitere Möglichkeit stellt die Meißelosteotomie des Epicondylus ulnaris dar. Vor der Osteotomie sollte ein Bohrloch zur späteren Refixation mit einer Zugschraube angelegt werden. Die Epikondylusosteotomie ist nur in seltenen Fällen indiziert. Um einen guten Einblick in das Gelenk zu erhalten, wird der Ellenbogen gebeugt, so dass die Trochlea, das Olekranon sowie der Processus coronoideus sich übersichtlich darstellen.

Die proximale Zugangserweiterung ist über eine subperiostale Ablösung des M. brachialis und des M. triceps möglich. Die distale Erweiterung ist aufgrund der Verletzungsgefahr der motorischen Äste des N. medianus und des N. ulnaris problematisch.

5.4.4 Verschluss der Wunde

Die abgelösten Unterarmbeuger und das abgelöste oder abgerissene ulnare Kollateralband werden mit transossären Nähten refixiert bzw. rekonstruiert. Die Bohrkanäle werden V-förmig angelegt und mit dem 2 mm Bohrer durchgeführt. Alternativ können Fadenanker zu Refixation eingesetzt werden.

5.4.5 Probleme und Gefahren

Die größte Gefahr besteht in einer Überdehnung bzw. Zerreißung der motorischen Äste des N. medianus und des N. ulnaris. Die Ursachen hierfür können in einer zu starken distalen und ventralen Mobilisation des Muskel-Lappens, einem starken Hakenzug an der Vorderseite des M. brachialis und in einer exzessiven Mobilisation des N. ulnaris liegen. Für eine beugeseitige Verlagerung des N. ulnaris ist eine distale Mobilisierung der Unterarmbeugegruppe notwendig. Die Verlagerung erfolgt nach dem Gelenkkapselverschluss, wobei der Nerv zwischen die Vorderseite der Gelenkkapsel und der Unterarmbeugemuskulatur plaziert wird. In Ausnahmefällen kann eine subkutane Verlagerung des Nerven notwendig sein. Verlagerungen des N. ulnaris müssen im Operationsbericht exakt beschrieben werden, um bei Revisionseingriffen eine Verletzung zu vermeiden.

5.5 Ventraler Zugang (Ellenbeuge)

5.5.1 Indikationen

- Arthrolysen bei ventralen Pathologien
- Rupturen der Bizepssehne
- Koronoidfrakturen
- N. radialis-Kompressionsyndrom
- Beseitigung freier Gelenkkörper

5.5.2 Lagerung und Inzision

Der Patient befindet sich in Rückenlagerung. Der frei bewegliche Arm wird auf einem Beistelltisch gelagert wobei der Unterarm sich bei gestrecktem Ellenbogengelenk in Supinationsstellung befindet. Der Hautschnitt erfolgt S-förmig und beginnt proximal-radial, zieht durch das Septum zwischen M. brachioradialis und M. brachialis, verläuft durch die Ellenbeuge und wird schließlich nach distal verlängert. Bei der anschließenden Abpräparation des Haut-Subkutis-Lappen ist auf eine vorherige Ligierung querverlaufender Venen, sowie der Schonung des N. cutaneus antebrachii lateralis zu achten. Die freipräparierte Faszie kann in voller Länge gespalten werden. Der darunter liegende M. brachialis wird durch Spreizen vom M. brachioradialis getrennt. Zwischen den beiden Muskeln befindet sich der N. radialis mit seinen Aufteilungen in R. superficialis und R. profundus. Nach vorsichtigem Anschlingen kann er unter dezentem Zug seitwärts gehalten werden (Abb. 5.9).

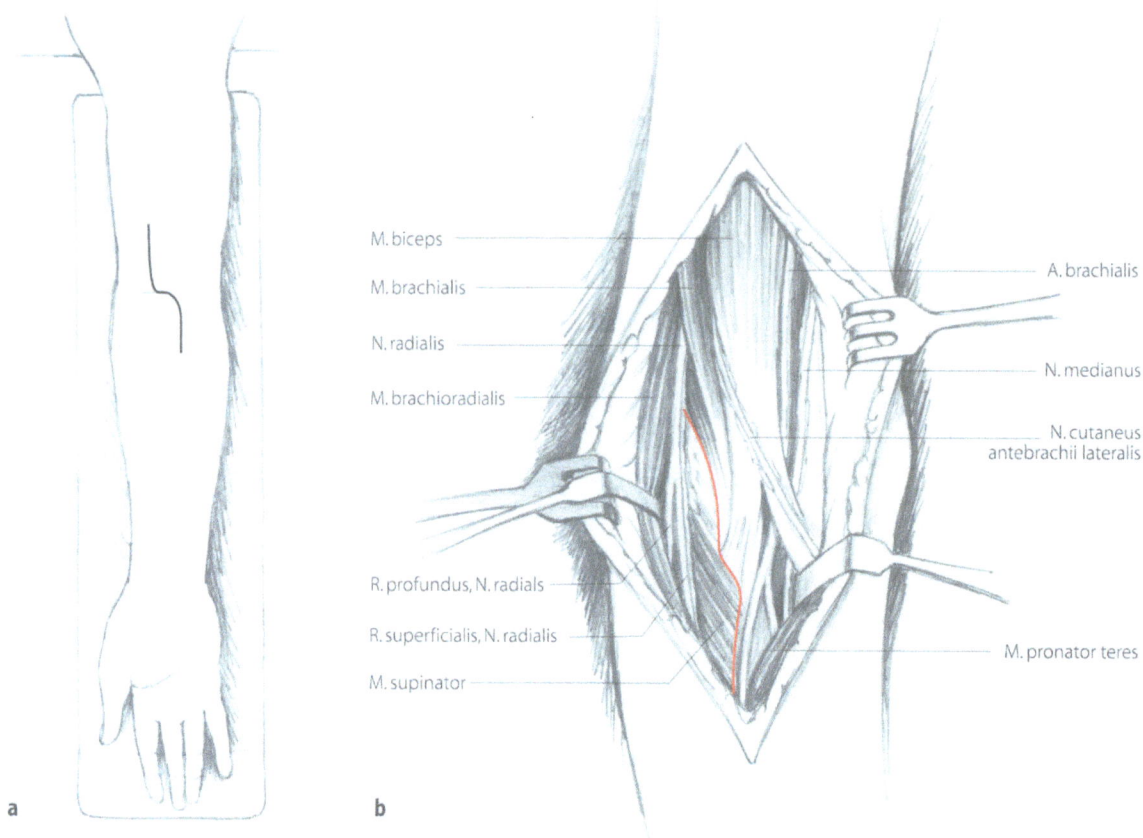

Abb. 5.9. Ventraler Zugang. **a** = Schnittführung. **b** = Situs

5.5.3 Gelenkdarstellung

Bei vollständiger Supination erfolgt die Inzision der Bursa bicipitoradialis, welche am Ansatz der Bizepssehne liegt. Die Ablösung des M. supinator sollte möglichst ulnarseitig erfolgen. Das Lig. anulare wird in Längsrichtung durchtrennt. Für die Darstellung des Processus coronoideus ist der M. brachialis die leitende Struktur. Das Einbringen von Langenbeck-Haken unter dem M. brachialis verbessert die Übersicht. Die freigelegte Gelenkkapsel wird von radial- oder ulnarseitig quer inzidiert. Nach der Arthrotomie kann mit einem Hohman-Hebel das Radiusköpfchen angehoben werden, sodass sich die ventral und radialseitig gelegenen Gelenkanteile übersichtlich darstellen (Abb. 5.10).

Besteht eine Beugekontraktur, so muss bei der Erweiterung des Zuganges die Sehne des M. brachialis durchtrennt werden. Eine Verletzung des N. medianus sowie der A. brachialis ist durch vorhergehende Darstellung zu vermeiden. Der Übergangsbereich zwischen Muskel und Sehne wird nach Untertunnelung mit einer Klemme im sehnigen Anteil V-förmig eingeschnitten, sodass die V-Spitze nach distal zeigt. Nur in Ausnahmefällen ist eine Ablösung der distalen Bizepssehne von der Tuberositas radii notwendig.

5.5.4 Verschluss der Wunde

Wenn möglich sollte der Verschluss der Gelenkkapsel erfolgen. Abgelöste Muskel-/Sehnenanteile müssen bei Erweiterung des Zuganges rekonstruiert oder refixiert werden. Für die Bizepssehnenrefixation eignet sich besonders die Verwendung von Fadenankern. Die Sehne des

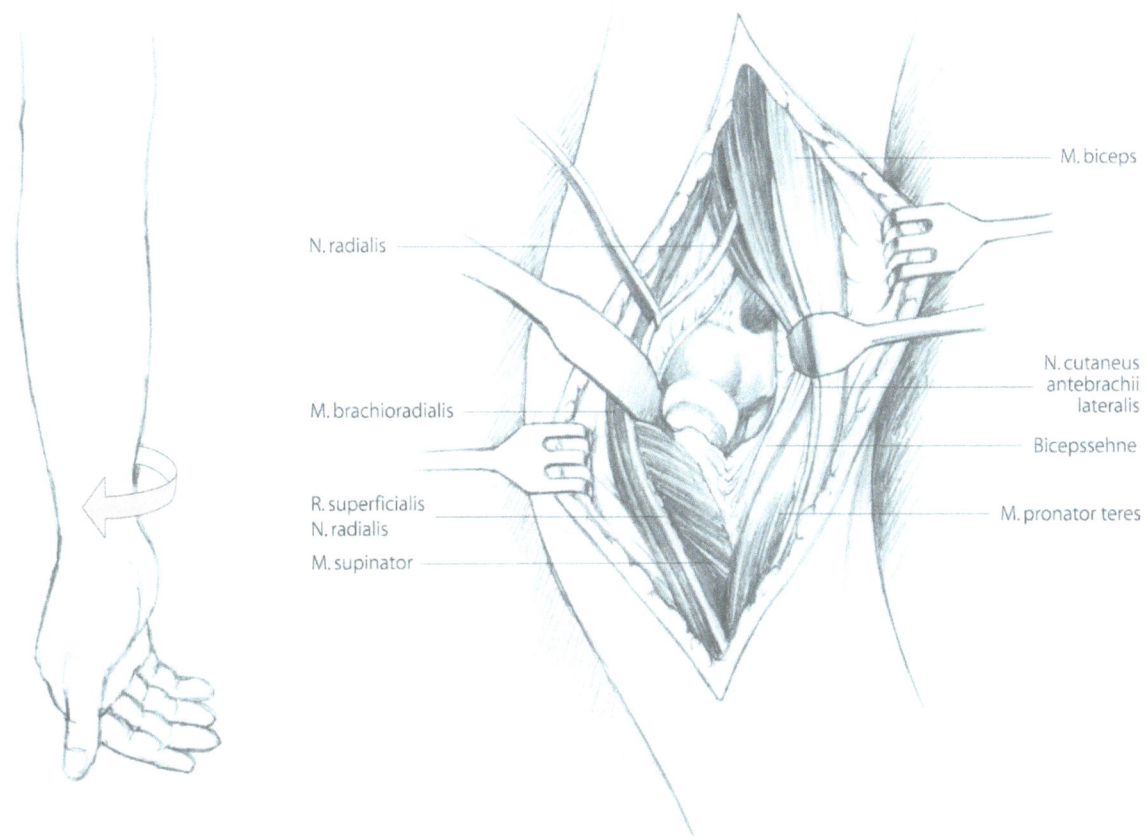

Abb. 5.10. Ventraler Zugang mit Gelenkdarstellung. Unterarm in Supination

M. brachialis muss in verlängerter Position (V-Y-Plastik) rekonstruiert werden.

5.5.5 Probleme und Gefahren

Da auf der Vorderseite des Gelenkes zahlreiche Nervenäste und Gefäße verlaufen, muss dieser Anatomie durch sorgfältiges Präparieren und darstellen der Strukturen Rechnung getragen werden. Insbesondere kann es beim Absetzen des M. supinator zur Irritation und Schädigung des tiefen Astes des N. radialis kommen. Eine weitere Verletzungsgefahr besteht für den N. cutaneus antebrachii lateralis, ein Hautast des N. musculocutaneus, bei der Faszienspaltung in der Ellenbeuge. Zusätzlich muss beim erweiterten Zugang der N. medianus und die A. brachialis geschützt werden, bevor der M. brachialis durchtrennt wird.

Literatur

Bauer R, Kerschbaummer F, Poisel S (1990) Operative Zugangswege in Orthopädie und Traumatologie. Thieme, Stuttgart New York

Torklus von HD (1992) Atlas orthopädisch - chirurgischer Zugangswege. Urban und Schwarzenberg, München Wien Baltimore

Morrey, BF (1993) Surgical Exposures of the Elbow. In: Morrey BF (ed) The Elbow and it's disorders. Saunders, pp 139–166

Kapitel 6 Verletzungen im Kindesalter

Joachim Bennek

6.1 Allgemeines

Kindliche Verletzungen des Ellenbogens umfassen den distalen Humerus und proximalen Vorderarm. Man differenziert am distalen Humerus extraartikuläre supra- und epikondyläre Frakturen von intraartikulären transkondylären Frakturen. Am Vorderarm treten extraartikuläre Frakturen des proximalen Radiusendes sowie intra- und extraartikuläre Olekranonfrakturen auf. Das Verletzungsmuster ergänzen Luxationen und Kombinationsverletzungen. Es kommen Ellenbogenluxationen ohne und mit Begleitverletzung sowie Luxationen und Subluxationen des Radiusköpfchens vor. Eine Kombinationsverletzung stellt die Monteggia-Läsion dar.

Ellenbogenverletzungen ereignen sich bei Kindern häufiger als bei Erwachsenen. An erster Stelle stehen suprakondyläre Frakturen, gefolgt von transkondylären und Radiusköpfchenfrakturen. Ellenbogenfrakturen treten vorrangig bis zum 10. Lebensjahr auf, danach nehmen Ellenbogenluxationen zu. Ursache dafür ist ein spezieller Alternsvorgang am kindlichen Ellenbogen. Ossäre Matrix und ligamentäre Strukturen sind einem Wandel unterzogen. Für die Röntgendiagnostik ist die Kenntnis der altersabhängigen Entwicklung der Knochenkerne am Ellenbogen eine wesentliche Voraussetzung (Abb. 6.1).

Bei diagnostischen Unsicherheiten sollten immer weiterführende bildgebende Verfahren einbezogen werden (Sonographie, MRT, CT). Subtile Diagnostik und adäquate Versorgungsstrategie entscheiden über das funktionelle Behandlungsergebnis kindlicher Verletzungen des Ellenbogens.

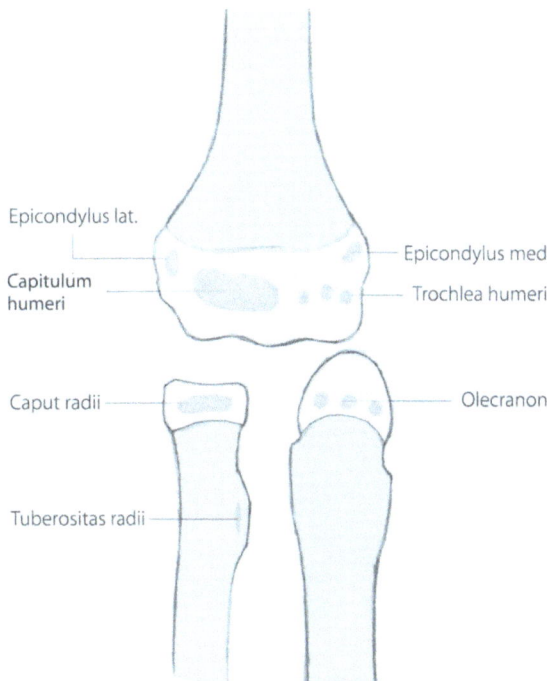

Abb. 6.1. Altersabhängige Entwicklung der Ossifikationskerne und Verschmelzung mit der Metaphyse. Capitulum humeri: ½–3 Jahre; Epicondylus lat.: 10½–15½ Jahre; Epicondylus med.: 4–8½ Jahre; Trochlea humeri: 7½–12½ Jahre; Olecranon: 7–12 Jahre; Caput radii: 2½–8½ Jahre

6.2 Distaler Humerus

6.2.1 Suprakondyläre Humerusfraktur

Die suprakondyläre Humerusfraktur ist eine typische Fraktur des Kindesalters. Neben der ossären Läsion treten häufig neurovaskuläre Defizite auf. Nur durch eine differenzierte Versorgungsstrategie lassen sich Komplikationen und Folgeschäden mit funktioneller Deformität vermeiden.

Klassifikation nach Lubinus

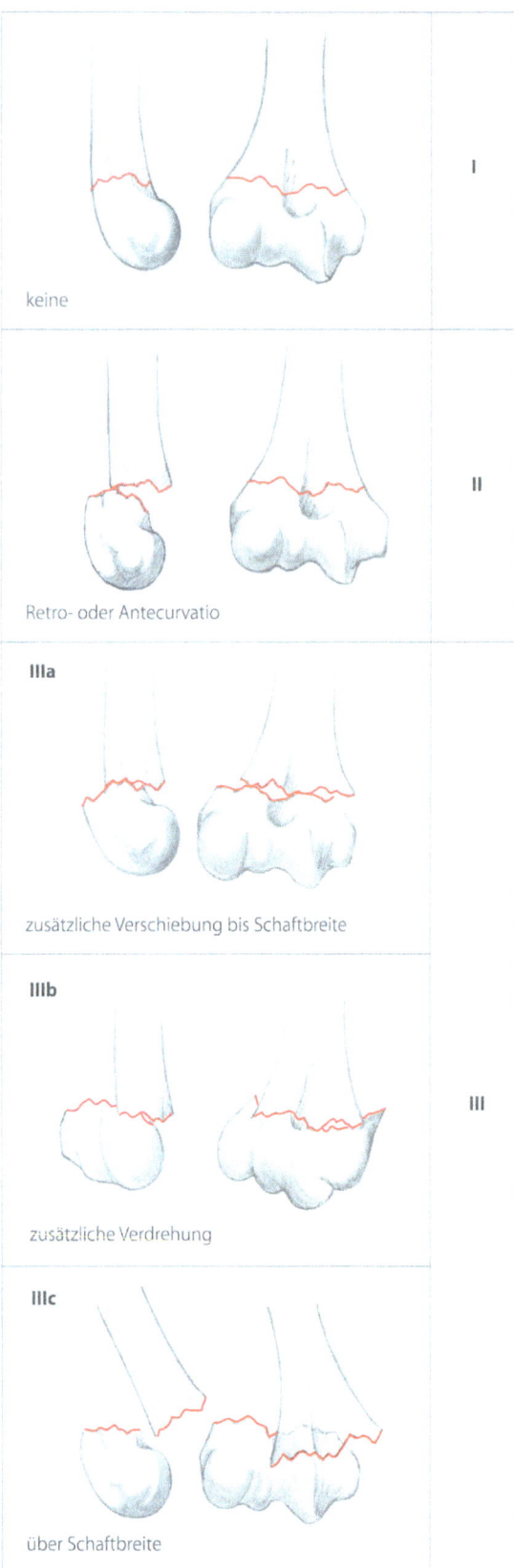

Die suprakondyläre Humerusfraktur ist die häufigste Ellenbogenverletzung im Wachstumsalter und betrifft vor allem Kinder im 3.–10. Lebensjahr.

Die suprakondyläre Humerusfraktur ist eine extraartikuläre Fraktur. In 98% handelt es sich um eine Extensionsfraktur und nur in 1–2% um eine Flexionsfraktur. Zur Klassifikation des Dislokationsgrades werden unterschiedliche Einteilungen benutzt. Weitverbreitet ist die Einteilung nach Lubinus (Abb. 6.2), die auch in der AO-Klassifikation für Kinder Berücksichtigung findet: Humerus distal, extraartikuläre Fraktur, metaphysär einfach, quer 13-A2/0.3 I–III

- I ohne Dislokation
- II Dislokation mit Knochenkontakt
- III Dislokation ohne Knochenkontakt

Aus therapeutischen Gründen werden Frakturen mit und ohne Rotationsfehler unterschieden (s. u.).

Unfallhergang

Durch Sturz auf den ausgestreckten Arm entsteht die typische Extensionsfraktur. Beim Sturz rücklings auf den Ellenbogen kommt es zur seltenen Flexionsfraktur (Abb. 6.3 a und b).

Begleitverletzungen

Im Mittelpunkt stehen neurovaskuläre Defizite. Infolge Irritation durch das proximale Humerusfragment können vorwiegend im Bereich des N. medianus und N. radialis neurologische Defizite auftreten. Der Anteil neurologischer Defizite bei den eigenen Patienten mit 16,2% entspricht den Literaturangaben (1,2–18,2%). Vaskuläre Defizite entstehen vorwiegend nach Verletzung der A. brachialis. In Höhe des proximalen Humerusfragmentes ist die A. brachialis in der Aponeurose (Lacertus fibrosus) fixiert, und in Abhängigkeit vom Schweregrad der Dislokation entstehen Intimaläsionen mit Überdehnung und Zerreißung als Gefäßscha-

Abb. 6.2. Klassifikation des Dislokationsgrades bei suprakondylärer Humerusfraktur nach Lubinus. **I** ohne Dislokation; **II** Retro- oder Antekurvationsstellung; **III a** Zusätzliche Verschiebung bis Schaftbreite; **III b** Zusätzliche Verdrehung; **III c** Dislokation über Schaftbreite

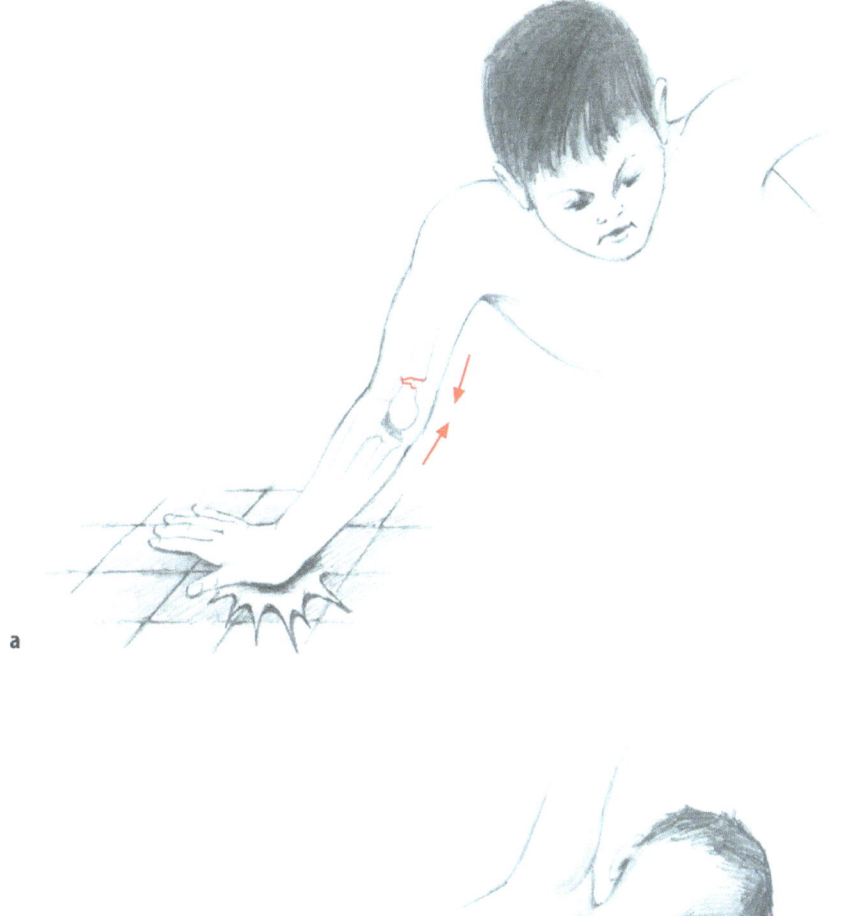

Abb. 6.3. Unfallmechanismus bei **a** Extensions- und **b** Flexionsfraktur

den. Vaskuläre Defizite durch Fesselung und Abknickung der A. brachialis im Frakturspalt sind seltener. Bei den eigenen Patienten bestand vor der Reposition in 7,5% und nach der Reposition in 2,6% ein vaskuläres Defizit. Die Häufigkeit vaskulärer Defizite schwankt in der Literatur zwischen 1,5 und 18%.

Diagnostik

Dislozierte Frakturen fallen klinisch durch eine Deformierung des Ellenbogens mit Functio laesa auf (Abb. 6.4).

Jede dislozierte suprakondyläre Humerusfraktur stellt eine Notsituation dar. Gezieltes Handeln ohne Zeitverzug ist erforderlich. Die Reposition erfolgt in Intubationsnarkose oder

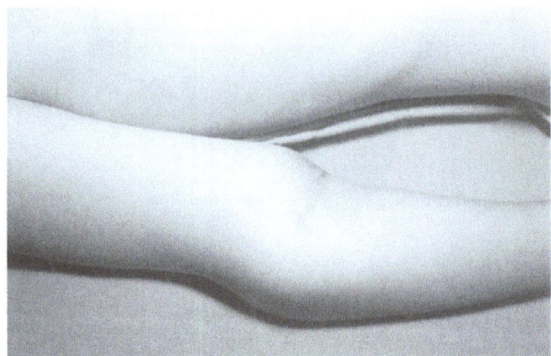

Abb. 6.4. Klinischer Befund bei suprakondylärer Humerusfraktur (Extensionstyp)

Analgosedierung ohne Beachtung der Nahrungskarenz unter Einhaltung von Maßnahmen der Aspirationsprophylaxe.

■ **Analgesie.** Oberstes Gebot ist die Schmerzfreiheit des verletzten Kindes.

■ **Neurovaskulärer Status:**

■ *Motorische Funktionsprüfung:*
  – N. radialis – Finger strecken
  – N. ulnaris – Finger spreizen
  – N. medianus – Beugung des 1. und 2. Fingers im Endglied bei gestreckt fixiertem Grund- und Mittelgelenk
  – Die sensible Funktionsprüfung wird in der Regel aufgeschoben

■ *Vaskuläre Funktionsprüfung:* Qualität der Unterarmpulse, ggf. Dopplersonographie zur Beurteilung des Flussmusters. Sauerstoffsättigung (Pulsoximetrie) und Rekapillarisierungzeit sind Parameter der Endstrombahn. Sie erlauben eine sichere Aussage über signifikante arterielle Gefäßverletzungen. Die erhobenen Befunde müssen exakt dokumentiert werden.

■ **Röntgendiagnostik.** Dislozierte Frakturen bereiten keine diagnostischen Schwierigkeiten. Bei der Extensionsfraktur wird das distale Fragment nach dorsal und bei der Flexionsfraktur nach ventral disloziert (Abb. 6.5 a und b).

Undislozierte Frakturen und Infrakturen sind mitunter nicht sicher erkennbar. Im Rahmen der Röntgendiagnostik kommt der Beurteilung des Rotationsfehlers vor und nach Reposition einer dislozierten Fraktur eine besondere Bedeutung zu. Die Diagnose eines Rotationsfehlers stützt sich auf den Nachweis eines sog. Rotationssporns (Abb. 6.6).

Der Rotationssporn darf nicht mit einer Seit-zu-Seit-Verschiebung verwechselt werden (Abb. 6.7).

Zur Beurteilung haben sich die Berechnung des Rotationsfehlerquotienten, die Bestimmung der Rogers-Hilfslinie, des Baumann- und Diaphysenepiphysenwinkels bewährt (Abb. 6.8 a–d).

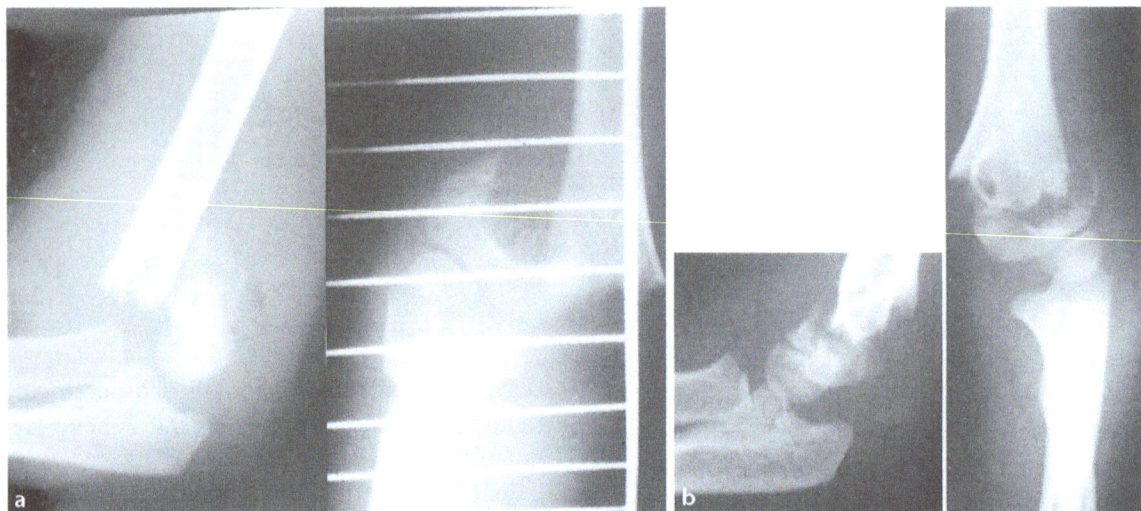

Abb. 6.5. a Extensionsfraktur mit Dislokation des distalen Fragmentes nach dorsal (Typ-3-Fraktur); **b** Flexionsfraktur mit Dislokation des distalen Fragmentes nach ventral

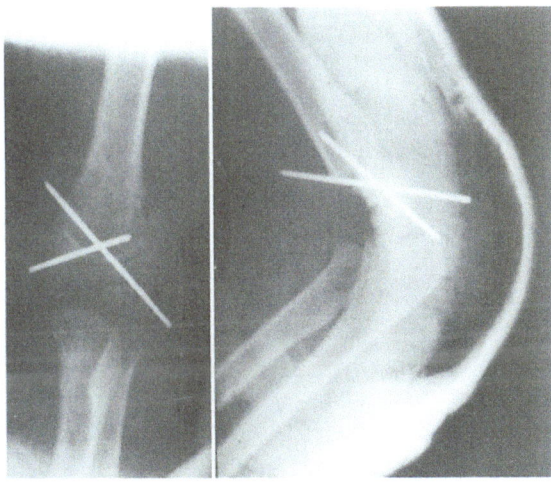

Abb. 6.6. Zustand nach geschlossener Reposition mit Kirschnerdrahtosteosynthese. Verbliebener Rotationssporn bei Instabilität durch Kreuzung der Kirschnerdrähte im Frakturspalt

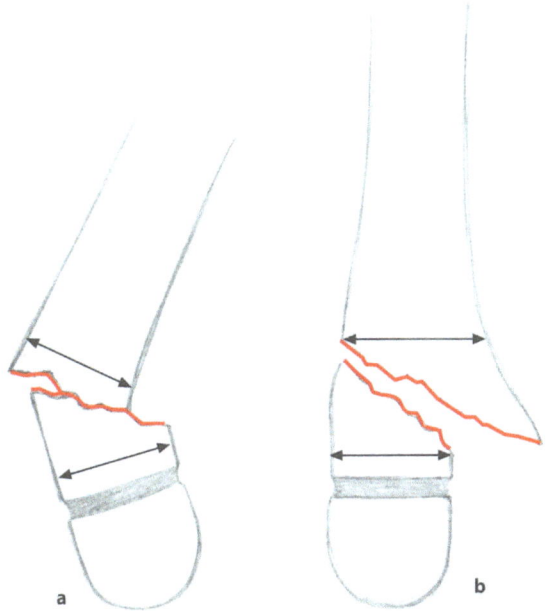

Abb. 6.7. Abgrenzung der Seit-zu-Seit-Verschiebung **a** vom Rotationssporn **b**

Versorgungsstrategie

Die Behandlung richtet sich nach der Frakturklassifikation und den Begleitverletzungen (Abb. 6.9).

Undislozierte Fraktur

Bei partiell erhaltenem Periostschlauch und stabiler Fraktur erfolgt die Anlage einer dorsalen Oberarmgipslonguette in 90° gebeugtem Ellenbogengelenk und Neutralstellung des Vorderarms. Auch die Ruhigstellung in einer Blount-Schlinge (cuff-and-collar, Abb. 6.10) ist möglich. Hier ist eine Beugung von 110° ausreichend.

Dislozierte Fraktur

Bei zerrissenem Periostschlauch und instabiler Fraktur wird geschlossen reponiert und bei anatomischer Stellung minimal invasiv stabilisiert. Zur Reposition zieht man am gestreckten Arm. Unter Bildwandlerkontrolle wird die Dislokation korrigiert, ein Rotationsfehler durch Pro- oder Supination des Vorderarms ausgeglichen und dann das Ellenbogengelenk in Spitzwinkelstellung gebracht. Bei der seltenen Flexionsfraktur bleibt der Arm bis nach der Stabilisierung in Streckstellung. Gelingt die anatomische Reposition nicht oder besteht ein Repositionshindernis, erfolgt in gleicher Narkose die offene Reposition mit Stabilisierung. Die Anlage einer dorsalen Oberarmgipslonguette ist immer erforderlich.

Jede dislozierte Fraktur muss nach dem Prinzip der Dringlichkeit primär definitiv versorgt werden. Sog. Vorrepositionen sollten vermieden werden. Verbleibt nach der Reposition eine pulslose A. radialis mit Ischämie ist operative Dringlichkeit ohne weitere Diagnostik gegeben. Bei pulsloser A. radialis ohne Ischämie nimmt die selektive DSA zur Beurteilung der Gefäßtopographie vor dem gefäßchirurgischen Eingriff einen besonderen Stellenwert ein (Abb. 6.11). Die Dopplersonographie sollte ohne Einschränkung zur Verfügung stehen.

Operationsverfahren

Kirschnerdrahtosteosynthese. Nach erfolgter Reposition werden zur Frakturstabilisierung 2 gekreuzte Kirschnerdrähte perkutan über beide Epikondylen bis in die Gegenkortikalis des proximalen Humerusfragmentes eingebohrt. Dabei darf die Kreuzung der Kirschnerdrähte zur Vermeidung einer Instabilität nicht in Höhe des Frakturspaltes liegen. Die Kirschnerdrähte werden bis unter Hautniveau gekürzt und versenkt (Abb. 6.12).

Nach Möglichkeit sollte mit der radialen Kirschnerdrahtspickung begonnen werden. In aufgehobener Spitzwinkelstellung lässt sich

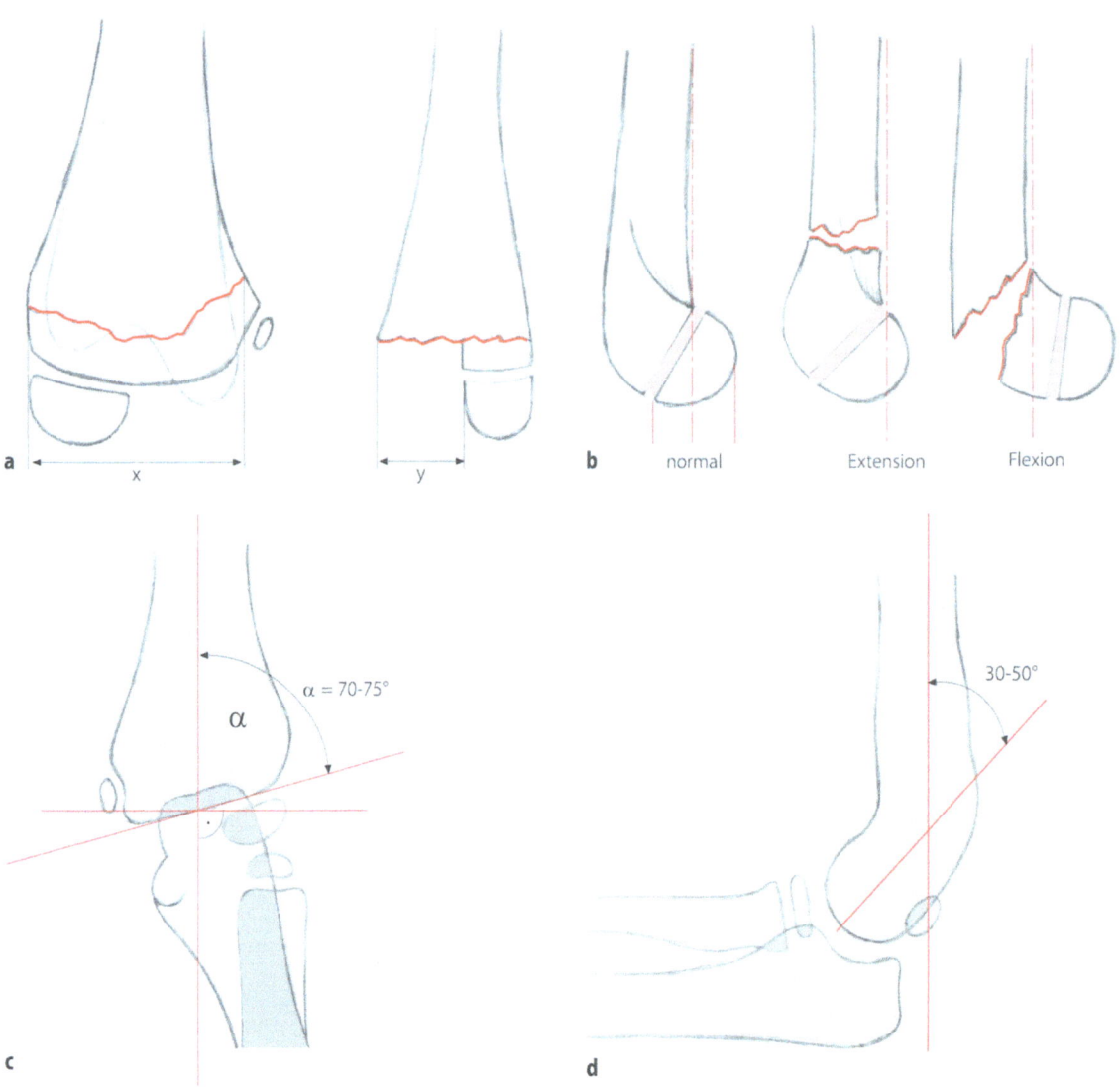

Abb. 6.8. Diagnostische Hilfslinien. **a** Berechnung des Rotationsfehlerquotienten (rfq = y : x). Ein rfq > 0,1 erfordert eine nochmalige Reposition mit Ausgleich des Rotationsfehlers; **b** Beurteilung der Rogers-Hilfslinie. Differenzierung in Extensions- und Flexionsfraktur; **c** Baumann-Winkel. Indirekte Messung der Ellenbogenachse bei Ruhigstellung in 90° gebeugtem Ellenbogengelenk. Direkte Messung (siehe Bild) nur in Streckstellung des Ellenbogengelenkes möglich; **d** Diaphysenepiphysenwinkel. Bestimmung der Kippung des Capitulums

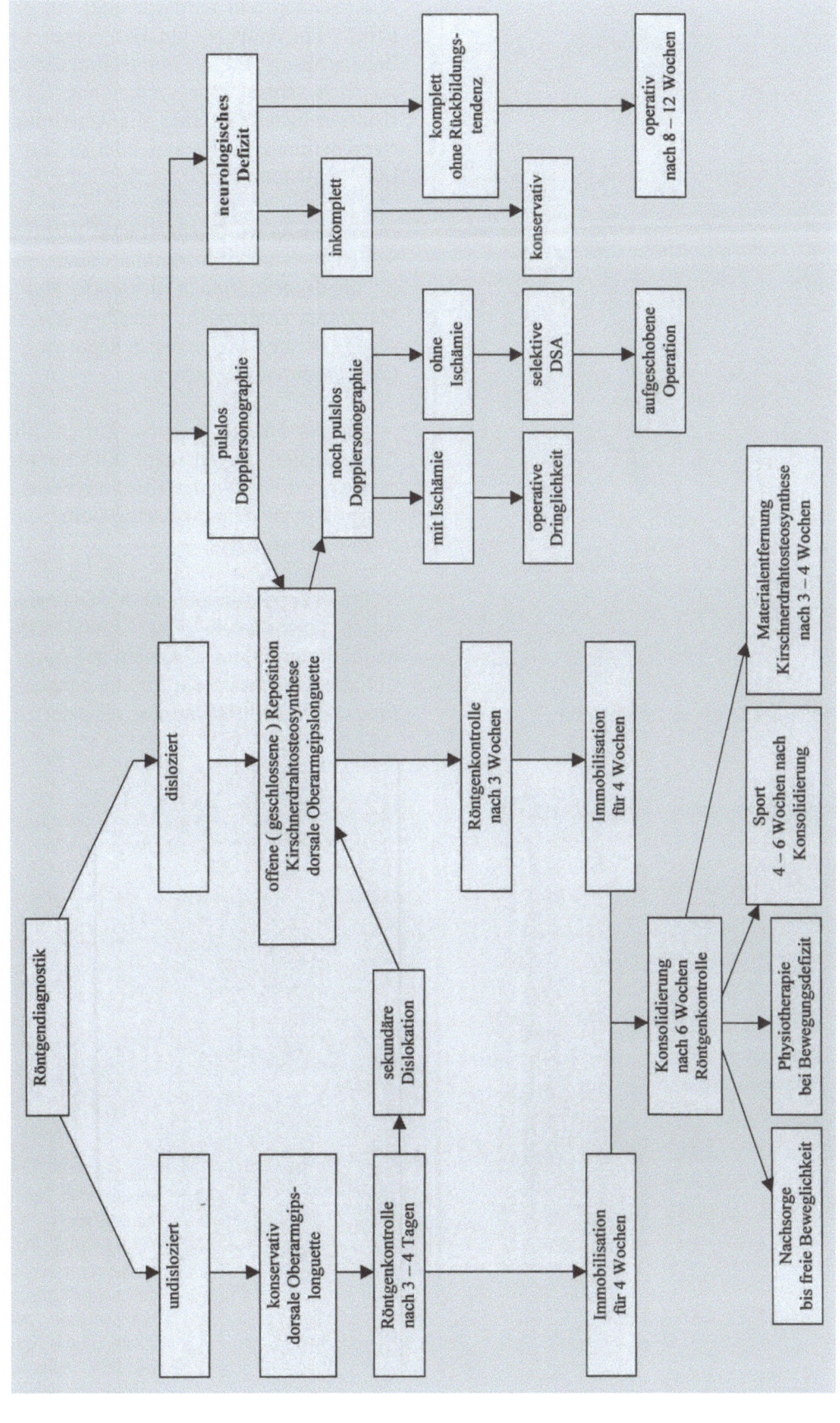

Abb. 6.9. Algorithmus der Versorgungsstrategie bei suprakondylärer Humerusfraktur

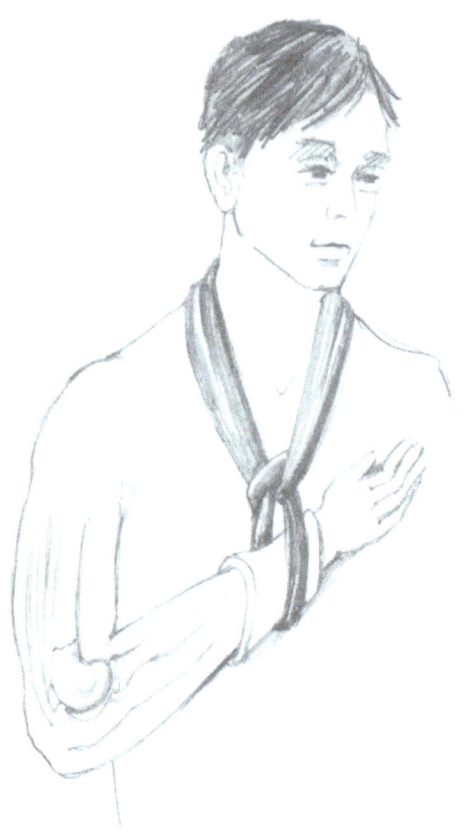

Abb. 6.10. Immobilisation im Cuff-and-Collar

dann der Sulcus nervi ulnaris tasten. Der ulnare Kirschnerdraht wird vor oder auf dem tastbaren Epicondylus ulnaris eingebohrt. Die Bohrrichtung verläuft epimetaphysär von dorsal nach ventral. Zur Vermeidung einer Ulnarisläsion bietet sich auch die Anwendung eines Nervenstimulationsgerätes oder die intraoperative Darstellung an.

■ **Intramedulläre Osteosynthese.** Hier werden 2 Schienen von subdeltoidal über getrennte Kortikalisperforationen deszendierend in den Markraum eingebracht und über den medialen sowie lateralen Pfeiler nach Reposition im distalen Fragment verankert.

■ **Radialer Fixateur externe.** Zur Stabilisierung der radialen perkutanen Kirschnerdrahtspickung wird ein zweiter Kirschnerdraht quer in das proximale Fragment eingebohrt und beide Drähte extern fixiert.

■ **Dreier-Zug-Extension nach Baumann.** Entspricht nicht mehr einer kindgemäßen Behandlung und wird allgemein abgelehnt.

Nach wie vor ist die *Kirschnerdrahtosteosynthese* zur Stabilisierung der dislozierten supra-

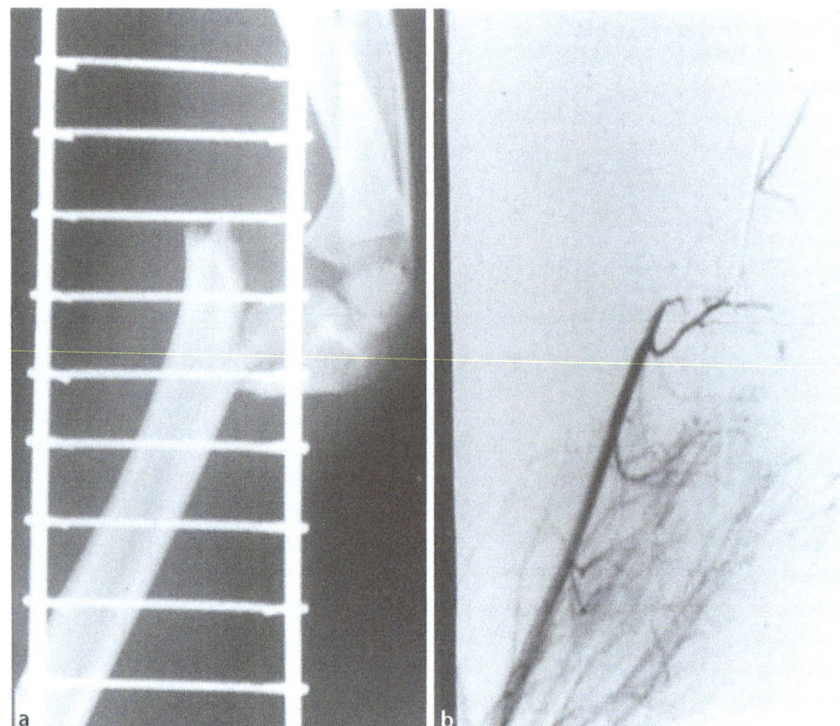

Abb. 6.11 a Suprakondyläre Humerusfraktur (AO 13-A2/0.3 III); **b** Nach geschlossener Reposition und Kirschnerdrahtosteosynthese fortbestehende pulslose A. radialis ohne Ischämie. Selektive DSA. Abbruch der A. brachialis in Höhe des Frakturspaltes

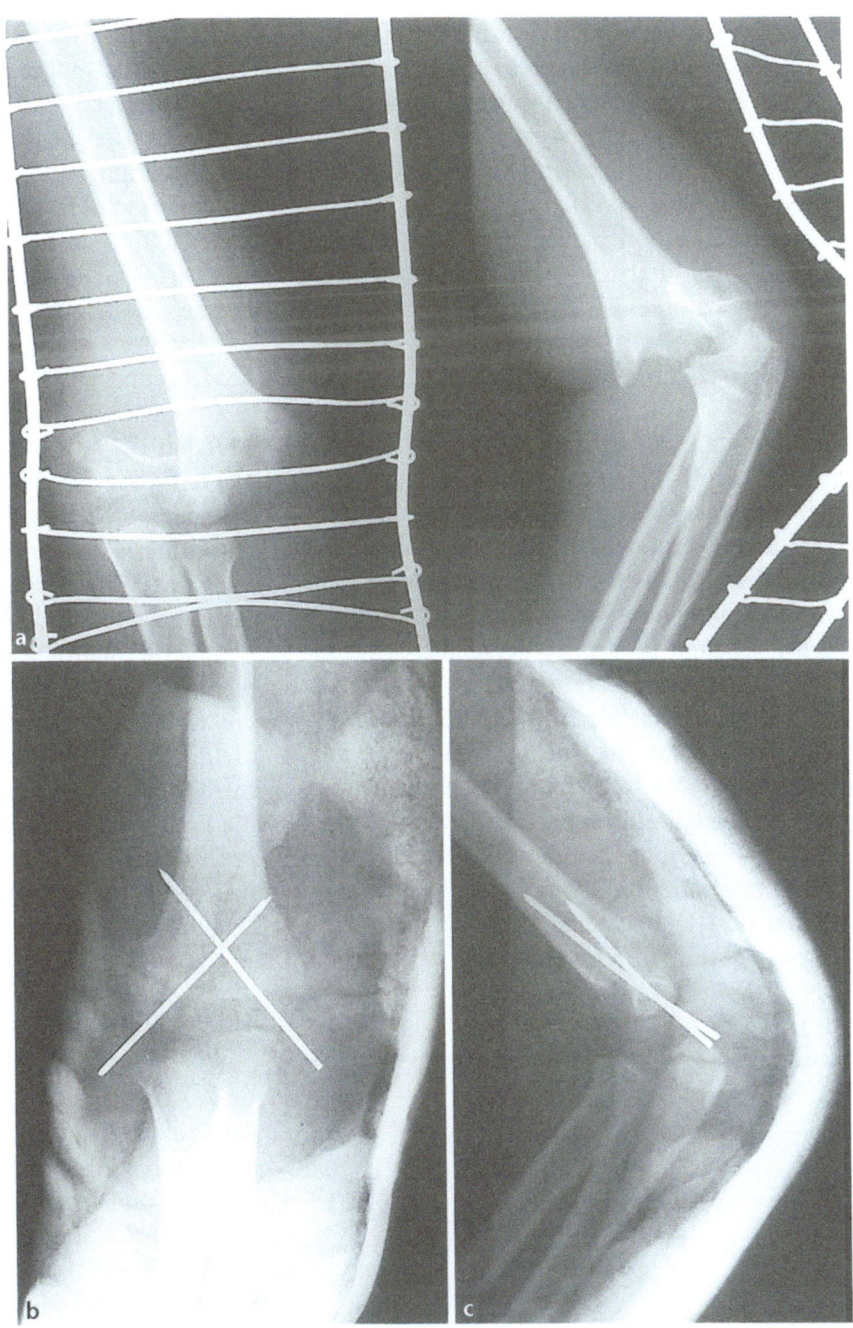

Abb. 6.12 a Suprakondyläre Humerus-Extensionsfraktur (8 J., m.; AO 13-A2/0.3 III); **b** Geschlossene Reposition mit Kirschnerdrahtosteosynthese im Gipsverband. a.p. Strahlengang; **c** im seitlichen Strahlengang

kondylären Humerusfraktür favorisiert. Die intramedulläre Osteosynthese bringt hinsichtlich der Übungsstabilität gewisse Vorteile. Das Verfahren konnte sich aber bisher noch nicht als Standardmethode etablieren. Die Anwendung des radialen Fixateur externe bleibt eine Ausnahmeindikation.

Operationsschritte (offene Reposition)

- *Posteriorer Zugang in Bauchlage:* Arm im Ellenbogengelenk gebeugt über einem Armtisch hängend.
- *Hautschnitt in U-Form:* Freipräparation und Isolierung des N. ulnaris. Durchtren-

nung der Weichteile beiderseits der Trizepssehne bis auf die dislozierten Pfeiler.
- *Kontrolle des Frakturspaltes:* Beseitigung einer evtl. bestehenden Interposition anatomischer Leitungsbahnen.
- *Anatomische Reposition und gekreuzte Kirschnerdrahtspickung von radial und ulnar:* Reposition häufig schwierig, mitunter erst nach partieller Durchtrennung oder Längsspaltung der Trizepssehne möglich.

Komplikation

Der *Cubitus varus* ist die häufigste Komplikation (Abb. 6.13).

Er entwickelt sich in Abhängigkeit vom Ausmaß eines verbliebenen Rotationsfehlers. Der mangelhafte Kontakt der Pfeilerfragmente führt zur Instabilität mit Abkippung in den Cubitus varus, seltener in den Hypervalgus. Angaben zur Häufigkeit des Cubitus varus schwanken in der Literatur zwischen 20 und 50%. Ein Remodeling tritt nicht ein. Die Indikation zur Korrekturosteotomie sollte frühzeitig in Abhängigkeit von der Deformität sowie kosmetischen und sozialen Problemen gestellt werden.

Bei *vaskulärem Defizit* werden Restenosierungen und Okklusionen nach der arteriellen Rekonstruktion in 50% der Fälle beschrieben.

Diese Angaben treffen für die eigenen Patienten nicht zu. Kontrovers wird in der Literatur das Vorgehen bei pulsloser A. radialis ohne Ischämie diskutiert. Das Rete articulare cubiti gewährt in der Regel eine adäquate kollaterale Durchblutung, und die Rekonstruktion der A. brachialis wird fragwürdig. Für die arterielle Rekonstruktion im Kindesalter sprechen Migrationen verbliebener Thromben, auch nach Thrombolyse, Kälteintoleranzen, Ischämiesymptome und später auftretende Wachstumsstörungen des Vorderarms.

Die Differenzierung eines *neurologischen Defizites* in traumatisch oder iatrogen bedingte Nervenläsion ist nicht immer möglich. Eine Läsion des N. ulnaris nach Kirschnerdrahtosteosynthese deutet auf eine iatrogene Schädigung hin. Die Kirschnerdrähte werden in der Regel belassen und nicht vorzeitig entfernt. Inkomplette neurologische Defizite bilden sich meist bis zum 6. Monat nach der Fraktur spontan zurück. Die Indikation zur Revision wird individuell gestellt. Progredienter Verlauf und Ausbildung einer kompletten Parese erfordern die Freilegung spätestens nach 8–12 Wochen.

Die *Volkmann-Kontraktur* ist selten geworden und bei frühzeitigem Erkennen eines Kompartmentsyndroms vermeidbar.

6.2.2 Fraktur des Condylus radialis humeri

Die Fraktur des Condylus radialis humeri stellt eine Problemfraktur dar. Bei verbliebener Dislokation und Instabilität besteht die Gefahr der Pseudarthrosenbildung mit funktioneller Deformität und Wachstumsstörung am distalen Humerus. Der Diagnostik und Frakturklassifikation kommt deshalb im Behandlungskonzept ein besonderer Stellenwert zu. Die Fraktur des Condylus radialis humeri ist die zweithäufigste Ellenbogenverletzung im Kindesalter mit einem Häufigkeitsgipfel im 4.–5. Lebensjahr.

Bereits 1936 beschrieb Wilson die Fraktur des Condylus radialis humeri als Abrissverletzung. Die schräg verlaufende Fraktur von der Metaphyse des Kapitulums bis in die Trochlea ist charakteristisch (15–30°). Der typische Frakturverlauf erklärt sich aus der Kollagenfasertextur im Gelenkknorpel. Es treten undislozierte und dislozierte Frakturen auf. Bei den

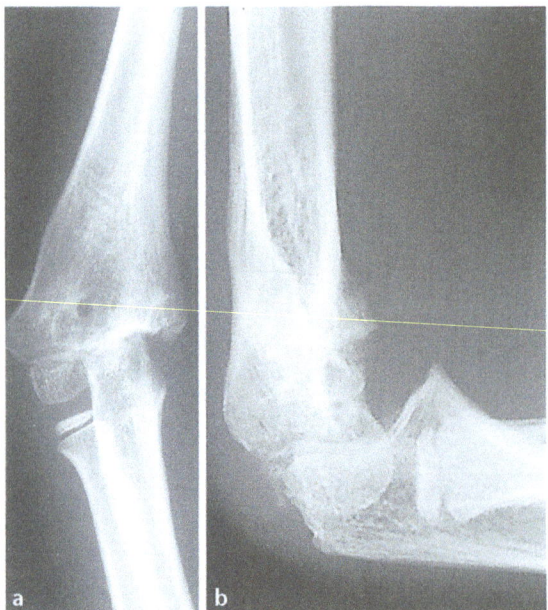

Abb. 6.13. Cubitus varus nach verbliebenem Rotationsfehler. **a** a.p. Strahlengang; **b** seitlicher Strahlengang

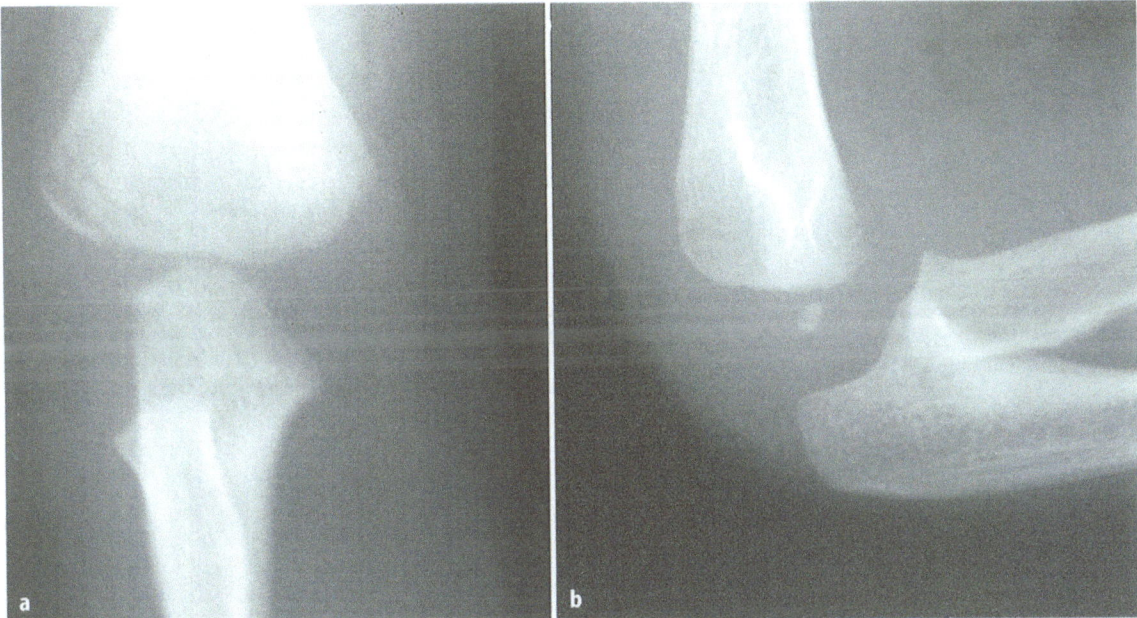

Abb. 6.14. Fraktur des Condylus radialis humeri mit Dislokation des metaphysären Fragmentes <2 mm. (2 J., m.; AO 13-B1/4.2 II.) Konservative Therapie. **a** a.p.-Strahlengang; **b** seitlicher Strahlengang

undislozierten Frakturen werden inkomplette und komplette artikuläre Frakturen unterschieden. Kriterium der Differenzierung ist die Erhaltung oder Durchtrennung des Trochleaknorpels. Im Prinzip handelt es sich bei der Fraktur des Condylus radialis humeri um eine epimetaphysäre Fraktur Salter IV (Abb. 6.14).

Unter Berücksichtigung der Einteilung nach Jakob lautet die AO-Klassifikation für Kinder:

Humerus distal, partiell artikuläre Fraktur, lateral-sagittal 13-B1/4.2 I–III
- I inkomplett, undisloziert
- II komplett, undisloziert
- III komplett, disloziert

Unfallhergang

Beim Sturz des Kindes auf den ausgestreckten Arm reißen die Extensoren in der Regel durch einen Varusstress den Condylus radialis humeri ab. Auch eine Stauchungsfraktur infolge Längsstauchung des gestreckten Ellenbogengelenkes ist möglich.

Begleitverletzungen

Die Fraktur des Condylus radialis humeri ist häufig mit einer Ellenbogenluxation kombiniert, bei den eigenen Patienten in 21,4%.

Diagnostik

Klinisch fällt eine massive Anschwellung am lateralen Umfang des Ellenbogens mit Functio laesa auf. Im Mittelpunkt der Röntgendiagnostik stehen Informationen über das Ausmaß der Dislokation im zentralen Frakturbereich. 40% der Frakturen sind primär undisloziert und 60% disloziert.

Der Frakturverlauf wird erst mit der Ossifikation der Trochlea im 9.–10. Lebensjahr zentral sichtbar. Die Klassifikation stützt sich im frühen Kindesalter auf die Dislokation des metaphysären Fragmentes, und man orientiert sich an der Dehiszenz des Frakturspaltes:
- <2 mm – undislozierte komplette Fraktur
- >2 mm – dislozierte komplette Fraktur

An Bedeutung gewinnt die Sonographie zur Beurteilung der Kontur der gelenkbildenden Trochlea und des Frakturspaltes (Abb. 6.15).

Zur Vermeidung von Komplikationen sollte bei diagnostischen Unsicherheiten ein MRT erfolgen.

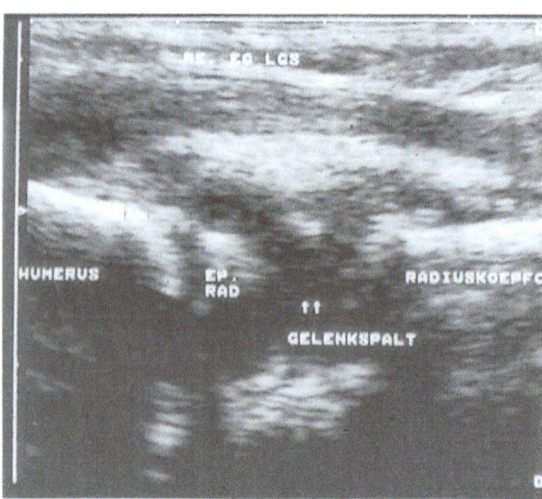

Abb. 6.15. Sonographische Darstellung des Frakturspaltes (6 J., w.; AO 13-B1/4.2 II)

Versorgungsstrategie

Die Behandlung richtet sich nach der Frakturklassifikation (Abb. 6.16).

Undislozierte Fraktur

- *Inkomplett artikulär:* Die sog. hängende Fraktur wird konservativ behandelt. Es erfolgt die Anlage einer dorsolateralen Oberarmgipslonguette in 90° gebeugtem Ellenbogengelenk und Neutralstellung des Vorderarms.
- *Komplett artikulär:* Auch bei einer Dehiszenz des Frakturspaltes <2 mm ist die konservative Therapie angezeigt. Bleibt die Beurteilung des Frakturspaltes unsicher, sollte das operative Vorgehen bevorzugt werden.

Die konservative Therapie erfordert eine Röntgenkontrolle nach 3–4 Tagen zur Beurteilung einer evtl. sekundären Dislokation. Sie tritt in 15% der primär undislozierten Frakturen auf (Abb. 6.17).

Dislozierte Fraktur. Primär und sekundär dislozierte Frakturen werden grundsätzlich operativ versorgt.

Operationsverfahren

Schraubenosteosynthese. Die Verschraubung wird nach offener Reposition unter Kompression des metaphysären Fragmentes von distal radial nach proximal ulnar vorgenommen. Selten ist zusätzlich zur metaphysären Zugschraube eine Kirschnerdrahtfixation erforderlich (Abb. 6.18).

Bei gering disloziertem Fragment gelingt mitunter über einen perkutan eingebohrten Führungsdraht die Versorgung mit einer kanülierten selbstschneidenden und -bohrenden Kleinfragmentzugschraube.

Kirschnerdrahtosteosynthese. Die epimetaphysäre Fragmentfixation mit 2 Kirschnerdrähten bleibt instabil und wird nur bei kleinem Fragment und jüngeren Kindern durchgeführt.

Biodegradable Fixation. Über gute Ergebnisse der Osteosynthese mit biodegradablen Pins wird von einigen Autoren berichtet. Fremdkörperreaktionen treten nur noch selten auf. Es entfällt der zweite Eingriff zur Materialentfernung als Vorteil.

Operationsschritte

- *Dorsolateraler Zugang in Bauchlage:* Arm im Ellenbogengelenk gebeugt über einem Armtisch hängend.
- *Bogenförmiger Hautschnitt:* Darstellung des metaphysären Fragmentes nach Längsinzision der Extensorenmuskulatur. Verletzungsgefahr des N. radialis nur in Höhe des Radiusköpfchens am ventralen Umfang gegeben.
- *Anatomische Reposition:* Fixation des Fragmentes bis zur Osteosynthese mit einer Repositionszange. Einbohren eines Führungsdrahtes am metaphysären Fragment von distal radial nach proximal ulnar. Implantation einer kanülierten Zugschraube mit Unterlegscheibe. Mitunter erfordert die Gelenkrekonstruktion eine zusätzliche Kirschnerdrahtstabilisierung.

Die Lochschrauben müssen frakturspezifisch ausgewählt werden (Länge, Durchmesser, Spongiosagewinde, Voll- oder Teilgewinde).

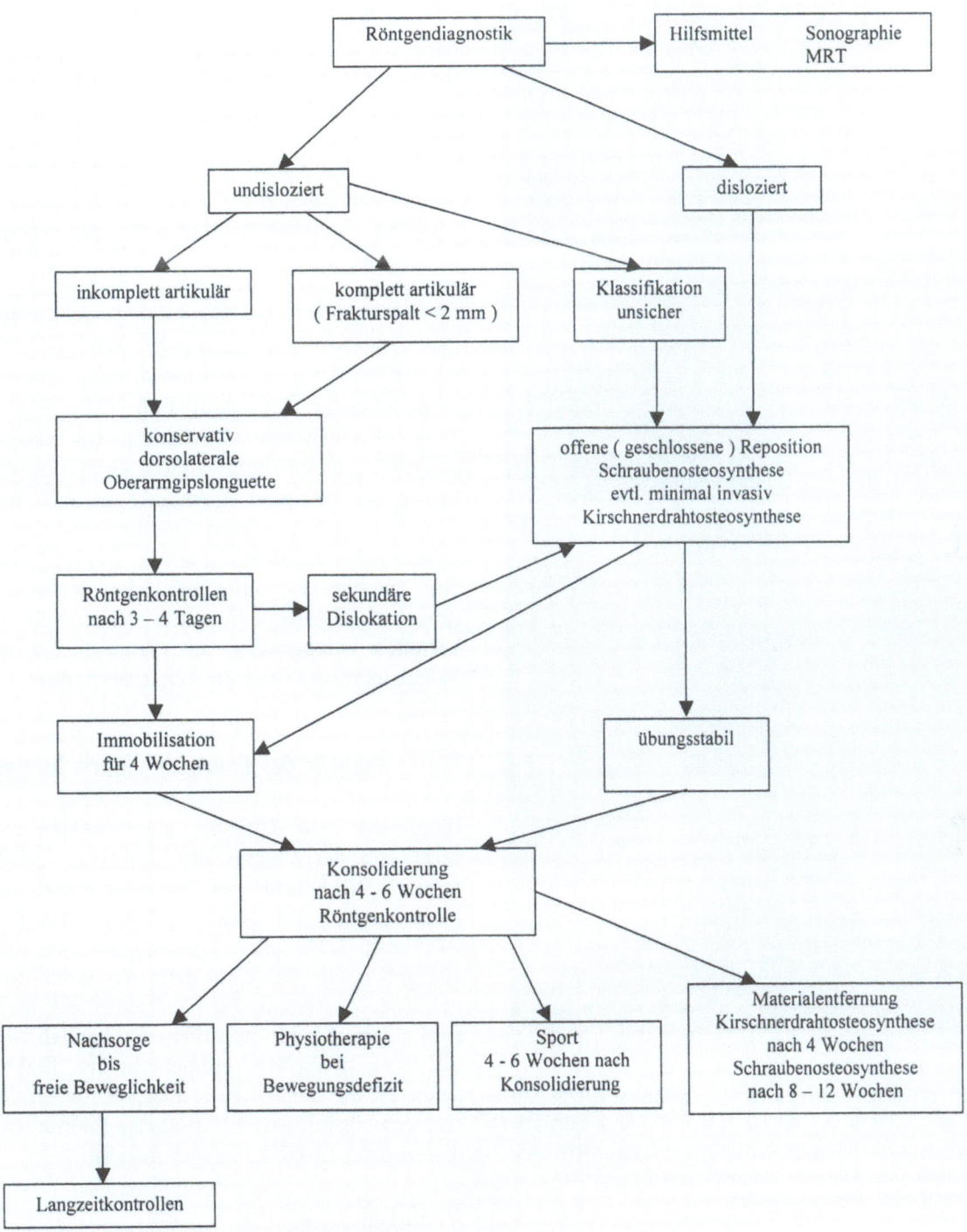

Abb. 6.16. Algorithmus der Versorgungsstrategie bei Fraktur des Condylus radialis humeri

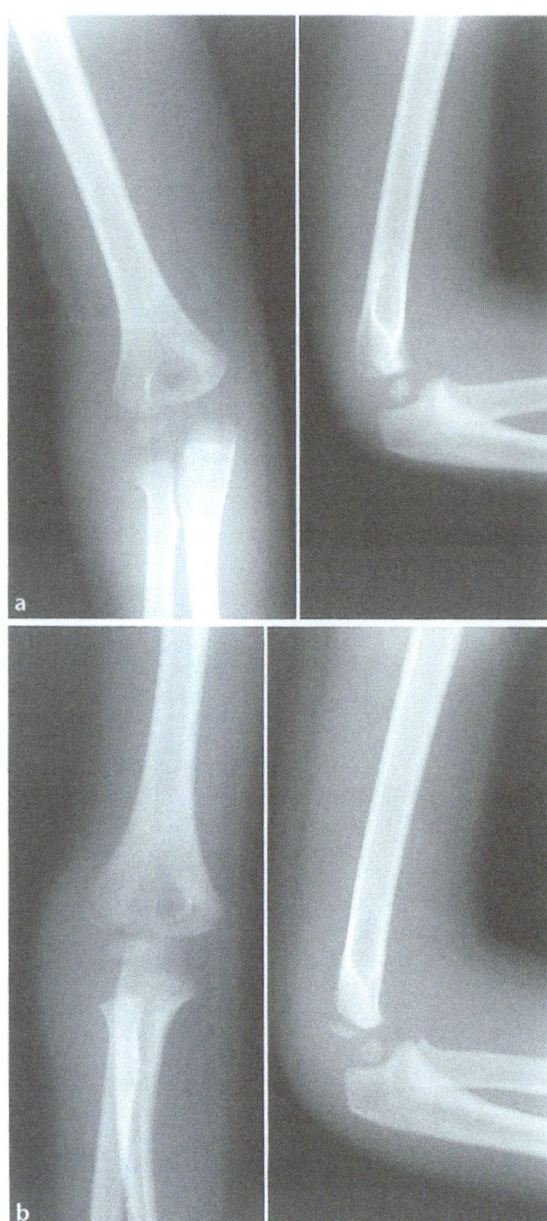

Abb. 6.17. m., 4 Jahre. **a** Primär undislozierte Fraktur, Frakturspalt <2 mm (4 J. m.; AO 13 – B1/4.2 II); **b** Dislokation nach 4 Tagen mit einem Frakturspalt >2 mm. Klassifikation sekundär als dislozierte komplette Fraktur (13-B1/4.2 III). Nachfolgende operative Therapie

Komplikationen

Unter exakter Beachtung der Versorgungsstrategie lassen sich Komplikationen wie Pseudarthrose mit Gelenkdeformierung und zunehmender Valgisierung der Ellenbogenachse vermeiden. Ggf. kann eine Ulnarisirritation auftreten. Radiales Mehrwachstum infolge Fugenstimulation führt zur Varisierung der Ellenbogenachse. Sammelstatistiken über Spätergebnisse zeigen in 35,5% eine Varisierung und in 19,2% eine Valgisierung der Ellenbogenachse sowie in 30,3% eine Fischschwanzdeformität. Die erfassten Achsenabweichungen lagen im Durchschnitt bei 10° und waren damit klinisch nicht relevant. Ein signifikanter Zusammenhang zwischen der Abweichung des Kubitalwinkels und dem angewandten Operationsverfahren konnte bisher nicht nachgewiesen werden. Die immer wieder beschriebene Fischschwanzdeformität mit zentraler Deformierung der Trochlea ist ohne klinische Bedeutung. Korrektureingriffe sind selten erforderlich. Sie betreffen vorzugsweise die Pseudarthrose mit Valgusdeformität und die Ulnarisirritation.

6.2.3 Fraktur des Condylus ulnaris humeri

Diagnostik und Therapie unterscheiden sich nicht von der Fraktur des Condylus radialis humeri. Die Fraktur des Condylus ulnaris humeri kommt sehr selten vor. Ihre Häufigkeit wird mit 1,3% aller Ellenbogenverletzungen angegeben. In 0,6–1,4% tritt sie kombiniert mit einer transkondylären Y-Fraktur auf. Meist sind ältere Kinder betroffen. Es handelt sich um eine artikuläre, epimetaphysäre Fraktur Salter IV, die der AO-Klassifikation für Kinder: Humerus distal, partiell artikuläre Fraktur, medial-sagittal 13-B2/4.2 zuzuordnen ist.

Unfallhergang

Durch Sturz auf den pronierten Vorderarm bei in Varusstellung fixiertem Ellenbogen wird das Olekranon nach proximal und medial verschoben und frakturiert den Condylus ulnaris humeri.

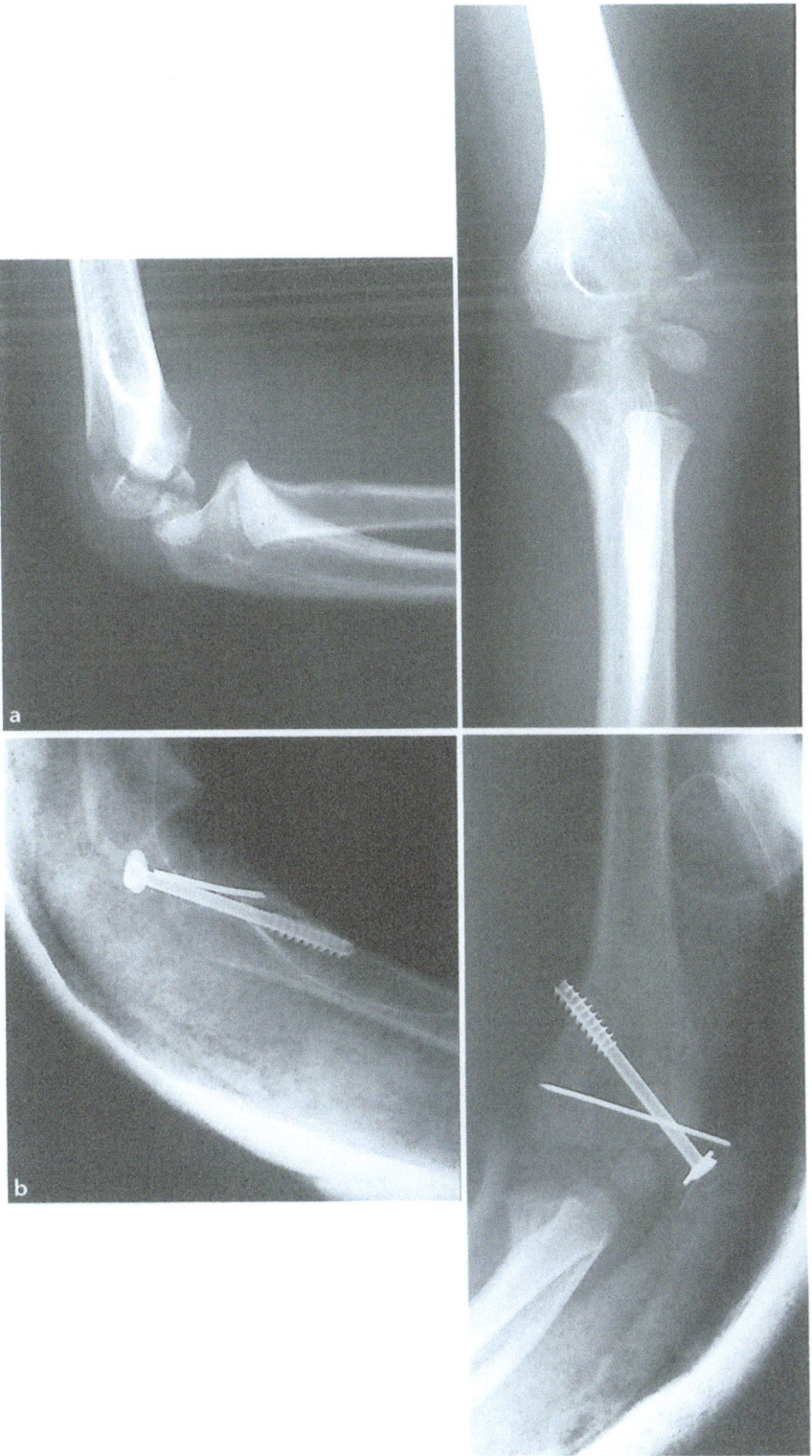

Abb. 6.18. Dislozierte Fraktur des Condylus radialis (m., 8 J., AO 13-B 1/4.2 III). **a** Unfallbilder; **b** Zustand nach offener Reposition und kombinierter Osteosynthese im Gipsverband

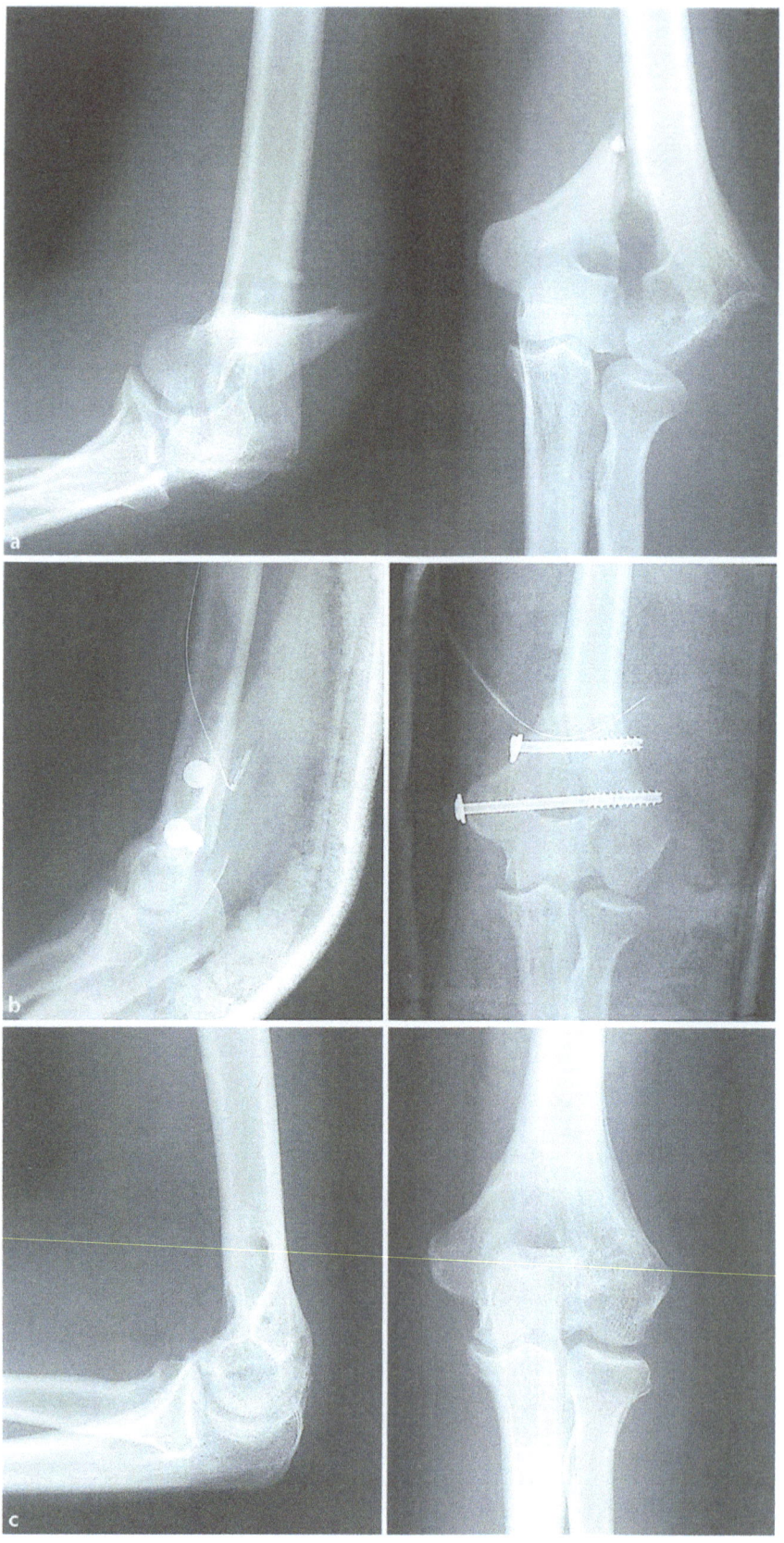

Abb. 6.19. w., 14 Jahre. **a** Unfall; **b** ORIF mit 2 Zugschrauben; **c** Ausheilungsbild 1 Jahr nach Trauma und Metallentfernung

Begleitverletzungen

Über Läsionen des N. ulnaris wird vereinzelt berichtet.

Diagnostik

Bei dislozierten Frakturen bereitet die Röntgendiagnostik keine Schwierigkeiten. Vergleichbar mit der Fraktur des Condylus radialis humeri treten Probleme bei undislozierten Frakturen auf. Zur Beurteilung der chondralen Trochlea bieten sich Sonographie und MRT an.

Versorgungsstrategie

In Abhängigkeit vom Ausmaß der Dislokation wird konservativ oder operativ behandelt.

Undislozierte Fraktur. Die Behandlung erfolgt konservativ durch Anlage einer dorsomedialen Oberarmgipslonguette in 90° gebeugtem Ellenbogengelenk und Mittelstellung des Vorderarms. Eine sekundäre Dislokation tritt in der Regel nicht ein.

Dislozierte Fraktur. Eine Dislokation im Gelenkbereich erfordert immer die operative Versorgung.

Operationsverfahren

Kirschnerdrahtosteosynthese. Bei jüngeren Kindern mit chondraler Trochlea und kleinem metaphysären Fragment kann eine Kirschnerdrahtspickung vorgenommen werden.

Schraubenosteosynthese. Bei älteren Kindern erfolgt die Fixation des Condylus ulnaris humeri grundsätzlich mit einer oder zwei Zugschrauben (Abb. 6.19).

Operationsschritte

- *Medialer Zugang in Bauchlage:* Arm im Ellenbogengelenk gebeugt über einem Armtisch hängend.
- *Bogenförmiger Hautschnitt:* Darstellung des metaphysären Fragmentes und Isolierung des N. ulnaris.
- *Anatomische Reposition*: Vermeidung einer Kompression des N. ulnaris im Sulcus nervi ulnaris.

Komplikationen

Bei anatomischer Gelenkrekonstruktion treten keine Komplikationen auf. Wachstumsstörungen werden bis auf eine gewisse Hypervalgisierung nicht beobachtet.

6.2.4 Transkondyläre Y-Fraktur

Transkondyläre Y-Frakturen im Kindesalter werden in der Literatur kaum diskutiert. Sie stellen hinsichtlich ihrer meist operativen Behandlung eine besondere Herausforderung dar. Auch die transkondyläre Y-Fraktur ist eine sehr seltene Fraktur und tritt vorwiegend im 9.–16. Lebensjahr mit Wachstumsabschluss auf. Der Frakturverlauf entspricht einer artikulären, epimetaphysären Fraktur Salter IV. Diese komplexe Fraktur lässt sich in der AO-Klassifikation für Kinder unter: Humerus distal, vollständig artikuläre Fraktur, einfach bis mehrfragmentär 13-C1–C3/4.1 einordnen.

Unfallhergang

Die Fraktur entsteht durch axiale Stauchung des Ellenbogengelenkes beim Sturz auf den ausgestreckten Arm. Die Kondylen werden Y- oder T-förmig transkondylär gespalten.

Begleitverletzungen

In bis zu 29,4% treten neurologische Defizite, meist Läsionen des N. ulnaris, seltener des N. radialis auf.

Diagnostik

Klinisch besteht eine erhebliche Deformierung des Ellenbogens mit Functio laesa. Die Diagnose dieser komplexen Fraktur ist röntgenologisch einfach zu stellen. Eine Verwechslung mit der suprakondylären Humerusfraktur ist möglich, wenn die Fraktur nicht komplett sichtbar wird. Bei Verdacht auf eine Gelenkinkongruenz sollte zur diagnostischen Abklärung eine MRT oder eine 3D-CT erfolgen.

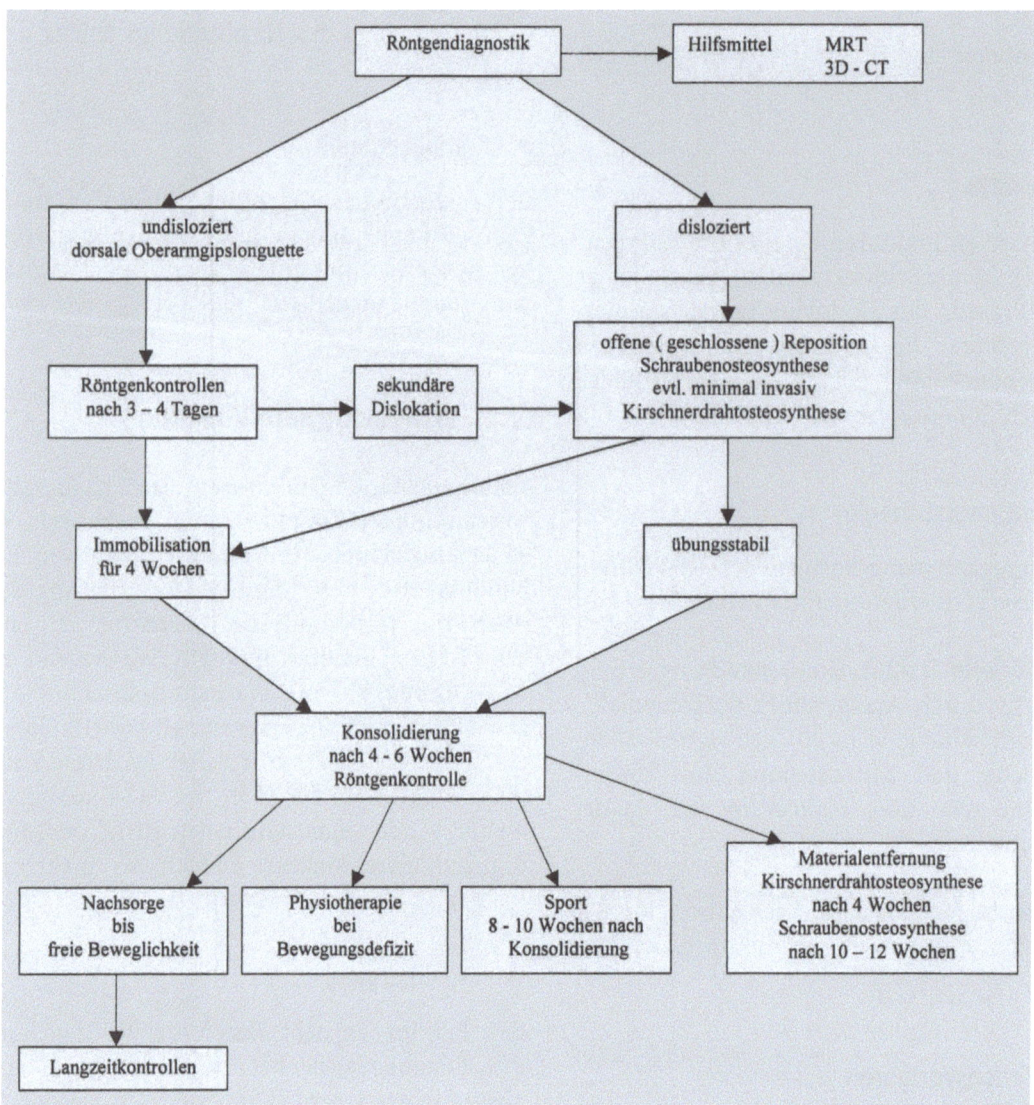

Abb. 6.20. Algorithmus der Versorgungsstrategie bei transkondylärer Y-Fraktur

■ **Versorgungsstrategie**

Die Behandlung ist in der Regel operativ und hat die anatomische Reposition mit Wiederherstellung der Gelenkfläche zum Ziel (Abb. 6.20).

■ **Operationsverfahren**

Schrauben- oder Kirschnerdrahtosteosynthese haben sich einzeln oder kombiniert bewährt.

Die kondylären Fragmente werden mit Zugschrauben in querer Richtung adaptiert. Auch gekreuzte Kirschnerdrähte wie bei der suprakondylären Humerusfraktur bieten sich bei jüngeren Kindern an. Bei älteren Kindern und Jugendlichen mit einer Trümmerfraktur hat die Plattenosteosynthese ihre Indikation.

■ **Operationsschritte**

■ *Dorsaler Zugang durch Hautschnitt in Längsrichtung:* Isolierung des N. ulnaris.
■ *Anatomische Reposition der kondylären Fragmente:* Transkondyläre Adaptation mit Zugschrauben in querer Richtung. Gekreuzte Kirschnerdrahtspickung von radial und ulnar im Bereich der Pfeiler am distalen Humerus.

Komplikationen

Es treten vorrangig Bewegungsdefizite mit Einschränkung der Extension auf. Nach Literaturangaben bringt die operative Freilegung mit Olekranonosteotomie bessere funktionelle Ergebnisse als nach Trizepsspaltung. Wachstumsstörungen betreffen vorwiegend die radiale Stimulation mit Varusfehlstellung.

6.2.5 Epikondyläre Frakturen

Bei den epikondylären Frakturen handelt es sich um extraartikuläre Apophysenabrissfrakturen. In 99% der epikondylären Frakturen ist der Epicondylus ulnaris humeri beteiligt. Der Abriss des Epicondylus radialis humeri stellt mit 0,7–1% eine Rarität dar. Epikondyläre Frakturen sind Epiphysenlösungen ohne und mit metaphysärem Fragment Salter I–II.

Die Abrissfrakturen des Epicondylus ulnaris humeri werden nach ihrem Dislokationsgrad eingeteilt:
- *Grad I:* Abriss eines schmalen Kortikalisfragmentes von der medialen Apophyse ohne oder mit geringer Dislokation;
- *Grad II:* Abriss der medialen Apophyse mit Dislokation nach medial und/oder nach distal <5 mm;
- *Grad III:* Abriss der medialen Apophyse mit Dislokation nach medial und distal von >5 mm. Der Epicondylus wird nach distal gezogen, Torsion des Fragmentes;
- *Grad IV:* Abriss der medialen Apophyse mit Lokalisation des Fragmentes im Gelenkspalt ohne oder mit Ellenbogenluxation.

Unfallhergang

Der Epicondylus ulnaris humeri reißt durch Sturz bei starker Valgisierung des gestreckten Ellenbogengelenkes ab.

Begleitverletzungen

Zwei Drittel der Abrissfrakturen des Epicondylus ulnaris humeri treten kombiniert mit einer Ellenbogenluxation auf.

Diagnostik

Klinisch bestehen Anschwellung und Druckschmerz über den medialen Kondylus. Das Ellenbogengelenk ist aufklappbar und der abgerissene Epikondylus tastbar. Röntgenologisch gelingt die Darstellung frühestens im 5. Lebensjahr. Der knorplige Apophysenanteil kann sonographisch erfasst werden.

Versorgungsstrategie

Die Behandlung richtet sich nach dem Dislokationsgrad (Abb. 6.21).

Undislozierte Epikondylusfraktur. Hier genügt die Anlage einer dorsomedialen Oberarmgipslonguette in 90° gebeugtem Ellenbogen und Neutralstellung des Vorderarms.

Dislozierte Epikondylusfraktur. Primär und sekundär dislozierte Abrissfrakturen des Epikondylus werden operativ versorgt.

Bei kombiniertem Verletzungsmuster mit Ellenbogenluxation muss die Seitenbandstabilität überprüft werden.

Operationsverfahren

Kirschnerdrahtosteosynthese. Bei Dislokationsgrad II wird in der Regel geschlossen reponiert und der Epikondylus perkutan mit einem oder 2 Kirschnerdrähten fixiert. Die Fixation des Epikondylus mit Kirschnerdrähten bleibt eine instabile Osteosynthese und sollte nur bei jüngeren Kindern durchgeführt werden.

Schraubenosteosynthese. Dislokationsgrad III und IV erfordern die offene Reposition mit Versorgung durch eine Zugschraube (Abb. 6.22).

Operationsschritte

- *Darstellung der abgerissenen Apophyse:* Evtl. Aufsuchen im Gelenkspalt, Isolierung des N. ulnaris.
- *Anatomische Reposition:* Der N. ulnaris muss nach der Fixation des Epikondylus frei im Sulcus nervi ulnaris gleiten.
- *Überprüfung der Seitenbandstabilität:* Refixation des abgerissenen Seitenbandes am

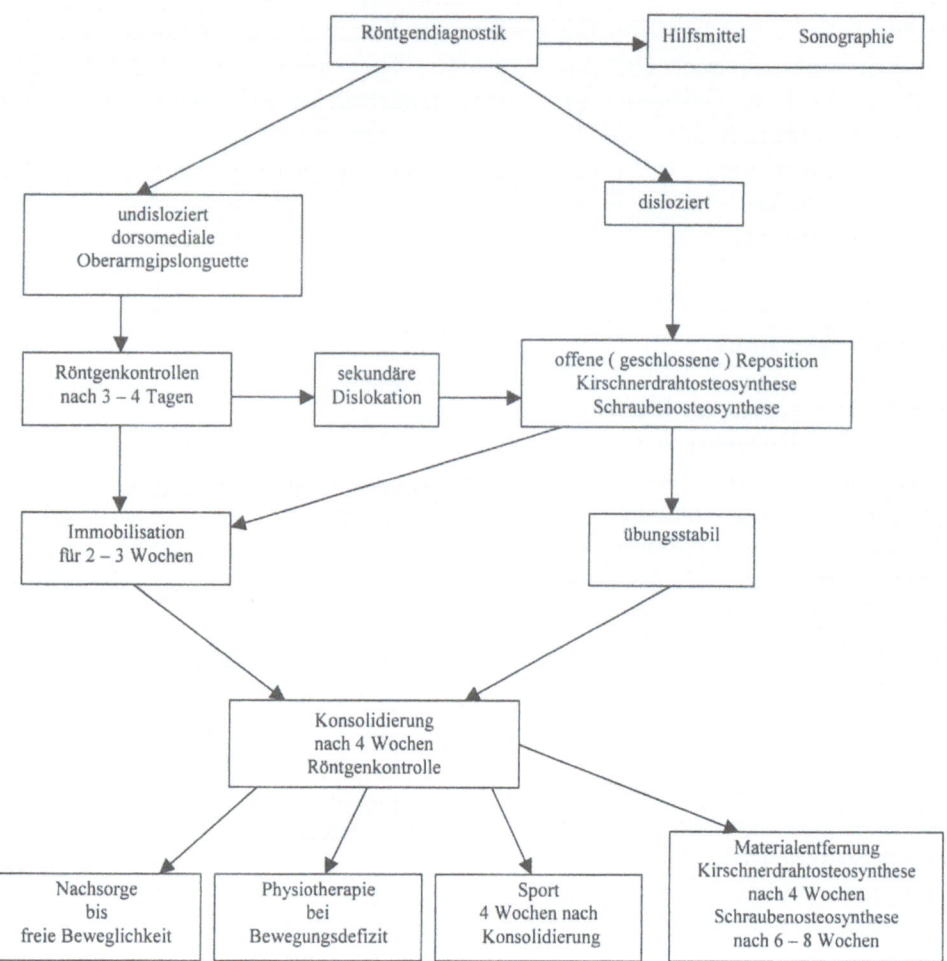

Abb. 6.21. Algorithmus der Versorgungsstrategie bei epikondylärer Fraktur

Epikondylus durch Periostnähte, ggf. durch eine Schraube.

Komplikationen

Der Ausriss des Epicondylus ulnaris humeri kann mit einer Pseudarthrose ausheilen. Sie entsteht nach konservativer Behandlung einer undislozierten Fraktur oder instabiler Osteosynthese einer dislozierten Epikondylusfraktur. Operative Maßnahmen sind abhängig von auftretenden Bewegungsschmerzen. Der Epikondylus sollte sekundär fixiert und nur in Ausnahmefällen exstirpiert werden.

6.2.6 Seltene Frakturen des distalen Humerusende

Epiphysenverletzungen Salter I und II werden bis zum 7. Lebensjahr angegeben. Die Diagnose ist schwierig und kann nur durch Sonographie und MRT gestellt werden. Das Behandlungskonzept entspricht der suprakondylären Humerusfraktur.

Mitunter treten isolierte Frakturen des Capitulum humeri auf. Sie erfordern eine anatomische Reposition mit Fixation des Capitulum humeri (Abb. 6.23 a und b).

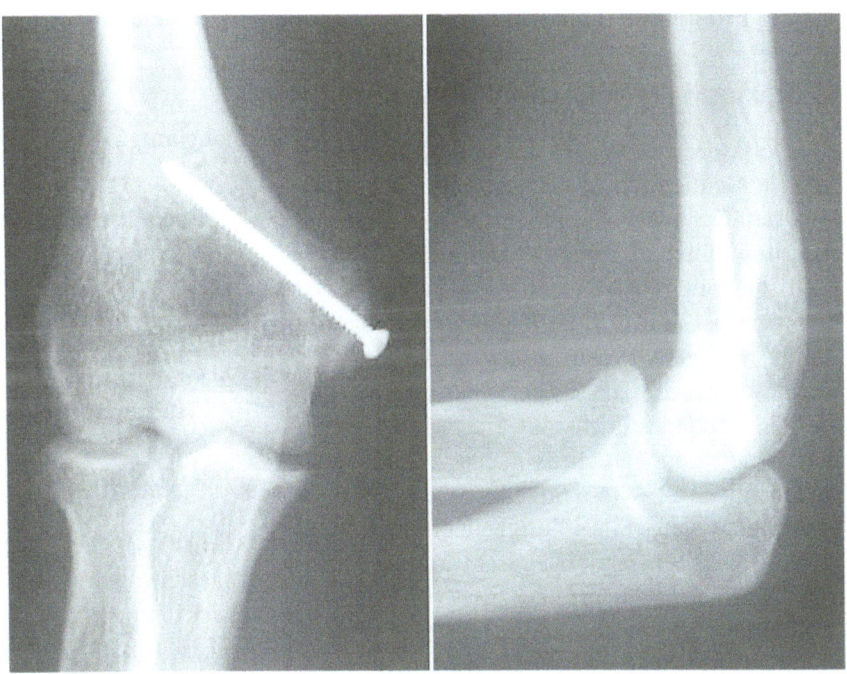

Abb. 6.22. Abrissfraktur des Epicondylus ulnaris humeri. Offene Reposition und Schraubenostheosynthese (17 J., m.)

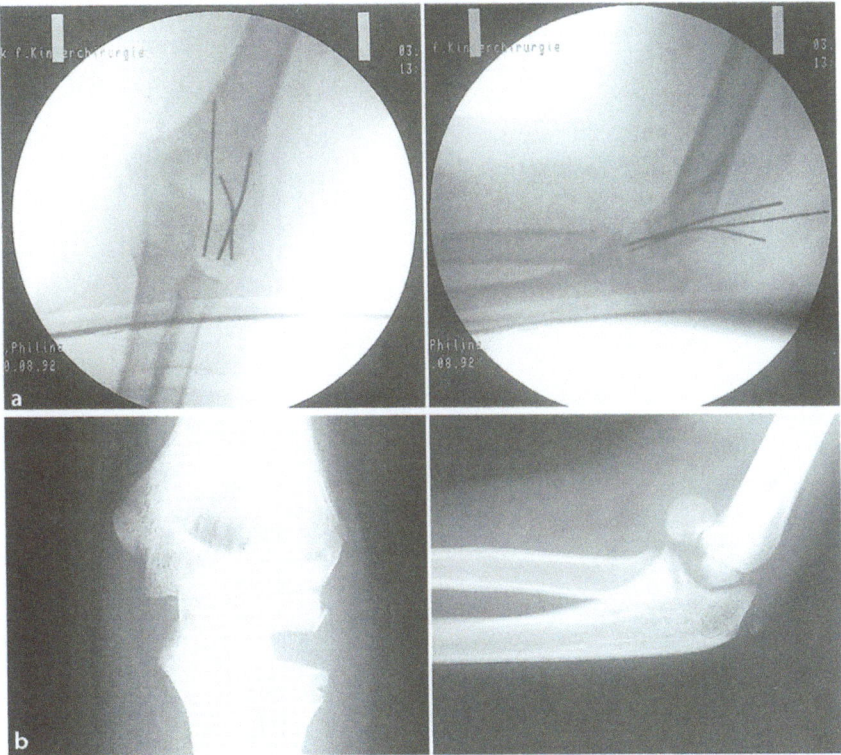

Abb. 6.23. Fraktur Capitulum humeri (8 J., m.) **a** Unfallbilder; **b** Intraoperative Situation nach offener Reposition und Kirschnerdrahtspickung

6.2.7 Proximaler Vorderarm

Frakturen des proximalen Radiusendes

Die Vaskularisation des Radiusköpfchens erfolgt ausschließlich über periostale Halsgefäße und Gefäße in der Gelenkkapsel. Jede Traumatisierung führt in Abhängigkeit vom Schweregrad zur unterschiedlichen Schädigung dieser Endstrombahn mit Durchblutungsstörung des Radiusköpfchens. Wachstumsstörung und Deformität sind die Folge. Die Versorgungsstrategie kann Schäden nicht mit Sicherheit vermeiden. Frakturen des proximalen Radiusendes stehen mit 5–12% an dritter Stelle der Ellenbogenverletzungen. Ein Häufigkeitsgipfel besteht im 8.–13. Lebensjahr. Die Frakturen des proximalen Radiusendes treten zu zwei Drittel als subkapitale Frakturen und zu einem Drittel als Epiphysenlösungen ohne und mit metaphysärem Fragment Salter I und II auf. Epiphysenfrakturen sind sehr selten. Bewährt hat sich die Klassifikation nach Judet (Abb. 6.24).

Sie findet auch Berücksichtigung in der AO-Klassifikation für Kinder: Radius/Ulna proximal, extraartikuläre Fraktur, einfache Halsfraktur, Ulna intakt 21-A2/0.2 I–III
- I Abkippung < 30°
- II Abkippung > 30°
- III vollständige Dislokation

Unfallhergang

Die Fraktur entsteht durch Sturz auf die Hand bei ausgestrecktem Vorderarm infolge axialer Stauchung.

Begleitverletzungen

Frakturen des proximalen Radiusendes können in 30–50% kombiniert mit einer Olekranonfraktur, Monteggia-Läsion, einem Abriss des Epicondylus ulnaris humeri und einer Ellenbogenluxation auftreten.

Diagnostik

Klinisch ist der Ellenbogen im lateralen Anteil angeschwollen und der proximale Radius druckschmerzhaft. Pro- und Supination sind eingeschränkt. Die Röntgendiagnostik erlaubt in der Regel eine exakte Klassifikation des Dislokationsgrades mit Bestimmung des Epiphysenachsenwinkels. Mitunter ist nur eine metaphysäre Wulstzone nachweisbar. Das Radiusköpfchen wird frühestens im 5. Lebensjahr als flache Scheibe sichtbar. Bei Kleinkindern ist der knorplige Anteil nur sonographisch oder durch MRT darstellbar.

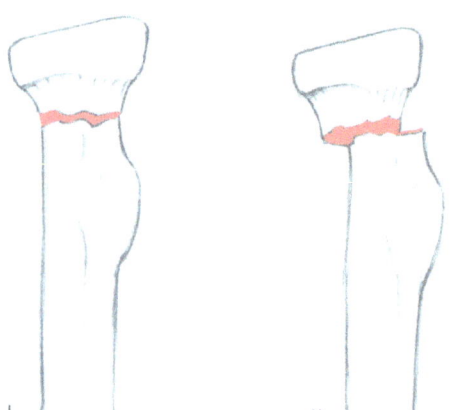
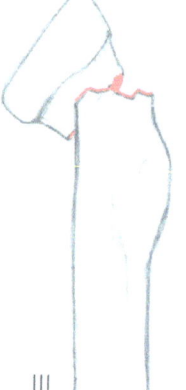
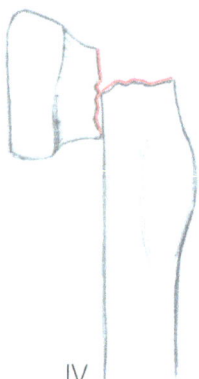

Abb. 6.24. Klassifikation der Radiushalsfrakturen nach Judet [1962]. **I** = keine oder nur geringe Dislokation; **II** = Verschiebung bis zur halben Schaftbreite und/oder Kippung des Köpfchens bis 30°; **III** = starke Dislokation, Kippung des Köpfchens zwischen 30 und 60°; **IV** = vollständige Dislokation. Kippung des Köpfchens > 60° und Ligament-Zerreißung

Versorgungsstrategie

Ziel der Behandlung ist die Wiederherstellung der humeroradialen Artikulation ohne Funktionsverlust (Abb. 6.25).

Undislozierte Fraktur. Hier wird lediglich eine dorsoradiale Oberarmgipslonguette in 70° gebeugtem Ellenbogengelenk und Supinationsstellung des Vorderarms angelegt.

Dislozierte Fraktur. Auch bei einer Abkippung <30° sollte nicht reponiert und nur eine dorsale Oberarmgipslonguette angelegt werden. Bei einer Abkippung >30° muss geschlossen reponiert werden. Das Ellenbogengelenk wird

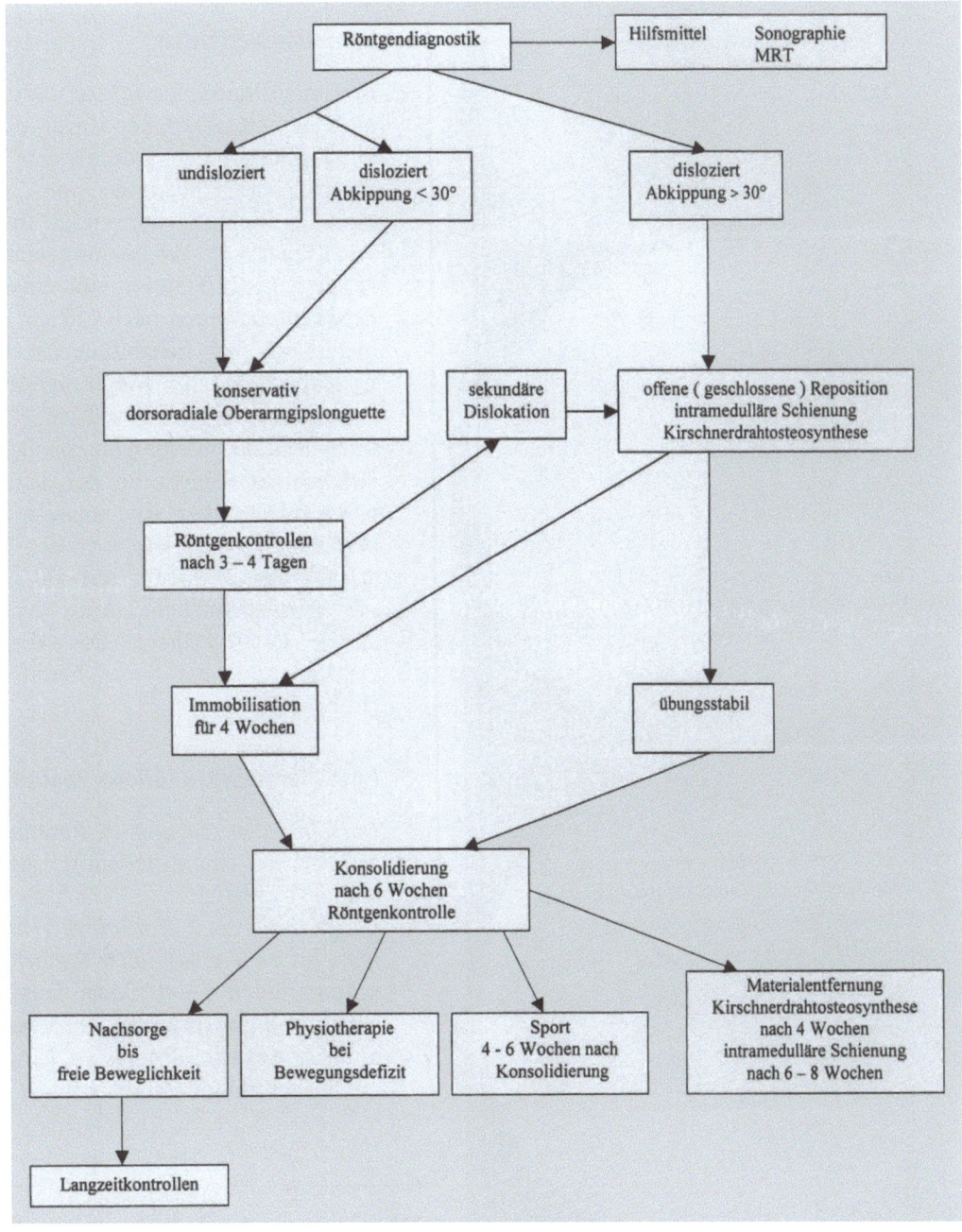

Abb. 6.25. Algorithmus der Versorgungsstrategie bei proximalen Radiusfrakturen

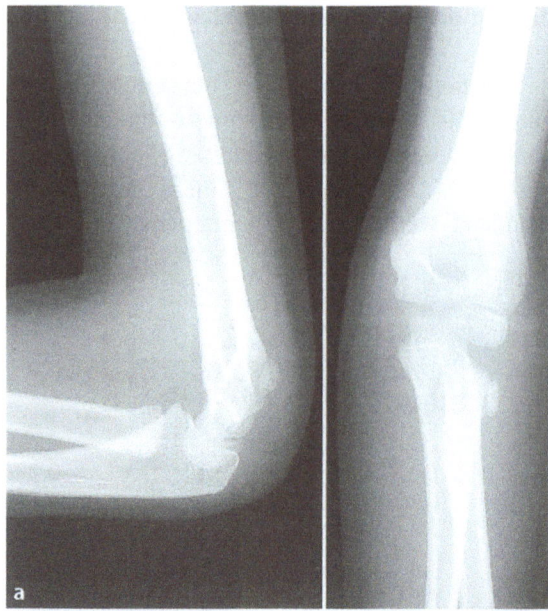
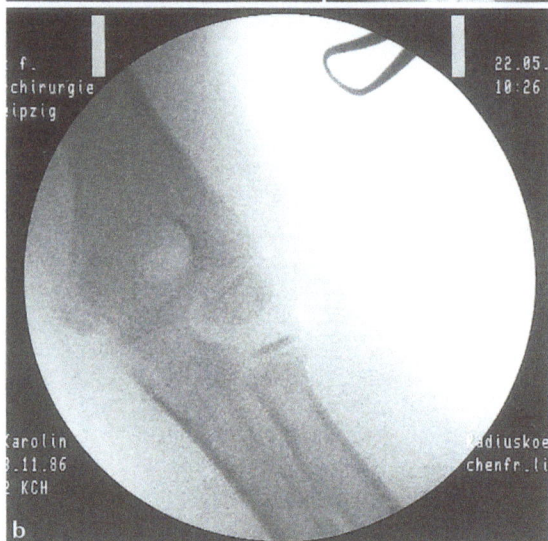
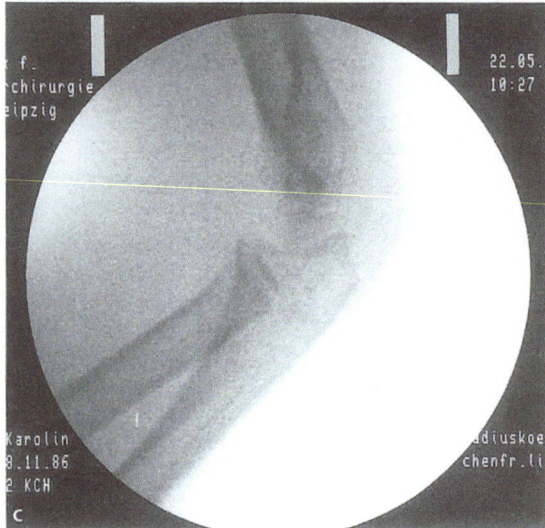

gestreckt, und unter axialem Zug sowie Varisierung versucht man durch direkten Druck mit dem Daumen das dislozierte Radiusköpfchen zu reponieren (Abb. 6.26 a–c).

Die Reposition muss schonend und ohne weitere Traumatisierung des Radiusköpfchens erfolgen. Das Anheben des dislozierten Radiusköpfchens mit einem perkutan eingebohrten Kirschnerdraht als Repositionshilfe bleibt umstritten. Gelingt die Reposition nicht, wird das Radiusköpfchen operativ gestellt.

Operationsverfahren

- *Kirschnerdrahtosteosynthese:* Mitunter ist nach geschlossener Reposition die Fixation des Radiusköpfchens durch eine perkutane Kirschnerdrahtspickung von distal in schräger Richtung notwendig. In der Regel reicht hier zur Vermeidung einer Zusatzverletzung die Fixation mit einem Kirschnerdraht aus. Auch nach offener Reposition bietet sich bei Instabilität die Kirschnerdrahtspickung an. Jede transartikuläre Fixation muss abgelehnt werden.
- *Intramedulläre Osteosynthese:* Die Implantation einer Schiene an der distalen Radiusmetaphyse über eine laterale Kortikalisperforation aszendierend in den Markraum erlaubt das Auffädeln und die Reposition des Radiusköpfchens. Man erreicht eine stabile Osteosynthese. Das Verfahren ist elegant und hat sich bereits bewährt (Abb. 6.27).

Operationsschritte (offene Reposition)

- *Dorsolateraler Zugang in Rückenlage:* Arm proniert auf einem Seitentisch gelagert, Ellenbogen gebeugt.
- *Längsschnitt vom Epicondylus radialis humeri bis zum proximalen Radiusende:* Freipräparation der Gelenkkapsel zwischen M. extensor digitorum und M. extensor carpi ulnaris. Kapseleröffnung in Längsrichtung unter Schonung des Lig. anulare.

Abb. 6.26. Proximale Radiusfraktur (8 J., w.; Judet Typ IV). **a** Unfallbilder; **b** und **c** Bildwandlerkontrolle nach geschlossener Reposition

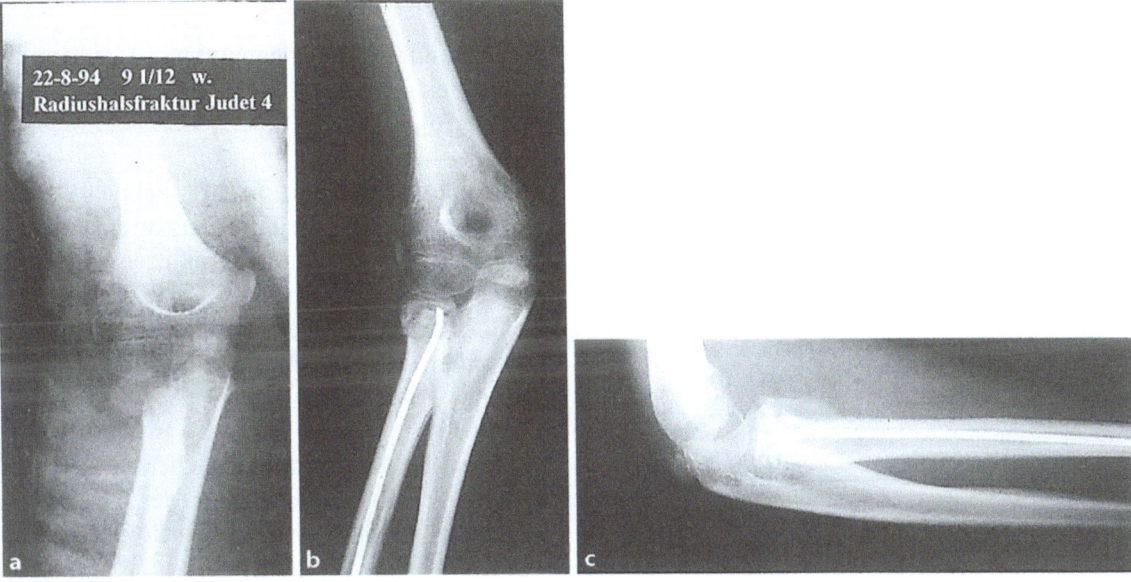

Abb. 6.27. Proximale Radiusfraktur (9 J., w.; Judet Typ IV). **a** Unfallbild; **b** und **c** geschlossene Reposition mit intramedullärer Schienung

■ *Anatomische Reposition des Radiusköpfchens:* Man sollte primär immer eine transkapsuläre Reposition des Radiusköpfchens ohne Gelenkeröffnung versuchen. Die Teilung des N. radialis am ventralen Umfang des Radiusköpfchens in den Ramus profundus und Ramus superficialis muss beachtet werden. Über die Notwendigkeit einer Osteosynthese entscheidet die Stabilität des Fragmentes.

■ **Komplikationen**

Durch Umbauvorgänge kann eine Verkürzung des proximalen Radiusendes mit Cubitus valgus auftreten. Deformierungen in diesem Bereich führen zum Bewegungsdefizit, meistens zur funktionellen Einschränkung der Pro- und Supination. Pseudarthrose, intraartikuläre Ossifikation und radioulnare Synostose sind seltene Komplikationen. Nach Angaben aus der Literatur resultieren schlechte Ergebnisse vorwiegend nach offener Reposition. Bei den eigenen Patienten traten in 36% Folgeschäden auf. Der Dislokationsgrad sowie die Wahl des Therapieverfahrens hatten dabei keinen Einfluss auf das Spätergebnis. Korrektureingriffe sollten frühestens nach Wachstumsabschluss erfolgen. Achsenabweichungen werden bis zum 10. Lebensjahr remodelliert, Seit-zu-Seit-Verschiebungen korrigieren sich nicht. Bei persistierender Fehlstellung des Radiusköpfchens kann mitunter durch eine subkapitale Korrekturosteotomie versucht werden, das Bewegungsausmaß zu verbessern.

Wachstumsstörungen erfordern nur selten therapeutische Konsequenzen. Zu beachten ist der Radiusvorschub, der durch Kortikotomie und Kallotasis an der Ulna mit einem Fixateur externe ausgeglichen werden kann. Von einer Radiusköpfchenresektion im Wachstumsalter muss man grundsätzlich abraten. Bei noch offener Fuge kann es zu einem Fehlwachstum des Radiusstumpfes und Schäden im Ellenbogengelenk kommen.

6.2.8 Olekranonfrakturen

In der Literatur wird nur selten über Olekranonfrakturen im Kindesalter berichtet. Die Versorgung ist anspruchsvoll und abhängig vom Verletzungsmuster. 4–7% aller Ellenbogenverletzungen sind Olekranonfrakturen. Der Häufigkeitsgipfel liegt zwischen dem 11. und 14. Lebensjahr. Die Einteilung wird nicht einheitlich vorgenommen. Grundsätzlich muss man zwischen extra- und intraartikulären Frakturen unterscheiden. Bewährt hat sich eine

	Schweregrad	AO-Klassifikation
A	**Extraartikulär**	
	1 undisloziert (Grünholz)	A2
	2 Abriss Epiphyse, Sehneninsertion	A1
B	**Intraartikulär einfach**	
	1 quer	B1
	2 schräg	B1
C	**Intraartikulär komplex**	
	1 mit Monteggia	B
	2 mit Radiusköpfchen	B/C
	3 mit dist. Humerus	
	4 Trümmerfraktur	C
D	**Proc. coronoides**	B1

Abb. 6.28. Klassifikation der Olecranonfrakturen im Kindesalter mit AO-Klassifikation

modifizierte Klassifikation nach dem Schweregrad der Verletzung, die auch in der AO-Klassifikation Berücksichtigung findet (Abb. 6.28).

Unfallhergang

Die Olekranonfraktur entsteht durch Sturz auf den Ellenbogen in Flexionsstellung, Sturz auf den gestreckten Arm oder direkten Schlag auf das Olekranon mit Abscherung in eine Varus- bzw. Valgusstellung.

Begleitverletzungen

Der Anteil ossärer Begleitverletzungen liegt zwischen 14 und 77%. Es treten gleichzeitig Frakturen des proximalen Radiusendes, Monteggia-Läsionen sowie Frakturen des distalen Humerus und Vorderarms einzeln oder kombiniert auf (Abb. 6.29a und b).

Diagnostik

Klinisch besteht lokal eine Anschwellung, die Extension ist behindert, und mitunter lässt sich der Frakturspalt tasten. Diagnostische Schwierigkeiten können bei jüngeren Kindern auftreten. Röntgenologisch lassen sich die Olekranonkerne frühestens im 9. Lebensjahr darstellen.

Versorgungsstrategie

Die Behandlung ist abhängig vom Verletzungsmuster einschließlich der Begleitverletzungen (Abb. 6.30).

Undislozierte Fraktur. In 80% handelt es sich um extraartikuläre Grünholzfrakturen und undislozierte intraartikuläre Frakturen, die konservativ behandelt werden. Es erfolgt die Anlage einer dorsalen Oberarmgipslonguette in 60° gebeugtem Ellenbogengelenk und Neutralstellung des Vorderarms.

Dislozierte Fraktur. Alle dislozierten intraartikulären Frakturen, der Abriss der Trizepssehneninsertion und ossäre Begleitverletzungen werden operativ versorgt.

Operationsverfahren

Zuggurtungsosteosynthese. Nach offener Reposition und Fixation des Olekranonfragmentes durch 2 Kirschnerdrähte wird eine Zuggurtung mit Draht oder einer verzögert resorbierbaren Kordel angelegt.

Kirschnerdrahtosteosynthese. Die alleinige Kirschnerdrahtfixation am Olekranon ist eine instabile Osteosynthese und stellt eine Ausnahmeindikation evtl. bei jüngeren Kindern dar.

Schraubenosteosynthese. In Abhängigkeit von der Länge des Frakturspaltes kann die Fixation mit einer oder 2 Zugschrauben erfolgen. Auch nach geschlossener Reposition und perkutaner Einbohrung eines Führungsdrahtes wird die Fixation mit einer kanülierten Zugschraube möglich (Abb. 6.31). Biodegradable Stifte zur Fixation werden in der Literatur erwähnt finden aber derzeit noch keinen routinemäßigen Einsatz in der Ellenbogenchirurgie des Kindesalters.

Operationsschritte (Zuggurtung)

- *Bauchlage:* Unterarm herabhängend über der Kante eines Beitisches.
- *Medianer Längsschnitt über dem Olekranon:* Isolierung des N. ulnaris im Sulcus nervi ulnaris. Darstellung der Olekranonfraktur.

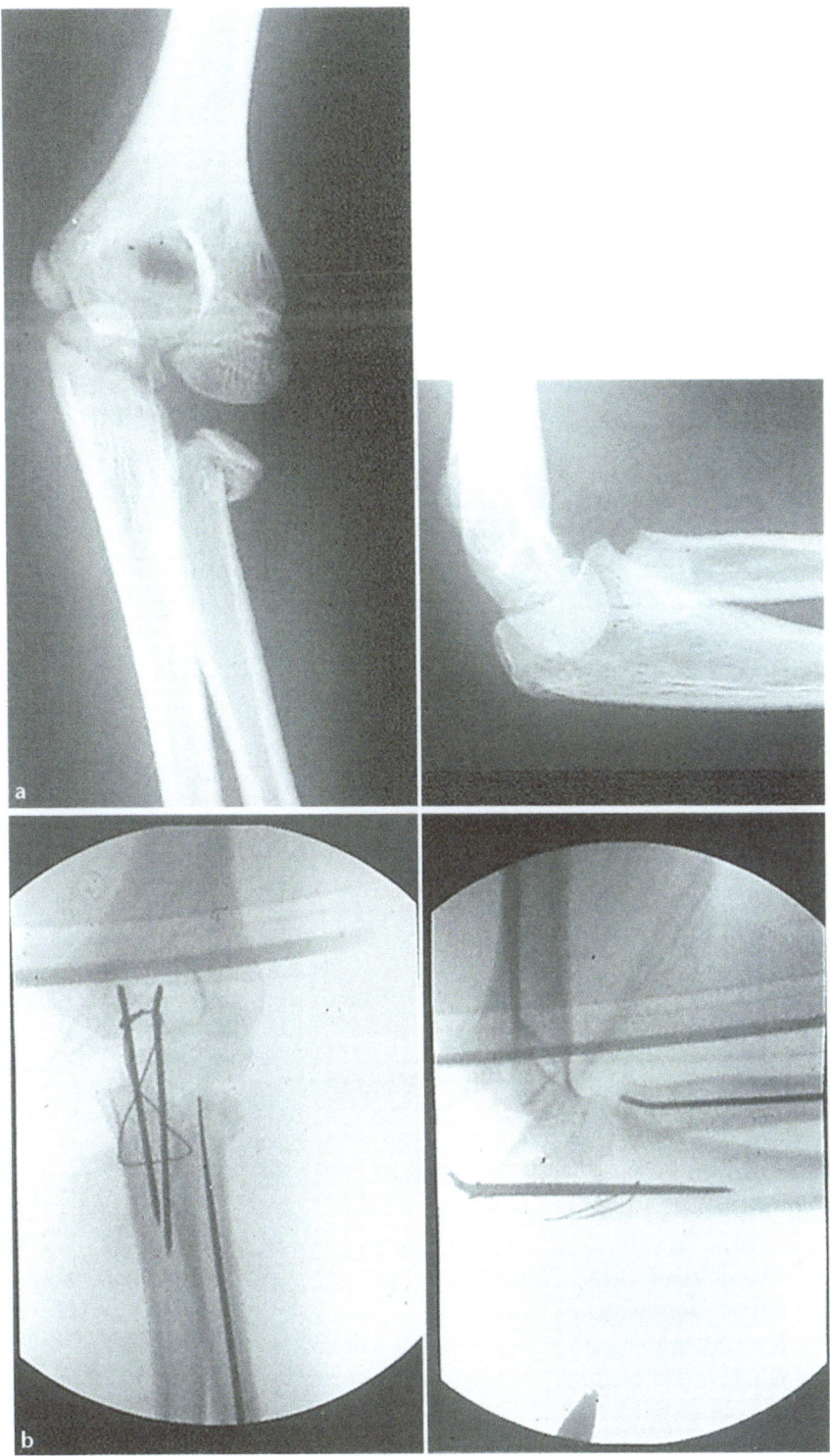

Abb. 6.29. Kombinationsverletzung aus proximaler Radiusfraktur (21-A2/0.2 III) und Olekranonfraktur (8 J., m.; AO 21-B1/0.1). **a** Unfallbilder; **b** Versorgung durch intramedulläre Schienung und Zuggurtungsosteosynthese

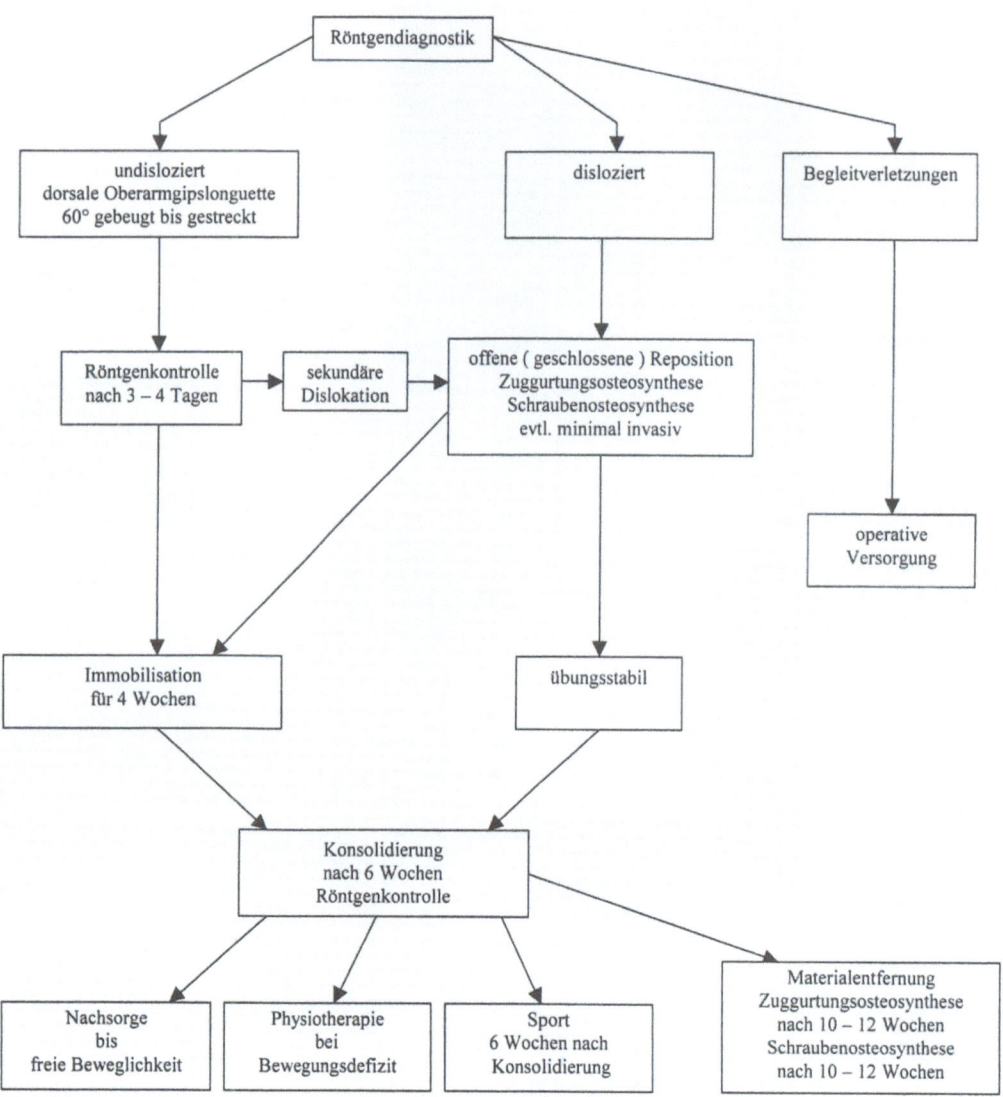

Abb. 6.30. Algorithmus der Versorgungsstrategie bei Olekranonfrakturen

- *Anatomische Reposition:* Benutzung einer Repositionszange.
- *Zuggurtung:* Fixation des distalen Olekranonfragmentes mit 2 parallel eingebohrten Kirschnerdrähten. Vorbohrung des Kanals für die Zuggurtung an der proximalen Ulna. Durchziehen des Drahtes (Kordel) und Anlage einer Cerclage in Achtertour. Kompression des Drahtes. Umbiegen der freien Kirschnerdrahtenden.

Komplikationen

Bei konservativer Behandlung kann sich infolge Dislokation des Olekranonfragmentes durch Zug der Trizepssehne eine Pseudarthrose entwickeln. Varus- und Valgusfehlstellung lassen sich primär durch operative Versorgung der Olekranonfraktur vermeiden. Nach Angaben aus der Literatur und eigenen Erfahrungen treten nach Zuggurtungs- und Schraubenosteosynthese keine Komplikationen auf.

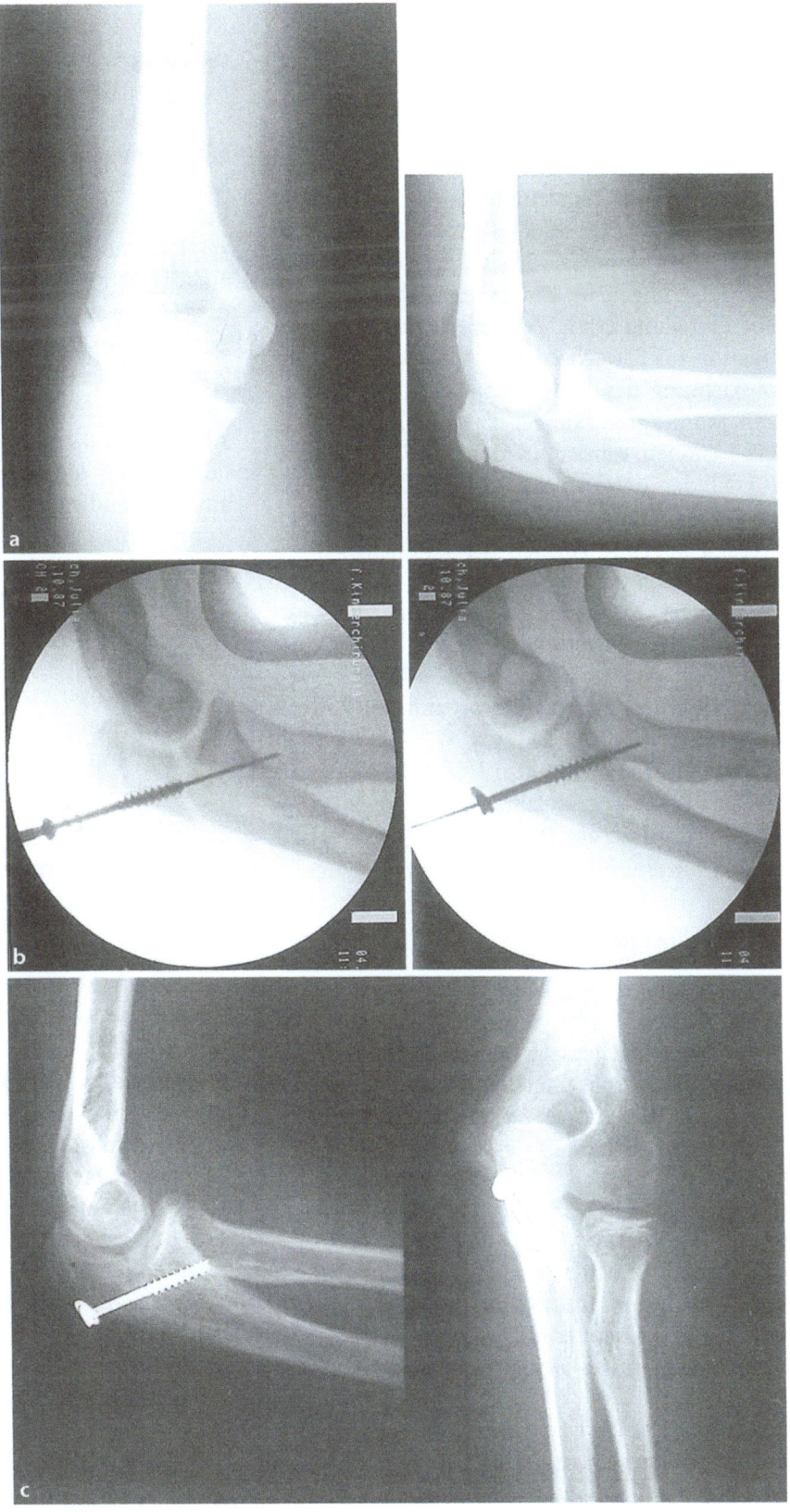

Abb. 6.31. Dislozierte intraartikuläre Olekranonfraktur (12 J. w.; AO 21-B1/0.1). **a** Unfallbilder; **b** Geschlossene Reposition und perkutane Fragmentfixation mittels kanülierter Zugschraube; **c** 5 Wochen postoperativ

6.2.9 Monteggia-Läsion

Als Monteggia-Läsion bezeichnet man eine Kombination von Ulnaschaftfraktur im proximalen bis mittleren Drittel mit Radiusköpfchenluxation. Von besonderer Bedeutung sind die exakte Diagnostik mit Bestimmung des Verletzungsmusters und die Wahl einer frakturspezifischen adäquaten Therapie. Der Anteil der Monteggia-Läsion an den Ellenbogenverletzungen im Kindesalter liegt bei 1–2%. Die Einteilung erfolgt, entsprechend der Klassifikation im Erwachsenenalter, nach der Luxationsrichtung des Radiusköpfchens. Es überwiegen Monteggia-Läsionen Typ Bado I. Monteggia-Läsionen werden in der AO-Klassifikation für Kinder unter 22-A1/0.3 und 22-B1/0.3 mit den Ergänzungen/5–8 kodiert. Im Einzelnen werden folgende Formen der kindlichen Monteggia-Läsion unterschieden:
- Ulnafraktur im mittleren Drittel mit Radiusköpfchenluxation;
- Ulnafraktur im proximalen oder mittleren Drittel mit Fraktur des proximalen Radiusendes;
- proximale Ulnafraktur (Olekranonfraktur) mit Radiusköpfchenluxation;
- Bowing-fracture (Grünholzfraktur) der Ulna mit Radiusköpfchenluxation.

Unfallhergang

Die Ulnafraktur entsteht durch ein direktes (Parierfraktur) oder indirektes Trauma. Das Radiusköpfchen luxiert immer durch indirekte Gewalteinwirkung. Am häufigsten führt der Sturz auf den ausgestreckten und pronierten Vorderarm zur Monteggia-Läsion.

Begleitverletzungen

Im Vordergrund stehen neurovaskuläre Defizite durch Verletzung des Ramus profundus des N. radialis und Läsionen der A. oder V. brachialis. Der Anteil ossärer Begleitverletzungen beträgt 10%.

Diagnostik

Klinisch steht die Ulnafraktur im Mittelpunkt, die röntgenologisch ohne Schwierigkeiten diagnostiziert werden kann.

Bei jeder proximalen Ulnafraktur müssen auch Röntgenaufnahmen des Ellenbogengelenkes zur Beurteilung der humeroradialen Artikulation vorliegen. Die Längsachse des Radius zeigt in jeder Stellung des Ellenbogengelenkes auf die Mitte des Capitulum humeri. Verläuft die Längsachse des Radius nicht durch das Zentrum des Capitulum humeri, liegt eine Subluxation oder Luxation des Radiusköpfchens vor. Im Kindesalter treten übersehene Radiusköpfchenluxationen in 18–54% auf. In Zweifelsfällen sollte die Artikulation unter Bewegung am Bildwandler überprüft werden. In der Literatur werden folgende Ursachen für übersehene Luxationen angeführt:
- geringe Instabilität des Vorderarms
- geringe Deformität des Vorderarms
- inadäquate Röntgendiagnostik
- Mehrfachverletzungen (Polytrauma)
- mangelhafte Erfahrungen in der Beurteilung von Röntgenaufnahmen im Kindesalter

Versorgungsstrategie

Das Prinzip der Behandlung besteht in der anatomischen Reposition und Stabilisierung der Ulnafraktur mit Korrektur der Radiusköpfchenluxation (Abb. 6.32).

Konservativ. Die konservative Therapie ist nur noch bei Grünholz- und Stauchungsfrakturen der Ulna mit problemloser Reposition der Radiusköpfchenluxation indiziert. Es erfolgt die Anlage einer dorsalen Oberarmgipslonguette in 90° gebeugtem Ellenbogengelenk und Supinationsstellung des Vorderarms.

Das Repositionsergebnis der Radiusköpfchenluxation muss kurzfristig röntgenologisch kontrolliert werden. Jede Reluxation stellt eine operative Indikation dar.

Operativ. Spätergebnisse sprechen eindeutig für die operative Stabilisierung der Ulnafraktur. Die Radiusköpfchenfraktur reponiert sich meist spontan. Nur in Ausnahmefällen muss offen reponiert und ggf. eine Ringbandrekons-

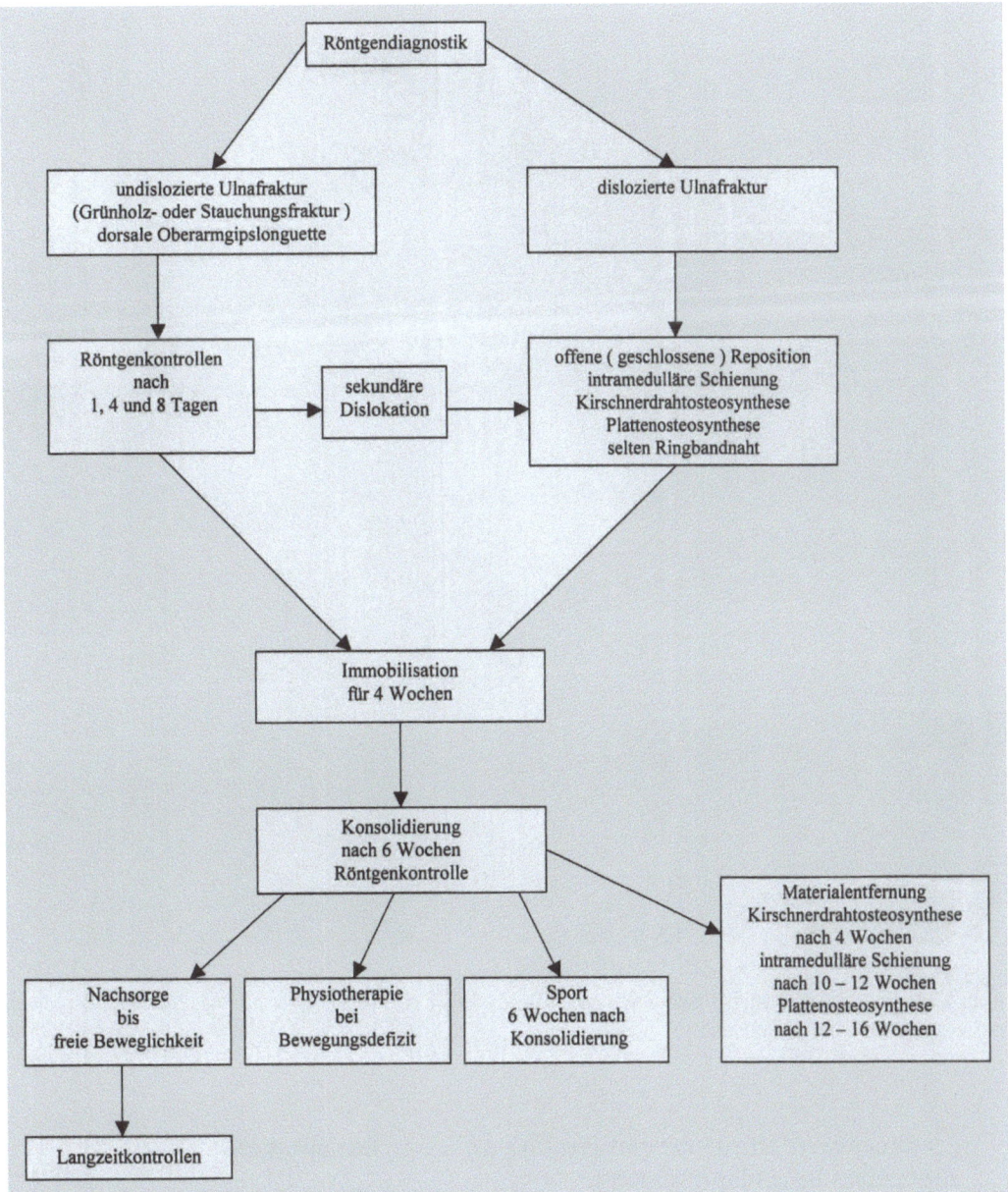

Abb. 6.32. Algorithmus der Versorgungsstrategie bei Monteggia-Läsion

truktion durchgeführt werden. Begleitverletzungen der Monteggia-Läsion erfordern eine differenzierte Therapie.

Operationsverfahren

Intramedulläre Schienung. Bewährt hat sich zur Stabilisierung der Ulnafraktur die Implantation einer Schiene am Olekranon über eine dorsale Kortikalisperforation deszendierend in den Markraum (Abb. 6.33).

- *Kirschnerdrahtosteosynthese:* Mehrfragmentfrakturen der Ulna bei jüngeren Kindern werden mit Kirschnerdrähten und evtl. Cerclagen versorgt.
- *Schrauben- und Plattenosteosynthese:* Bei älteren Kindern mit einer komplexen Ulnafraktur bietet sich die Verplattung an.
- *Ringbandrekonstruktion:* Gelingt die Reposition des Radiusköpfchens nicht, ist eine offene Reposition ggf. mit Ringbandnaht erforderlich.

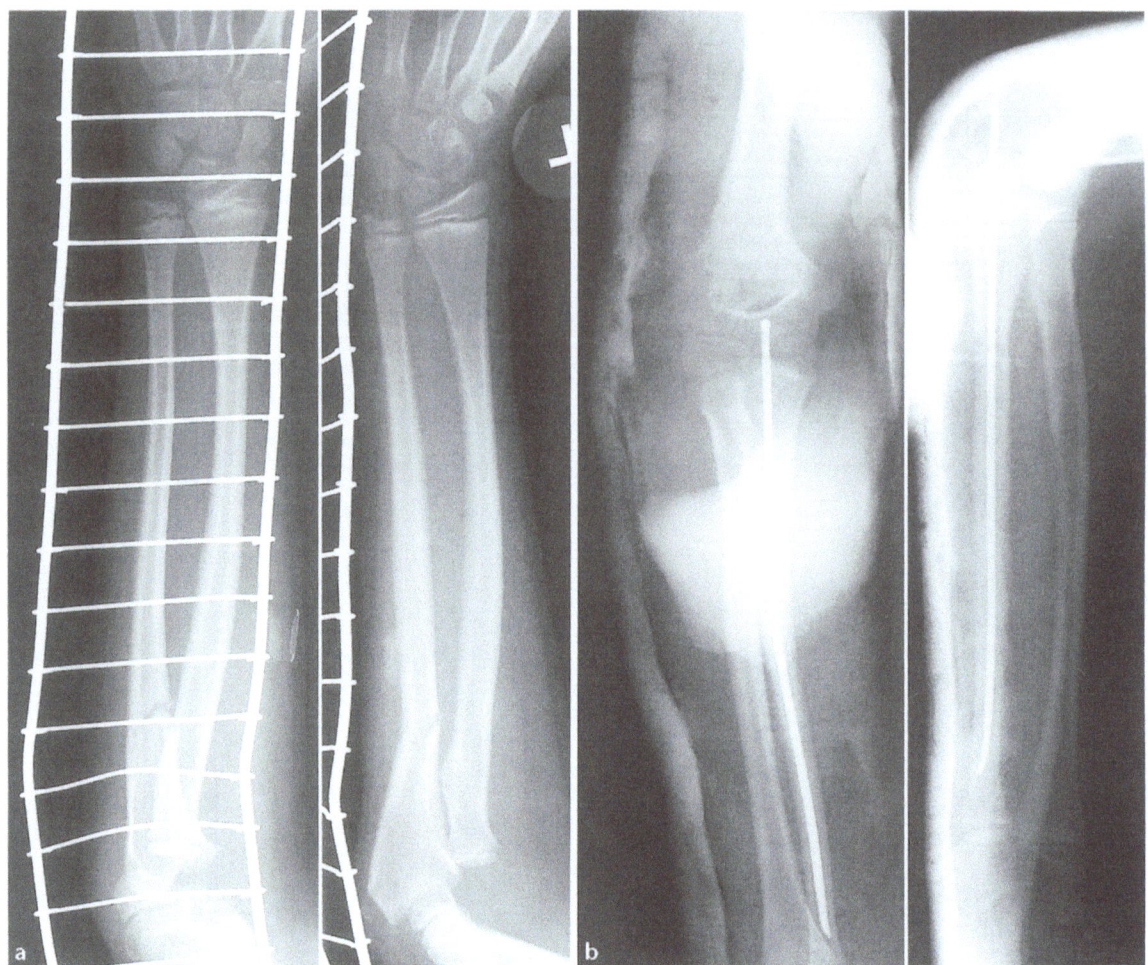

Abb. 6.33. Monteggia-Läsion Typ Bado I (8 J., m.; AO 22-A1/0.3). **a** Unfallbilder; **b** Z.n. geschlossener Reposition und intramedullärer Schienung im Gipsverband

- Erwähnenswert ist die *externe Fixation* als alternatives Behandlungskonzept.

Operationsschritte (offene Radiusköpfchenreposition)

- Radialer Zugang
- Beseitigung von Kapsel- und Ringbandanteilen als Repositionshindernis
- ggf. Ringbandnaht

Die transartikuläre Kirschnerdrahtfixation wird allgemein abgelehnt. In einer eigenen Nachuntersuchung von 53 Kindern mit einer Monteggia-Läsion war nur in einem Fall eine offene Reposition mit Ringbandnaht erforderlich.

Komplikationen

Im Mittelpunkt steht die veraltete Radiusköpfchenluxation mit Cubitus valgus, die eine ungünstige Prognose hat. Offene Reposition und Ringbandrekonstruktion bleiben meist erfolglos, wenn das Trauma länger zurückliegt. Mitunter lässt sich durch eine Korrekturosteotomie der Ulna über eine intramedulläre Schienung die Luxationsstellung beheben. Bei fortgeschrittener Längendifferenz zwischen Ulna und Radius wird über einen Fixateur externe durch Ulnakortikotomie mit Kallusdistraktion die Längendiskrepanz ausgeglichen. Die Radiusköpfchenresektion kommt nur bei lange bestehender Inkongruenz bzw. starker Deformität im Erwachsenenalter evtl. mit endoprothetischer Versorgung in Betracht (vgl. Kap. 6).

6.3 Luxation/Subluxation

6.3.1 Ellenbogenluxation

Ellenbogenluxationen werden mit 5% aller Ellenbogenverletzungen angegeben. Vor dem 8. Lebensjahr sind Ellenbogenluxationen selten. Der Häufigkeitsgipfel liegt zwischen dem 12. und 13. Lebensjahr. Meist handelt es sich um eine dorsoradiale Luxation. Klinisch fällt eine Deformierung des Ellenbogens mit Functio laesa auf. Die Reposition erfolgt durch Zug am gebeugten Vorderarm unter leichtem Druck auf den radialen Ellenbogen. Zur Vermeidung eines neurovaskulären Risikos darf dabei der Ellenbogen nicht überstreckt werden. In 90% gelingt die geschlossene Reposition.

Vor und nach Reposition, auch nach Spontanreposition, ist eine Röntgenkontrolle zur Abklärung von Begleitverletzungen erforderlich. In über 60% treten ossäre, chondrale und ligamentäre Läsionen auf. Häufig handelt es sich um epikondyläre Abrissfrakturen (Abb. 6.34), seltener um Frakturen des Condylus radialis humeri, des proximalen Radiusendes und des Processus coronoideus ulnae.

Häufig wird der abgerissene und in das Gelenk eingeschlagene Epicondylus ulnaris humeri zum Repositionshindernis. Auch an die Interposition des N. ulnaris, N. medianus und der A. brachialis ist zu denken. Dislozierte epikondyläre Abrissfrakturen werden operativ versorgt und die Seitenbandstabilität wiederhergestellt. Das Gleiche gilt für andere ossäre Läsionen. Neurovaskuläre Defizite erfordern eine differenzierte Therapie. Klagt das Kind nach der Reposition über fortbestehende Schmerzen, ist eine Läsion des N. medianus anzunehmen. Eine Überdehnung des N. medianus bildet sich nach 2–3 Monaten röntgenologisch als Sklerosierung in Höhe des Sulcus bicipitalis medialis ab (sog. Matev-Zeichen). In 10% treten temporäre Ulnarisparesen auf.

In der *Nachbehandlung* hat sich zur Vermeidung eines Bewegungsdefizits die frühfunktionelle Mobilisierung in einer Bewegungsschiene bewährt:

Bei isolierter Luxation
- Reposition, Ruhigstellung mit dorsaler Oberarmgipslonguette
- Anpassung einer Bewegungsschiene
- Beübung und freie Bewegung ab 5. Tag mit Schiene
- freie Bewegung ab 21. Tag ohne Schiene

Bei Luxationsfraktur
- Operation, Ruhigstellung mit dorsaler Oberarmgipslonguette
- Anpassung einer Bewegungsschiene
- Beübung und freie Bewegung ab 7. Tag mit Schiene
- freie Bewegung ab 28. Tag ohne Schiene

Eine Röntgenkontrolle sollte nach Konsolidierung der ossären Begleitverletzung und zur Dokumentation evtl. eingetretener osteochondraler Veränderungen, meist am radialen Ellenbogen, erfolgen. Die Sportfähigkeit muss individuell festgelegt werden.

Isolierte Radiusköpfchenluxation

Die Radiusköpfchenluxation tritt isoliert sehr selten auf. Sie gehört kombiniert zum Verletzungsmuster der Monteggia-Läsion. Bei Ellenbogenverletzungen mit erforderlicher Röntgendiagnostik muss grundsätzlich die humeroradiale Artikulation überprüft werden. Eine Radiusköpfchenluxation liegt vor, wenn die Verlängerung der Schaftachse des Radius nicht mehr durch das Zentrum des Capitulum humeri verläuft.

Die Reposition erfolgt durch Druck auf das Radiusköpfchen in Supinationsstellung des Vorderarms. Bei Interposition von Ringband- und Kapselanteilen als Retentionshindernis wird offen reponiert und ggf. das Lig. anulare rekonstruiert. Nach geschlossener Reposition ist nur kurzfristig für 1–2 Wochen die Anlage einer dorsoradialen Oberarmgipslonguette in 90° gebeugtem Ellenbogengelenk und Supinationsstellung des Vorderarms erforderlich. Mitunter reicht ein Stützverband oder eine Mitella aus. Auch nach offener Reposition wird das Ellenbogengelenk frühfunktionell in einer Bewegungsschiene mobilisiert. Sportfähigkeit besteht in der Regel nach 4 Wochen.

Kapitel 6 Verletzungen im Kindesalter

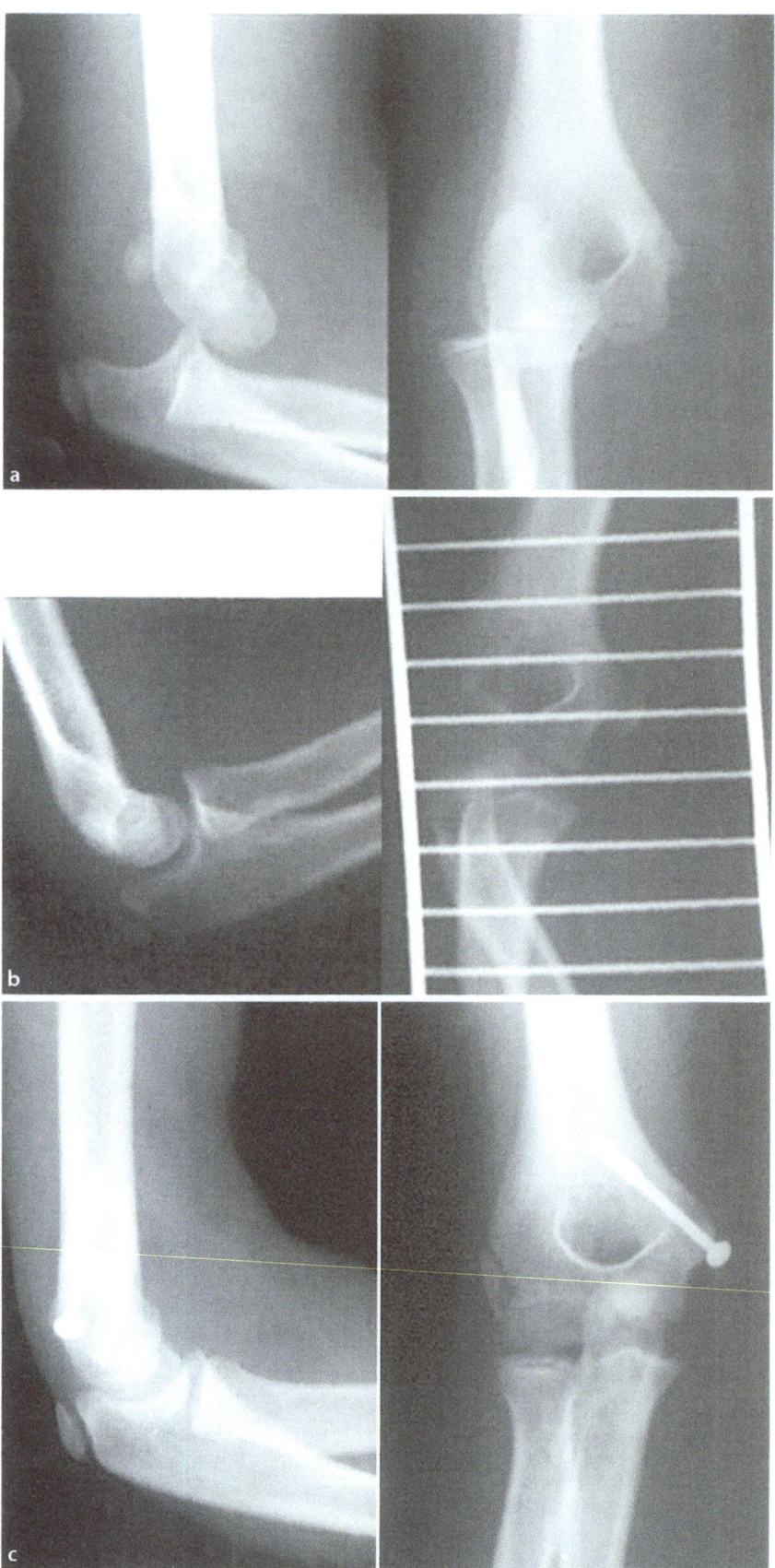

Abb. 6.34. Ellenbogenluxation mit Abriss des Epicondylus ulnaris (9 J., w.). **a** Unfallbilder; **b** Geschlossene Reposition; **c** Refixation des avulsierten Epicondylus ulnaris durch Schraubenosteosynthese

Subluxatio radii peranularis (Pronation douloureuse)

Die nach Chassaignac benannte Verletzung entsteht durch Zug am gestreckten Arm vorwiegend bei Kleinkindern. Dabei soll das Radiusköpfchen subluxieren ohne Zerreißung des Lig. anulare. Der Arm wird im Ellenbogengelenk nicht gebeugt und hängt in Pronationsstellung schlaff herab. Eine Röntgendiagnostik ist bei typischem Unfallhergang und klinischem Befund nicht erforderlich. Die Reposition gelingt mühelos durch Druck auf das Radiusköpfchen und Beugung des Vorderarms in Supinationsstellung. Danach wird der Arm wieder normal gebraucht, eine Ruhigstellung ist unnötig.

Bei fortbestehender Schonhaltung des Armes muss die Ellenbogenverletzung weiter abgeklärt werden (Sonographie, Röntgenkontrolle). Auch eine Resubluxation ist möglich.

Literatur

1. Bado JLL (1967) The Monteggia lesion. Clin Orthop 50:71–86
2. Bennek J, Gräfe G, Klötzer B, Mende L (1998) Neurovaskuläre Defizite bei suprakondylärer Humerusfraktur. In: Hofmann S v. Kap-herr (Hrsg) Kindertraumatologie. Universum Verlagsanstalt, Wiesbaden 30–33
3. Bennek J, Gräfe M, Gräfe G, Woitek G (1995) Zur operativen Therapie von Monteggia-Frakturen im Kindesalter. In: Hofmann S v. Kap-herr (Hrsg)
4. Dallek M, Jungbluth KH (1990) Histomorphologische Untersuchungen zur Entstehung der Condylus-radialis-humeri-Fraktur im Wachstumsalter. Unfallchirurgie 16:57–62
5. Dietz HG, Schmittenbecher PP, Illius P (1997) Intramedulläre Osteosynthese im Wachstumsalter. Urban & Schwarzenberg, München Wien Baltimore
6. Eklöf O, Nordstrand A, Skog PA (1970) Avulsion fracture of the medial humerus epicondyle. Results of treatment. Z Kinderchir 9:110–117
7. Evans MC, Graham HK (1999) ranon fractures in children. J Pediatr Orthop 19:559–569
8. Evans MC, Graham HK (1999) Radial neck fractures in children: A management algorithm J Pediatr Orthop Part B 8:93–99
9. Gottschalk E (1999) Gefäßverletzungen im Bereich der oberen Extremitäten bei Kindern. OP-JOURNAL 15:280–284
10. Hefti F (1998) Kinderorthopädie in der Praxis. Springer-Verlag, Berlin Heidelberg
11. Hefti F, Jakob RP, von Laer L (1981) Frakturen des Condylus radialis humeri bei Kindern und Jugendlichen. Orthopäde 10:274–279
12. Jakob R, Fowles JV, Rang M, Kassab MT (1975) Observations concerning fractures of the lateral humeral condyle in children. J Bone Joint Surg 57B:430
13. Judet J, Judet R (1962) Fracture du col radial chez l'enfant. Ann Chir 16:1377–1385
14. Kelch G, Savridis E, Jenal G, Parsch K (1999) Begleitende Gefäßkomplikationen bei suprakondylären Humerusfrakturen des Kindes. Unfallchirurg 102:708–715
15. Knorr P, Dietz HG (1995) Der Spätschaden der Monteggia-Läsion – Möglichkeiten der Sekundärkorrektur. In: Hofmann S v. Kap-herr (Hrsg)
16. Linhart WE (1998) Fehlstellungen und Bewegungseinschränkungen nach Frakturen am distalen Humerus und deren Behandlung. In: Hofmann S v. Kap-herr (Hrsg) Kindertraumatologie. Universum Verlagsanstalt, Wiesbaden 102–105
17. Linke F, Beck O, Ziebell P (1998) Seltene Kondylenfrakturen mit Gelenkbeteiligung
18. Lins RE, Simovitch RW, Waters PH (1999) Pediatric elbow trauma. Orthop Clin North Am 30:119–132
19. Müller ME, Nazarian S, Kode P, Schatzker J (1990) The comprehensive classification of fractures of long bones. Springer, Berlin Heidelberg New York
20. Papandrea R, Waters PM (2000) Posttraumatic reconstruction of the elbow in the pediatric patient. Clin Orthop 370:115–126
21. Re PR, Waters PM, Hresko T (1999) T-condylar fractures of the distal humerus in children and adolescents. J Pediatr Orthop 19:313–318
22. Ring D, Jupiter JB, Waters PM (1998) Monteggia fractures in children and adults. J Am Acad Orthop Surg 6:215–224
23. Schärli AF (1995) Die proximale Olekranonfraktur des Kindesalters. In: Hofmann S v. Kap-herr (Hrsg) Die Frakturen an Unterarm und Hand im Kindesalter. Universum Verlagsanstalt, Wiesbaden 52–56
24. Schmidt A, Kufeld M, Fischer G, Wüstner M, König F, Fuchs M (1998) Sicherheit in Diagnostik und Therapie bei Condylus radialis humeri Fraktur im Kindesalter. In: Hofmann S v. Kap-herr (Hrsg) Kindertraumatologie. Universum Verlagsanstalt, Wiesbaden 81–86
25. Tischer W, Gdanietz K (1988) Kinderchirurgie für die klinische Praxis. Georg Thieme Verlag, Leipzig 269–273
26. Vinz H, Kurz W (1995) Differenzierte Therapie der Monteggiafraktur. In: Hofmann S v. Kap-herr (Hrsg) Die Fraktur an Unterarm und Hand

im Kindesalter. Universum Verlagsanstalt, Wiesbaden 110–114
27. von Laer L (1996) Frakturen und Luxationen im Wachstumsalter. Georg Thieme Verlag, Stuttgart 136–139
28. von Laer L, Hasler C (1998): Die dislozierte Fraktur des Condylus radialis humeri. In: Hofmann S v. Kap-herr (Hrsg) Kindertraumatologie. Universum Verlagsanstalt, Wiesbaden 72–78
29. von Torklus HD (1992) Atlas orthopädisch-chirurgischer Zugangswege. Urban & Schwarzenberg, München Wien Baltimore 50–51
30. Weise K (2000) Was man über die kindliche Fraktur des Ellenbogengelenks wissen sollte. Trauma Berufskrankh 2 (Suppl 1):51–56
31. Weise K, Schwab E, Scheufele TM (1997) Ellenbogenverletzungen im Kindesalter. Unfallchirurg 100:255–269
32. Wilson PD (1936) Fracture of the lateral condyle of the humerus in childhood. J Bone Jt Surg 18:301–318

KAPITEL 7 Luxationen und Instabilitäten

Helmut Lill, Jan Korner und Christoph Josten

7.1 Allgemeines

Ca. 20% aller Luxationen betreffen das Ellenbogengelenk. Nach der Schulterluxation stellen sie somit die zweithäufigste Gelenkverrenkung dar. In einer Nachuntersuchung des eigenen Patientengutes wiesen 28% der Patienten mit Ellenbogenverletzungen gleichzeitig eine Luxation im Humeroulnargelenk auf. Diese Zahlen unterstreichen die Bedeutung dieser Verletzungen. Isolierte Luxationen treten bevorzugt im Jugendalter und beim Sport auf. Bei den Luxationsfrakturen liegt das Alter der Patienten durchschnittlich zwischen 50 und 60 Jahren.

7.2 Luxationsrichtung

Die Einteilung der Luxationen und Luxationsfrakturen erfolgt anhand der zugrundeliegenden Luxationsrichtung (Abb. 7.1). Auf der Grundlage der Luxationsrichtung des Unterarmes sind folgende Luxationen möglich:
- Posterior (dorsal)
- anterior (ventral)
- posteroulnar (posteromedial)
- posteroradial (posterolateral)
- divergierend

Meist ist die Luxationsrichtung nicht ausschließlich unidirektional. 80–90% der Luxationen oder Luxationsfrakturen erfolgen nach dorsoradial oder dorsal. Dies erklärt sich durch die Tatsache, dass sich die Kraftwirkung beim Sturz auf die Hand von anterior nach posterior vollzieht. Weiterhin reißt im Rahmen der periartikulären Weichteilschädigung der laterale Kapselbandapparat zuerst wodurch aufgrund des verminderten Widerstandes im lateralen Gelenkbereich die Luxationsrichtung nach dorsoradial bzw. dorsal vorgegeben ist.

7.3 Verletzungsmechanismus

Detaillierte Kenntnisse über biomechanische Abläufe der Ellenbogenluxation sind nicht bekannt.

Für die *posteriore Luxation* existieren zwei Arbeitshypothesen:
- Die häufigste zur Luxation führende Ursache ist der *Sturz auf die Hand* oder das Handgelenk, wobei der Arm im Ellenbogengelenk gestreckt ist (Abb. 7.2). Der Unterarm ist in der Regel proniert, um den Sturz mit der Hand abzufangen. Aufgrund der axialen Krafteinwirkung durch den Unterarm und einer gleichzeitig einsetzenden Hyperextension im Ellenbogen schlägt das Olekranon in der Fossa olecrani des Humerus an und bewirkt hierdurch eine Hebelkraft, die das Ellenbogengelenk ventral aufhebelt. Der Processus coronoideus, der den ventralen stabilisierenden Pfeiler des humeroulnaren Gelenkes darstellt, gleitet dabei nach dorsal über die Trochlea, was zur posterioren Luxation führt.
- Beim Sturz auf die Hand und Beugung im Ellenbogen wirkt gleichzeitig ein direktes Trauma gegen die Ventralseite des proximalen Unterarms. Dies führt zum Gleiten des Koronoids nach dorsal über die Trochlea (Abb. 7.3).

Die *anteriore Luxation*, die weitaus seltener vorkommt, wird durch einen anderen Unfallmechanismus hervorgerufen. Bei gebeugtem

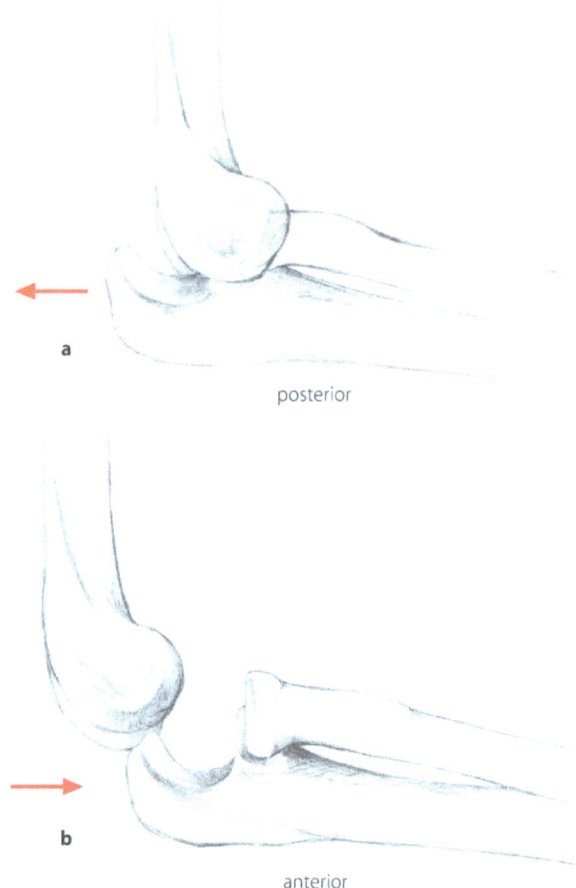

Abb. 7.1. Einteilung der Luxationen entsprechend der zugrundeliegenden Luxationsrichtung des Unterarms. **a** Posterior; **b** anterior; **c** posterolateral; **d** postermedial; **e** divergierend

Ellenbogen und gleichzeitig von dorsal einwirkender Gewalt (Sturz auf den Ellenbogen) schiebt sich hierbei das Olekranon nach vorn über die Trochlea.

7.4 Begleitverletzungen

7.4.1 Ossär

Knöcherne Begleitverletzungen treten in ca. 20% der Ellenbogenluxation auf. Die häufigsten knöchernen Läsionen betreffen das Radiusköpfchen sowie den Proc. coronoideus. Die Erklärung hierfür findet sich im zugrundeliegenden Unfallmechanismus. Bei einer typischen dorsalen Luxation kommt es aufgrund des Abschermechanismus' im ventralen Gelenk-Kompartiment bevorzugt zu einer Traumatisierung nachfolgend benannter Strukturen (Tabelle 7.1).

Koronoid

Es ist wesentlich, an dieser Stelle auf den Proc. coronoideus einzugehen, da er eine entscheidende Bedeutung für Beurteilung der Ellenbogenstabilität nach Luxation besitzt. In der Literatur geht man davon aus, dass Frakturen des Koronoids mit einer Häufigkeit von 2–15% als Begleitverletzung der posterioren Ellenbogenluxationen auftreten. Nur selten sind sie als isolierte Frakturen anzutreffen. In eigenen Untersuchungen fanden sich Koronoidfrakturen in 39% der Luxationsfrakturen. Zu Frakturen des Koronoids kommt es im Rahmen der Luxation durch axiale Scherkräfte im ventralen Gelenkanteil. Die Hypothese, dass es durch Hyperextension und dem daraus resultierenden Zug des M. brachialis zu Koronoidfrakturen kommt, ist unwahrscheinlich, da der Muskel le-

7.4 Begleitverletzungen 101

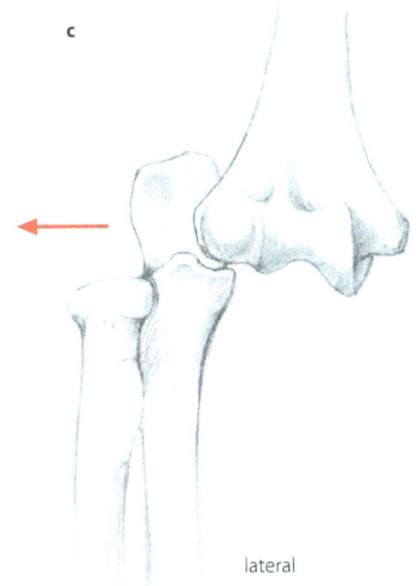

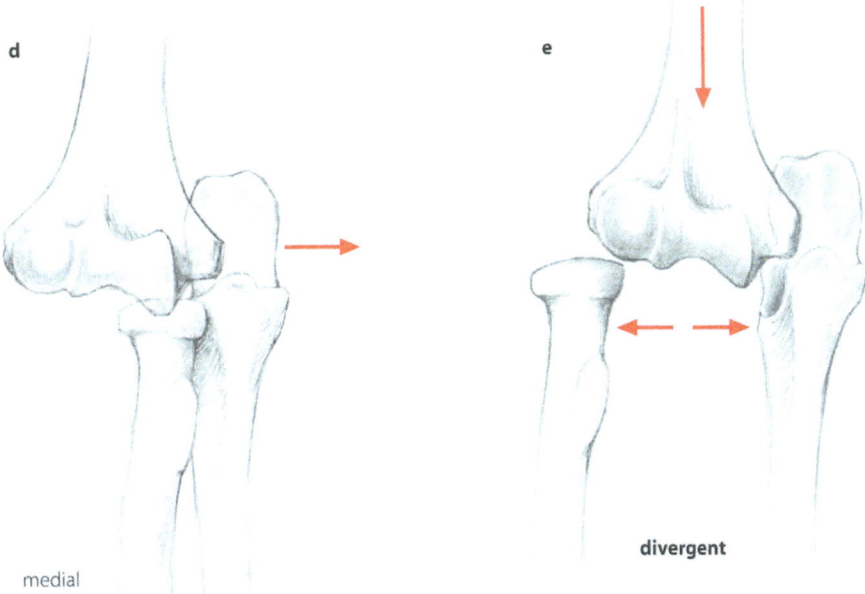

Abb. 7.1 c–d

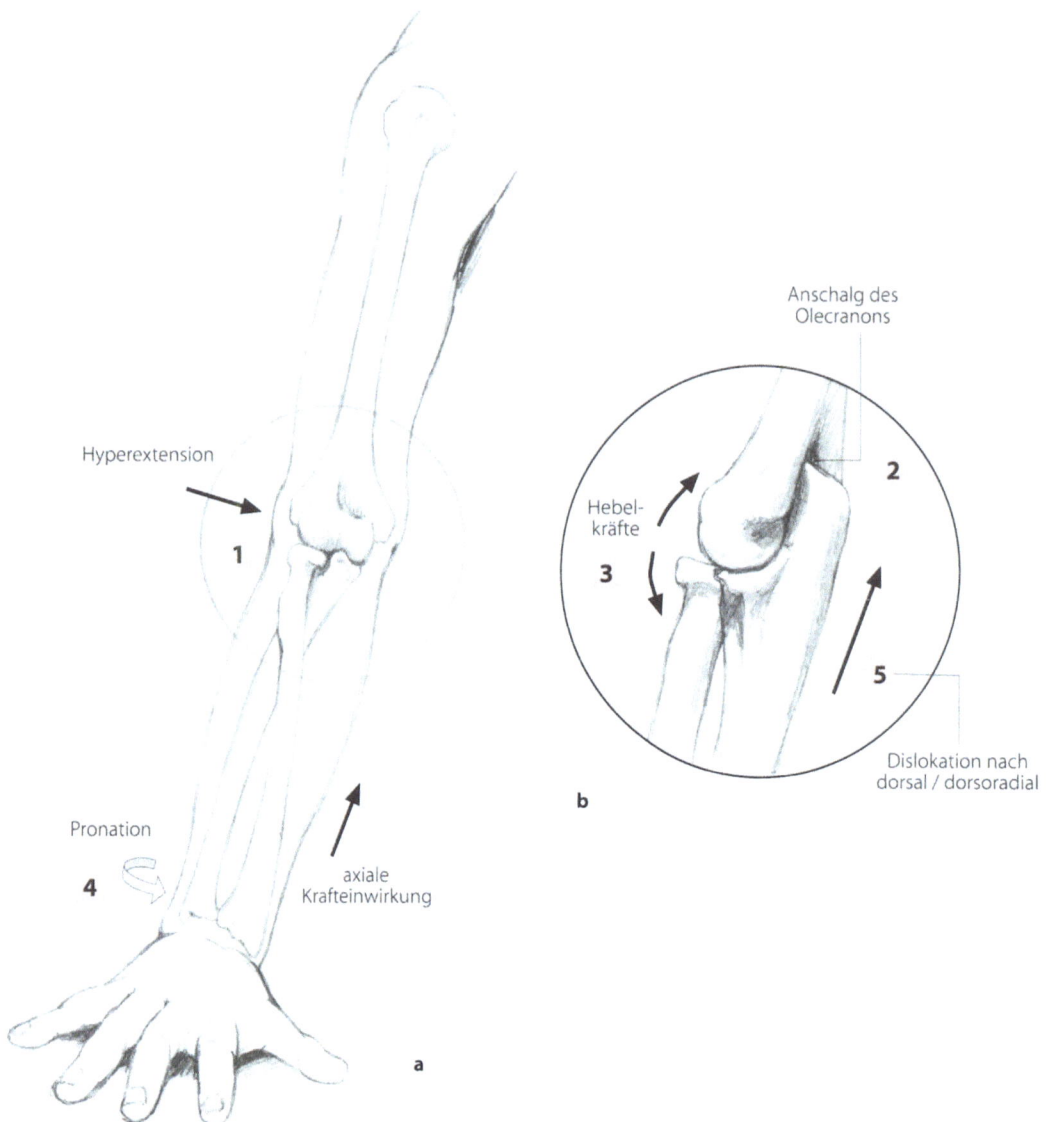

Abb. 7.2. Unfallmechanismus bei *gestrecktem* Ellenbogen. **a** Sturz auf die pronierte Hand und Hyperextension im Ellenbogen; **b** ventrale Hebelkraft durch Anschlag des Olekranons führt bei axialer Krafteinwirkung zur posterioren Luxation. Durch gleichzeitige Hyperextension (1), Anschlag des Olekranons (2) und ventrale Hebelkräfte (3), kommt es bei Pronation (4) zur dorsoradialen Luxation (5)

Tabelle 7.1. Bevorzugte Lokalisation der Begleitverletzungen in absteigender Häufigkeit

Ossär	Ligamentär	Kartilaginär
■ Radiusköpfchen	Lig. collaterale radiale (Lateral Collateral Ligament, LCL)	Ventrale Anteile des – humeroradialen Gelenkes (Capitulum – RK) – humeroulnaren Gelenkes (Trochlea – Proc. coron.)
■ Proc. coronoideus	Vordere und hintere Kapsel	
■ Dist. Humerus/Capitulum	Lig. collaterale mediale (Medial Collateral Ligament, MCL; Lateral Ulnar Collateral Ligament, LUCL) Ansatz des M. brachialis	

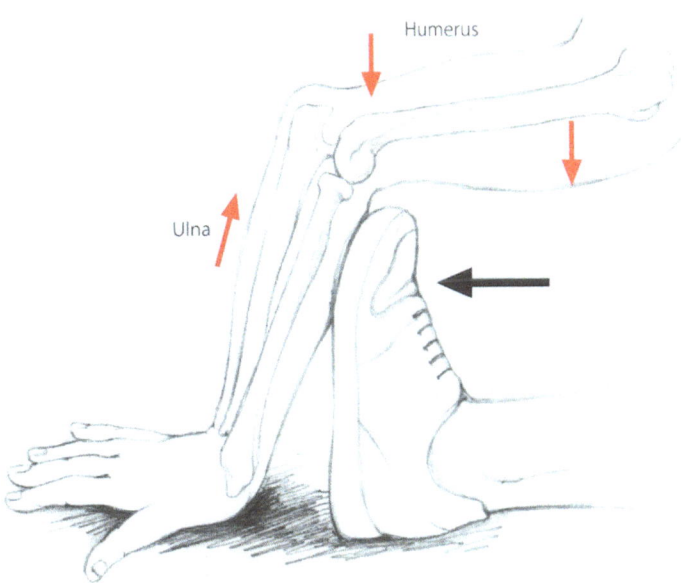

Abb. 7.3. Unfallmechanismus der posterioren Luxation bei *gebeugtem* Ellenbogen

diglich an der ventralen Basis des Proc. coronoideus inseriert und somit keine Avulsion hervorrufen kann.

■ **Einteilung der Koronoidfrakturen.** Entsprechend der Größe des Fragmentes und dem damit verbundenen Grad der Instabilität klassifizierten Regan und Morrey [1989] drei Frakturtypen (Abb. 7.4).

■ *Typ 1*: Frakturen, die lediglich die Spitze des Koronoids betreffen. Solche Frakturen sind stabil und bedürfen in der Regel keiner operativen Intervention. Da die ventrale Kapsel distal der Koronoidspitze inseriert, kann es jedoch zu einer Dislokation des Fragmentes nach intraartikulär kommen. In diesem Falle ist möglichst eine offene oder evtl. arthroskopische Fragmententfernung durchzuführen, insbesondere wenn es zu Blockaden kommt oder Gelenkschäden zu erwarten sind. Eine Refixation ist aufgrund der geringen Größe des Fragmentes technisch kaum durchführbar und aus biomechanischer Sicht nicht notwendig (Abb. 7.5).

■ *Typ 2*: Das Fragment ist kleiner als 50% des Koronoids. Diese Frakturen können sowohl instabil als auch stabil sein. Entscheidend für die Stabilität des Ellenbogens bei Typ 2 Frakturen sind 2 Fragen:
1. Ist das Radiusköpfchen mitbeteiligt?

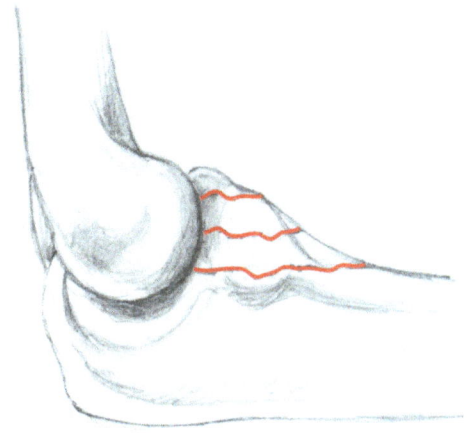

Abb. 7.4. Einteilung der Koronoidfrakturen nach Regan und Morrey [1989]. *Typ 1:* Avulsion der Spitze; *Typ 2:* weniger als 50% des Koronoids betreffend; *Typ 3:* basisnah, mehr als 50% des Koronoids betreffend

2. Befindet sich die Insertion des vorderen MCL-Bündels am Koronoidfragment?

Bei gleichzeitiger Radiusköpfchenfraktur kommt es häufig zu Instabilitäten, die eine chirurgische Stabilisierung des Koronoids und/oder des Radiusköpfchens erforderlich machen. Bei schrägem Frakturverlauf nach medial dorsal (Abb. 7.6) kann sich das für die Stabilität entscheidende *anteriore Bündel*

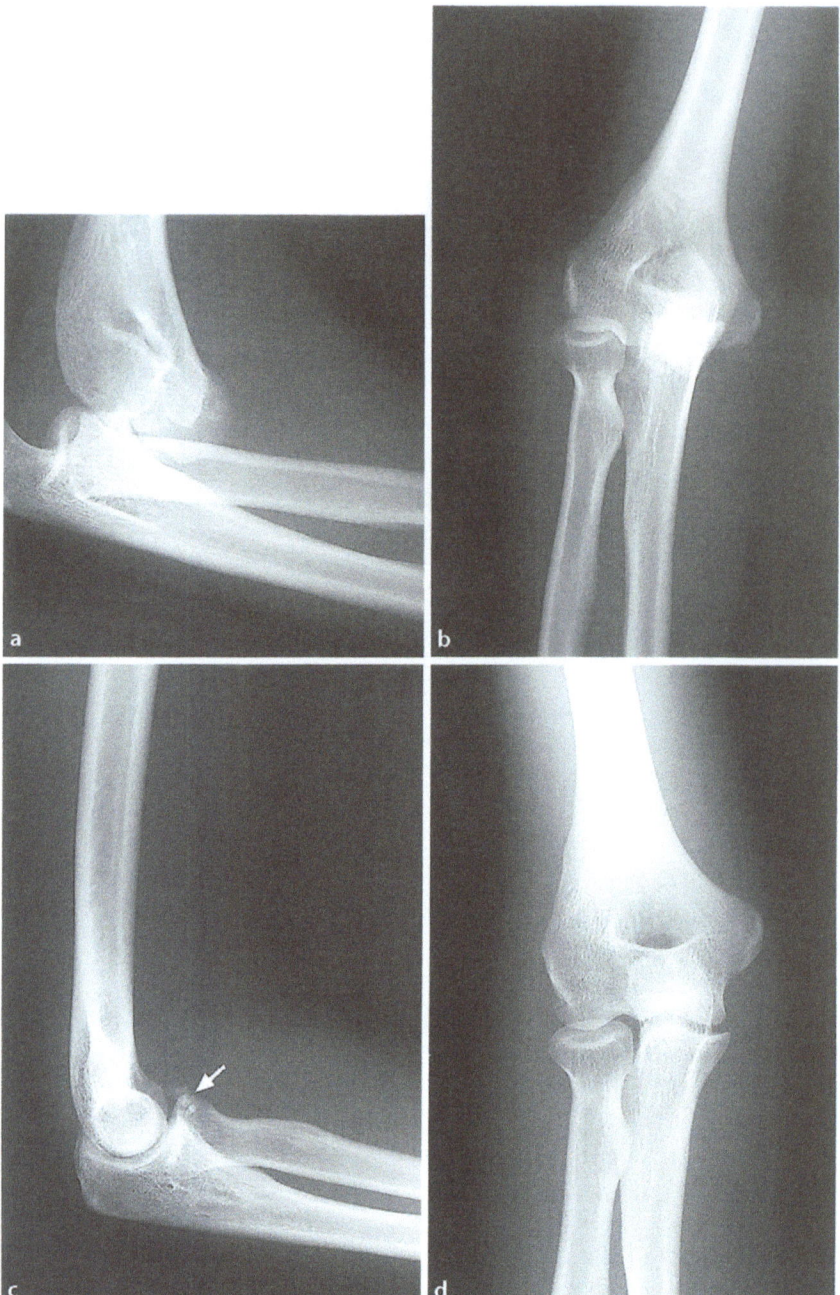

Abb. 7.5. Posteroradiale Luxationsfraktur rechter Ellenbogen mit Koronoidfraktur Typ 1 (Pfeilspitze), (23 J., m.). **a** und **b** Unfallbilder; **c** und **d** nach Reposition

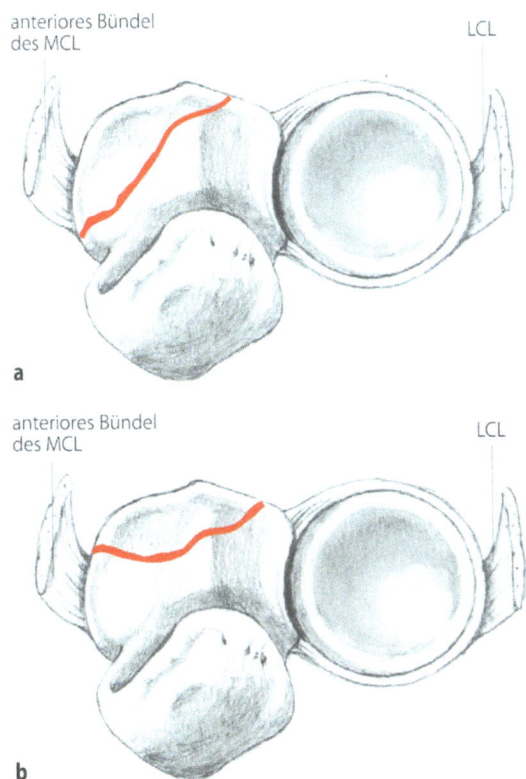

Abb. 7.6. Abhängigkeit der Ellenbogenstabilität vom Frakturverlauf bei Typ-2-Koronoid-Fraktur. **a** Frakturverlauf nach ulnar-dorsal: Die Insertion des anterioren Bündels des MCL befindet sich am Fragment. Das Gelenk ist instabil, die Reluxationswahrscheinlichkeit hoch. **b** Frakturverlauf horizontal: Die Insertion des anterioren Bündels des MCL befindet sich am Proc. coronoideus. Stabile Situation

des MCL am Fragment befinden und somit nicht mehr an der Stabilisierung des Ellenbogengelenkes teilnehmen. Diese Frakturen sind als instabil einzuschätzen und sollten durch eine offene Reposition und interne Stabilisierung versorgt werden. Bei Schrägfrakturen nach radial oder Horizontalfrakturen kommt es nicht zur Instabilität, da der ulnare Anteil des lateralen Kollateralbandes (LUCL) dorsal des Koronoids inseriert und das MCL intakt bleibt. Zur genauen Einschätzung des Frakturverlaufes ist häufig eine CT erforderlich.

- *Typ 3*: Frakturen mit einer Fragmentgröße von über 50% des Koronoids. Auf der Grundlage der Klassifikation nach Regan und Morrey ist eine offene Reposition und interne Stabilisierung für solche Koronoidfrakturen anzustreben, die eine Primärstabilität im Ellenbogen nicht gewährleisten. Dies betrifft alle Typ 3 Frakturen, da hierbei generell instabile Verhältnisse herrschen und eine frühfunktionelle Behandlung ohne chirurgische Intervention nicht realisierbar ist. Typ 3 Frakturen sind aufgrund folgender Bedingungen als instabil anzusehen:
  - Fehlendes ventrales knöchernes Widerlager
  - Desinsertion der ventralen Kapsel
  - Desinsertion des anterioren Bündels des MCL
  - teilweise Desinsertion des M. brachialis

Erwartungsgemäß haben basisnahe Frakturen eine ungünstige Prognose, da sie in der Regel mit ausgedehnten Weichteilläsionen vergesellschaftet sind und zur Ausbildung einer posttraumatischen Gelenksteife neigen. Im Falle eines konservativen Vorgehens ist die Rate unbefriedigender Ergebnisse durch Instabilität und rezidivierende Luxationen 80%.

Eine vereinfachte Darstellung der Behandlungsstrategie von Koronoidfrakturen in Abhängigkeit von ihrer Klassifikation ist in Tabelle 7.2 dargestellt.

Die *operative Versorgung* instabiler Koronoidfrakturen ist möglich durch
- *Offene Reposition und Refixation durch transossäre Auszugsnähte, Fadenankersysteme bzw. Zugschraubenosteosynthese.* Der

Tabelle 7.2. Therapeutisches Konzept bei der Behandlung der Koronoidfrakturen

Frakturtyp	Typ 1	Typ 2	Typ 2	Typ 3
Stabilität	Stabil	Stabil	Instabil	Instabil
Behandlung	Konservativ	Konservativ	ORIF	ORIF
Op Indikation	Fragment intraartikulär	Begleitende Radiusköpfchen-Fraktur-Mason-2	Schräger Frakturverlauf nach dorsal-medial	Immer empfohlen

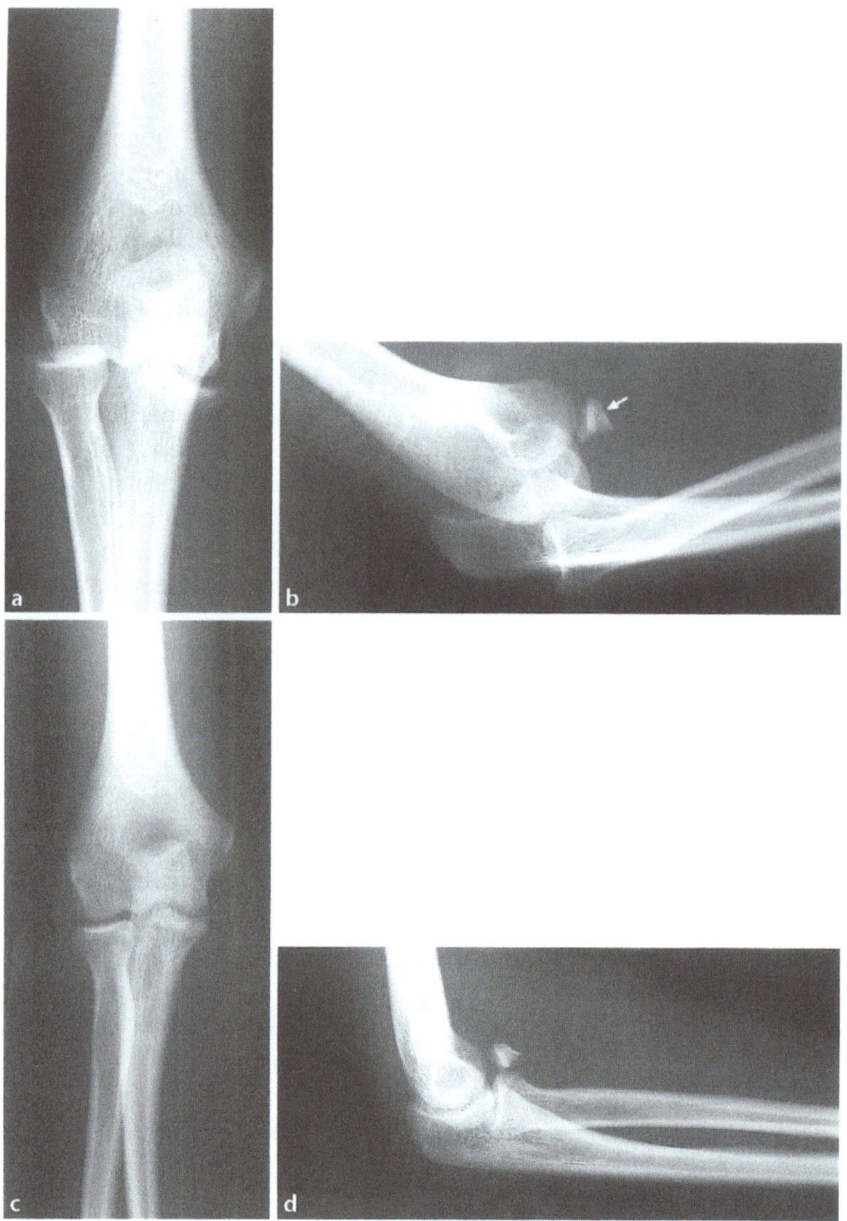

Abb. 7.7. Posteroradiale Luxationsfraktur mit stabiler Koronoidfraktur Typ 2 (Pfeil) (15 J.m.). Konservative Behandlung. **a** und **b** Unfallbilder; **c** und **d** nach Reposition

Zugang ist abhängig von den Begleitverletzungen, wobei das Koronoid sowohl über einen radialen als auch ulnaren Zugang erreicht werden kann. Der ventrale Zugang (s.u.) kann auch bei isolierten Koronoidfrakturen verwendet werden. Für die indirekte Zugschraubenosteosynthese sind dorsale Stichinzisionen notwendig.

- *Offene Reposition und direkte ventrale Verschraubung*: Der Zugangsweg sollte den Frakturverlauf berücksichtigen: aufgrund der besseren Erreichbarkeit des Koronoids sowohl für Reposition als auch Retention ist den ventrale Zugang bei horizontalen Frakturen zu bevorzugen. Bei Schrägfrakturen sollte der Zugang so gewählt werden, dass eine zum Frakturspalt nahezu senkrechte Einbringung des Osteosynthesematerials möglich ist. Bei einem Frakturverlauf nach medial dorsal sollte deshalb der ulna-

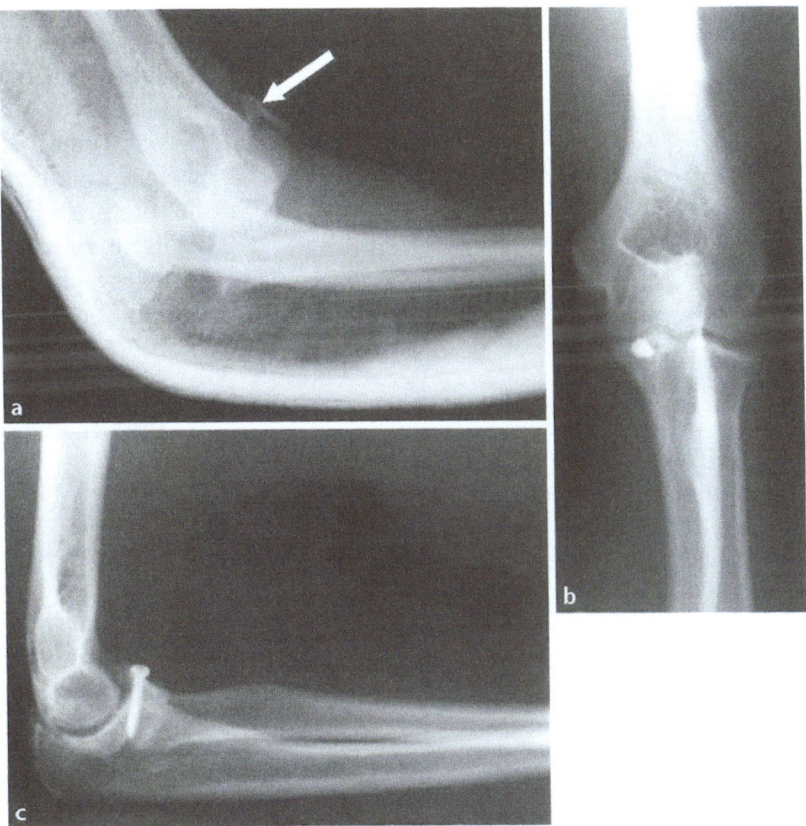

Abb. 7.8. Refixation einer instabilen Typ 2-Fraktur mittels direkter ventraler Zugschraubenosteosynthese (24 J., m.). **a** Instabile Situation mit Reluxation im Gipsverband (Pfeil = Koronoid); **b** Postoperatives Röntgenbild im a.p. Strahlengang; **c** Röntgenbild im lateralen Strahlengang

re Zugang und bei einem Frakturverlauf nach lateral dorsal der radiale Zugang verwendet werden. Zur Anwendung kommen Minifragment- oder Kleinfragmentschrauben (Abb. 7.8).

- *Fragment-Resektion*: Eine Resektion kleiner Fragmente (Typ 1) ist dann gerechtfertigt, wenn gleichzeitig rekonstruktionspflichtige Begleitverletzungen bestehen, das Fragment nicht rekonstruierbar ist und eine mechanische Blockade hervorruft. Hierfür empfehlen wir den ulnaren oder ventralen Zugang. Die Resektion größerer Fragmente (Typ 2/3) kann eine axiale Instabilität zur Folge haben und eine erhöhte Reluxationsneigung verursachen. Aus diesem Grund sollte hier der ORIF gegenüber der Resektion immer den Vorzug gegeben werden. Wenn gleichzeitig eine Radiusköpfchenfraktur vorliegt, sollte der Zugang zur weiteren Versorgung des Radiusköpfchens von radial erfolgen. Kommt es durch Resektion eines nicht rekonstruierbaren größeren Fragmentes zur ventralen Instabilität, ist eine Knochenspan-Plastik sinnvoll (s. u.).
- *Autologe Knochenspanplastik*: Bei nicht rekonstruierbarem Koronoid und instabilen Verhältnissen muss die Stabilität durch eine Knochenspananschraubung wiederhergestellt werden. Hierfür kann z. B. die Olekranonspitze verwendet werden, da sie für die axiale Stabilität keine entscheidende Rolle spielt und sich den anatomischen Gegebenheiten der Trochlea auch ventral gut anpasst. Entscheidend für den Erhalt der dorsalen Stabilität ist die gelenknahe Reinsertion der Trizepssehne. Ergibt sich im Rahmen einer gleichzeitig vorliegenden Radiusköpfchenfraktur die Indikation zur Implantation einer Radiusköpfchenprothese, so kann auch ein Teil des resezierten Radiusköpfchens als Koronoidersatz verwendet werden.

besteht. Diese Verletzungskombination wurde von Hotchkiss aufgrund ihrer vergleichsweise ungünstigen Prognose als „Terrible Triade of the Elbow" bezeichnet (Abb. 7.9).

Wenn unter diesen Umständen die Radiusköpfchenfraktur nicht rekonstruierbar ist, muss ein prothetischer Ersatz des Radiusköpfchens erfolgen, um einerseits die Stabilität wiederherzustellen und andererseits die gewünschte frühfunktionelle Behandlung zu gewährleisten (Abb. 7.10).

Distaler Humerus

Begleitende Frakturen des distalen Humerus sind selten. Sie treten bevorzugt im Kindes- oder Jugendalter als Abrissfrakturen der Epikondylen auf (vgl. Kapitel 6). Im Erwachsenenalter erfordern sie bis auf wenige Ausnahmen eine primäre offene Reposition und interne Stabilisierung durch Plattenosteosynthese und Zugschrauben (vgl. Kapitel 11).

Olekranon

Luxationsfrakturen mit Beteiligung des Olekranons, welche von Schatzker als Typ F klassifiziert wurden (vgl. Kapitel 10), stellen ein nicht zu unterschätzendes therapeutisches Problem dar, da infolge des direkten Traumas neben der knöchernen Verletzung meist eine ausgedehnte Weichteiltraumatisierung vorliegt. Wegen dem zugrundeliegenden Unfallmechanismus, bei dem die Incisura trochlearis der Ulna durch die Trochlea humeri gesprengt wird, wurde von Ring et al. [1997] der Begriff *„transolecranon fracture-dislocation"* (Abb. 7.11) geprägt. Das Ziel der Behandlung stellt die Wiederherstellung der humeroulnaren Gelenkfläche und der Stabilität des Ellenbogengelenkes durch offene Reposition und interne Fixation dar. Dies kann bei einfachen Querfrakturen durch Zuggurtungsosteosynthese erreicht werden. Für komplexere und distale Olekranonfrakturen sollte die Plattenosteosynthese angewendet werden, da hierdurch meist eine anatomische Wiederherstellung der Gelenkfläche und eine höhere Primärstabilität erreicht werden kann.

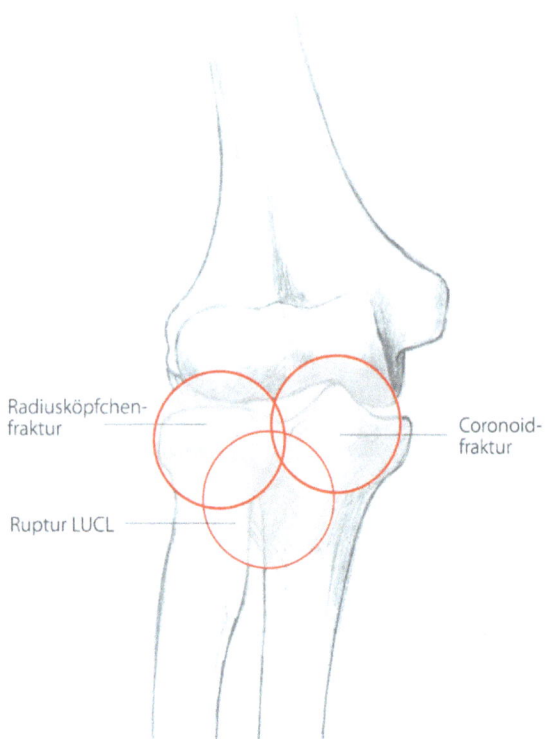

Abb. 7.9. Schema „Terrible Triade of the Elbow": Gleichzeitige Verletzung von Radiusköpfchen, lateralem ulnaren Kollateralband (LUCL) und Koronoid

Radiusköpfchen

Auf die differenzierte Therapie der Radiusköpfchenfrakturen wird ausführlich im Kapitel 9 eingegangen. Verletzungen des Radiusköpfchens sind typische Begleitverletzungen der posterioren Luxation. Handelt es sich um kleinere Fragmente ohne funktionelle Relevanz, werden sie nicht operativ versorgt. Durch den bereits beschriebenen Abschermechanismus handelt es sich meist um Köpfchenfrakturen vom Typ Mason-2, da das Radiusköpfchen-Fragment im Rahmen der dorsalen Luxation durch das Capitulum nach ventral disloziert wird.

Eine wesentliche Bedeutung erlangen begleitende Radiusköpchenfrakturen, wenn gleichzeitig eine Koronoidfraktur vorliegt und eine posterolaterale Rotationsinstabilität durch Ruptur des LUCL (Lateral Ulnar Collateral Ligament)

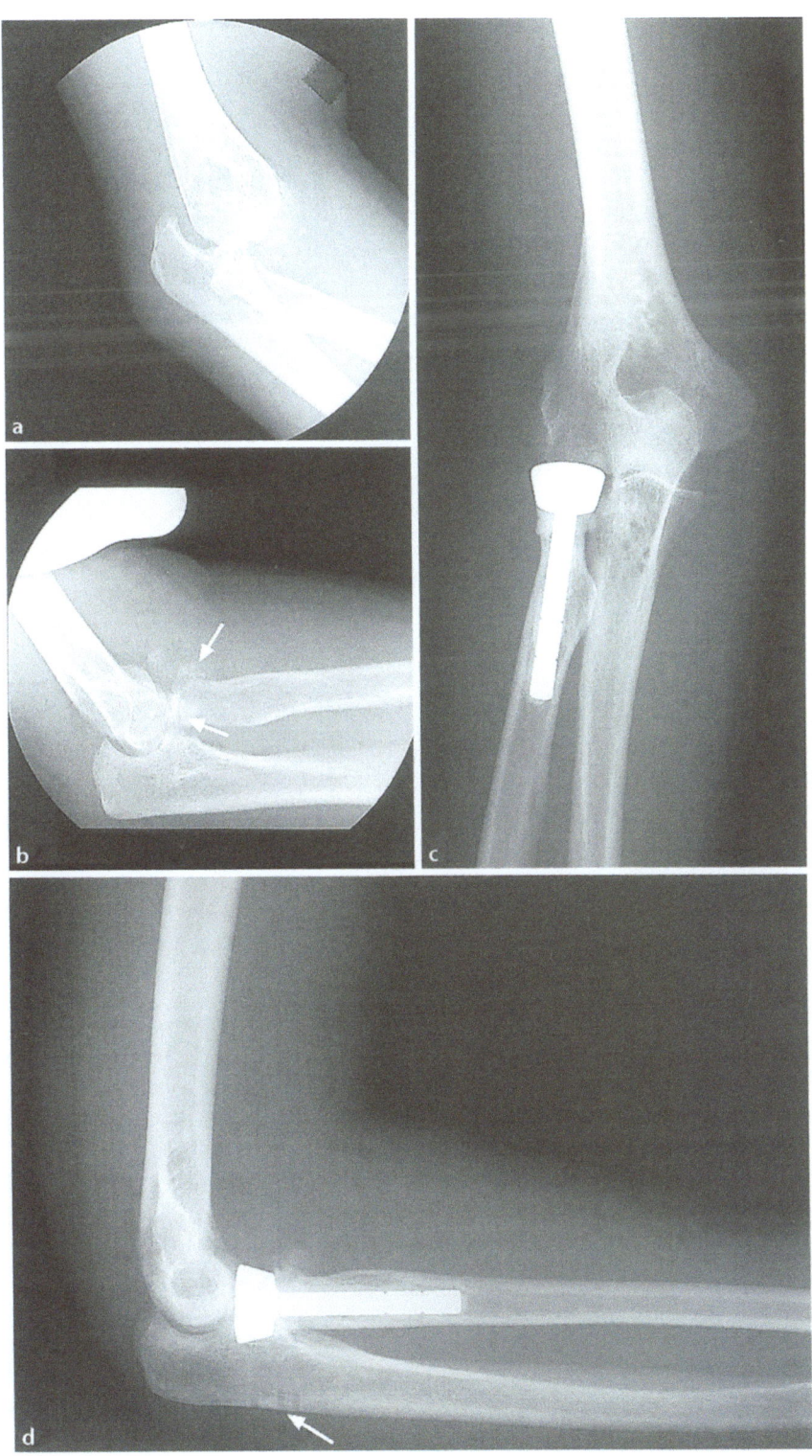

Abb. 7.10. Klinisches Beispiel einer „Terrible Triad" (57 J., m.). **a** Schräger Strahlengang. Unfallbild; **b** verbleibende Instabilität und Subluxation nach Reposition (Pfeil 1 = Cornoid, Pfeil 2 = Radiusköpfchenfragment); **c** bei nicht rekonstruierbarem Radiusköpfchenfragment Einsatz einer Radiusköpfchenprothese, transossäre Refixation der Koronoidfraktur und Rekonstruktion des LUCL; **d** laterales Röntgenbild. Stabile Verhältnisse erlauben eine Frühfunktionelle Behandlung (Pfeil = Auszugsnähte)

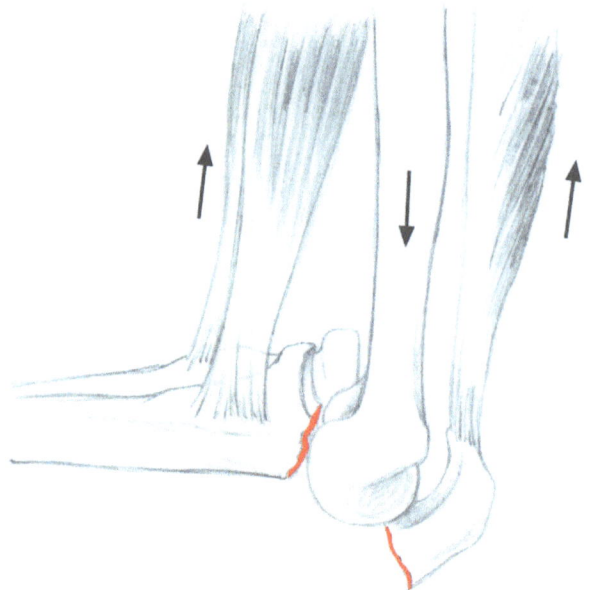

Abb. 7.11. Schema „transolecranon fracture-dislocation"

7.4.2 Ligamentär

Das Ausmaß des initialen Weichteilschadens wird, insbesondere im Rahmen der Luxationsfrakturen, häufig unterschätzt. Im Rahmen der Luxation kommt es durch die Kombination aus Varusstress, Rotationskräften und axialer Gewalt zu einer von lateral nach medial ablaufenden Traumatisierung der periartikulären Weichteile. Da hierbei das laterale Kollateralband zuerst rupturiert, ist es bei nahezu allen Luxationen verletzt. Das mediale Kollateralband hingegen kann trotz vorliegender Luxation intakt bleiben. Bei fehlenden knöchernen Begleitverletzungen sind die Ergebnisse nach konservativer Therapie überwiegend gut und die Gefahr verbleibende Instabilitäten gering.

7.4.3 Kartilaginär

Die gefährdeten Knorpelstrukturen sind primär die ventralen Gelenkabschnitte des Humeroulnargelenkes sowie des Humeroradialgelenkes (vergleiche Tabelle 7.1). Autoren, die Bandrupturen bei Ellenbogenluxationen operativ versorgten, berichten, dass Knorpelschäden mit über 30% wesentlich häufiger auftreten als vermutet. Dies erklärt den Umstand, dass in ca. einem Viertel der Fälle nach einer Luxation (ohne radiologische Zeichen einer initialen Gelenkschädigung) im Verlauf arthrotische Veränderungen bis hin zur schweren Arthrose zu beobachten sind.

7.5 Behandlung der Luxationen/ Luxationsfrakturen

7.5.1 Allgemein, geschlossene Reposition

Vor jeder Manipulation am Ellenbogen muss der neurovaskuläre Status erhoben werden. Hierbei müssen N. radialis, N. ulnaris und N. medianus auf ihre motorische und sensible Funktion getestet werden. Dies ist in der Regel an der Hand möglich ohne dem Patient zusätzlich Schmerzen zuzufügen. Für die Beurteilung der Durchblutungssituation müssen die Pulse von A. radialis und A. ulnaris sowie die kapilläre Wiederfüllungszeit (capillary refill) am Nagelbett beurteilt werden (Vergleich zur unverletzten Gegenseite, in der Regel kürzer als 2 Sekunden).

Die Reposition sollte in Analgosedierung durchgeführt werden. Eine Vollnarkose ist in der Regel nicht erforderlich. Eine Reposition unter Leitungsanästhesie ist nicht empfehlenswert, da unmittelbar nach Reposition eine er-

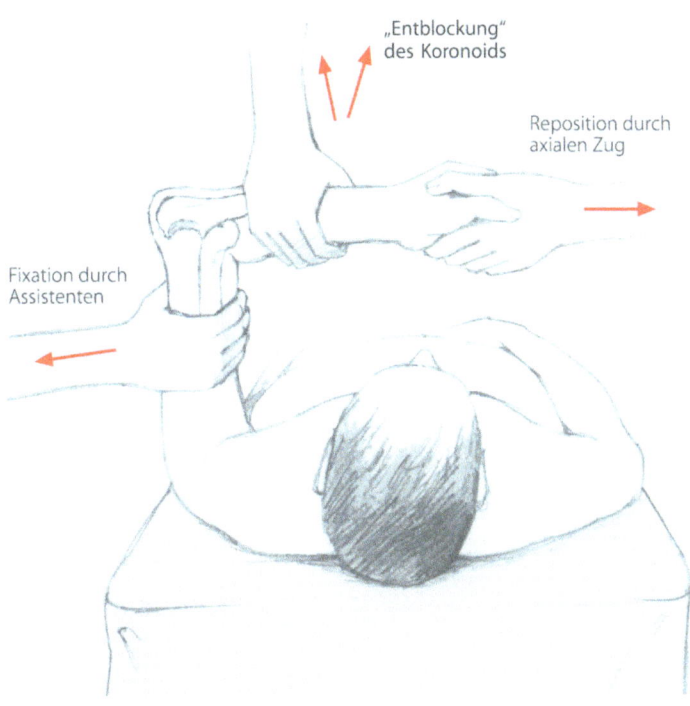

Abb. 7.12. Reposition mit Helfer

neute neurologische Überprüfung nicht möglich ist. Ein neu aufgetretener Nervenschaden kann so leicht übersehen werden. Für die Reposition werden vielfältige Methoden beschrieben, wobei alle beschriebenen Techniken einen longitudinaler Zug sowie eine anteriore Translation beinhalten.

■ **Technik.** Empfehlenswert ist folgende Methode. Der Patient liegt auf dem Rücken, der Arm befindet sich vor dem Körper. Nach Manipulation zum Ausrichten der seitlichen Verschiebung des Unterarmes erfolgt ein vorsichtiger Zug am proximalen Unterarm (Zugrichtung in Verlängerung der Humeruslängsachse), um den Proc. coronoideus aus der Fossa olecrani zu lösen. Unter konstantem Gegenzug am Oberarm (Helfer) wird nun gleichzeitig eine anteriore Translationskraft in Richtung der Unterarm-Längsachse appliziert (Abb. 7.12), wodurch meist die Reposition problemlos gelingt.

Ist kein Assistent oder Helfer verfügbar, kann unter Ausnutzung der Schwerkraft und kontinuierlichem Zug eine Reposition erreicht werden (Abb. 7.13 a und b).

Die Aussichten auf eine erfolgreiche Reposition ohne Narkosemittel sind um so größer, je weniger Zeit zwischen Unfall und Reposition liegt. Bereits nach einer Zeitdauer von 2–3 Stunden sinkt die Erfolgsrate ohne Narkose/Analgosedierung auf unter 50%. Eine Hyperextension im Rahmen der Reposition sollte aufgrund der erhöhten Gefahr iatrogener neurovaskulärer Komplikationen und der möglichen Schädigung des M. brachialis nicht erfolgen.

7.5.2 Geschlossene Reposition, Ablauf

- Überprüfung neurovaskulärer Status
- Röntgen vor Reposition (a.p. und seitlicher Strahlengang)
- Ggf. Analgosedierung (keine Leitungsanästhesie!)
- Reposition (s.o.)
- Stabilitätstest, wenn mögl. unter Bildwandler (Translationsstress in 30°-Beugung, Pronation, Supination; Valgus- und Varusstress in 20° Beugung)
- Erneute Überprüfung des neurovaskulären Status
- Röntgen nach Reposition (a.p. und seitlicher Strahlengang)
- Ruhigstellung in dorsaler Schiene (Ellenbogen 90° gebeugt, Unterarm in Neutralstellung)
- Stationäre Aufnahme bei starker Weichteilschwellung

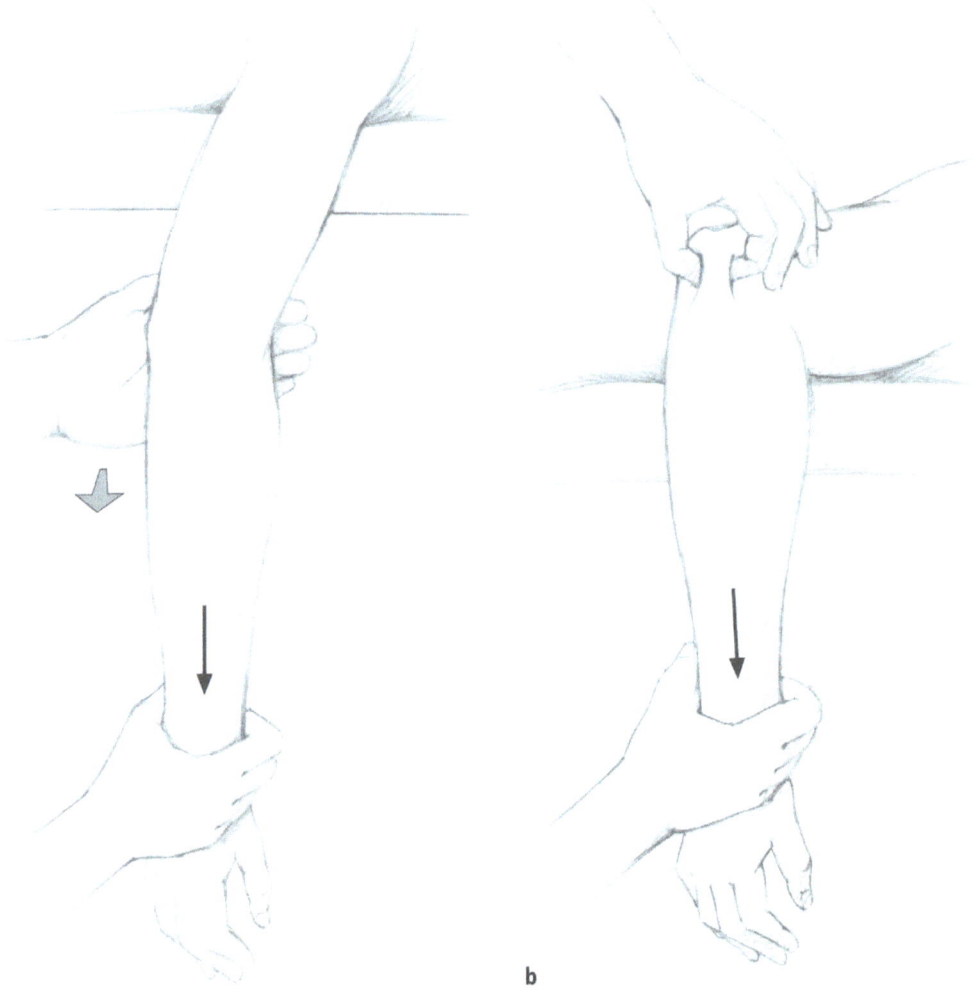

Abb. 7.13. Reposition ohne Helfer unter Ausnutzung der Schwerkraft. **a** Mit aufliegendem Schultergelenk; **b** mit aufliegendem Ellenbogengelenk

7.5.3 Offene Reposition

Indikationen zur offenen Reposition ergeben sich bei folgenden Bedingungen:

- *Interposition / Repositionshindernis / verbleibende Subluxation*: Ist eine Luxation primär nicht geschlossen reponierbar bzw. verbleibt eine Subluxation, muss von einer Weichteil- oder Fragmentinterposition ausgegangen werden. Zur genauen Lokalisierung eines Weichteil-Interponats kann eine Magnetresonanztomographie wertvolle Hinweise erbringen. Irreponible Luxationen oder verbleibende Subluxationen müssen chirurgisch exploriert und offen reponiert werden.
- *Verbleibende Reluxationsneigung*: Die Notwendigkeit zu einem offenen chirurgischen Vorgehen besteht ebenfalls bei postrepositionell verbleibender Instabilität.
- Alte „verhakte" Luxation.

Der Zugang erfolgt in der Regel von radial, insbesondere beim Vorliegen begleitender Läsionen des Radiusköpfchens und der ventralen Kapsel.

Tabelle 7.3. Nachbehandlungsschema in Abhängigkeit von der Stabilität nach Reposition

Nach Reposition Translationsstress bei 30°	Art der Ruhigstellung	Dauer	Physiotherapie	Sportfähigkeit
■ Stabil	Dorsale Schiene oder Armschlinge; Ellenbogen in 90° Beugung, Unterarm in Neutralstellung	Max. 1 Woche	Aktive/passive Bewegungsübungen, keine Limitierung des Bewegungsausmaßes	Nach 3 Monaten
■ Instabil	Dorsale Schiene oder Orthese in 90° Beugung, Unterarm in Neutralstellung	Max. 1 Woche	Limitierte Bewegungen (0-40-130) für 3 Wochen, dann langsame Freigabe der Extension	Nach 6 Monaten

7.5.4 Ruhigstellung

Durch die Scharnierführung des intakten Humeroulnargelenkes in Kombination mit muskulären Zugkräften ist das Ellenbogengelenk nach Reposition meist stabil. Die Heilung der rupturierten Kapselbandstrukturen läuft deshalb bei einfachen Luxationen meist problemlos ab. Wir empfehlen eine Ruhigstellung von maximal einer Woche, gefolgt von geführten Bewegungsübungen. Die Ruhigstellung erfolgt in einer dorsalen Gipsschiene, wobei der Ellenbogen 90° gebeugt ist und der Unterarm sich in der sog. Neutralstellung befindet. Eine Immobilisation in einer Position von über 90° ist dann empfehlenswert, wenn durch eine traumabedingte Muskelatonie eine erhöhte Reluxationsneigung besteht. Bei fehlender Reluxationsneigung in 30°-Beugung (= Stellung der größten Reluxationsgefahr) ist eine Armschlinge für die Immobilisation ausreichend. Auch bei gleichzeitig vorliegenden Rupturen der medialen und lateralen Kollateralbänder ist ein frühfunktionelles Vorgehen berechtigt, da mit einer Spontanheilung der Bandstrukturen unter funktioneller Therapie zu rechnen ist. Verbleibende Instabilitäten (s.u.), die ein operatives Vorgehen erfordern, sind bei einfachen Luxationen selten. Eine grobe Orientierung zur Art und Dauer der Immobilisation in Abhängigkeit der postrepositionellen Stabilität ist in Tabelle 7.3 ersichtlich.

7.5.5 Physiotherapie

Die physiotherapeutische Beübung setzt bei stabilen Verhältnissen bereits während der Immobilisation ein. Sobald es die Schmerzsymptomatik des Patienten zulässt, werden neben isometrischen Übungen geführte aktive und passive Bewegungsübungen durchgeführt (Bewegungsumfang nicht reduziert). Zur Schonung der traumatisierten Bandstrukturen im Rahmen der Physiotherapie empfehlen wir für das mediale Kollateralband die Vermeidung von Valgusstress und für das laterale-ulnare Kollateralband die Vermeidung der Supination bei gleichzeitiger Streckung und axialer Belastung (Tabelle 7.3).

7.6 Zu erwartende Ergebnisse

■ **Einfache Luxationen.** Die Ergebnisse nach einfacher Ellenbogenluxation sind überwiegend gut. Obwohl die Mehrzahl der Patienten ein Streckdefizit von 10–15° aufweisen, ist das Ausmaß funktioneller Defizite gering. Reluxationen sind selten. In ca. 15% der Patienten verbleibt eine vermehrte Aufklappbarkeit bei Valgusstress, welche jedoch bei intaktem Radiusköpfchen asymptomatisch bleibt.

Luxationsfrakturen. Mit zunehmender Schwere des Traumas sind verbleibende funktionelle Defizite häufiger. Die Ergebnisse nach Luxationsfrakturen, die häufiger ältere Patienten betreffen und durch eine größere Gewalt hervorgerufen werden, sind lediglich in ca. der Hälfte der Fälle gut und sehr gut. Diese Erfahrung wird auch von anderen Autoren geteilt. Die Ursachen sind in erster Linie persistierende Bewegungsdefizite und Instabilitäten.

7.7 Komplikationen

7.7.1 Verbleibende Instabilitäten

Eine Übersicht über luxationsbedingte Instabilitäten am Ellenbogengelenk geht aus Tabelle 7.4 hervor.

- *Akute Instabilitäten.* Da bei knöchernen Läsionen insbesondere bei gleichzeitig vorliegender Koronoid- und Radiusköpfchenfraktur die ventrale Stabilisierung eingeschränkt ist, erfordern diese Luxationsfrakturen häufig eine operative Versorgung durch ORIF des Koronoids und/oder Radiusköpfchens bzw. dessen prothetischen Ersatz. Durch stabile Rekonstruktion betroffener knöcherner und ligamentärer Strukturen ist eine Reluxation ohne erneutes Trauma nahezu ausgeschlossen. Bei der nach Reposition generell durchgeführten Stabilitätskontrolle unter Bildwandler ist häufig eine Varus- und Valgusinstabilität zu beobachten. Ist eine knöcherne Beteiligung ausgeschlossen, können isolierte Instabilitäten bei fehlender Luxationsneigung toleriert werden, da sie unter konservativer/funktioneller Therapie (s.o.) meist symptomlos ausheilen.
- *Chronische Reluxationen/axiale Instabilität.* Isolierte Luxationen führen lediglich in ca. 2% der Fälle zu chronischen Reluxationen, da die knöcherne Führung intakt bleibt und ligamentäre Läsionen meist vollständig ausheilen. Der genaue Pathomechanismus für die Entstehung chronischer Instabilitäten ist nicht bekannt. O'Driscoll [1991] und Nestor et al. [1992] fanden jedoch in biomechanischen und klinischen Untersuchungen heraus, dass ein intaktes laterales ulnares Kollateralband (LUCL, vgl. Kapitel 1) die wesentliche Komponente für die Verhinderung einer chronischen Reluxationsneigung ist. Dies wird verdeutlicht durch die Tatsache, dass unter Laborbedingungen eine humeroulnare Luxation auslösbar ist, wenn bei intaktem medialen Kollateralband eine Durchtrennung des LUCL vorgenommen wird. Aus diesem

Tabelle 7.4. Übersicht über Instabilitäten nach Luxationen

Instabilität	Ursache	Therapie
Akut rezidivierende Luxationen	Starke initiale Dislokation mit Terrible Triade, insuffiziente Immobilisation oder Frakturversorgung	– Immobilisation in Beugung 120°, – Rekonstruktion Coronoid und RK, – ggf. RK-Prothese, – ggf. externer Bewegungsfixateur
Chronisch rezidivierende Luxationen	Fehlendes ventrales Widerlager (RK, Koronoid), insuffiziente Kollateralbänder	– Rekonstruktion des lateralen Bandkomplexes (Bandplastik LUCL) – Aufbau Proc. coronoideus und/oder RK-Prothese
Akute Valgusinstabilität	Insuffizientes MCL, RK Mason-3-Fraktur	– RK-Prothese – Vermeidung Valgusstress – Frühfunktionelle Therapie
Chronische symptomatische Valgusinstabilität	Insuffizientes MCL nach Radiusköpfchenresektion	– Rekonstruktion MCL – Ggf. RK-Prothese
Posterolaterale Rotationsstabilität	Insuffizienz des LUCL	– Wenn symptomatisch: Rekonstruktion LUCL

Grund ist beim Vorliegen einer chronischen Reluxationsneigung eine laterale Bandplastik des LUCL indiziert. Andere Autoren vermuteten, dass das mediale Kollateralband der entscheidende stabilisierende Faktor ist und empfehlen deshalb dessen Rekonstruktion, wodurch ebenfalls stabile Verhältnisse erreicht werden können. Im Rahmen der Rekonstruktion des Bandapparates sollte auch die zerrissene ventrale Kapsel mitversorgt werden.

- *Posterolaterale Rotationsinstabilität (POLRI).* Die posterolaterale Rotationsinstabilität, welche erst seit den Arbeiten von O'Driscoll [1991] zur Geltung kam, ist eine besondere Entität der Instabilität. Sie beschreibt die Instabilität infolge einer Luxation im Ellenbogen auf der Grundlage eines insuffizienten lateralen Bandapparates. Objektivierbar ist diese durch den Pivot-Shift-Test (vgl. Kapitel 2). Abhängig vom Ausmaß der Schädigung der betroffenen Bandstrukturen, insbesondere des LUCL, werden unterschiedliche Schweregrade unterschieden (Abb. 7.14).

- *Valgusinstabilität.* Eine verbleibende Instabilität gegen Valgusstress ist lediglich dann zu erwarten, wenn gleichzeitig Radiusköpfchen und mediales Kollateralband ihre stabilisierende Funktion nicht erfüllen (Radiusköpfchentrümmerfraktur oder Zustand nach RK-Resektion, MCL-Ruptur). Hierzu wurde ausführlich in Kapitel 1 Stellung genommen. Bei verbleibender symptomatischer Valgusinstabilität muss ggf. eine sekundäre Radiusköpfchenprothesen-Implantation und/oder eine ulnare Seitenbandplastik durchgeführt werden.

Varusinstabilität. Eine Varusinstabilität ist selten, da sich die physiologische Stellung der humeroulnaren Gelenkachse in ca. 5–8°-Valgusstellung befindet. Somit sind alle axial einwirkenden Kräfte bevorzugt mit einem Valgusstress verbunden. Selbst bei Durchtrennung der gesamten lateralen Bandstrukturen tritt seltener eine Varusinstabilität als eine posterolaterale Rotationsstabilität (POLRI) auf.

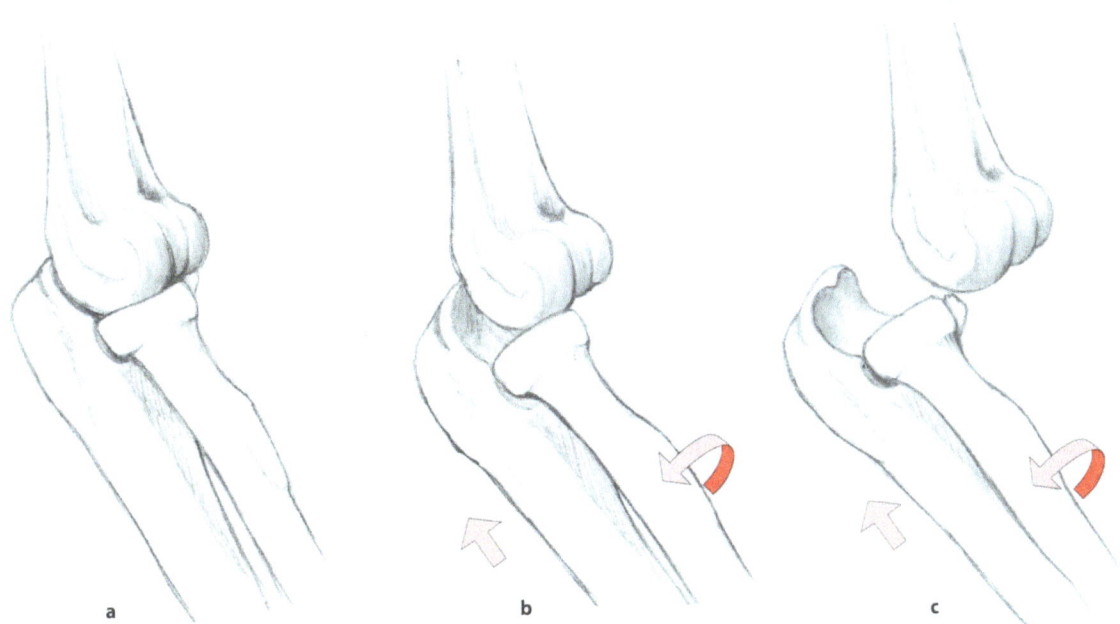

Abb. 7.14. Stadieneinteilung der posterolateralen Rotationsinstabilität (POLRI) in Abhängigkeit vom Grad der LUCL-Schädigung (nach O'Driscoll [1991]). **a** Grad 1: Pivot-shift-Test, keine oder minimale Subluxationsneigung des Radiusköpfchens; Grad 2: (Hier nicht abgebildet) geringe Subluxation des Radiusköpfchens; **b** Grad 3: deutliche Subluxation des Radiusköpfchens sowie im Humeroulnargelenk; **c** Grad 4: Luxation des Ellenbogengelenkes

7.7.2 Nervenschäden

Eine genaue Angabe über die Inzidenz von Nervenläsionen ist aufgrund der insgesamt geringen Anzahl an Fallberichten in der Literatur nicht möglich. Im eigenen Patientengut wurden primäre Nervenläsionen temporär jedoch in nahezu jedem fünften Fall einer Luxationsfraktur beobachtet. Diese betreffen, in Übereinstimmung mit den Angaben in der Literatur überwiegend den N. ulnaris. Der zugrundeliegende Pathomechanismus ist die Überdehnung des Nerven bei Hyperextension und dorsoradialer Luxation oder seine Einklemmung in den ventralen/ulnaren Gelenkspalt des Humeroulnargelenkes.

Am zweithäufigsten ist der N. medianus betroffen. Im Rahmen der Luxation kann er durch Dehnung wie auch nach Reposition durch Einklemmung geschädigt werden. Aufgrund seines anatomischen Verlaufes zur A. brachialis sind hier gleichzeitige Läsionen leicht möglich. Andere, aber sehr seltene Nervenläsionen betreffen den N. radialis und den N. interosseus anterius. Da der N. interosseus, der den M. pronator quadratus motorisch versorgt, keine sensiblen Anteile besitzt, ist die Diagnose seiner Schädigung schwieriger zu stellen (Pronationsschwäche).

Bei Verdacht auf das Vorliegen einer Nerven-Interposition (Repositionshindernis, neurologisches Defizit, radiologisch asymmetrischer Gelenkspalt) sollte eine chirurgische Exploration und Freilegung des betroffenen Nerven erfolgen. Bei ausgeschlossener Interposition ist aufgrund der guten Rückbildungstendenz neurologischer Defizite eine abwartende Haltung gerechtfertigt („wait and see"). Eine vollständige Rückbildung initialer neurologischer Defizite tritt in ca. 80% der Fälle ein. Zur Objektivierung bestehender neurologischer Dysfunktionen sind EMG (Elektromyografie) und ENG (Elektroneurografie) hilfreich.

7.7.3 Gefäßschäden

Gefäßläsionen sind mit einer Häufigkeit von 1–13% vergleichsweise seltene Komplikationen der Luxationen/Luxationsfrakturen. Fallberichte aus der aktuellen Literatur verdeutlichen jedoch die Bedeutung der Erhebung des initialen neurovaskulären Status bei bestehendem Verdacht einschließlich einer Angiografie, um Gefäßläsionen, insbesondere der A. brachialis, auszuschließen oder zu erkennen. Der „Goldene Standard" für die Versorgung vorliegender arterieller Gefäßläsionen ist deren gefäßchirurgische Rekonstruktion, ggf. mit Interposition eines V. saphena-Transplantats.

7.7.4 Kompartmentsyndrom

Bei starken Weichteilschäden kann es durch starke Einblutung, Gewebszerreissung und Ödembildung zu extremen Druckanstiegen in den Muskelkompartments kommen. Dieser Druckanstieg führt zur Kompression der blutversorgenden Gefäße. Neben der Volumenzunahme innerhalb der Muskelloge kann das Logenvolumen durch einschnürende Verbände (zirkuläre, nicht gespaltene Gipsverbände) vermindert sein. Alarmzeichen ist der Ischämieschmerz, der in keinem Verhältnis zum eigentlichen Trauma steht. Führt die passive Streckung der betroffenen Muskelgruppen zu massiver Schmerzzunahme, ist ein drohendes/manifestes Kompartment anzunehmen. Zur Objektivierung dieser Verdachtsdiagnose sollte der Kompartmentdruck gemessen werden.

Kompartmentdruck:
>30 mmHg: drohendes Kompartment;
>40 mmHg: manifestes Kompartment;
(bei Schock: Differenz aus mittl. art. RR und Gewebsdruck).

Das manifeste Kompartmentsyndrom stellt eine Notfallsituation dar, die eine sofortige chirurgische Dekompression über einen ventralen Zugang erfordert. Dieser sollte nach proximal und distal ausreichend lang sein. Primär wird die Wunde durch einen künstlichen Hautersatz gedeckt und sekundär durch Spalthaut verschlossen.

7.7.5 Posttraumatische Bewegungseinschränkungen

Bewegungseinschränkungen nach Luxationsfrakturen sind nach den Ergebnissen einer Nachuntersuchung des eigenen Patientengutes in ca. 75% der Fälle zu erwarten. Über eine vergleichbare Häufigkeit berichten auch andere Autoren. Ursachen sind in erster Linie posttraumatische und/oder immobilisationsbedingte Kapselband-Schrumpfungen. In vielfältigen Publikationen wurde auf einen direkten Zusammenhang zwischen Dauer der Immobilisation und dem Ausmaß verbleibender Bewegungseinschränkungen hingewiesen. Durch einen frühzeitigen Beginn der physiotherapeutischen Beübung kann bekanntlich das Ausmaß und die Häufigkeit funktionell relevanter Bewegungseinschränkungen deutlich reduziert werden. Bei persistierenden posttraumatischen Bewegungseinschränkungen mit funktionell unbefriedigendem Ergebnis kann durch eine Arthrolyse/Neurolyse eine deutliche Verbesserung der Funktion erreicht werden.

7.7.6 Arthrose

Die Häufigkeit arthrotischer Veränderungen wird zwischen 10 bis 35% angegeben, ohne dass diese zwangsläufig zu Bewegungseinschränkungen oder posttraumatischen Schmerzsyndromen führen. Ursache für die Entwicklung einer arthrotischen Gelenkschädigung sind verbleibende Gelenkstufen nach Frakturen oder osteochondrale Läsionen im Ellenbogengelenk (Abb. 7.15). Lediglich in schweren Fällen verursachen sie ausgeprägte Bewegungseinschränkungen bis hin zu ankylotischen Zuständen. Es ist jedoch zu betonen, dass die Mehrzahl der funktionellen Defizite nicht durch die Arthrose, sondern vielmehr durch extraartikuläre Ursachen (Kapsel-Bandschrumpfung, Vernarbung, Heterotope Ossifikationen) hervorgerufen werden.

7.7.7 Heterotope Ossifikationen

In nahezu der Hälfte der Fälle werden nach Luxationen oder Luxationsfrakturen heterotope Ossifikationen unterschiedlicher Ausprägung festgestellt. Typische Lokalisationen sind:
- Kollateralbänder
- ventrale Kapsel, ventral des Proc. coronoideus
- M. brachialis

Heterotope Ossifikationen im Bereich der Kollateralbänder verursachen kaum funktionelle Defizite, obwohl sie die biomechanischen Eigenschaften der kollagenen Bandstrukturen deutlich verschlechtern. Ossifikationen im Bereich der ventralen Kapsel oder des M. brachialis verursachen häufig signifikante Beugedefizite (Abb. 7.16). Diese erfordern in vielen Fällen eine Exzision der ossifizierten Strukturen. Die frühzeitige definitive Versorgung er-

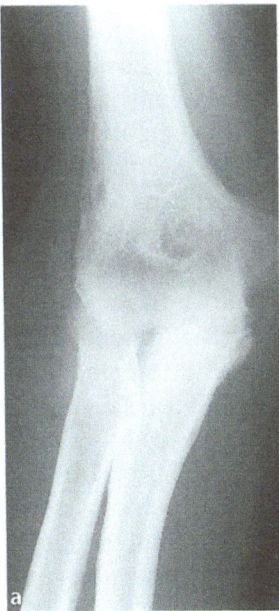
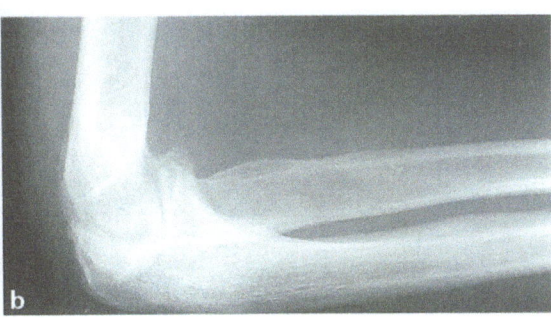

Abb. 7.15. Ausgeprägte Arthrose nach isolierter Luxation im **a** anterior-posteriorem; **b** seitlichem Strahlengang

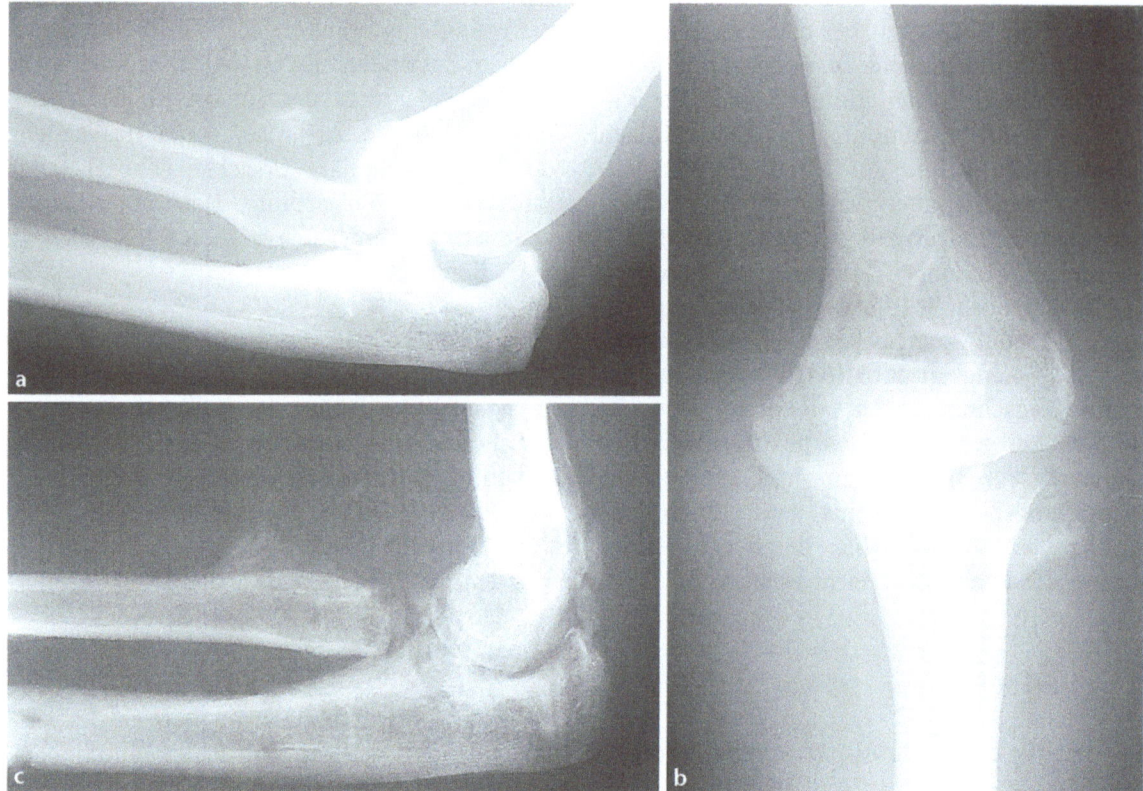

Abb. 7.16. Heterotope Ossifikationen nach Luxationsfraktur (56 J.m.). **a** und **b** Unfallbilder: posteriore Luxation mit Radiusköpfchentrümmer-Fraktur Mason-3 (Therapie primäre Radiusköpfchenresektion); **c** ventrale und dorsale heterotope Ossifikationen 4 Monate nach Trauma

weist sich am günstigsten bezüglich der Verhinderung heterotoper Ossifikationen. Prinzipiell sollte für mindestens 2 Wochen prophylaktisch eine adjuvante Medikation durch NSAR zur Vermeidung von rezidivierenden heterotopen Ossifikationen erfolgen.

7.8 Besondere Verletzungsmuster mit Instabilität

7.8.1 Essex-Lopresti-Verletzungen

Bei dem nach Essex-Lopresti [1951] benannten Verletzungsmuster besteht eine Trias aus:
- Radiusköpfchenfraktur
- Ruptur der Membrana interossea
- Radioulnare Dissoziation

Allgemein

Eine eigene Entität unter den Instabilitäten des Ellenbogengelenks stellt die Essex-Lopresti-Verletzung dar. Insgesamt tritt sie mit unter 1% der Ellenbogenverletzungen selten auf. Da das Nichterkennen oder die verspätete Diagnosestellung nahezu ausschließlich unbefriedigende Ergebnisse zur Folge hat, ist ihre Kenntnis essentiell. Um den Charakter dieser Verletzungsform zu erfassen, ist es sinnvoll, sich mit dem zugrundeliegenden Pathomechanismus kurz auseinanderzusetzen:

Die wesentlichen Stabilisatoren gegen axialen Stress sind
- Integrität der humeroradialen Gelenkflächen
- Bandstrukturen des proximalen Radioulnargelenkes
- Membrana interossea
- Bandstrukturen des distalen Radioulnargelenkes (Abb. 7.17a)

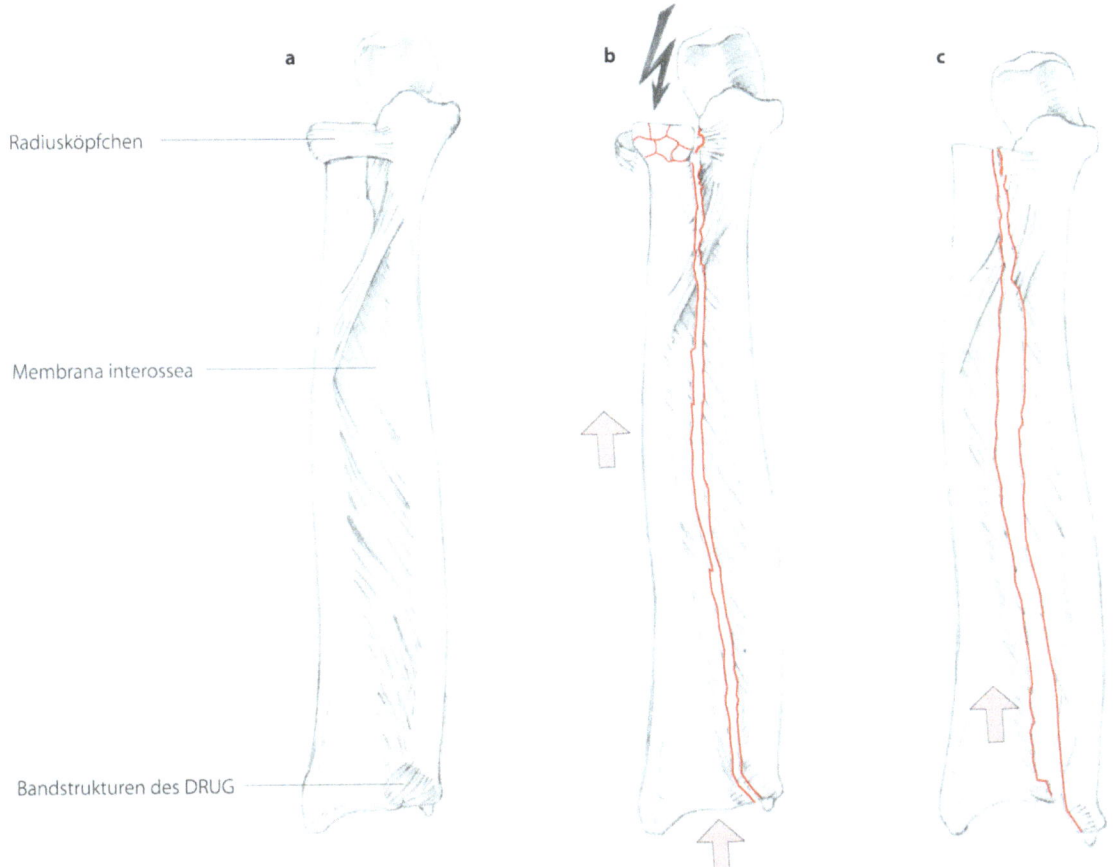

Abb. 7.17. Radioulnare Translationsinstabilität. **a** Intakte stabilisierende Strukturen gegen radioulnare Translationsinstabilität DRUG = Distaler Radioulnargelenk; **b** Essex-Lopresti-Verletzung mit Radiusköpfchentrümmerfraktur, Ruptur der Membrana interossea und radioulnare Dissoziation; **c** Eine Radiusköpfchenresektion führt zur symptomatischen Proximalmigration des Radius

Pathomechanismus

Schematisch kann man sich den Mechanismus dieser Verletzung in folgenden Schritten erklären:

- Bei einer axialen Gewalt durch Sturz auf das Handgelenk kommt es zu einer Kraftweiterleitung über den gesamten Radius nach proximal.
- Durch Streckung im Ellenbogengelenk zentriert sich die Kraft auf das Zentrum der humeroradialen Gelenkfläche. Die Konvexität des Capitulum wird bei einer ausreichend starken Gewalt in die Konkavität des Radiusköpfchens gepresst und führt zur Radiusköpfchentrümmerfraktur.
- Durch den nun fehlenden Widerstand des Radiusköpfchens kommt es zur longitudinalen radioulnaren Abscherung mit Zerreißung der stabilisierenden Strukturen (Bandstrukturen des proximalen und distalen Radioulnargelenkes, Membrana interossea), auch als akute longitudinale radioulnare Dissoziation (= ALRUD) bekannt (Abb. 7.17 b, c).
- Bei persistierender Insuffizienz der stabilisierenden Strukturen kommt es zu einer weiteren Proximalmigration des Radius (relativer Ulnavorschub) mit nachfolgender Radialdeviation der Hand und ulnokarpalem Impingement. Häufige Folge sind chronischen Schmerzen im Handgelenk und im distalen Radioulnargelenk.

Dieses Verletzungsbild ist deutlich zu trennen von der chronischen Radiusmigration nach proximal (meist nur 1–3 mm), die häufig nach Radiusköpfchenresektion zu beobachten ist. Dabei ist die Membrana interossea intakt, eine radioulnare Dissoziation im distalen Radioulnargelenk besteht nicht. Beschwerden verursacht die chronische Proximalmigration aufgrund der erhaltenen Stabilität nur selten.

Diagnose

Die Prognose der Verletzung hängt wesentlich von der frühzeitigen Diagnosestellung ab. Die Diagnosestellung einer akuten radioulnaren Dissoziation setzt eine gewissenhafte Untersuchung des Handgelenkes im Rahmen jeder Radiusköpfchenläsion voraus. Es finden sich neben dem Ellenbogenbefund Druckschmerzen im Handgelenk. Nicht in allen Fällen ist im Nativröntgen die radioulnare Dissoziation (Erweiterung des distalen radioulnaren Gelenkspaltes oder „Ulnavorschub") zu erkennen. Wegweisend ist die Kombination aus Mason 3 Fraktur und Druckschmerz im distalen Radioulnargelenk. Zur Sicherung der Diagnose kann bei axialem Stress unter Bildwandler die Gelenkspaltaufweitung und Radiusverschieblichkeit dokumentiert werden. Zusätzlich ist die radiologisch dokumentierte Dorsalluxation der distalen Ulna bei Pronation beweisend für das Vorliegen einer Essex-Lopresti-Verletzung (Röntgen Handgelenk lateral).

Therapie

Akutes Trauma. Bei rechtzeitiger Diagnosestellung kann eine chronische symptomatische Radiusmigration nach proximal vermieden werden, indem die radiale Länge wiederhergestellt wird. Da es sich meist um eine Radiusköpfchentrümmerfraktur handelt, ist eine Rekonstruktion nicht realisierbar. Es ist daher eine primäre prothetische Versorgung zur Wiederherstellung des humeroradialen Teilgelenkes vorzunehmen (Abb. 7.18). Die alleinige Resektion des Radiusköpfchens ist nicht empfehlenswert, da der Zustand der radioulnaren Dissoziation verbleibt und im Weiteren zu chronischen Beschwerden führt. Neben der Wiederherstellung der Radiuslänge sollte eine Immobilisation im supinierten Unterarm für ca. 2 Wochen erfolgen, da sich hierdurch die distale radioulnare Distanz meist wieder einstellt. Bei sehr schweren Formen kann ein in das distale Radioulnargelenk eingebrachter Kirschnerdraht zusätzliche Stabilität bringen.

Altes Trauma. Die Beteiligung des Unterarms und Handgelenks am Ellenbogentrauma wird in nahezu einem Drittel der Fälle erst sekundär festgestellt. Die Therapie alter radioulnarer Dissoziationen (häufig bereits länger zurückliegende Radiusköpfchenresektion) gestaltet sich schwierig. Die Ergebnisse der Literatur sind nahezu ausschließlich unbefriedigend. Da es durch den relativen Ulnavorschub zu einer Luxation/Subluxation der distalen Ulna nach dorsoulnar kommt, schiebt sich das Ulnaköpfchen über die ulnaren Handwurzelknochen und behindert die Umwendbewegung des Unterarmes. Bei Versuchen, die radioulnare Längenrelation durch Ulna-Verkürzung wiederherzustellen, konnten keine günstigen Resultate erreicht werden. Auch wenn in der Literatur diesbezüglich keine allgemeinen Therapieempfehlungen abgegeben werden, scheint die Implantation einer Radiusköpfchenprothese auch im Falle eines älteren Traumas das funktionelle Ergebnis zu verbessern und insbesondere die Schmerzsymptomatik im distalen Radioulnargelenk zu reduzieren.

7.8.2 Akute longitudinale radioulnare Dissoziation (ALRUD)

Bei gleichem Verletzungsmechanismus wie bei der Essex-Lopresti kommt es zu einer Distorsion/Partialruptur der stabilisierenden ligamentären Strukturen gegen axialen Stress (s.o.). Es können hierbei ebenfalls Schmerzen im distalen Radioulnargelenk festgestellt werden, ohne dass hierbei eine vollständige Ruptur der Membrana interossea vorliegt. Die ligamentären Strukturen sind meist nur gedehnt oder teilweise rupturiert, wodurch eine Proximalmigration des Radius nicht zu beobachten ist. Da es sich um einen identischen Verletzungsmechanismus wie bei der Essex-Lopresti-Verletzung handelt, kann die ALRUD als deren Vorstufe angesehen werden.

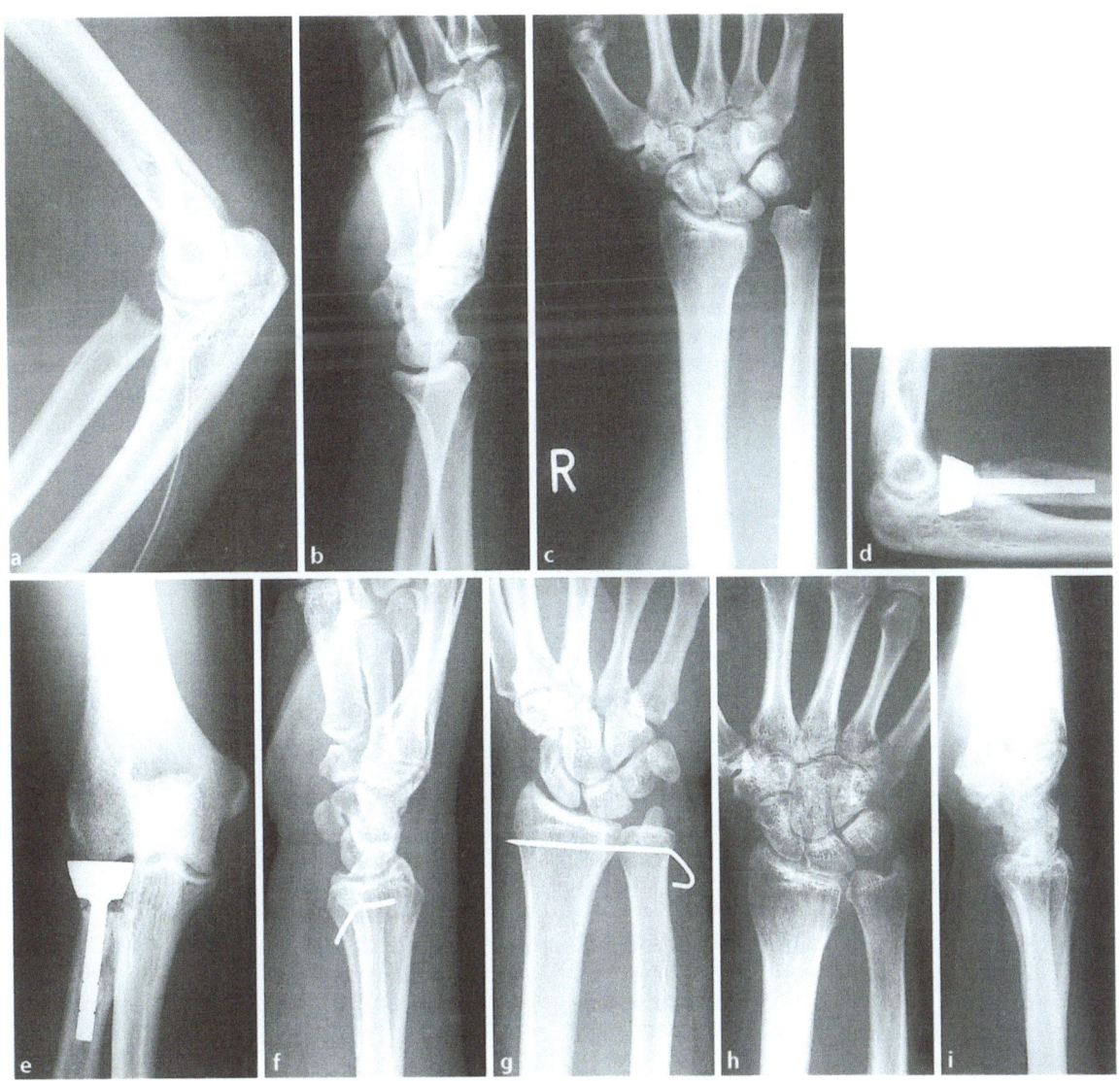

Abb. 7.18. Klinisches Fallbeispiel einer Essex-Lopresti-Verletzung (37 J., m.). **a** Z. n. Radiusköpfchenresektion bei Mason-3-Fraktur. **b** und **c** distale radioulnare Dissoziation mit ausgeprägter Radiusmigration nach proximal. **d** und **e** Implantation einer Radiusköpfchenprothese. **f** und **g** zusätzliche geschlossene Reposition und Transfixation der radioulnaren Dissoziation. **h** und **i** wiederhergestellte anatomische Verhältnisse im distalen Radioulnargelenk 4 Monate nach Trauma

Literatur

1. Allgöwer M, Scharplatz D (1975) Fracture-Dislocations of the Elbow. Injury 7:143–159
2. Amir D, Frankl U, Pogrund H (1990) Pulled elbow and hypermobility of the joints. Clin Orthopedics (US) 257:94–109
3. Blauth M, Haas N, Tscherne H (1991) Ellenbogenluxationen: Differenzierte Therapie und Ergebnisse. Hefte Unfallheilkunde 220:74–77
4. Bock-Lamberlin PR, Mommsen U, Schütz M, Jungbluth KH (1989) Ellenbogenluxationen. Chir Praxis 40:473–480
5. Bopp F, Tielemann FW, Holz U (1991) Ellenbogenluxationen mit Frakturen am Processus coronoideus und Radiusköpfchentrümmerfraktur. Unfallchirurg (94)6:322–324
6. Broberg MA, Morrey BF (1987) Results of treatment of fracture-dislocations of the elbow. Clin Orthop Rel Res 216:109–119

7. Bruckner JD, Alexander AH, Lichtmannn DM (1996) Acute dislocations of the distal radioulnar joint. Clin Orthop (Instr Course Lect) 45:27-36
8. Cage DJN, Abrams RA, Callahan JJ, Botte MJ (1995) Soft Tissue Attachments of the Ulnar Coronoid Process - An Anatomic Study with Radiographic Correlation. Clin Orthop Rel Res 320:154-158
9. Cobb TK, Morrey BF (1995) Use of distraction-arthroplasty in unstable fracture-dislocations of the elbow. Clin Orthop (312):201-210
10. Cohen MS, Hastings H 2nd (1998) Acute elbow dislocation: Evaluation and Management. J Am Acad Orthop Surg 6(1):15-23
11. Edwards G, Jupiter JB (1988) The Essex-Lopresti lesion revisited. Clin Orthop 234:61-69
12. Essex-Lopresti P (1951) Fractures of the radial head with distal radioulnar dislocation. J Bone Joint Surg 33B:244-247
13. Hankin FM (1984) Posterior Dislocation of the elbow: A simplified method of closed reduction. Clin Orthop 190:254-256
14. Hierholzer G, Ludolph E (1988) Luxationen des Ellenbogengelenks. Langenbecks Arch Chir Suppl 2:201-204
15. Hotchkiss RN (1996) Fractures and Dislocations of the Elbow. In: Rockwood CA, Green DP, Buchholz RW, Heckman JD (eds) Fractures in Adults. Lippincott - Raven Publishers, New York Philadelphia, pp 929-1024
16. Hotchkiss RN, Weiland AJ (1987) Valgus stability of the Elbow. J Orthop Res 5:372
17. Josefsson PO, Genz C, Johnell O, Wendeberg B (1987) Surgical versus nonsurgical treatment of ligamentous Injuries following dislocation of the Elbow Joint. A prospective randomized study. J Bone Joint Surg 69A:605
18. Josefsson PO, Genz C, Johnell O, Wendeberg B (1989) Dislocations of the Elbow and intraarticular fractures. Clin Orthop 246:126-130
19. Lill H, Korner J, Verheyden P, Rose T, Hepp P, Josten C (2001) Fracture-dislocation of the Elbow joint. Strategy for Treatment and Results. Arch Orthop Trauma Surg 121:31-37
20. Linscheid RL, O'Driscoll SW (1993) Elbow dislocations. In: Morrey BF: The Elbow and it's Disorders. WB Saunders, Philadelphia London Toronto, pp 441-452
21. Moneim MS, Garst JR (1995) Vascular injuries associated with elbow fractures and dislocations. Int Angiol 14(3):307-312
22. Moritomo H, Tada K, Yoshida T, Kawatsu N (1998) Reconstruction of the coronoid for chronic dislocation of the elbow. Use of a craft from the Olecranon in two cases. J Bone Joint Surg (Br) 80(3):490-492
23. Morrey BF, An KN (1983) Articular and ligamentous contributions to the stability of the elbow joint. Am J Sports Med 11(5):315-319
24. Morrey BF, An KN, Tanaka S (1991) Valgus stability of the Elbow. A definition of primary and secondary constraints. Clin Orthop 265:187
25. Muhr G, Wernet E (1989) Bänderverletzungen und Luxationen des Ellenbogengelenkes. Orthopäde 18:268-272
26. Mutschler W, Burri C, Rübenacker S (1990) Rekonstruktive Chirurgie fehlverheilter Ellenbogenfrakturen. Orthopäde 19:324-331
27. Nestor BJ, O'Driscoll SW, Morrey BF (1992) Ligamentous Reconstruction in Posterolateral Rotatory Instability of the Elbow. J Bone Joint Surg 74A:1235-1241
28. O'Discroll SW (1993) Classification and Spectrum of elbow instability: Recurrent Instability. In: Morrey BF (ed) The Elbow and it's Disorders. WB Saunders, Philadelphia London Toronto, pp 453-463
29. O'Discroll SW, Morrey BF, Korinek S, An KN (1992) Elbow subluxation and dislocation. A spectrum of instability. Clin Orthop (US) 280: 186-197
30. O'Driscoll SW, Bell DF, Morrey BF (1991) Posterolateral Rotatory Instability of the Elbow. J Bone Joint Surg 73A:440-446
31. Platz A, Heinzelmann M, Ertel W, Trentz O (1999) Posterior elbow dislocation with associated vascular injury after blunt trauma. J Trauma 46(5):948-950
32. Regan WD, Morrey BF (1989) Fractures of the coronoid process of the Ulna. J Bone Joint Surg 71A9:1348-1354
33. Riel KA, Bernet P (1993) Die einfache Ellenbogen-Luxation. Vergleich der Langzeitergebnisse nach Ruhigstellung und funktioneller Behandlung. Unfallchirurg 96(10):529-533
34. Ring D, Jupiter JB, Sanders RW, Mast J, Simpson NJ (1997) Transolecranon fracture-dislocation of the elbow. J Orthop Trauma 11(8):545-550
35. Trousdale RT, Amadio PC, Cooney WP, Morrey BF (1992) Radio-ulnar dissociation. A review of twenty cases. J Bone Joint Surg 74(10):1486-1497
36. Weise K (1998) Ellenbogengelenk - Frakturen beim Erwachsenen. Akt Traumatol 28:35-44

KAPITEL 8 Monteggiaverletzungen

Jan Korner, Helmut Lill und Christoph Josten

8.1 Allgemeines

Bereits im Jahre 1814 beschrieb Giovanni Batista Monteggia die heute nach ihm benannte Kombination aus proximaler Ulnafraktur und Radiusköpfchenluxation. Er stellte fest, dass es typischerweise im Bereich des Übergangs vom mittleren zum proximalen Drittels zur Ulnafraktur kommt und das Radiusköpfchen gleichzeitig nach anterior luxiert. Heute hat sich der Begriff „Monteggiaverletzung" auch auf solche Frakturen ausgedehnt, die im Ulnaschaft oder im Bereich des Olekranons lokalisiert sind und mit einer Luxation, Subluxation oder Luxationsfraktur im Humeroradialgelenk verbunden sind (s. u.). Da Monteggiaverletzungen bei inadäquater Behandlung zu ausgeprägten funktionellen Defiziten im Ellenbogengelenk und Unterarm führen können, ist ihre Zuordnung zu den Ellenbogenverletzungen sinnvoll. Mit einer Inzidenz von ca. 2–5% der proximalen Unterarmfrakturen treten sie vergleichsweise selten auf. Männer und Frauen sind gleich häufig betroffen.

8.2 Klassifikation

Die Klassifikation der Monteggiafrakturen erfolgt auf der Grundlage der Einteilung von Bado (1967). Anhand der Luxationsrichtung des Radiusköpfchens und der Begleitverletzung des proximalen Ulnaschaftes werden vier Typen unterschieden (Abb. 8.1).

Mit dieser Klassifikation erweiterte Bado erstmals die Originalbeschreibung von Monteggia auf diejenigen Verletzungen, die gleichzeitig eine Dissoziation des proximalen Radioulnargelenkes in Kombination mit einer proximalen Ulnafraktur aufweisen. Die Richtung der Ulnaangulation entspricht dabei der Richtung der Radiusköpfchenluxation. Die häufigste Läsion ist die Typ-II-Verletzung (ca. 80%) gefolgt vom Typ I (ca. 15%). Typ-III- und -IV-Verletzungen, die zusammen lediglich 5% der Monteggiafrakturen ausmachen, sind vergleichsweise selten. Innerhalb der posterioren Monteggiafrakturen (Typ II) unterteilten Jupiter et al. (1991) 4 weitere Subtypen (Abb. 8.2), deren Kenntnis für eine adäquate Einschätzung der Fraktur hilfreich ist.

8.3 Unfallmechanismus

- *Typ-I-Verletzungen*
    - *Direkt von dorsal:* Durch eine direkt auf die proximale Ulna einwirkende Gewalt kommt es zur Ulnafraktur. Das Radiusköpfchen wird hierbei nach ventral luxiert.
    - *Indirekt:* Bereits Evans (1943) konnte experimentell nachweisen, dass auch ein Hyperpronations-Mechanismus bei fixiertem Humerus zur Monteggiaverletzung führt. In seinen Untersuchungen konnte er zeigen, dass bei endgradiger Pronation und einer gleichzeitig von axial auf das Ellenbogengelenk einwirkenden Kraft das Radiusköpfchen nach ventral luxiert und die Ulna im typischen Bereich zwischen mittleren und proximalen Drittel frakturiert (Abb. 8.3a). Für diese Theorie spricht auch die Tatsache, dass die für eine direkte Gewalteinwirkung typischen Kontusionsmarken im klinischen Alltag häufig fehlen. Einen

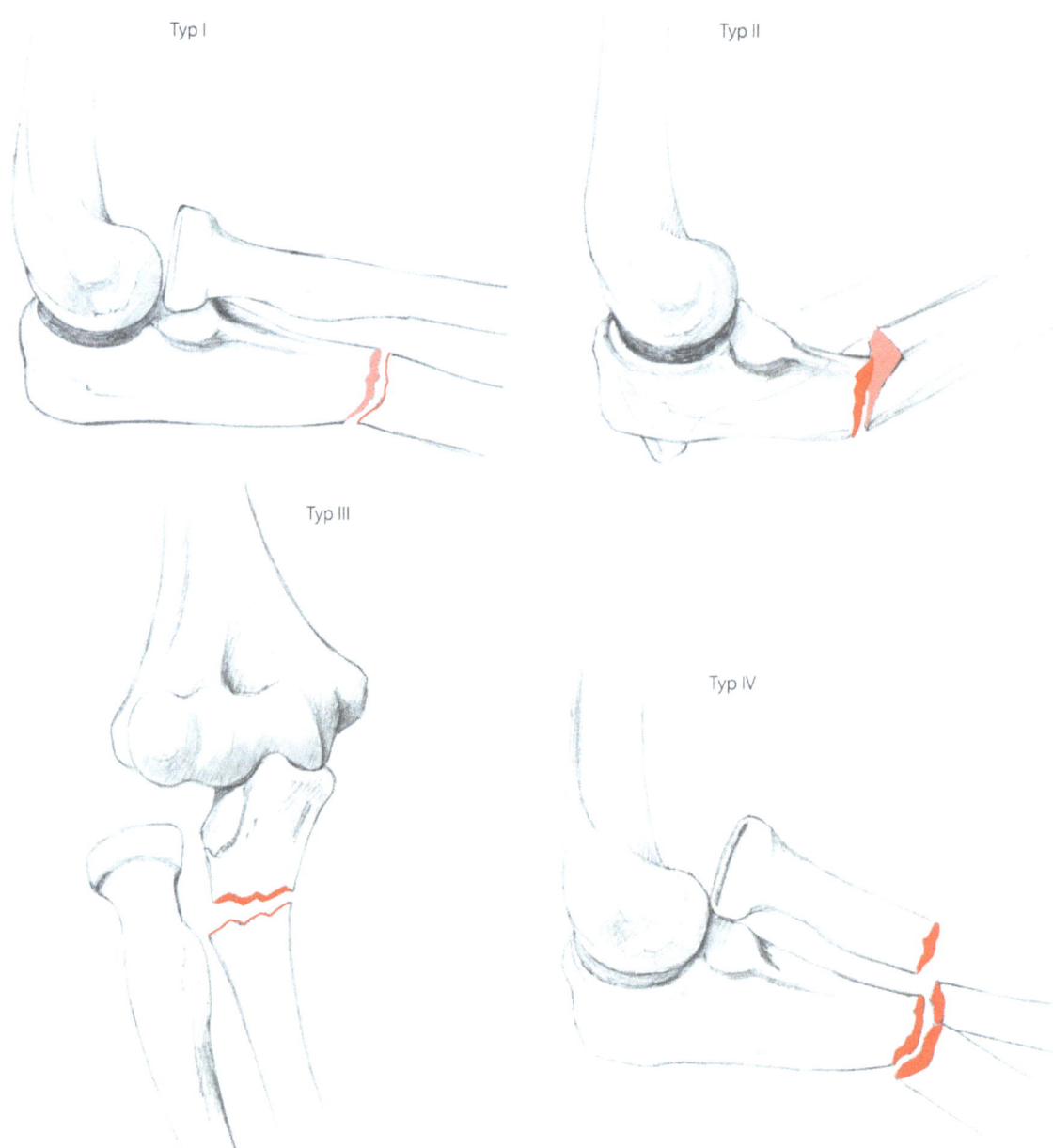

Abb. 8.1. Klassifikation der Monteggiafrakturen nach Bado (1967). *Typ I:* Fraktur der Diaphyse der Ulna unabhängig von der Lokalisation mit anteriorer Angulation und begleitender anteriorer Luxation des Radiusköpfchens. *Typ II:* Fraktur der Diaphyse der Ulna mit dorsaler Angulation und posteriorer/ posterolateraler Luxation des Radiusköpfchens. *Typ III:* Fraktur der Metaphyse der Ulna mit lateraler oder anterolateraler Luxation des Radiusköpfchens. *Typ IV:* Gleichzeitige Fraktur des proximalen Drittels von Radius und Ulna mit begleitender anteriorer Radiusköpfchenluxation

weiteren Unfallmechanismus für Typ-I-Verletzungen erklärte Tompkins (1971) wie folgt: Beim Sturz auf die ausgestreckte Hand und Beugung im Ellenbogengelenk wird reflektorisch der M. biceps brachii kontrahiert und dadurch die ventrale Luxation des Radiusköpfchens verursacht. Durch den Zug der proximalen Membrana interossea nach ventral (hervorgerufen durch die ventrale Radiusköpfchenluxation) sowie durch die Kontraktion des M. brachialis

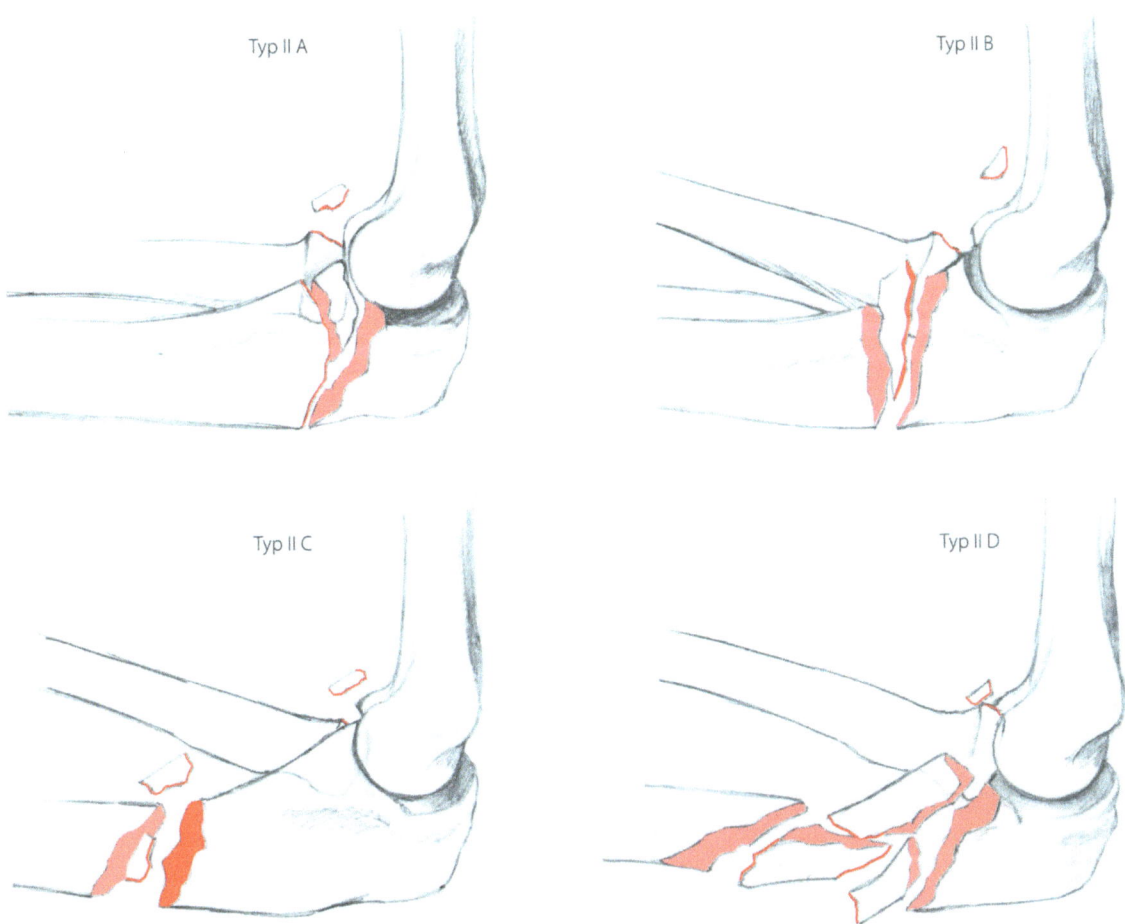

Abb. 8.2. Subklassifikation der Typ-II-Verletzung nach Jupiter et al. (1991). *Typ IIA:* Die Ulnafraktur ist am distalen Olekranon lokalisiert und bezieht den Proc. coronoideus ein. *Typ IIB:* Die Ulnafraktur lokalisiert sich am Übergang der Metaphyse zur Diaphyse, distal des Proc. coronoideus. *Typ IIC:* Ulnafraktur im Bereich der Diaphyse. *Typ IID:* Ausdehnung der Ulnafraktur über das proximale Drittel/die proximale Hälfte der Ulna, häufig mit ausgeprägter Trümmerzone

kommt es bei gleichzeitig vorliegenden Torsionskräften zur Ulnafraktur (Abb. 8.3b).

- *Typ-II-Verletzungen* entstehen durch axiale Gewalt bei bis zu 90° gebeugtem Ellenbogengelenk. Bei ausreichend großer Gewalt und stabiler Knochenstruktur der Ulna kommt es normalerweise zur posterioren Ellenbogenluxation. Ist jedoch die knöcherne Struktur der Ulna in ihrer biomechanischen Belastbarkeit geschwächt, resultiert bei gleichem Mechanismus eine Monteggia-Typ-II-Verletzung mit dorsaler Luxation des Radiusköpfchens. Daraus schlussfolgerte bereits Penrose (1951), dass es sich bei der Typ-II-Verletzung um eine Variation der posterioren Ellenbogenluxation handelt, wobei die Ulna frakturiert noch bevor der stabilisierende Kapselbandapparat des Ellenbogens rupturiert.
- Bei den *Typ-III-Verletzungen* ist von einer Abduktionskraft auszugehen, die zur Frakturentstehung mit lateraler Angulation führt. Mullick (1977) konnte nachweisen, dass bei gleichzeitiger Pronation eine Radiusköpfchenluxation nach ventrolateral bzw. bei gleichzeitiger Supination nach dorsolateral auftritt.
- Der genaue Unfallmechanismus der *Typ-IV-Verletzung* ist nicht bekannt. Es ist jedoch davon auszugehen, dass sich der Unfallmechanismus ähnlich der Typ-I-Verletzung vollzieht und begleitend eine Radiusschaftfraktur vorliegt.

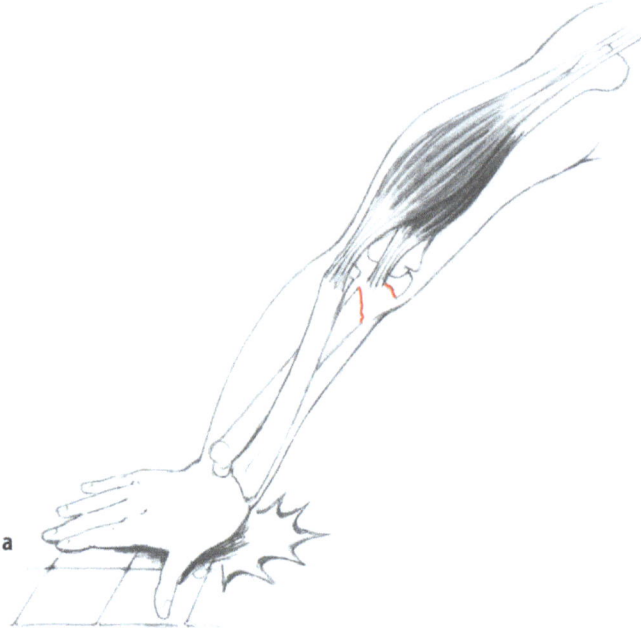

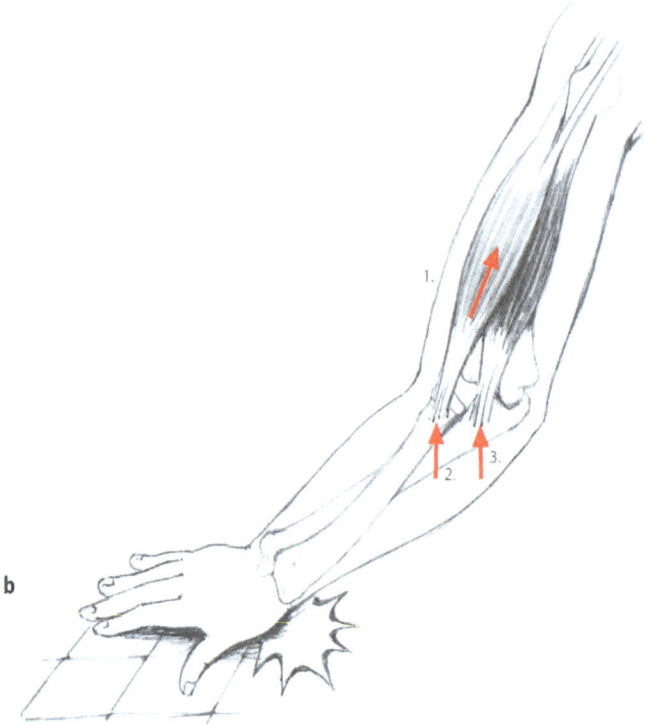

Abb. 8.3. Indirekter Unfallmechanismus für Typ I. **a** Sturz auf die Hand. Bei Pronation und gleichzeitiger Hyperextension kommt es zur proximalen Ulnafraktur und ventralen Radiusköpfchenluxation. **b** Zur Typ-I-Verletzung führende Kräfte nach Tompkins (1971). 1. Kontraktion des M. biceps brachii führt zur Radiusköpfchenluxation; 2. Zug der proximalen Membrana interossea durch die ventrale Radiusköpfchenluxation; 3. Kontraktion des M. brachialis führt bei Torsionskräften zur proximalen Ulnafraktur

8.4 Therapie

8.4.1 Allgemeine Grundsätze

Der „Golden Standard" bei der Versorgung der Monteggiafraktur des Erwachsenen ist die primäre offene Reposition und interne Stabilisierung der Ulnafraktur in Kombination mit der geschlossenen Reposition der Radiusköpfchenluxation.

Entscheidend für ein gutes Ergebnis nach Monteggiaverletzungen sind folgende 4 Voraussetzungen:
- Zeitige Diagnosestellung
- Offene anatomische Reposition und stabile interne Fixation der Ulnafraktur
- Exakte Reposition des Radiusköpfchens
- Kurze Immobilisationszeiten

8.4.2 Konservative Versorgung

Während noch Lorenz Böhler (1943) davon ausging, dass bei allen Unterarmbrüchen eine konservative Versorgung zu deutlich besseren Ergebnissen führt, besteht heute kein Zweifel an der Notwendigkeit der primären Osteosynthese. Ein konservatives Vorgehen ist beim Erwachsenen aufgrund der wesentlich höheren Rate an unbefriedigenden Ergebnissen nur noch in Ausnahmefällen zu rechtfertigen (z. B. stark reduzierter Allgemeinzustand; Wunsch des Patienten). Die Ruhigstellung erfolgt nach geschlossener Reposition der Ulnafraktur sowie des Radiusköpfchens für 4–6 Wochen im gespaltenen Oberarmgipsverband. Die geschlossene Reposition erfolgt unter Bildwandlerkontrolle durch Zug an der Hand bei im Ellenbogengelenk gebeugten Arm. Nach Ausrichtung der Angulation und Länge der Ulna kommt es nahezu immer zur spontanen Reposition der Radiusköpfchenluxation, evtl. kann durch vorsichtigen Druck auf das Radiusköpfchen entgegen der Luxationsrichtung die Reposition erleichtert werden. Ab der 3. Woche sollte zur Vermeidung immobilisationsbedingter Bewegungseinschränkungen mit der physiotherapeutischen Beübung (geführte Bewegung in Extension/Flexion aus dem Gipsverband heraus) begonnen werden. Radiologische Kontrollen zum Ausschluss sekundärer Dislokationen sollten nach 4 Tagen, einer Woche, 3 und 6 Wochen sowie beim Auftreten akuter Schmerzen erfolgen.

8.4.3 Operative Therapie

Primärversorgung. Neben der frühzeitigen Diagnosestellung ist die dringliche operative Versorgung der Fraktur und Reposition der Radiusköpfchenluxation essentiell. Ist eine unmittelbare operative Behandlung der Ulnafraktur nicht realisierbar, sollte die Radiusköpfchenluxation möglichst noch in der Notfallaufnahme reponiert werden (s.o.). Zur Reposition und Kontrolle empfiehlt sich die Verwendung eines Röntgenbildwandlers. Bis zur Operation wird die Fraktur in einer breiten dorsalen Oberarmgipslonguette oder im zirkulären gespaltenen Oberarm-Gipsverband immobilisiert (kurzfristig!).

Lagerung. Die Versorgung der Fraktur erfolgt in Rücken- oder Bauchlage des Patienten. Hierbei wird der Arm abduziert und auf einem separatem Armtisch gelagert. Alternativ kann der im Ellenbogengelenk 90° gebeugte Arm auf der Brust des Patienten gelagert werden. Eine sterile Blutsperre wird nur im Ausnahmefall angelegt.

Zugangsweg. Für die Versorgung der Monterggiafrakturen wird überwiegend der dorsale Zugang verwendet. Dieser gewährleistet einerseits eine gute Übersicht über die Ulnafraktur, andererseits kann bei Bedarf eine osteosynthetische Versorgung einer Radiusköpfchenfraktur realisiert werden. Bei proximalen Ulnafrakturen ist es häufig möglich, das Radiusköpfchen transossär, d.h. durch die Olekranonfraktur, zu erreichen und ggf. osteosynthetisch bzw. prothetisch zu versorgen. Der dorsale Zugang wird entlang der tastbaren Ulna-Hinterkante vom Olekranon bis 3–4 cm distal der Fraktur vorgenommen. Bei dem in Ausnahmefällen durchzuführenden dorsoradialen Zugang erfolgt die Inzision vom Epicondylus lateralis zwischen M. extensor carpi ulnaris und M. anconeus nach distal. Der radiale Zugangsweg ist für die monteggiaverletzung weniger geeignet.

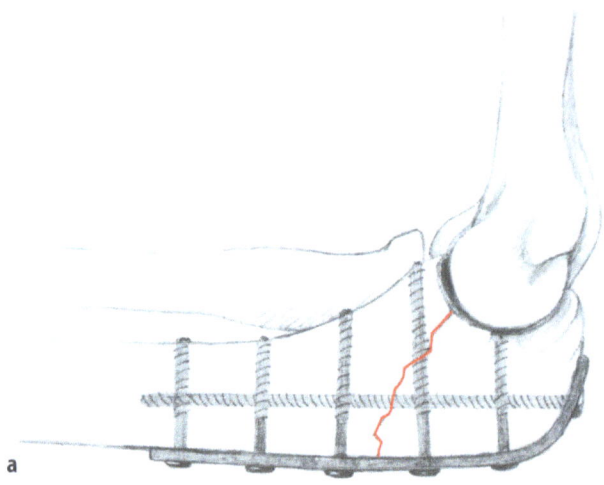

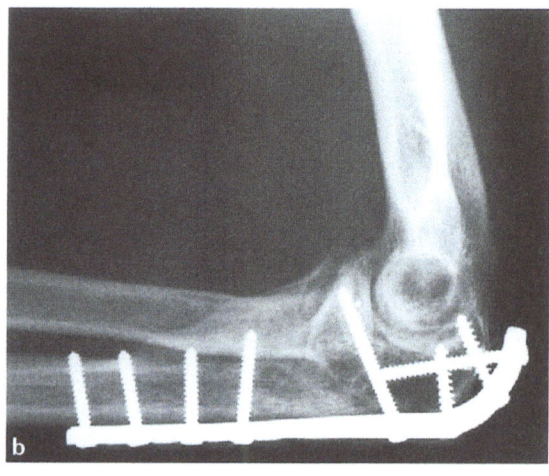

Abb. 8.4. a Schema Implantatplatzierung bei Plattenosteosynthese der Ulna. **b** Radiologisches Beispiel

Unter Reposition der Ulna stellt sich das Radiusköpfchen in der Regel von selbst wieder ein. Gestaltet sich die Reposition der Ulnafraktur schwierig (insbesondere bei Defektfrakturen), sollte mit der Reposition des Radiusköpfchen begonnen werden, wodurch sich die Ulnalänge ausgleicht.

Osteosynthese. Die Osteosynthese der Ulnafraktur erfolgt durch eine 3,5-LCDC-Platte unter Bildwandlerkontrolle. Bei der Anlage der Platte sollten proximal und distal der Fraktur 3 Schrauben platziert werden. Zur Erhöhung der Stabilität kann die Platte proximal umgebogen werden. Zusätzlich empfiehlt sich die Einbringung einer langen Schraube längs zur Ulnaachse (Abb. 8.4). Bei sehr proximalen Frakturen ist die Plattenosteosynthese nicht immer möglich. In diesen Fällen kann mit einer Zuggurtungsosteosynthese Stabilität erlangt werden. Intramedulläre Osteosynthesen mit elastischen Drähten werden für die Versorgung der Ulnafraktur nicht empfohlen, da hierbei keine übungsstabile Situation erzielt wird.

Entscheidend für den Erfolg des operativen Eingriffs ist die exakte Wiederherstellung der Ulnalänge, der Achse und Rotation sowie die exakte Reposition des Radiusköpfchens. In der Regel stellt sich das Radiusköpfchen bei anatomischer Rekonstruktion der Ulna in das Gelenk ein. Ist das Radiusköpfchen nach Abschluss der Osteosynthese der Ulna erneut oder noch luxiert, kann die nochmalige Reposition schwierig oder gar unmöglich sein, insbesondere dann, wenn eine anatomische Rekonstruktion der Fraktur nicht erreicht wurde. Bei verbleibender Luxation/Subluxation des Radiusköpfchens ist die offene Reposition durchzuführen (s. u.). Nach der Osteosynthese sollte die Unterarmfaszie zur Vermeidung hoher Kompartmentdrücke nicht verschlossen werden.

■ **Versorgung des Lig. anulare.** Eine routinemäßige Rekonstruktion des Lig. anulare ist nicht erforderlich, da nach geschlossener Reposition und anatomischer Rekonstruktion der Ulna eine Instabilität des Radiusköpfchens nicht zu erwarten ist. Sollte jedoch die Indikation zur offenen Reposition bestehen, ist die gleichzeitige Versorgung des rupturierten Ringbandes sinnvoll.

8.5 Spezielle Therapie

■ **Radiusköpfchen nicht geschlossen reponierbar.** In manchen Fällen ist der Versuch der geschlossenen Reposition des Radiusköpfchens nicht erfolgreich. Hier ist ein offenes Vorgehen indiziert, wenn Ulnaachse und -länge korrekt eingestellt sind. Ursache kann eine Weichteil- oder Knochenfragment-Interposition sein. Am häufigsten handelt es sich um Anteile der vorderen Gelenkkapsel oder des Lig. anulare, seltener um knöcherne Abschlagfragmente des Radiusköpfchens und der proximalen Ulna. Die offene Reposition kann in der Regel über eine Erweiterung des dorsalen oder dorsoradialen Zuganges durchgeführt werden. Bei distalen Ulnafrakturen ist für die offene Reposition des Radiusköpfchens ein separater Zugang zum Humeroradialgelenk erforderlich. Nach Arthrotomie und Darstellung der Gelenkstrukturen ist die Reposition dann häufig problemlos möglich. Zerrissene Kapsel-Bandstrukturen werden rekonstruiert, da hierdurch das Radiusköpfchen zusätzlich stabilisiert wird.

■ **Offene Frakturen.** Die Häufigkeit offener Monteggiaverletzungen wird mit 8–30% angegeben. Diese stellen immer eine Notfallsituation dar und erfordern eine dringliche operative Versorgung. In jedem Fall ist neben der möglichst geschlossenen Reposition des Radiusköpfchens und der plattenosteosynthetischen Versorgung der Ulna die Wunde großzügig zu exzidieren und zu lavagieren. Nur im Ausnahmefall (z. B. stark kontaminierte offene Weichteilverletzung, drohendes Kompartmentsyndrom) ist eine temporäre externe Fixation indiziert. Nach geplanten Revisionseingriffen sollte baldmöglichst eine interne Stabilisierung erfolgen.

■ **Initialer Nervenschaden.** Neurologische Defizite betreffen insbesondere den N. radialis oder dessen Ast den N. interosseus posterior. Der Großteil der Nervenläsionen tritt in Kombination mit einer Typ-II-Verletzung auf. Eine Schädigung des N. interosseus posterior ist jedoch ebenfalls im Rahmen der Typ-III-Verletzung mit anterolateraler Luxation des Radiusköpfchens möglich. Bei Interposition dieses Nerven im Humeroradialgelenk ist eine geschlossene Reposition des luxierten Radiusköpfchens unmöglich. Schädigungen des N. ulnaris wie auch des N. interosseus sind beschrieben worden, treten aber im Vergleich zum Radialisschaden selten auf.

■ **Gleichzeitige Radius- und Ulnaschaftfraktur.** Bei der Kombination aus proximaler Radius- und Ulnafraktur, die durch die seltene Typ-IV-Verletzung repräsentiert wird, müssen beide Frakturen offen reponiert und intern stabilisiert werden. Dies erfolgt in der Regel durch zwei 3,5 mm LCDC-Platten. In der Literatur wird hierfür häufig ein posterolateraler Zugang (nach Boyd) empfohlen, über welchen gleichzeitig Ulna- und Radiusfraktur versorgt werden können. Wir empfehlen dies aufgrund der schlechten Übersichtlichkeit mit Gefährdung des N. radialis nicht. Eine bessere Übersicht wird durch die Darstellung beider Frakturen über separate Zugänge erreicht. Dies verringert zusätzlich die Gefahr der radioulnaren Synostose, da die Membrana interossea nicht zusätzlich traumatisiert wird.

Die Stabilisierung von Radiusschaft- und Ulnaschaftfraktur kann ebenfalls als kombinierte Osteosynthese durch Plattenosteosynthese der Ulnafraktur (dorsaler Zugang) und intramedulläre Osteosynthese durch elastische Markdrähte der Radiusfraktur erfolgen. Dies ist besonders bei proximalen Radiusschaft- oder bei Radiushalsfrakturen zu empfehlen. Auch Radiusverriegelungsmarknägel kommen zum Einsatz. Die Einbringung des elastischen Markdrahtes erfolgt hierbei retrograd proximal des Proc. styloideus radii.

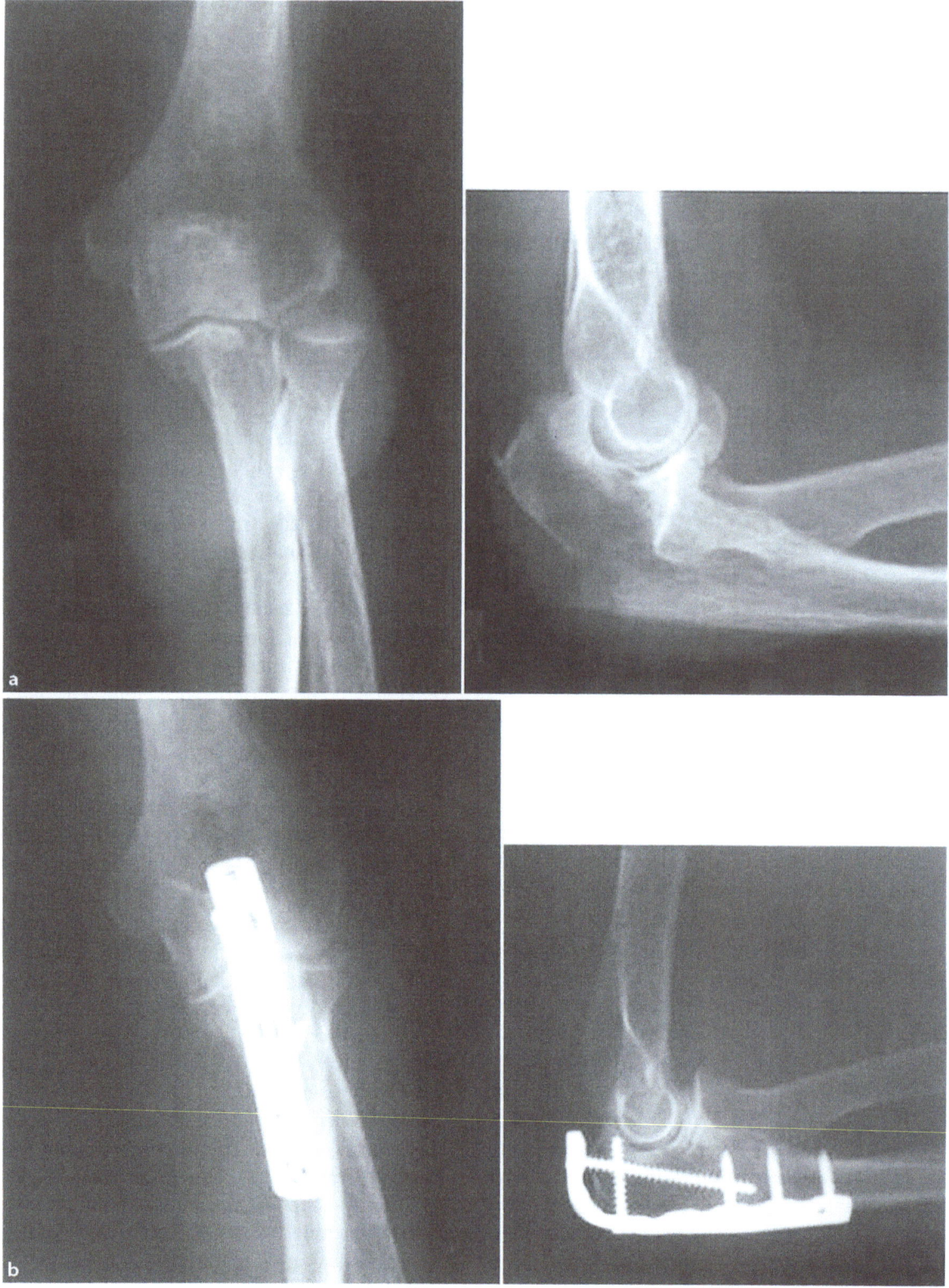

Abb. 8.5. Typ-II-Verletzung (87 J., w.). **a** Unfallbilder. **b** ORIF mit dorsaler Plattenosteosynthese der Ulna

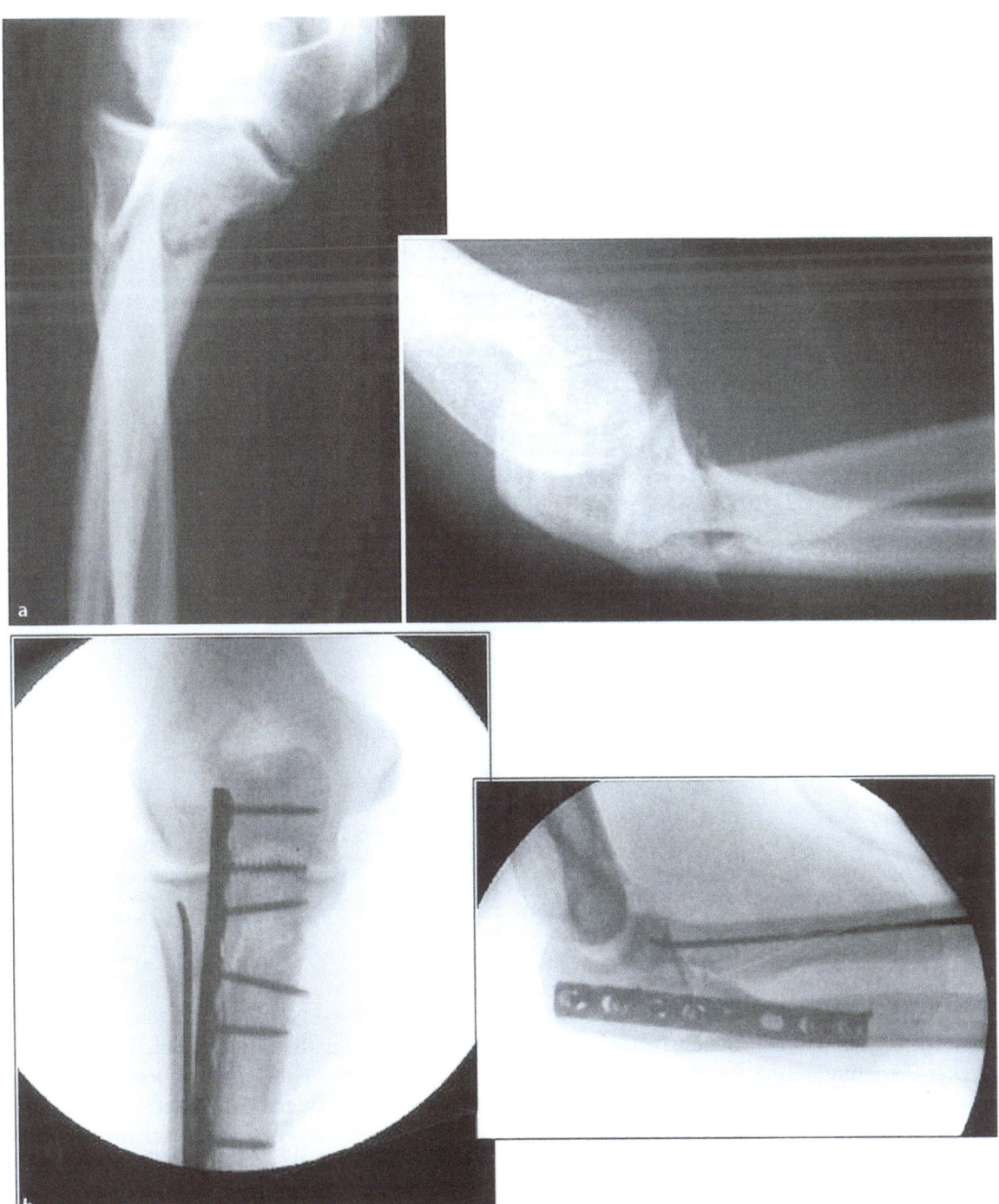

Abb. 8.6. Typ-IV-Verletzung (57 J., m.). **a** Röntgen-Unfallbilder. **b** Intraoperative Röntgenaufnahmen: Elastischer Markdraht zur geschlossenen Aufrichtung und Stabilisierung der proximalen Radiusfraktur. In diesem Fall wurde ausnahmsweise die Platte zur Stabilisierung der Ulna, nach offener Reposition, von radial angelegt

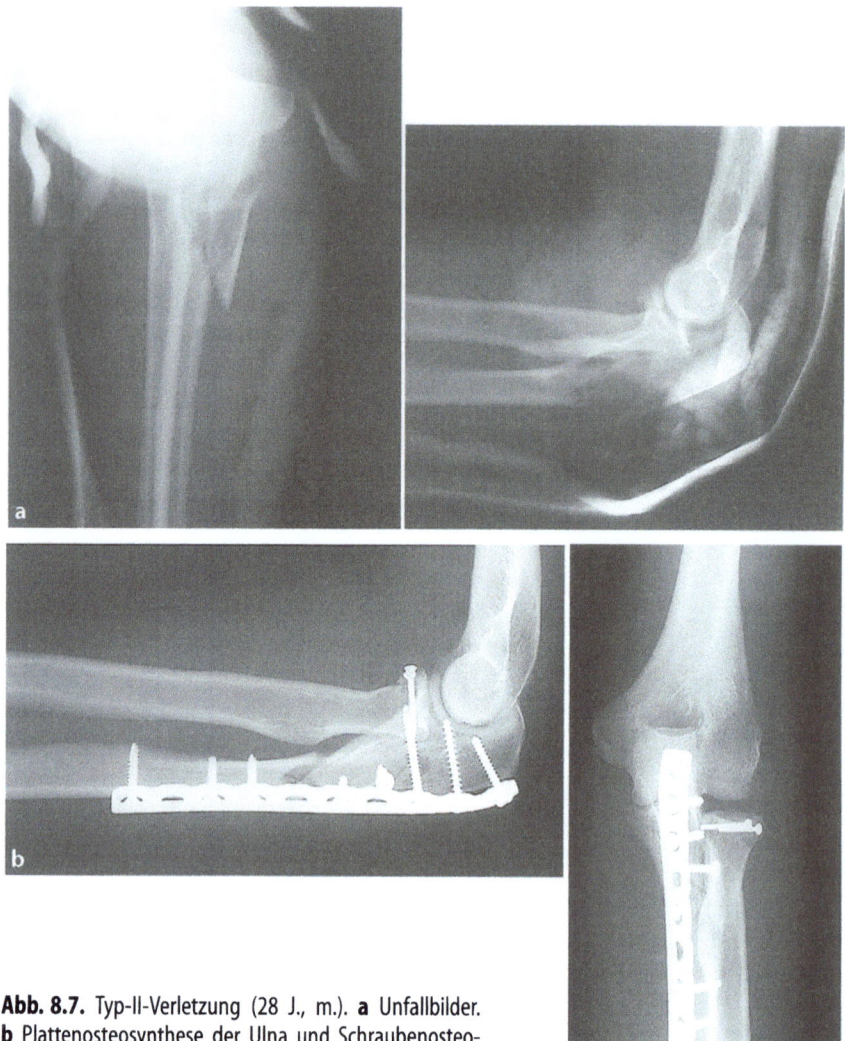

Abb. 8.7. Typ-II-Verletzung (28 J., m.). **a** Unfallbilder. **b** Plattenosteosynthese der Ulna und Schraubenosteosynthese des Radiusköpfchens

■ **Ausgeprägter knöcherner Substanzdefekt.** Bei starker Zertrümmerung im Bereich der Ulnafraktur kann die Wiederherstellung der anatomischen Länge problematisch werden. Hilfreich kann hierbei die primäre Reposition des Radiusköpfchens sein, wodurch sich in der Regel die anatomische Länge der Ulna einstellt. Verbleibt nach Längenausgleich und Anlage einer 3,5 mm Platte ein größerer knöcherner Substanzdefekt, so sollte eine Spongiosaplastik durchgeführt werden. Die Anlagerung der Spongiosa sollte zur Vermeidung einer radioulnaren Synostose von medial, also nicht an die Membrana interossea, erfolgen.

■ **Begleitende Radiusköpfchenfraktur.** Bei gleichzeitig vorliegender Radiusköpfchenfraktur („Monteggia-like-lesion") richtet sich die Therapie nach Größe und Dislokation des Fragmentes. Größere Fragmente sollten refixiert werden, dagegen nicht rekonstruierbare kleinere Fragmente reseziert werden (Abb. 8.7). Bei größeren, nicht rekonstruierbaren Radiusköpfchenfrakturen (Mason-3-Fraktur) ist eine Radiusköpfchenresektion indiziert. Ergibt sich hierbei eine Valgusinstabilität des Ellenbogens (gleichzeitige MCL-Ruptur), sollte eine Radiusköpfchenprothese implantiert werden (Abb. 8.8). Generell ist intraoperativ eine Stabilitätsprüfung gegen Valpus-, Varus- und Translationsstress durchzuführen, sowie die Reluxationsneigung des Radiusköpfchens zu überprüfen, da hiervon die Nachbehandlung abhängt (s. u.).

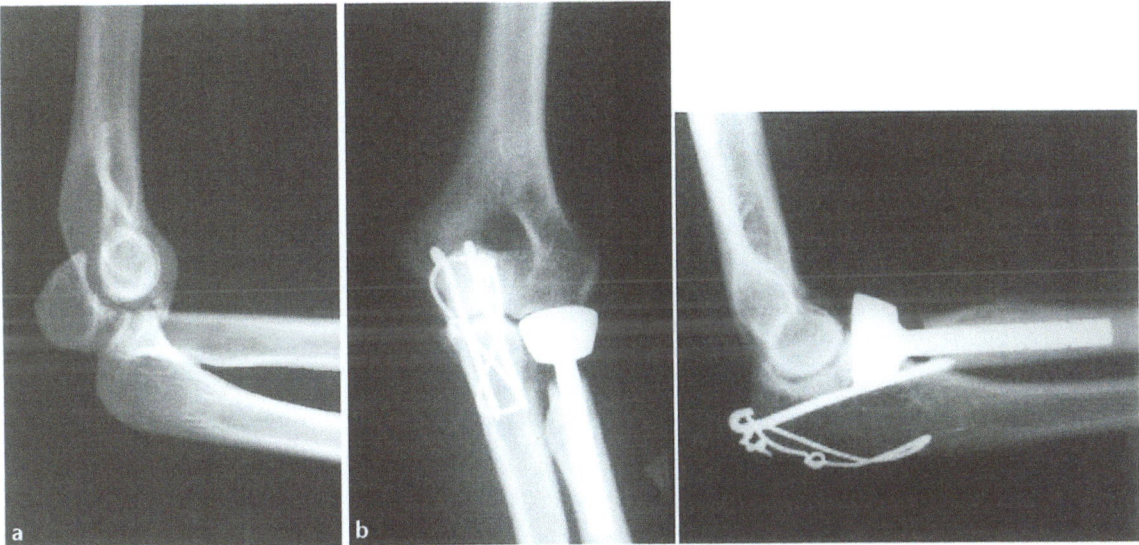

Abb. 8.8. Typ-II-Verletzung mit begleitender, nicht rekonstruierbarer Radiusköpfchenfraktur (Mason 2). **a** Unfallbild. **b** Versorgung durch Plattenosteosynthese der Ulna und Radiusköpfchenprothese wegen intraoperativer Valgusinstabilität

■ **Begleitende Koronoidfraktur.** Unabhängig vom zugrundeliegenden Unfallmechanismus und Frakturtyp ist eine anatomische Rekonstruktion größerer Koronoidfragmente (Typ 2 oder 3 nach Regan und Morrey) für ein akzeptables funktionelles Ergebnis erforderlich. Dies ist, insbesondere bei ausgeprägter ventraler Zertrümmerung der proximalen Ulna technisch sehr anspruchsvoll oder gar unmöglich. Ring et al. (1998) berichten über ausschließlich schlechte Ergebnisse nach Monteggiafrakturen mit pseudarthrotisch verheilten Koronoidfrakturen, was die Notwendigkeit der stabilen initialen Refixation des Koronoids unterstreicht.

8.6 Nachbehandlung

Noch im Operationssaal wird ein zirkulärer, gespaltener Gipsverband angelegt. Intraoperativ eingebrachte Drainagen werden am ersten postoperativen Tag entfernt. Die Nachbehandlung hängt wesentlich davon ab, ob intraoperativ stabile Verhältnisse (Reluxationsneigung des Radiusköpfchens) herrschen.

■ **Stabil.** Bei intraoperativ stabilen Verhältnissen und fehlender Reluxationsneigung des Radiusköpfchens kann bereits am ersten postoperativen Tag nach Entfernung der Drainagen schmerzorientiert mit der physiotherapeutischen Beübung begonnen werden. Die Immobilisation durch eine dorsale Oberarm-Gipslonguette ist nicht erforderlich. Eine Restriktion der Extension/Flexion sowie der Pronation/Supination wird lediglich durch das Schmerzempfinden des Patienten bestimmt.

■ **Instabil.** Zeigt das Radiusköpfchen im Rahmen der intraoperativen Stabilitätsprüfung unter Bildwandler eine Tendenz zur Subluxation oder Luxation, so ist die Freigabe der Bewegung bis zum Ende der ersten Woche aufzuschieben. Bei der ab der 2. Woche postoperativ durchgeführten physiotherapeutischen Übungsbehandlung sollte zunächst die Pronation/Supination vermieden werden. Extension und Flexion können schmerzorientiert und ohne Restriktion des Bewegungsausmaßes trainiert werden. Eine erneute Überprüfung der Stabilität erfolgt nach ca. 2 Wochen durch geführte Pronation/Supination unter Bildwandlerkontrolle. Erst mit zunehmender Schmerzfreiheit und bei fehlender Instabilität kann die Umwendbewegung des Unterarmes in das Behandlungsprogramm aufgenommen werden (Tabelle 8.1).

Tabelle 8.1. Nachbehandlungsschema in Abhängigkeit der intraoperativen Reluxationsneigung des Radiusköpfchens

	Stabil	Instabil (Luxationstendenz)
■ Immobilisation	dorsale Longuette	gespaltener Gipsverband
■ Dauer	– schmerzorientiert – max. 2–3 Tage	1 Woche
■ Beginn der Physiotherapie	1. postop. Tag	1. postop. Tag: Isometrie, Beübung angrenzender Gelenke ab 8.–10. postop. Tag: aktive/passive Bewegungsübungen Ellenbogen
■ Bewegungsausmaß	– uneingeschränkt – schmerzorientiert	– nur Extension/Flexion, – erst bei Schmerzfreiheit und fehlenden Instabilitätszeichen Freigabe der Pronation/Supination
■ Weiterbehandlung	– Fortführung PT 6–8 Wochen – b. Bed. ME nach 18 Monaten	– Fortführung PT 6–8 Wochen – b. Bed. ME nach 18 Monaten – bei verbleibender symptomatischer Instabilität RK-Resektion

8.7 Komplikationen

■ **Persistierende Instabilität im Humeroradialgelenk.** Bei adäquater chirurgischer Versorgung und Nachbehandlung sind verbleibende Instabilitäten des Radiusköpfchens nach Monteggiafrakturen selten. Zeigt das Radiusköpfchen bereits intraoperativ eine Neigung zur Instabilität, so ist die wahrscheinlichste Ursache eine nicht anatomische Rekonstruktion der Ulnafraktur. In diesem Falle muss die Wiederherstellung der Länge sowie der Rotation der Ulna überprüft werden und gegebenenfalls korrigiert werden. Stellt sich bei exakter anatomischer Reposition der Ulna eine Instabilität des Radiusköpfchens dar, so ist eine postoperative Immobilisation von bis zu 10 Tagen gerechtfertigt. Verspätet (nach über 6 Wochen) festgestellte symptomatische Instabilitäten werden sekundär durch Radiusköpfchenresektion behandelt.

■ **Verbleibender Nervenschaden.** Neben den oben beschrieben primären neurologischen Defiziten, welche sich in nahezu allen Fällen vollständig zurückbilden, sind verbleibende Funktionsstörungen der Nerven auch durch sekundäre Ursachen wie heterotope Ossifikationen, überschießende Kallusbildung, Pseudarthrosenbildung oder iatrogen im Rahmen der Frakturversorgung oder der Materialentfernung möglich. Wenn auch genaue Angaben über die Inzidenz in der Literatur fehlen, so lässt sich auch hier feststellen, dass sekundär der N. radialis am häufigsten geschädigt wird.

■ **Radioulnare Synostose.** Das Auftreten einer radioulnaren Synostose ist abhängig vom Ausmaß der begleitenden Weichteilverletzung und der ossären Zertrümmerung der Ulna. Die Inzidenz wird mit ca. 5% angegeben. Aufgrund der damit verbundenen starken Einschränkung der Pronation/Supination sind zur Funktionsverbesserung chirurgische Zweiteingriffe notwendig, die eine Abtragung der Ossifikation sowie die Einlage eines heterologen oder autologen Interponats in das Gebiet der resezierten Synostose beinhalten. Hierfür wurde von Hotchkiss (1996) ein Silikoninterponat verwendet, wobei die postoperativ erreichten Ergebnisse nur unwesentlich besser waren als vor dem Eingriff. Günstiger scheint nach den Berichten von Young-Hing und Tchang (1983) die Einbringung eines freien autologen Fettinterponats zu sein. Jedoch sind in beiden Berichten die Fallzahlen für eine allgemeine Aussage zu gering. Nach der Abtragung der Synostose ist eine systemische Medikation mit nichtsteroidalen Antirheumatika sowie eine Bestrahlung zur Rezidivprophylaxe sinnvoll (vgl. Kapitel 13).

■ **Refraktur nach Materialentfernung.** Die Inzidenz von Refrakturen der Ulna nach Plattenentfernung wird zwischen 4% und 25% angegeben. Als mögliche Ursachen kommen mehrere Faktoren in Frage, die eine Refrakturierung begünstigen. Die Wesentlichen sind:
■ Verzögerte Knochenbruchheilung
■ Pseudarthrosenbildung
■ Vorzeitige Materialentfernung (< 12 Monate)
■ Inadäquate Osteosynthese
■ Durchblutungsstörungen

Da der für die Stabilität essentielle Prozess des „bone-remodelings" erst nach ca. 12 bis 14 Monaten abgeschlossen ist, empfehlen mehrere Autoren, eine Materialentfernung frühestens nach 18 Monaten durchzuführen. Diese sollte nach unserer Auffassung auch nur dann erfolgen, wenn radiologisch der knöcherne Umbauprozess abgeschlossen ist, es sich um junge Patienten handelt oder implantatbezogene Beschwerden vorliegen.

■ **Alte Monteggialäsion.** In ca. 5% der Fälle wird eine Monteggialäsion initial als isolierte Ulnafraktur fehldiagnostiziert und die Luxation des Radiusköpfchens nicht erkannt. Wird eine Subluxation oder Luxation des Radiusköpfchens erst nach 6 Wochen oder später diagnostiziert, ist eine Reposition des Radiusköpfchens in der Regel nicht mehr möglich. Bei ausgeprägten Beugungsdefiziten, die insbesondere bei ventraler Fehlstellung des Radiusköpfchens vorliegen, ist die Resektion des Radiusköpfchens indiziert oder eine flektierende Triangulationsosteotomie der proximalen Ulna.

8.8 Zu erwartende Ergebnisse

Monteggiafrakturen des Erwachsenen führen nach plattenosteosynthetischer Versorgung der Ulna in 80–90% der Fälle zu guten und befriedigenden Ergebnissen. Diese überwiegend günstigen Ergebnisse stehen im Widerspruch zu älteren Arbeiten, bei denen hauptsächlich die konservative Therapie zur Anwendung kam. In diesem Zusammenhang werden unbefriedigende Ergebnisse nach konservativer Versorgung bei bis zu 50% der Patienten beschrieben.

Faktoren, die das Endergebnis negativ beeinflussen, sind:
■ begleitende Mason-3-Fraktur
■ nicht refixierbare Koronoidfrakturen
■ ausgeprägte ulnare Gelenkbeteiligung
■ ventrale Trümmerzone der Ulna

Das Vorliegen einer ventralen Trümmerzone der Ulna ist ein ungünstiger prognostischer Faktor, da hierbei eine stabile Osteosynthese schwierig ist und postoperative Achsabweichungen häufig sind. Bei stabiler anatomischer Rekonstruktion und frühzeitigem Beginn der physiotherapeutischen Übungsbehandlung ist jedoch ein gutes funktionelles Ergebnis in der Mehrzahl der Fälle erreichbar.

Literatur

1. Bado JL (1967) The Monteggia lesion. Clin Orthop 50:71–86
2. Böhler L (1944) Die Technik der Knochenbruchbehandlung. Verlag Wilhelm Maudrich, 9.–11. Aufl., S 557–561
3. Boyd HB, Bowals JC (1969) The Monteggia lesion. A review of 159 cases. Clin Orthop 66:94–100
4. Boyd HB, Lippinsky SW, Wiley JH (1961) Observations on nonunions of the shaft of long bones with statistical analysis of 842 patients. J Bone Joint Surg 43A:159–163
5. Bruce, HE, Harvey JP jr, Wilson JC jr (1987) Monteggia fractures. J Bone Joint Surg 56A: 1563–1576
6. Corley GC (1996) Monteggia fractures. In: Rockwood CA, Green DP, Buchholz RW, Heckman JD (eds) Fractures in adults. Lippincott-Raven Publishers, New York Philadelphia, pp 914–928
7. Crenshaw AH jr (1998) Fractures of the proximal humerus and radius in adults. In: Stanley D, Kay NR (eds) Surgery of the elbow – practical and scientific aspects. Arnold Publishers, pp 180–199
8. De Boer P, Stanley D (1998) Surgical approaches to the elbow. In: Stanley D, Kay NR (ed) Surgery of the elbow – practical and scientific aspects. Arnold Publishers, pp 82–95
9. Engber WD, Keene JS (1983) Anterior interosseous nerve pulsy associated with a Monteggia fracture, a case report. Clin Orthop 174:133–137

10. Evans EM (1949) Pronation injuries of the forearm with special reference to anterior Monteggia fractures. J Bone Joint Surg 31B:578–588
11. Feansen M, Hahn F, Enes-Gaiao (1977) Seltene Kombinationsverletzungen am Unterarm. Unfallchirurgie 3:115–120
12. Givon U, Pritsch M, Levy O, Yosepovich A, Amit Y (1997) Monteggia and equivalent lesions. A study of 41 cases. Clin Orthop Rel Res 337:208–215
13. Heim U (1994) Kombinierte Verletzungen von Radius und Ulna am proximalen Unterarm. Hefte Unfallchir 241:61–79
14. Hennig FF, von Kroge H (1991) Monteggia-Verletzung. Therapie und Spätergebnisse von 204 Fällen. Zentralblatt Chirurgie 116(8):515–523
15. Hierholzer G, Ludolph E (1988) Luxationen des Ellenbogengelenks. Langenbecks Arch Chir (Suppl 2):201–204
16. Hotchkiss RN (1996) Fractures and dislocations of the elbow. In: Rockwood CA, Green DP, Buchholz RW, Heckman JD (eds) Fractures in adults. Lippincott-Raven Publishers, New York Philadelphia, pp 929–1024
17. Josten C, Korner J (1998) Externe Osteosynthesen. In: Ramanzadeh R, Voigt C, Trabhardt S (Hrsg) Unfallchirurgie. Einhorn-Presse Verlag Reinbeck, S 203–208
18. Jupiter JB, Leibovic SJ, Ribbans W, Wilk RM (1991) The posterior Monteggia lesion. J Orthop Trauma 5:395–402
19. Jupiter JB, Ring D (1998) Operative treatment of posttraumatic radioulnar synostosis. J Bone Joint Surg 80A:248–257
20. König S, Kilga M, Kwasny O (1990) Ergebnisse nach Plattenosteosynthese bei Olekranon-Trümmerfrakturen. Unfallchirurg 93(5):216–220
21. Mayer PJ, Evarts CM (1975) Nonunion, delayed union, malunion and avascular necrosis. In: Epps CH (ed) Complications in orthopedic surgery. J P Lippincott Co, pp 159–175
22. Monteggia GB (1841) Instituzioni Chirurgiche, Milano
23. Muhr G, Wernet E (1989) Bänderverletzungen und Luxationen des Ellenbogengelenkes. Orthopäde 18:268–272
24. Mullick S (1977) The lateral Monteggia Fracture. J Bone Joint Surg 59A:543–545
25. Papaioanou N, Babis C, Kalavritinos J, Pantazopoulus T (1995) Injuries to the elbow. Injury 26:169–173
26. Penrose JH (1951) The Monteggia fracture with posterior dislocation of the radial head. J Bone Joint Surg 33B:65–73
27. Rappold G (1994) Kombination aus Monteggia- und Galeazzi-Verletzung am selben Arm. Unfallchirurgie 20:111–114
28. Reckling FW (1982) Unstable fracture-dislocations of the forearm (Monteggia and Galeazzi lesions). J Bone Joint Surg 64A:857–863
29. Reynders P, De Groote W, Rondia J, Govaerts K, Stoffelen D, Broos PL (1996) Monteggia lesions in adults. A multicenter Bota study. Acta Orthop Belg 62 (Suppl.)1:78–83
30. Ring D, Jupiter JB, Simpson NS (1998) Monteggia fractures in adults. J Bone Joint Surg (Am) 80A(12):1733–1744
31. Ritchards RR, Corley FG (1998) Fractures of the shaft of the radius and ulna. In: Rockwood CA, Green DP, Buchholz RW, Heckman JD (eds) Fractures in adults. Lippincott-Raven Publishers, New York Philadelphia, pp 920–922
32. Simpson NS, Goodmann LA, Jupiter, JB (1996) Contoured LCDC plating of the proximal Ulna. Injury 27(6):411–417
33. Stramm P, Fernandez DL, Lichtenhahn P (1993) Monteggia-Verletzung im Kindesalter – eine häufige Ursache der Radiusköpfchenluxation. Helv Chir Acta (Schweiz) 60(1–2):225–230
34. Teasdall R, Savoie FH, Hughes JL (1993) Comminuted fractures of the proximal radius and ulna. Clin Orthop (Am) 292:37–47
35. Tompkins DG (1971) The anterior Monteggia fracture. Observations on etiology and treatment. J Bone Joint Surg 53A:1109–1114
36. Weise K (1998) Ellenbogengelenk – Frakturen beim Erwachsenen. Akt Traumatol 28:A35–44
37. Young-Hing K, Tchang SPK (1983) Traumatic radioulnar synostosis treated by excision and a free fat transplant. A report of two cases. J Bone Joint Surg 65B:433–435

KAPITEL 9 Radiusköpfchenfrakturen

Christoph Josten, Jan Korner und Helmut Lill

9.1 Allgemein

Während die erste literarische Beschreibung einer Radiusköpfchenfraktur bereits auf Paul von Aegina (625-690 n. Chr.) zurückgeht, sind entscheidende Erkenntnisse über die biomechanische Bedeutung des Radiusköpfchens erst in den letzten Jahrzehnten erlangt worden.

9.2 Häufigkeit

Die Häufigkeit der Radiusköpfchenfrakturen wird in der Literatur zwischen 1,7 und 5,4% aller Frakturen und mit ca. 20-30% aller Ellenbogenfrakturen mit einem Häufigkeitsgipfel im mittleren Lebensalter angegeben. Im eigenen Krankengut traten isolierte Radiusköpfchenfrakturen in 17% der Ellenbogenfrakturen auf.

9.3 Klassifikation

Mit der Klassifikation der Radiusköpfchenfrakturen beschäftigten sich bereits mehrere Arbeitsgruppen. Die AO-Klassifikation, welche Frakturen des proximalen Radius wie auch der proximalen Ulna zusammenfasst, konnte sich nicht durchsetzen, da sie kaum klinische Relevanz besitzt und schwer reproduzierbar ist. Die am häufigsten verwendete Mason-Klassifikation wurde von McKee und Jupiter modifiziert und schließt sinnvollerweise auch die Radiushalsfrakturen ein. Aufgrund des ausgeprägteren Weichteiltraumas und der damit verbundenen höheren Komplikationsrate sind Radiusköpfchenfrakturen, die im Rahmen einer Luxation auftreten, einer eigenen Gruppe (Mason 4 nach Johnston) zugeordnet (Abb. 9.1).

Die von Morrey 1996 vorgeschlagene Einteilung in *einfache* (Mason 1-3) und *komplexe* (Knochen- und Bandverletzung) Radiusköpfchenfrakturen berücksichtigt zusätzlich Begleitverletzungen (Tabelle 9.1).

9.4 Unfallhergang

Radiusköpfchenfrakturen entstehen in der Regel durch indirekte Gewalteinwirkung beim Sturz auf das Handgelenk (Abb. 9.2), wobei die Stauchung des Radiusköpfchens gegen das Capitulum humeri in Abhängigkeit vom Winkel und dem Ausmaß der einwirkenden Kraft eine Fraktur des Radiusköpfchens oder -halses zur Folge hat. Das zur Radiusköpfchenfraktur führende Trauma ist beim jungen Patienten deutlich größer als beim älteren Patienten und führt daher häufiger zu Komplexverletzungen.

9.5 Begleitverletzungen

Insgesamt werden Begleitverletzungen der Radiusköpfchenfraktur in bis zu 30% beschrieben. Entsprechend des Verlaufs der wirkenden Kraft finden sich insbesondere
- Frakturen der Handwurzel (5-10%)
- Distorsionen oder Bandrupturen im distalen Radioulnargelenk (bis 15%)
- Rupturen der Membrana interossea (3-7%)
- Kapitulumfrakturen (ca. 1%)
- Olekranonfrakturen (9-12%)
- Ruptur mediales Kollateralband (12-20%)

Kapitel 9 Radiusköpfchenfrakturen

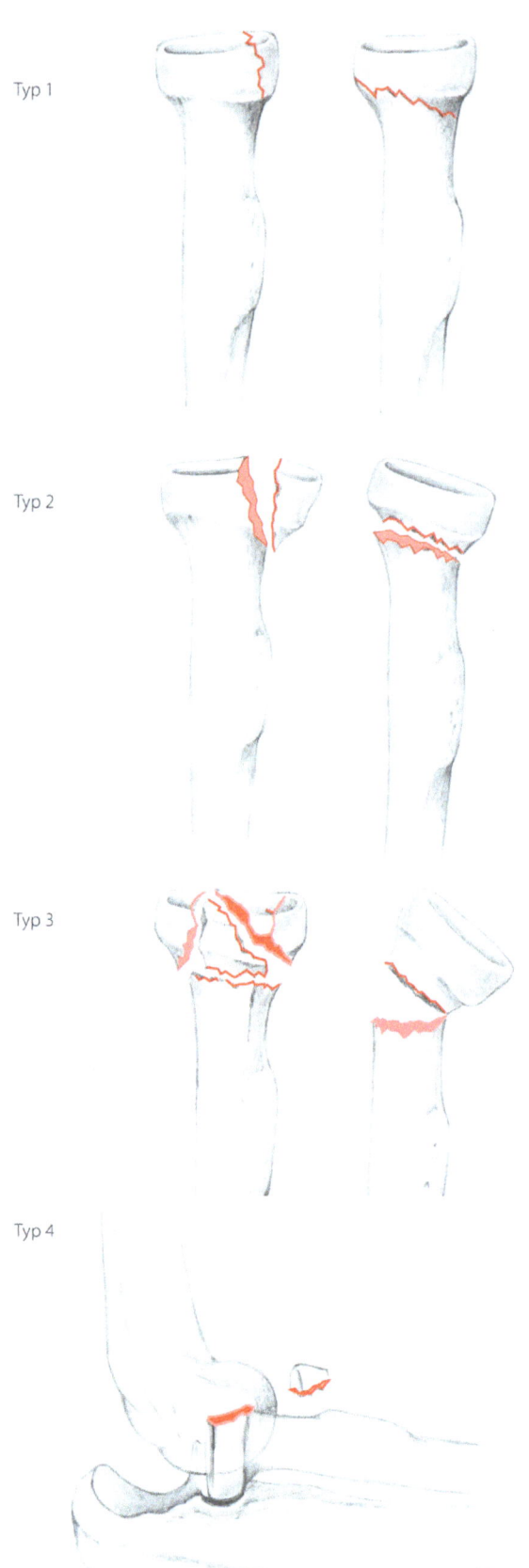

Typ 1

Typ 2

Typ 3

Typ 4

Tabelle 9.1. Einteilung der Frakturtypen unter Einbeziehung des Weichteilschadens nach Morrey (1993)

Einfach	Komplex
Mason 1: nicht disloziert	**Zusätzlich knöcherne/ligamentäre Begleitverletzungen:**
Mason 2: disloziert oder Abkippung <30°	– Ruptur MCL/ Ruptur LCL (im Rahmen Luxation = **Mason 4**) – Distales Radioulnargelenk (= **Essex-Lopresti**)
Mason 3: Trümmerfraktur oder Abkippung >30°	

Das Ausmaß und die Lokalisation begleitender Läsionen hängt in erster Linie vom zugrundeliegenden Unfallmechanismus ab. Tritt die Radiusköpfchenfraktur im Rahmen einer humeroulnaren Luxation auf, so kommt es durch den Translationsstress bevorzugt zur begleitenden Fraktur des Proc. coronoideus. Bei gleichzeitigem Valgusstress stellt das mediale Kollateralband die gefährdetste Struktur dar. Begleitende Olekranonfrakturen treten nahezu ausschließlich im Rahmen der sogenannten Monteggia-like-lesions auf.

9.6 Versorgungsstrategie

Die therapeutischen Grundsätze orientieren sich in erster Linie am zugrundeliegenden Frakturtyp. Jedoch dürfen allgemeine Aspekte wie Alter und physischer Anspruch des Patienten an die Funktionalität seines Ellenbogens nicht außer Acht gelassen werden.

9.6.1 Mason 1

Es besteht heute kaum noch ein Zweifel daran, dass die Typ-1-Fraktur aufgrund ihrer guten

Abb. 9.1. Klassifikation der Radiusköpfchenfrakturen nach Mason (1954 (modifiziert von McKee und Jupiter (1998)). Typ 1: nicht oder kaum dislozierte Fraktur; Typ 2: geringe Dislokation oder Abkippung; Typ 3: Trümmerfraktur oder starke Dislokation; Typ 4: Radiusköpfchenfraktur und humeroulnare Luxation

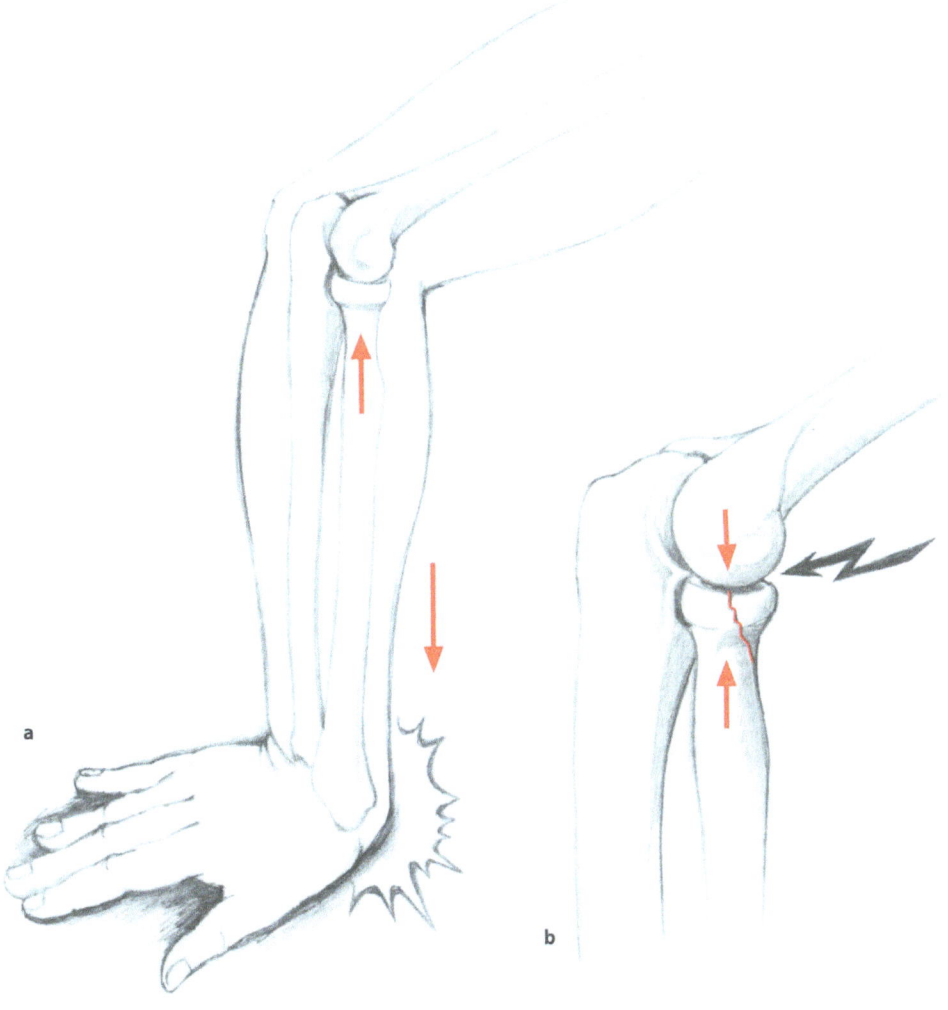

Abb. 9.2. Durch Sturz auf das Handgelenk kommt es zur longitudinalen Kraftwirkung über den gesamten Radius auf das Radiusköpfchen. **a** Pronierter Unterarm und longitudinale Krafteinwirkung nach proximal; **b** Frakturentstehung durch Abschlagmechanismus zwischen Capitulum humeri und Radiusköpfchen

Prognose konservativ/frühfunktionell behandelt wird (Abb. 9.3). Vereinzelte Berichte in der Literatur über die osteosynthetische Versorgung der Mason-1-Frakturen konnten keinen Vorteil gegenüber der konservativen Therapie feststellen.

Die mit ca. 3 Tagen vergleichsweise kurze Immobilisationszeit dient lediglich der Reduktion initialer Schmerzen. Bei starken schmerzbedingten Bewegungseinschränkungen durch Hämarthros ist eine entlastende Gelenkpunktion (Abb. 9.4) hilfreich. Diese sollte unter streng sterilen Kautelen erfolgen. Die durch die Punktion gewonnene Schmerzfreiheit ermöglicht kurze Immobilisationszeiten sowie die frühzeitige funktionelle Therapie. Das Bewegungsausmaß wird lediglich durch die Schmerzen limitiert (Abb. 9.5).

Liegen im Rahmen der Mason-1-Verletzung operationspflichtige Begleitverletzungen, (z.B. Olekranon- oder Koronoidfraktur) vor, sollte die Radiusköpfchenfraktur in gleicher Sitzung ebenfalls stabilisiert werden (Abb. 9.6). Dies ist in die Planung des chirurgischen Zugangsweges mit einzubeziehen.

Zu erwartende Ergebnisse: Die Resultate nach frühfunktionell therapierten Mason-1-Frakturen sind überwiegend sehr gut und gut. Unbefriedigende Ergebnisse werden in bis zu 13% der Fälle beschrieben. Mögliche Ursache

Kapitel 9 Radiusköpfchenfrakturen

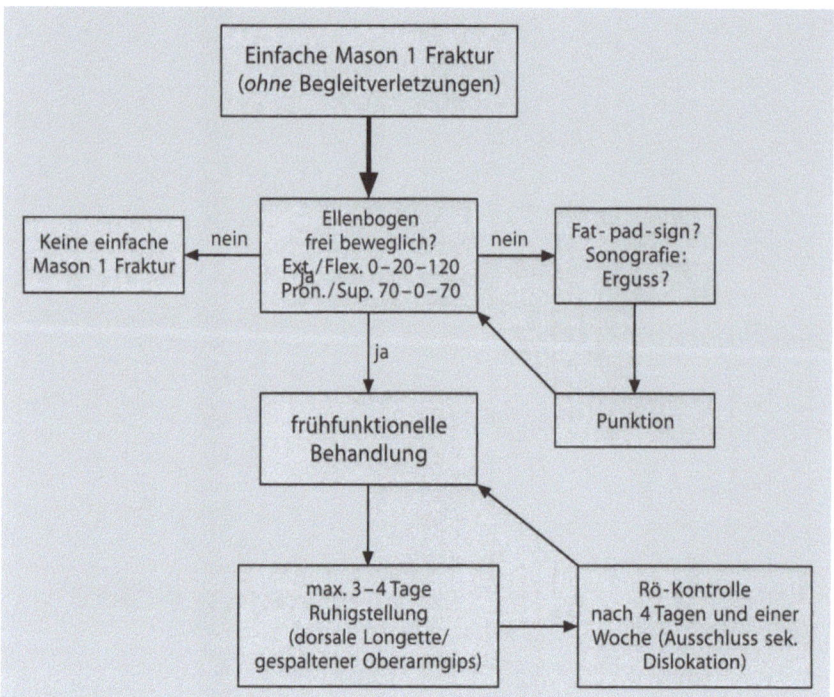

Abb. 9.3. Schema Versorgung der einfachen Mason-1-Fraktur. Zentrales Problem vor Beginn der angestrebten frühfunktionellen Therapie ist die Frage nach dem Vorhandensein und der Ursache möglicher Bewegungseinschränkungen. Aufgrund des Gelenkergusses kann die Ellenbogenbeweglichkeit initial eingeschränkt sein

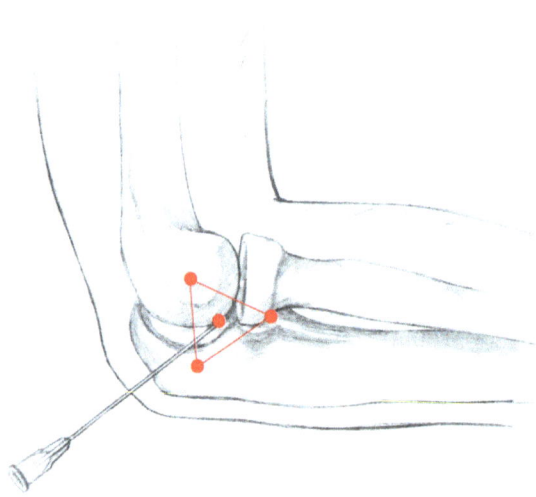

Abb. 9.4. Die unter OP-Saalbedingungen durchgeführte *Gelenkpunktion* erfolgt von lateral im Zentrum des Dreiecks der tastbaren Knochenpunkte von Epicondylus lateralis, lateralen Olecranon und dorsalem Radiusköpfchen („Soft-Spot").

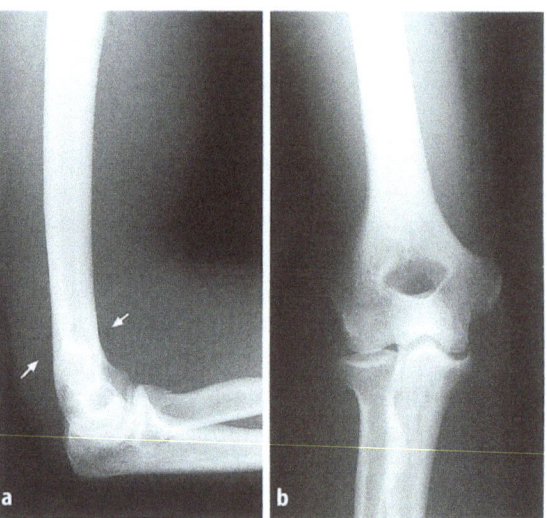

Abb. 9.5. Fallbeispiel Mason-1-Fraktur (45 J., m.). 2 Tage Ruhigstellung dann funktionelle Therapie. **a** lateraler Strahlengang mit nicht dislozierter Fraktur. Beachte: positives „fat-pad-sign" als indirektes Frakturzeichen! (Pfeile = fat-pad-sign); **b** a.p.-Strahlengang mit minimalem Frakturspalt

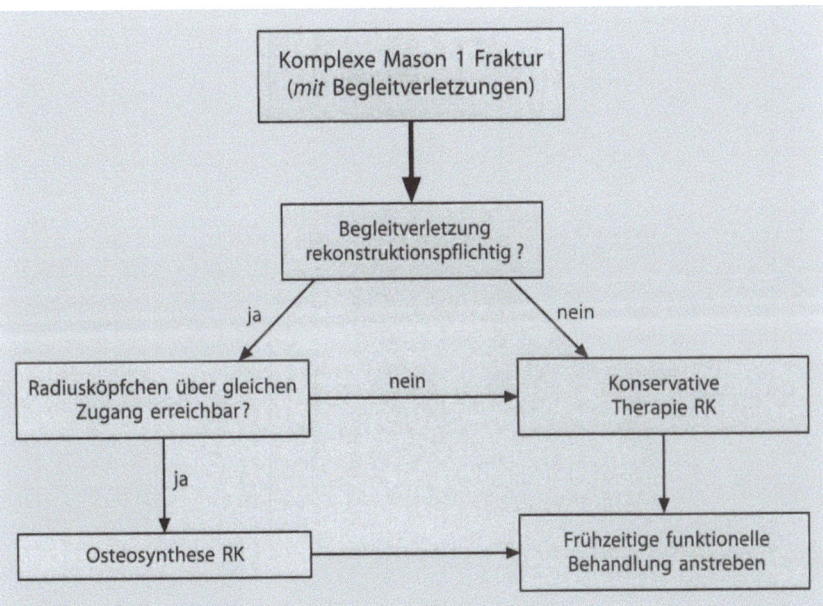

Abb. 9.6. Schema Versorgung komplexer Mason-1-Frakturen. Das angestrebte Ziel ist die frühfunktionelle Behandlung. Liegen gleichzeitig versorgungspflichtige Begleitverletzungen vor, sollte ebenfalls die Radiusköpfchenfraktur stabilisiert werden

hierfür sind osteochondrale Läsionen, Kapsel-Bandschrumpfungen als Folge zu langer Immobilisation. Man geht davon aus, dass durch die frühzeitigen Bewegungsübungen minimale Gelenkinkongruenzen ausgeglichen werden und einer Kapsel-Bandschrumpfung prophylaktisch entgegengewirkt werden kann.

9.6.2 Mason 2

■ **OP-Indikation.** In der Literatur herrscht Einigkeit über die Notwendigkeit der operativen Versorgung von Mason II- Frakturen mit anatomischer Rekonstruktion des Humeroradialgelenkes, wenn:
- nach Gelenkpunktion und Injektion eines Lokalanästhetikums eine mechanische Blockade fortbesteht (Streckdefizit > 30°, Pronation/Supination <70-0-70);
- das Fragment größer als 1/3 des Radiusköpfchens ist;
- operationspflichtige Begleitverletzungen (Koronoid, Olekranon, Kapselbandapparat) vorliegen (Abb. 9.7 und 9.8).

■ **Relative Kontraindikationen:**
- kleines Fragment
- geringe Bewegungseinschränkungen
- fehlende Instabilität
- keine Begleitverletzung
- hohes Patientenalter oder
- geringer Anspruch des Patienten

In diesen Fällen ist eine konservativ/frühfunktionelle Therapie durchaus gerechtfertigt. Bei komplexen Mason-2-Frakturen muss in die Therapieentscheidung (Osteosynthese, Fragmentresektion, Köpfchenresektion oder Prothese) die Frage einbezogen werden, ob Radiusköpfchen und Begleitverletzungen *stabil* rekonstruiert werden können (Abb. 9.8).

■ **Operationsverfahren**

■ **Schraubenosteosynthese.** Das bevorzugte Osteosyntheseverfahren für Keilfrakturen vom Typ Mason 2 ist die Schraubenosteosynthese. Hierfür stehen verschiedene Implantate zur Verfügung (Minifragment-Schrauben 2,0 bzw. 2,7 mm) (Abb. 9.9 und 9.10). Die Osteosynthese erfolgt in der Regel über einen dorsoradialen Zugang, der den motorischen Ast des N. radialis schont. Meist ist es nicht erforderlich, Zugschrauben einzubringen, wenn die Verschraubung unter Kompression des Fragmentes erfolgt. Es ist entscheidend, die Schrauben im Knorpelniveau zu versenken, um mechanische

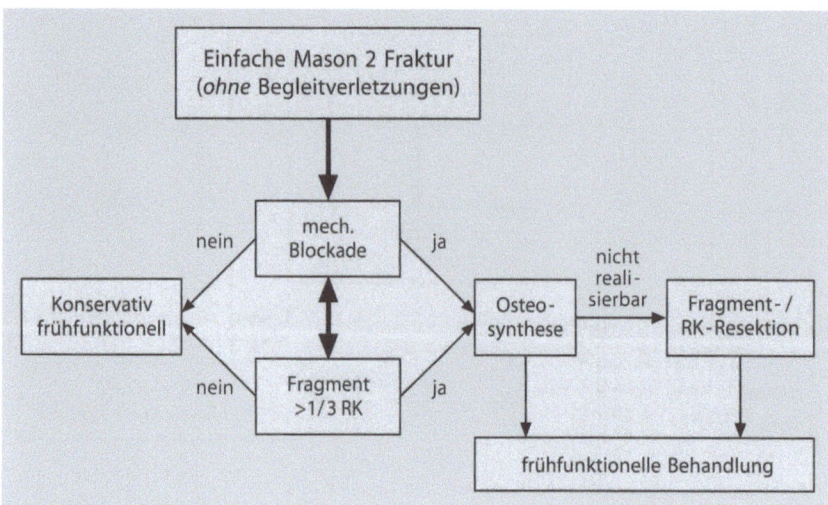

Abb. 9.7. Schema Versorgung einfache Mason-2-Fraktur

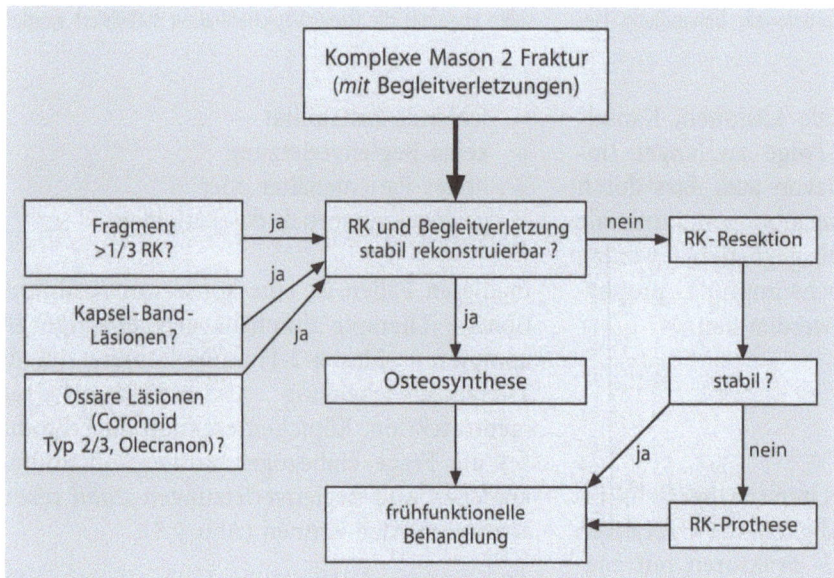

Abb. 9.8. Schema Versorgung komplexe Mason-2-Fraktur

Irritationen am Lig. anulare sowie am proximalen Radioulnargelenk zu vermeiden.

■ **Plattenosteosynthese.** Die Miniplattenosteosynthese ist aufgrund des auftragenden Implantats und der damit verbundenen Rotationseinschränkung nicht zu empfehlen.

■ **Indirekte Aufrichtung.** Neben den bereits erwähnten Osteosyntheseverfahren ist für dislozierte Halsfrakturen eine indirekte intramedulläre Aufrichtung des Radiusköpfchens möglich. Hierbei werden elastische intramedulläre Kraftträger (vorgebogene Kirschnerdrähte, Titanstifte) vom distalen Radius eingebracht und in das Radiusköpfchen vorgeschoben (Abb. 9.11). Unter gleichzeitigem Auffädeln des Radiusköpfchens und manueller Manipulation erfolgt die Reposition und Retention.

■ **Biodegradierbare Stifte.** Bei der Versorgung durch biodegradable Stifte werden diese in

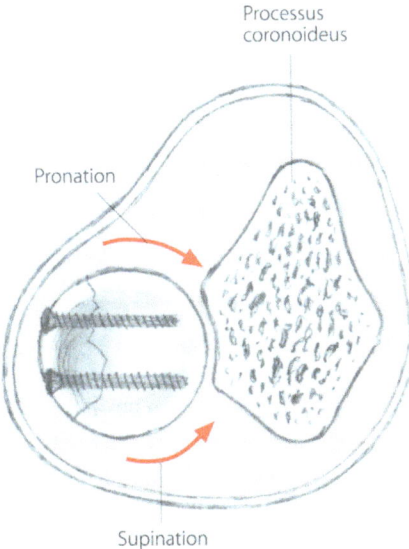

Abb. 9.9. Schematische Darstellung eines Querschnittes durch ein linkes proximales Humeroradialgelenk. Schraubenosteosynthese bei Mason-2-Fraktur. Die Positionierung der Schrauben sollte die radioulnare Gelenkfläche weder in Pronation noch Supination beeinträchtigen

vorgebohrte Kanäle eingebracht und im Radiusköpfchen versenkt. Einige Autoren berichten über gute Ergebnisse durch Osteosynthese mit biodegradierbaren Stiften. Durch den Einsatz neuer biodegradierbare Implantate sind Fremdkörperreaktionen selten (unter 3%). Das Entfallen des Zweiteingriffs zur Materialentfernung ist der wesentliche Vorteil.

■ **Fragmentresektion.** Handelt es sich um ein kleines, nicht fixierbares Fragment, das eine mechanische Blockade hervorruft, ist die Resektion des Fragmentes empfehlenswert. Dies kann evtl. arthroskopisch realisiert werden.

■ **Köpfchenresektion.** Eine Resektion sollte nur dann erfolgen, wenn
■ das Fragment nicht rekonstruierbar ist (Osteoporose, Zertrümmerung)
■ über ein Drittel der Gelenkfläche betroffen ist und
■ keine Instabilität vorliegt

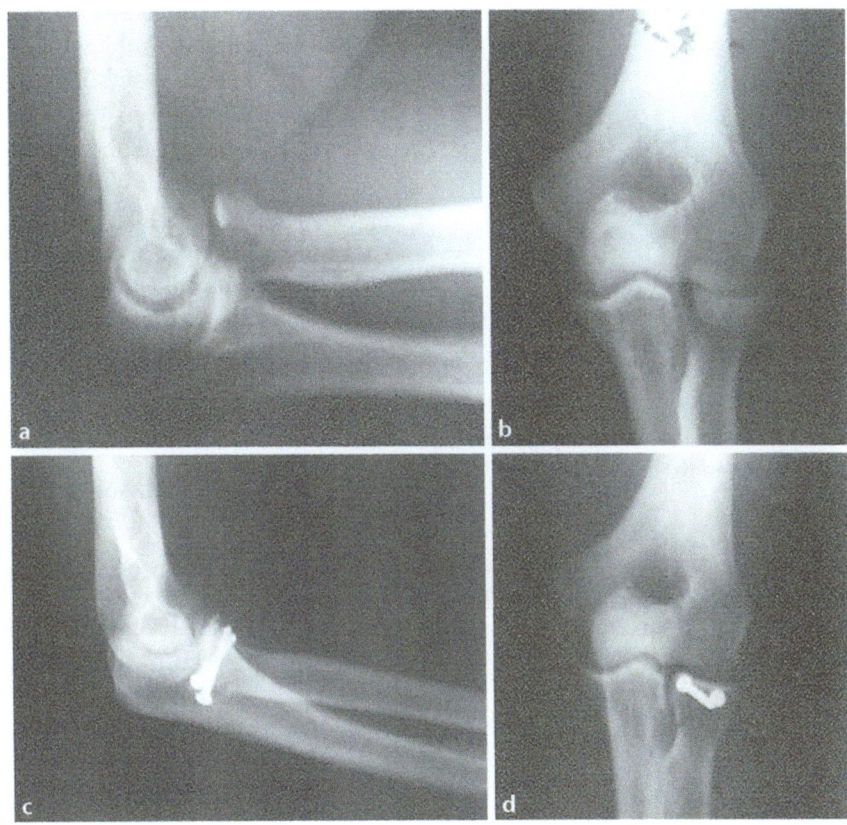

Abb. 9.10. Fallbeispiel mit Mason-2-Fraktur (42 J. m.). **a** und **b** Unfallbilder; **c** und **d** primäre Versorgung durch Schraubenosteosynthese

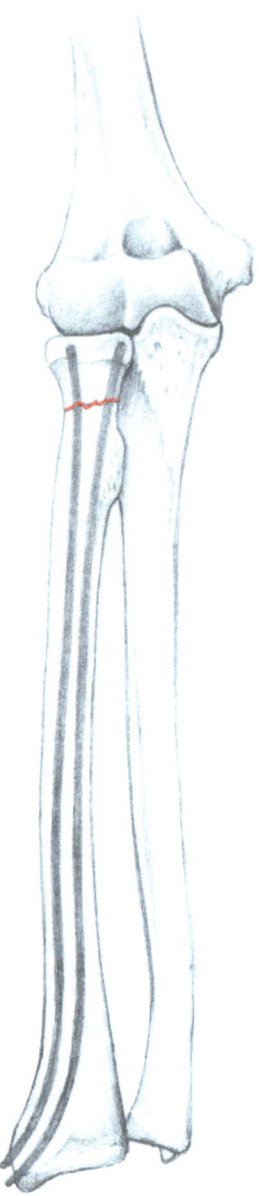

Abb. 9.11. Indirekte Aufrichtung bei Radiushalsfraktur durch distal eingebrachte intramedulläre Drähte

Erhöht die Resektion das Instabilitätsverhalten und tritt im Rahmen der Resektion eine Instabilität auf, sollte die Implantation einer Köpfchenprothese erfolgen.

■ **Operationsschritte**

1. Radialer Zugang (cave motorischer Ast des N. radialis!). Gegebenenfalls Blutsperre
2. Spaltung der Faszie und des Lig. anulare in einer Längsinzision, sparsame subperiostale Ablösung des lateralen Kapsel- Bandkomplexes so weit wie nötig
3. Darstellung des Fragmentes durch Varusstress (bei ventralem Fragment Supination)
4. Reposition und osteosynthetische Versorgung
5. Röntgendokumentation
6. Naht des Lig. anulare und des lateralen Kapselbandkomplexes (evtl. transossäre Refixation).
7. Wundverschluss, Einlage von Drainagen
8. Postoperativ schmerzadaptierte Bewegungsübungen, Physiotherapie, keine Ruhigstellung

■ **Zu erwartende Ergebnisse.** Bezüglich der Mason-2-Fraktur werden gute Ergebnisse sowohl nach konservativer als auch nach operativer Therapie durch Fragment- oder Köpfchenresektion bzw. ORIF beschrieben, ohne dass dies durch prospektive, randomisierte Studien mit statistischer Aussagekraft belegt wird. Entscheidendes Kriterium für ein gutes Ergebnis ist jedoch immer die kritische Indikationsstellung in Abhängigkeit vom Frakturtyp. Verbleibende Instabilitäten im Rahmen der Mason-2-Frakturen treten nur dann auf, wenn begleitende osteoligamentäre Läsionen (Proc. coronoideus, MCL, LCL und ventrale Kapsel) übersehen und nicht versorgt wurden. Die Angaben über die Arthroserate nach Mason-2-Frakturen schwanken zwischen 8 und 42%, ohne dass ein Zusammenhang zwischen Arthrosegrad und funktionellem Ergebnis nachgewiesen werden konnte.

9.6.3 Mason 3

■ **Versorgung Mason-3-Fraktur**

Ausmaß und Rekonstruierbarkeit der Begleitverletzungen, insbesondere des Lig. collaterale mediale (medial collateral ligament, MCL), bestimmen die Indikation zur Resektion bzw. zum prothetischen Ersatz des Radiusköpfchens (Abb. 9.12). Das Verfahren der Wahl für die einfache Mason-3-Fraktur ohne Begleitverletzungen besteht in der primären Radiusköpfchenresektion, welche innerhalb der ersten

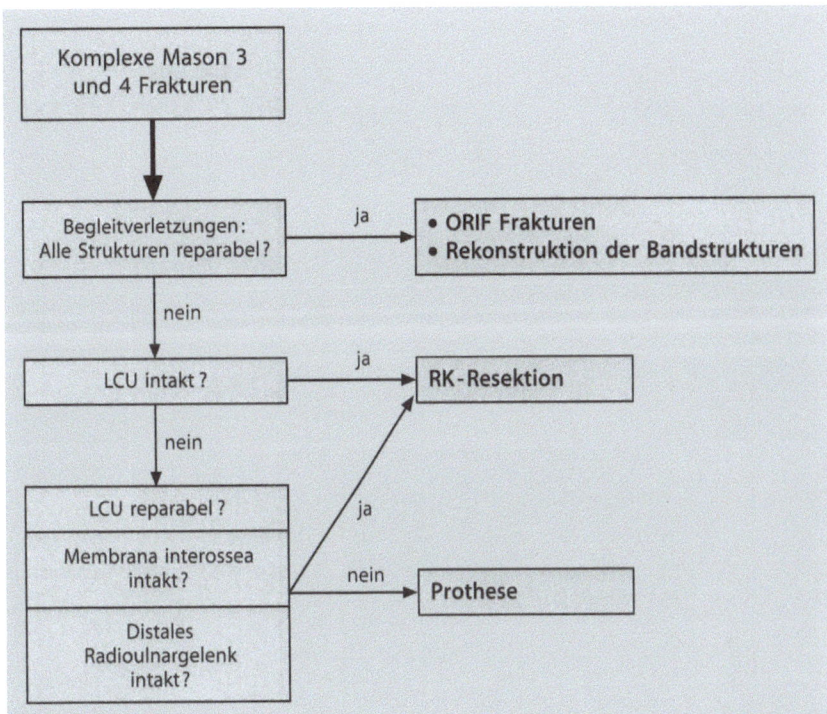

Abb. 9.12. Schema Versorgung komplexe Mason-3- und -4-Fraktur

Tage erfolgen sollte. In der Literatur wird über meist befriedigende Ergebnisse berichtet. Im Gegensatz dazu führt ein sekundäres oder konservatives Vorgehen zu überwiegend unbefriedigenden Ergebnissen.

Radiusköpfchenresektion

Die *Indikation* zur Resektion des Radiusköpfchens besteht bei:
- Radiusköpfchentrümmerfraktur mit intaktem MCL
- Radiusköpfchentrümmerfraktur mit stabil rekonstruierbarem MCL
- stabil rekonstruierbare Begleitverletzungen

Liegen keine osteoligamentären Begleitverletzungen vor, so ist die Radiusköpfchenresektion das Verfahren der Wahl (Abb. 9.13). Falls sich alle die Ellenbogenstabilität vermindernden Begleitverletzungen stabil rekonstruieren lassen (z. B. knöcherner Ausriss des MCL, Koronoidfraktur Typ 3), ist ebenfalls die Resektion des Radiusköpfchens gerechtfertigt. Mögliche Folge der Resektion ist die Zunahme des Tragewinkels sowie eine Radialdeviation der Hand durch Radius-Migration nach proximal. Dies bleibt in der Regel asymptomatisch, wenn das distale Radioulnargelenk sowie die Membrana interossea intakt sind und sich das Lig. collaterale mediale suffizient darstellt. Die Resektion des Radiusköpfchens sollte proximal der Tuberositas radii, im Bereich des Collums, erfolgen. Präoperativ ist aufgrund der Schmerzsymptomatik eine Valgusinstabilität häufig nicht sicher auszuschließen. Da der Zugang zur Radiusköpfchenresektion von radial erfolgt und der mediale Kapsel- Bandapparat somit intraoperativ nicht visualisiert werden kann, sind intraoperative Valgusinstabilitäts-Tests, ggf. unter Bildwandlerkontrolle, essentiell. Bei vorliegender initialer Valgusinstabilität im Rahmen der komplexen Mason 3-Verletzung sollte eine stabile Versorgung des ulnaren Kollateralbandes angestrebt werden und/oder die Implantation einer Radiusköpfchenprothese erfolgen.

Radiusköpfchenprothese

Die *Indikation* zur prothetischen Versorgung ist gegeben, wenn bei Mason-3-Fraktur
- das MCL nicht rekonstruierbar ist oder nicht rekonstruiert werden soll
- nach Resektion eine instabile Situation verbleibt (nicht rekonstruierbare Koronoid-

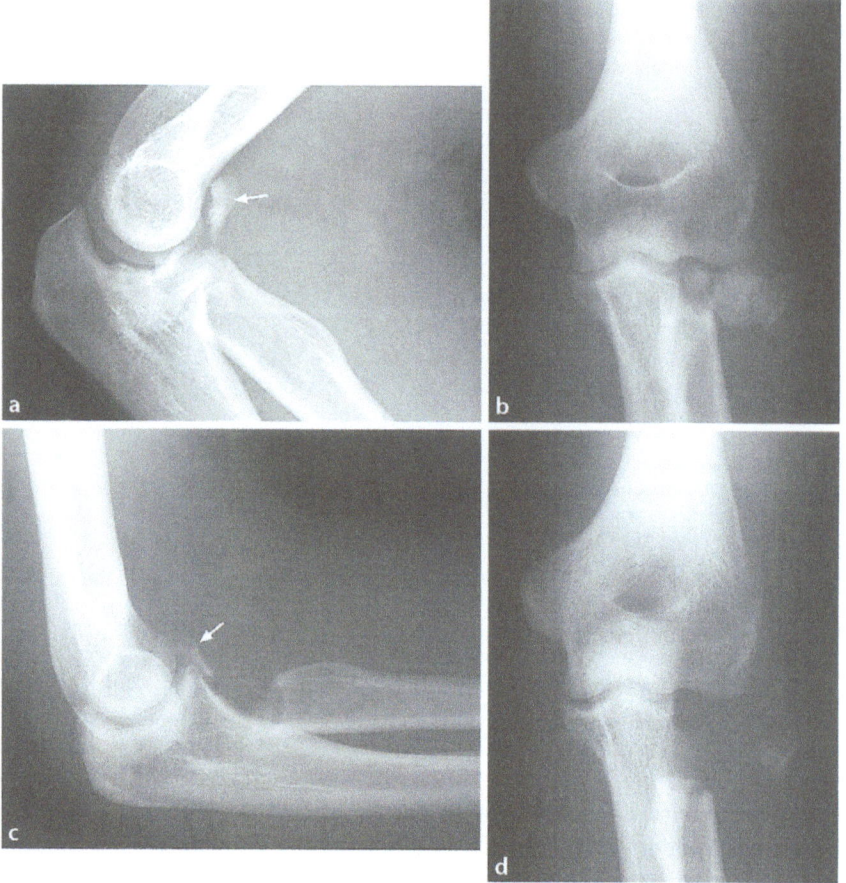

Abb. 9.13. Mason-3-Fraktur (52 J., m., Pfeil = Coronoidfraktur Typ 2). **a** und **b** Unfallbilder. Subluxation durch Weichteilinterposition; **c** und **d** Zustand nach primärer Radiusköpfchenresektion und ventraler Kapselnaht über radialen Zugang. Ulnares Kollateralband intakt

fraktur Typ 2 oder 3 nach Regan/Morrey, ausgedehnte Kapselbandrupturen)
- eine Teilruptur der Membrana interossea im Rahmen einer akuten longitudinalen radio- ulnaren Dissoziation (ALRUD) vorliegt
- eine Essex-Lopresti-Verletzung vorliegt

Ziel der Implantation einer Köpfchenprothese im Rahmen der komplexen Mason-3-Fraktur ist es,
1. eine Proximalmigration des Radius bei Läsionen der Membrana interossea zu verhindern;
2. Zugkräfte auf ein nicht rekonstruiertes/-ierbares MCL bei Valgusstress zu verringern;
3. eine bessere Verteilung der von distal auf das Ellenbogengelenk einwirkenden Kräfte zu gewähren;
4. eine Instabilität bei nicht rekonstruierbarem Radiusköpfchen und Bandapparat zu verhindern.

Einige Autoren empfehlen bei allen Mason-3-Frakturen, also auch bei denen ohne osteoligamentäre Begleitverletzung, den prothetischen Ersatz des Radiusköpfchens. Dies ist aufgrund der guten Ergebnisse nach alleiniger Resektion für die einfachen Mason-3-Frakturen nicht erforderlich. Die Versorgung von *einfachen* Mason-3-Frakturen mittels unterschiedlichsten Radiusköpfchenprothesen kann den Effekt einer Valgisierung im Ellenbogen zwar verhindern, bringt aber in der Regel aufgrund möglicher Komplikationen (Implantatlockerung, Fremdkörperreaktion, Schädigung des Capitulum humeri, Reeingriffe) keine generell besseren Ergebnisse als die Resektion. Bei-

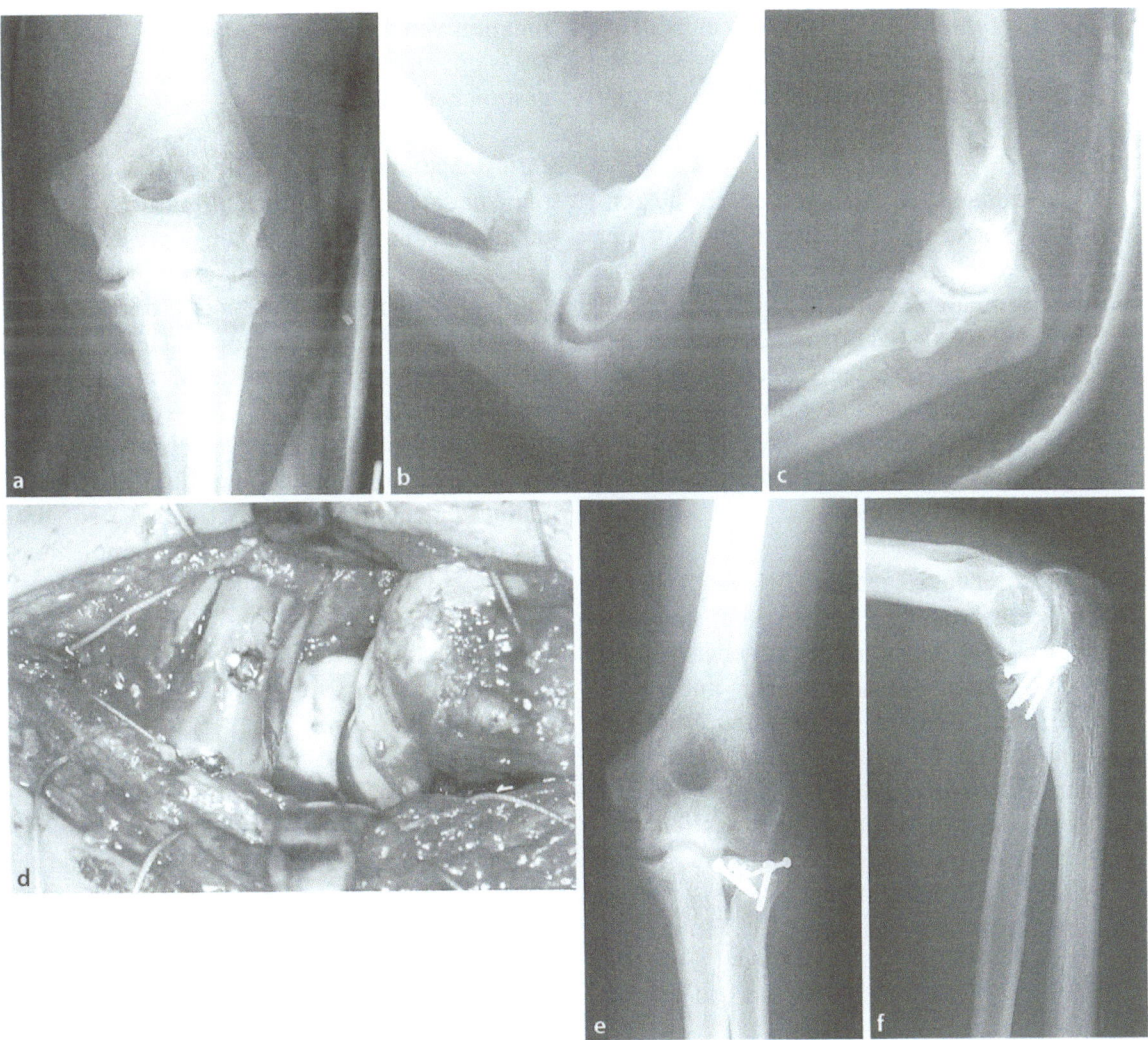

Abb. 9.14. Radiusköpfchennekrose nach Rekonstruktionsversuch einer Mason-3-Fraktur; **a** bis **c** Unfallbilder; **d** intraoperative Situation nach offener Reposition und interner Fixation. Partielle Ablösung des Lig. collaterale laterale; **e** und **f** Röntgenbilder nach Schraubenosteosynthese 3 Monate postoperativ mit Totalnekrose des Radiusköpfchens, die eine sekundäre Radiusköpfchenresektion erforderlich machte

den *komplexen* Mason-3-Frakturen ist die Indikation zur Prothese jedoch großzügiger zu stellen.

■ **Prothesentypen.** Bewährt haben sich hierfür unterschiedlichste Prothesentypen (u.a. *Ultra High Molecular Weight Polyethylen* – UHMWP, sog. „Floating Prosthesis" (Judet), zementierte Bipolarprothese, Keramikprothese, unterschiedliche Metallprothesen). Sie unterscheiden sich hinsichtlich ihrer funktionellen Ergebnisse bei korrekter Indikationsstellung nicht wesentlich, wenn auch noch prospektiv randomisierte Studien diesbezüglich ausstehen. Kritisch zusehen ist die Implantation von Silikonprothesen. In vielfältigen Arbeiten wurde belegt, dass sie weder biologischen noch biomechanischen Anforderungen genügen. Die Rate an implantatbezogenen Komplikationen wie Prothesenfrakturen, Fremdkörperreaktionen, Prothesenluxationen und posttraumatischer Valgusinstabilität wird mit bis zu 60% angegeben. Auch der Nutzen von Allograft-Prothesen ist aufgrund der möglichen Transplantatabstoßung und Infektionsgefahr fraglich.

■ **Zeitpunkt des Ersatzes.** Die primäre prothetische Versorgung zeigt gegenüber des verspäteten Ersatzes des Radiusköpfchens bessere funktionelle Ergebnisse. Es ist daher empfehlenswert, die Implantation in Abhängigkeit des Weichteilschadens frühzeitig (innerhalb der 3–5 ersten Tage nach Trauma) vorzunehmen.

■ **Osteosynthese.** Die osteosynthetische Rekonstruktion einer Mason-3-Fraktur wird in der Literatur mit einer Komplikationsrate von bis zu 40% verbunden. Sie sollte nicht angestrebt werden. Besonders bei Trümmerfrakturen ist die Gefahr der aseptischen Osteonekrose hoch (Abb. 9.14). Eine sekundäre Köpfchenresektion nach vorausgegangenem Osteosyntheseversuch erbringt im Vergleich zur primären Resektion deutlich schlechtere Ergebnisse.

■ **Zu erwartende Ergebnisse.** Im Vergleich zu den Frakturen vom Typ 1 und 2 lässt sich feststellen, dass die zu erwartende Ergebnisse nach Mason-3-Frakturen seltener „sehr gut" sind. Morrey führt dies auf den höheren Grad der Zertrümmerung sowie auf eine damit verbundene anspruchsvollere Behandlung zurück. Bei strenger Indikationsstellung für Resektion und prothetische Versorgung lassen sich jedoch auch bei diesem Schweregrad gute und befriedigende Ergebnisse erreichen.

9.7 Komplikationen

■ **Bewegungseinschränkungen.** Bewegungseinschränkungen nach Radiusköpfchenfrakturen sind in bis zu 50% der Fälle zu beobachten. Es findet sich entsprechend des Frakturtyps eine deutliche Abhängigkeit vom Ausmaß der initialen Weichteilschädigung und von der Dauer der Immobilisation. Generell weisen Patienten, die länger als 10 Tage immobilisiert wurden, größere Bewegungsdefizite auf als kürzer ruhiggestellte Patienten. Diese Tatsache unterstreicht die Notwendigkeit des frühzeitigen Beginns der physiotherapeutischen Übungen.

■ **Nervenläsionen.** Primäre neurovaskuläre Komplikationen als Folge der Radiusköpfchenfraktur sind selten anzutreffen. Jedoch werden sekundäre Läsionen des N. radialis als Folge der Radiusköpfchenresektion mit einer Häufigkeit von bis zu 10% beschrieben. Die Kombination von Radiusköpfchenfraktur und Ulnarisläsion, primär wie auch sekundär, ist ausgesprochen selten.

■ **Instabilitäten.** Instabilitäten nach isolierten (einfachen) Radiusköpfchenfrakturen treten nicht auf. Erst im Rahmen der Komplexen Frakturtypen (Mason 4, Essex-Lopresti, MCL-Ruptur, begleitende Koronoid- oder Olekranonfrakturen) kommt es zu Instabilitäten, die eine Op-Indikation darstellen. Mason-4-Frakturen werden aufgrund der erhöhten Gefahr verbleibender Instabilitäten von mehreren Autoren als relative Kontraindikation für die alleinige Radiusköpfchenresektion betrachtet, so dass hier die prothetischen Versorgung empfehlenswert ist.

■ **Arthrose.** Über die Hälfte der Patienten mit Radiusköpfchenfrakturen weisen in der radiologischen Diagnostik Zeichen einer Arthrose auf. Trotzdem sind die Ergebnisse bei Mason-1- und -2-Frakturen überwiegend „sehr gut" und „gut". Dies spricht dafür, dass Arthrose nicht generell mit dem funktionellen Ergebnis korreliert. Erst bei starker Arthrose mit osteophytären Ausziehungen und beginnender Ankylosierung finden sich verständlicherweise Schmerzen und ein zunehmendes Bewegungsdefizit.

■ **Heterotope Ossifikationen.** Heterotope Ossifikationen werden bei komplexen Frakturtypen mit einer Häufigkeit von bis zu 60% beschrieben. Im eigenen Patientengut wurden bei jedem dritten Patienten mit Radiusköpfchenfrakturen heterotope Ossifikationen beobachtet, ohne dass sich hierbei ein Einfluss auf das funktionelle Ergebnis ableiten ließ.

Literatur

1. Attmanspacher W, Dittrich V, Templer E, Stedtfeld HW (1999) Mittelfristige Ergebnisse nach Ersatz des Radiusköpfchens mit der Silastik-Prothese. Akt Traumatol 29:33–36
2. Bakalim C (1970) Fractures of the radial head and their treatment. Acta Orthop Scand 41:320–322

3. Berlemann U, Barnbeck F (1994) Die operative Therapie der Radiusköpfchenfraktur – Ergebnisse der Osteosynthesen und Resektionsbehandlung. Unfallchirurg 97(12):639–644
4. Crawford GP (1988) Late radial tunnel syndrom after radial head resection. J Bone Joint Surg 70A:1416–1418
5. Dooley JF, Angus PD (1991) The importance of elbow aspiration when treating radial head fractures. Arch Emerg Med 8:117–121
6. Ebraheim NA, Skie MC, Zeiss J, Saddemi SR, Jackson WD (1991) Internal fixation of radial neck fracture in a fracture dislocation of the Elbow. Clin Orthop 276:187–191
7. Edwards G. Jupiter JB (1988) The Essex-Lopresti lesion revisited. Clin Orthop 234:61–69
8. Essex-Lopresti P (1951) Fractures of the radial head with distal radioulnar dislocation. J Bone Joint Surg 33B:244–247
9. Evans CD, Kellam JF (1991) Open reduction and internal fixation of radial head fractures. J Orthop Trauma 5:21–28
10. Geel CW, Palmer AK (1992) Radial head fractures and their effect on the distal radioulnar joint. A rationale for treatment. Clin Orthop 275:79–84
11. Gerard Y, Schernburg F, Nerot C (1984) Anatomical, pathological and therapeutic investigation of fractures of the radial head in adults. J Bone Joint Surg 66B:141–144
12. Heim U (1992) Die operative Behandlung der Radiusköpfchenfraktur. Z Unfallchir Vers Med (Schweiz) 85(1):3–11
13. Holdsworth BJ, Clement DA, Rothwell PNR (1987) Fractures of the radial head – the benefit of aspiration: a prospective controlled trial. Injury 18:44–47
14. Hotchkiss RN (1996) Fractures and dislocations of the elbow. In: Rockwood CA, Green DP, Buchholz RW, Heckman JD (eds) Fractures in Adults. Lippincott Raven Publishers, New York, Philadelphia, 929 1024
15. Johnston GW (1962) Follow-up of one hundred cases of fractures of the head of the radius with a review of the literature. Ulster Med J 31:51–56
16. Keller HW, Rehm KE, Helling J (1994) Intramedullary reduction and stabilization of adult Radial Neck Fractures. J Bone Joint Surg (Br) 76B:406–408
17. Khalfayan EE, Culp RW, Alexander AH (1992) Mason type 2 radial head fractures: operative versus nonoperative treatment. J Orthop Trauma (US) 6(3):283–309
18. King GJW, Evans DC, Kellam JK (1991) Open Reduction and internal Fixation of radial head fractures. J Orthop Trauma 5:21–28
19. Knight DJ, Rymaszewski LA, Amis AA, Miller JH (1993) Primary replacement of the fractured radial head with a metal prosthesis. J Bone Joint Surg 75B:572–576
20. Korner J, Lill H, Verheyden P, Josten C (1998) Die Komplexverletzung des Ellenbogengelenkes – Management und Ergebnisse. Akt Traumatol 28:205–215
21. Liu SH, Henry MH (1995) Fractures of the radial head with ulnar collateral ligament rupture. J Shoulder Elbow Surgery 4:399–402
22. Mason ML (1954) Some observations on Fractures of the Head of the Radius with a review of one Hundred cases. Brit J Surgery 42:123–132
23. Mason ML, Shutkin NM (1943) Immidiate Active Motion treatment of fractures of the head and neck of the radius. Surg Gynaecol Obstet 76:731–737
24. McKee MD, Jupiter JB (1994) A contemporary approach to the management of complex fractures of the distal humerus and their sequelae. Hand Clin. 10/3:479–494
25. Morrey BF (1993) Radial Head Fracture. In: Morrey BF (ed) The elbow and it's disorders. WB Saunders Comp, Philadelphia London Toronto, S 383–404
26. Morrey BF, An KN, Tanaka S (1991) Valgus stability of the elbow. A definition of primary and secondary constraints. Clin Orthop 265:187
27. Radin EL, Riseborough EJ (1966) Fractures of the Radial Head. J Bone and Joint Surg 48A:1055–1059
28. Szabo RM, Hotchkiss RN, Slater RR (1997) The use of frozen Allograft radial head replacement of established symptomatic proximal translation of the radius: preliminary experience in five cases. J Hand Surg (Am) 22(2)269–278
29. Teasdall R, Savoie FH, Hughes JL (1993) Comminuted Fractures of the proximal radius and ulna. Clin Orthop (Am) 292:37–47
30. Ward WG, Nunley JA (1988) Concomitant fractures of the capitellum and radial head. J Ortop Trauma 2:110
31. Wenig JV, Wobig B, Jungblut KH (1993) Radiusköpfchenresektion bei Mehrfach- und Trümmerfrakturen. Klinische Ergebnisse und kritische Wertung im Literaturvergleich. Unfallchirurgie (Dtl.) 19(3):175–182
32. Weseley MS, Barenfeld PA, Eisenstein AL (1983) Closed treatment of isolated radial head fractures. J Trauma 23A:36–39
33. Wick M, Lies A, Müller EJ, Hahn MP, Muhr G (1998) Speichenköpfchenprothesen – welche Ergebnisse sind zu erwarten? Unfallchirurg 101:817–821

KAPITEL 10 Olekranonfrakturen

Jan Korner, Helmut Lill und Christoph Josten

10.1 Allgemein

Die erste unter den Prinzipien der Antisepsis durchgeführte interne Stabilisierung einer Fraktur überhaupt wurde 1884 von Lister vorgenommen. Es handelte sich um eine Olekranonfraktur. Hierdurch hoffte er, dem früheren Dilemma, das entweder in der Pseudarthrose oder in der posttraumatischen Ankylose des Ellenbogens lag, ausweichen zu können. Seither hat sich bei der Behandlung der Olekranonfrakturen ein beachtlicher Wandel vollzogen. Während noch Elliot (1934) und Perkins (1936) unabhängig vom Frakturtyp ein nichtoperatives Vorgehen und den frühzeitigen Beginn der aktiven Bewegungsübungen forderten und McKeever und Buck (1947) davon ausgingen, dass die Exzision des Olekranons durchaus gute Resultate erzielt, besteht heute Einigkeit über die Notwendigkeit, eine operative Rekonstruktion und Stabilisierung der ulnaren Gelenkfläche anzustreben.

10.2 Inzidenz

Frakturen des Olekranons treten mit einer Häufigkeit von 38% aller Ellenbogenfrakturen auf. Es handelt sich in ca. zwei Dritteln der Fälle um weibliche Patientinnen, wobei ein Häufigkeitsgipfel im fünften und sechsten Dezenium besteht.

10.3 Klassifikation

Olekranonfrakturen werden entsprechend der Klassifikation nach Schatzker (1987) eingeteilt (Abb. 10.1). Im Gegensatz zur sinnvollen und weitverbreiteten AO-Klassifikation der distalen Humerusfrakturen, konnte sich die AO-Klassifikation der proximalen Ulna- und Radiusfrakturen nicht durchsetzen.

Weitere Klassifikationen wurden von unterschiedlichen Arbeitsgruppen (Colton 1974, Horne und Tanzer 1981, Heim und Pfeiffer 1988, Wadsworth 1992, Cabanela und Morrey 1993) vorgeschlagen. Jedoch hat sich insbesondere die Klassifikation nach Schatzker (1987) in der Literatur mit klinischer Relevanz durchgesetzt, da hierbei frakturtypische mechanische Überlegungen und sich daraus ergebende Schlussfolgerungen für das Behandlungskonzept einbezogen werden.

Es werden hierbei Frakturen, die am tiefsten Punkt der Incisura trochlearis verlaufen, entweder als *einfach* betrachtet, wenn lediglich zwei Fragmente vorliegen, oder als *komplex*, wenn eine Zerstörung der Gelenkfläche bzw. mehrere Fragmente vorliegen. Zusätzlich separierte Schatzker die Querfrakturen von den Schrägfrakturen, da die Implantatwahl hiervon wesentlich beeinflusst wird. Olekranonfrakturen, die in Kombination mit einer humeroulnaren Luxation auftreten, stellen eine eigene Gruppe dar, da die Versorgung durch begleitende kapsuloligamentäre Verletzungen erschwert und die Prognose deutlich negativ beeinflusst wird.

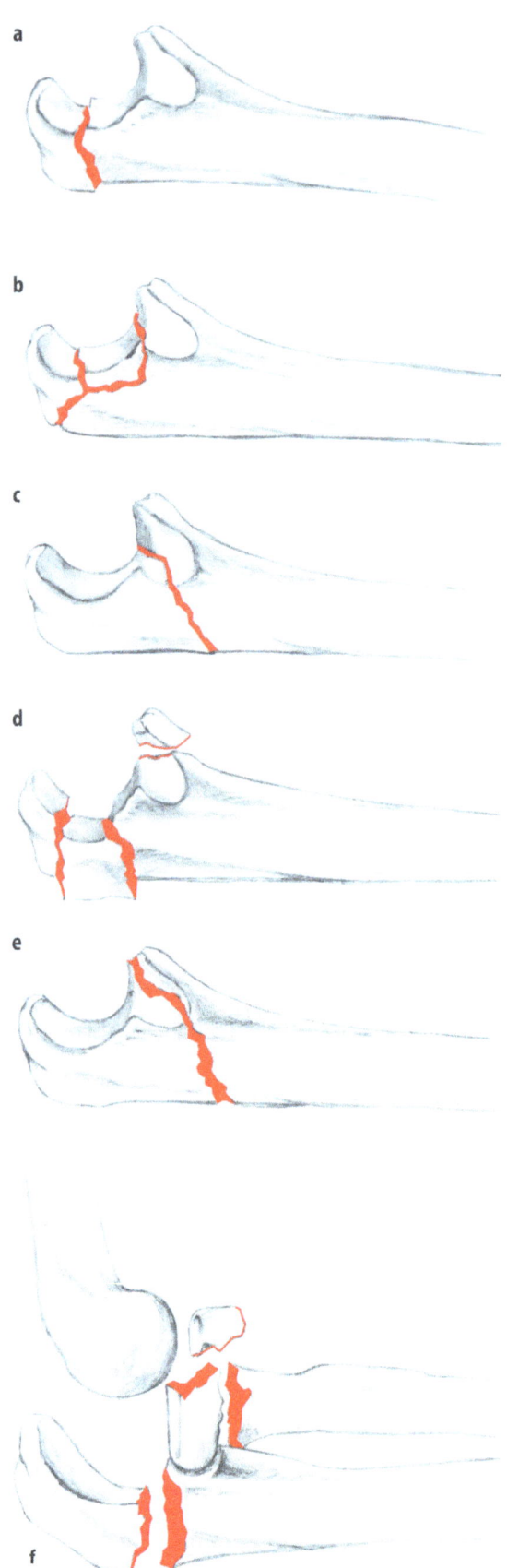

10.4 Unfallhergang

Der typische Unfallmechanismus (ca. 90%) für die Entstehung einer Olekranonfraktur ist ein direktes Trauma durch Sturz auf den Ellenbogen (Abb. 10.2 a). Auch ein indirektes Trauma durch Sturz auf die Hand und gleichzeitiger Hyperextension im Ellenbogengelenk wird in ca. 10% der Fälle beschrieben. Hierbei wird das Olekranon durch dorsale Hebelkräfte verletzt (Abb. 10.2 b). Des weiteren wird ein Frakturmechanismus diskutiert, der aus dem plötzlichen starken Zug der Trizepssehne hervorgeht. Dies setzt einen indirekten Unfallmechanismus und eine verminderte Festigkeit der Knochenstruktur des Olekranons voraus. Der Zug der Trizepssehne ist also nicht nur verantwortlich für die typische Dislokation der Olekranonfraktur sondern auch teilweise an der Frakturentstehung mitbeteiligt. Biomechanische Studien, die diese Hypothese belegen, liegen derzeit noch nicht vor.

Bei starker direkter Gewalteinwirkung durch Sturz auf den gebeugten Ellenbogen kann es neben der Olekranonfraktur zu einer Verletzung des stabilisierenden Kapselbandapparates kommen. Die Folge ist eine Luxationsfraktur (Typ Schatzker F) in Form einer sog. „transolecranon fracture-dislocation" (Ring und Jupiter 1997), wobei der distale Humerus durch das Olekranon nach distal disloziert und es gleichzeitig zu einer Luxation im Humeroradialgelenk kommt (vgl. Kapitel 7).

10.5 Begleitverletzungen

In über 80% der Fälle sind Olekranonfrakturen isolierte Verletzungen ohne weitere Begleitverletzungen. Ursache hierfür ist das zugrundeliegende direkte Trauma, welches beim Sturz auf den Ellenbogen stattfindet. In 11% liegen offe-

Abb. 10.1. Klassifikation der Olekranonfrakturen nach Schatzker (1987). **a** einfache Querfraktur; **b** Querfraktur mit Gelenkfragment; **c** proximale Schrägfraktur; **d** 4-Segment-Fraktur; **e** distale Schrägfraktur; **f** Olekranonfraktur mit humeroulnarer Luxation und fakultativer Radiusköpfchenfraktur

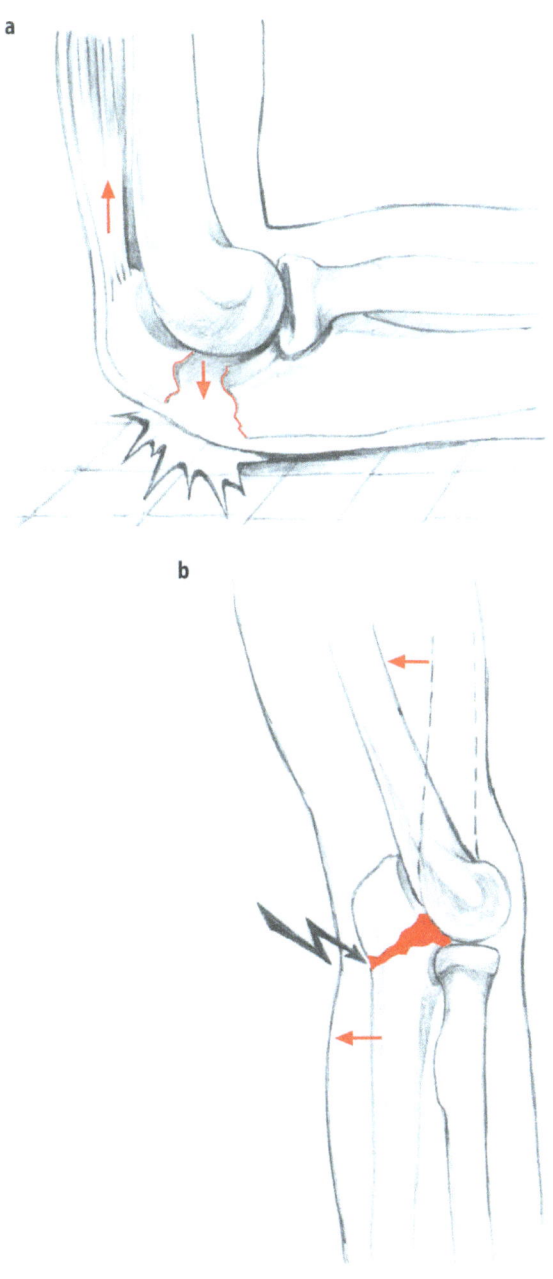

Abb. 10.2. a direktes Trauma; **b** indirektes Trauma (Hyperextensionsmechanismus)

ne und in 67% geschlossene lokale Weichteilschäden als Folge der direkten Gewalteinwirkung vor. Radiusköpfchenluxationen in Kombination mit Olekranon- oder proximalen Ulnafrakturen repräsentieren ein eigenständiges Verletzungsbild, das als Monteggia-Verletzung bezeichnet wird (vgl. Kapitel 8). Begleitende Radiusköpfchenfrakturen sind selten und werden nach den in Kapitel 9 ausführlich dargestellten Richtlinien versorgt (vgl. Kapitel 9).

10.6 Versorgung

10.6.1 Konservative Behandlung

Bei der Indikationsstellung zur konservativen Therapie ist das Patientenalter von entscheidender Bedeutung.

Alter Patient. Die Indikation zur konservativen Behandlung besteht lediglich, wenn es sich um eine nicht dislozierte Fraktur handelt und der Patient in der Lage ist, den Ellenbogen aktiv zu strecken. Letzteres kann mit ärztlicher Hilfestellung auch beim frischen Trauma überprüft werden. Dabei streckt der auf dem Rücken liegende Patient den vor dem Oberkörper befindlichen Arm im Ellenbogengelenk (Abb. 10.3).

Wenn dies möglich ist und es hierbei zu keiner Dislokation kommt, ist die Fraktur definitiv stabil und kann konservativ behandelt werden. Hierzu wird das Ellenbogengelenk max. 3–4 Tage im einer dorsalen Oberarm-Gipslonguette in einer Beugung von 90° immobilisiert. Eine Immobilisation in Streckungsstellung zur Verringerung der Zugkräfte des M. triceps ist nicht erforderlich, da Frakturen, die in Beugestellung sekundär dislozieren, in der Regel auch in Streckstellung nicht stabil verheilen. Zudem sind ausgeprägte Beugedefizite nach einer Ruhigstellung in Streckstellung zu erwarten. Radiologische Kontrollen sollten nach 4, 7 und 11 Tagen sowie beim plötzlichen Auftreten von Beschwerden erfolgen, um eine sekundäre Dislokation auszuschließen. Nach der Gipsabnahme wird eine physiotherapeutische Beübung mit geführten Bewegungen eingeleitet. Dabei wird bis zur Vollendung der 3. Woche auf eine Beugung von über 90° verzichtet. Die Pronations- und Supinationsbewegung ist lediglich vom subjektiven Schmerzempfinden des Patienten limitiert.

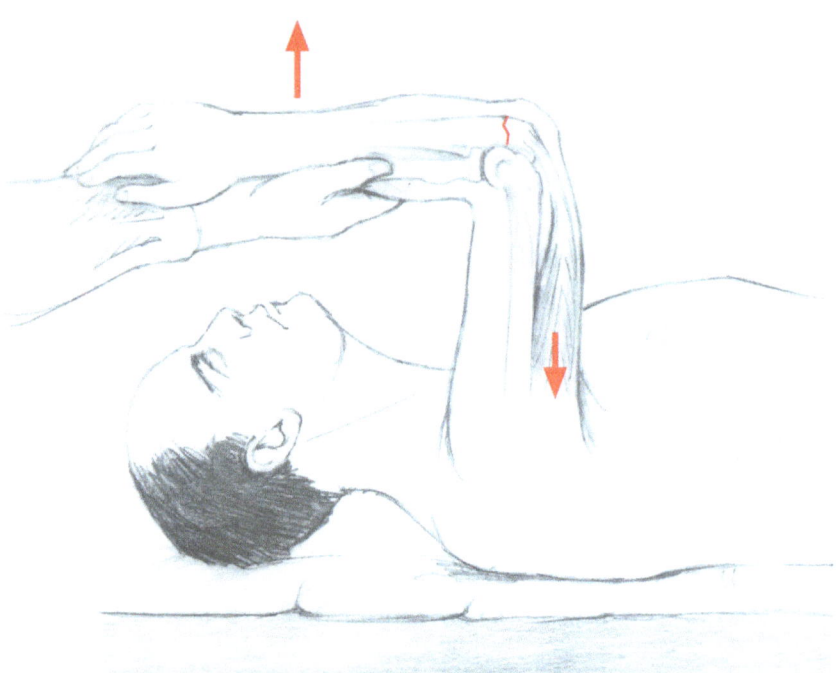

Abb. 10.3. Stabilitätsbeurteilung bei radiologisch fehlender Dislokation. Aktive Extension aus gehaltener Flexion

Junger erwachsener Patient. Da das wesentliche Ziel der Behandlung in der Wiederherstellung der Gelenkfläche und der vollen Gelenkfunktion besteht, ist auch bei nicht oder wenig dislozierten Frakturen eine primäre osteosynthetische Versorgung anzustreben. Eine konservative Behandlung ist in der Regel mit Funktionseinschränkungen, verspätetem Beginn der physiotherapeutischen Übungen, größeren Bewegungsdefiziten und einer erhöhten Pseudarthroserate verbunden. Dies kann beim betagten Patienten im reduzierten Allgemeinzustand oder mit verringertem persönlichen Anspruch toleriert werden, nicht jedoch beim jungen Patienten im berufsfähigen Alter.

10.6.2 Operative Behandlung

Die operative Stabilisierung der Olekranonfraktur stellt bis auf wenige Ausnahmen (s. o.) die Standard-Therapie dar. Dislozierte wie auch nicht dislozierte instabile Frakturen werden operativ versorgt, wobei sich das Verfahren zur Osteosynthese nach dem zugrundeliegenden Frakturtyp richtet. Das primäre Ziel besteht in der Rekonstruktion der ulnaren Gelenkfläche sowie in der Schaffung übungsstabiler Verhältnisse zur Realisierung der gewünschten frühfunktionellen Behandlung. Das Ziel der chirurgischen Frakturversorgung beinhaltet folgende wesentliche Kriterien:

- Neutralisation der an der Fraktur wirkenden Zugkräfte des M. triceps brachii
- Rekonstruktion der Gelenkfläche zur Verminderung der Arthrosegefahr
- Wiederherstellung der ulnaren Längsachse
- Stabilisierung des beteiligten Koronoids (Typ 2 oder 3 nach Regan und Morrey (1989))
- ggf. Auffüllung ausgeprägter knöcherner Substanzdefekte durch Spongiosaplastik

Lagerung/Zugang. Die Versorgung erfolgt entweder in Bauchlage mit abduziertem Arm, in Seitlagerung auf der unverletzten Seite oder in Rückenlage, wobei der verletzte Arm auf dem Thorax des Patienten gehalten wird. Der Zugang erfolgt über eine dorsale mittlere Inzision, welche im intercondylären Bereich beginnt, die Olekranonspitze radial (N. ulnaris !) umfährt und bis ca. 4–6 cm distal der Fraktur verläuft. Die Reposition gelingt bei einfachen Frakturen meist in Extension unter Zuhilfenahme eines Einzinker-Hakens. Bei Impressionsfrakturen muss zur Darstellung und Wiederherstellung

10.6 Versorgung 155

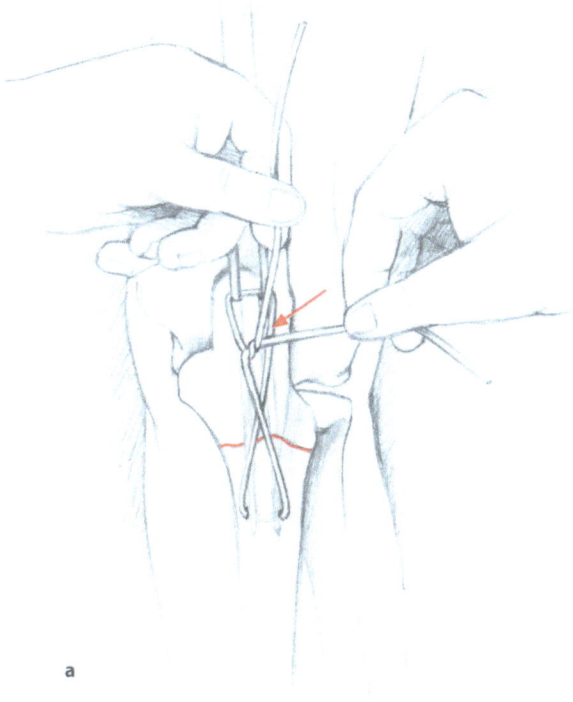

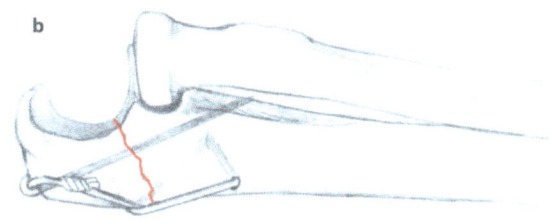

Abb. 10.4. Schematische Darstellung des Zuggurtungsprinzips. **a** Ansicht von dorsal beim Anlegen des Drahtschlosses. Nach Anlage des ersten Drahtschlosses wird am zweiten proximalen Schenkel der Draht i. S. eines weiteren Drahtschlösser angehoben (Pfeil). Gleichzeitiges Anziehen der Drahtschlösser. **b** Ansicht von seitlich. Die Drähte sind senkrecht zur Frakturlinie eingebracht und perforieren die Gegenkortikalis. Die beiden Drahtschlösser sind übereinander projiziert

der ulnaren Gelenkfläche der M. anconeus partiell abgelöst werden (vgl. Kapitel 5).

■ **Versorgungsmöglichkeiten.** Für die Stabilisierung der Fraktur stehen unterschiedlichste Implantate zur Verfügung. Um die optimale Stabilität für jeden Frakturtyp zu erreichen und die Komplikationsrate gering zu halten, gilt es, eine Frakturtyp-adaptierte Implantatwahl zu gewährleisten.

■ **Zuggurtung**

Die Zuggurtungsosteosynthese stellt das am häufigsten indizierte Osteosynthese-Verfahren dar (Abb. 10.4). Sie wandelt die an der Fraktur wirkenden Zugkräfte in Druckkräfte um.

Am Olekranon wird sie für die Stabilisierung einfacher Quer-und Schrägfrakturen eingesetzt (Schatzker Typen A und C, teilweise auch Typ E). Hierbei werden zwei parallele Kirschnerdrähte (Stärke 1,6–1,8 mm) von proximal dorsal nach distal ventral bikortikal plaziert. Es ist generell zu vermeiden, die Kirschner-Drähte distal intramedullär zu platzieren, da hierbei die Gefahr der Implantatlockerung und einer sekundären Dislokation besteht. Mit einem 1,25 mm starken Draht wird eine 8er-Tour von dorsal über die Fraktur gelegt. Der Draht führt distal der Fraktur durch einen

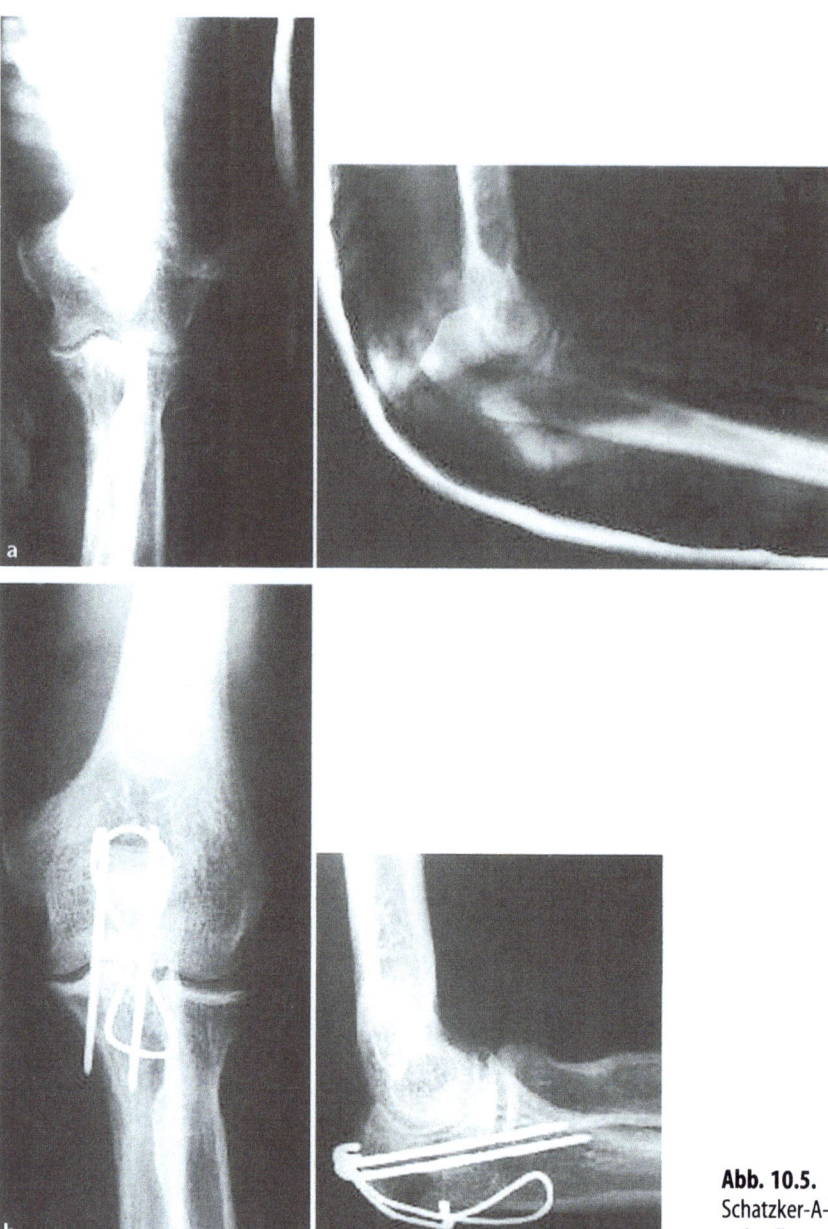

Abb. 10.5. **a** Unfall-Röntgenbilder einer Schatzker-A-Fraktur (82 J. männl.); **b** Postoperativ, Zuggurtungsosteosynthese (hier mit einem Drahtschloss)

horizontal eingebrachten Bohrkanal, proximal wird er um die Drahtenden gelegt und an den beiden proximalen Schenkeln angezogen (Abb. 10.5). Die proximal um 180° umgebogenen Drähte werden mit einem speziellen Stößel in die Kortikalis des Olekranons versenkt, was zusätzlich einer Implantatlockerung entgegenwirkt und Hautirritationen über dem Implantat minimiert.

Für die Versorgung von Mehrfragmentfrakturen oder von Frakturen mit impaktierter Gelenkfläche ist der Einsatz der Zuggurtungsosteosynthese nicht sinnvoll, da sich durch die Kompression der Fragmente die Incisura trochlearis verengt.

Plattenosteosynthese

Die Indikation zur Plattenosteosynthese besteht bei Olekranonfrakturen mit Impaktion der Gelenkfläche, bei Mehrfragmentfrakturen sowie bei distalen Olekranonfrakturen (Schatzker-Typen B, D und E). Die Rekonstruktion der Gelenkfläche unter Beibehaltung der Olekranonlänge sowie die Fixation weiterer Fragmente

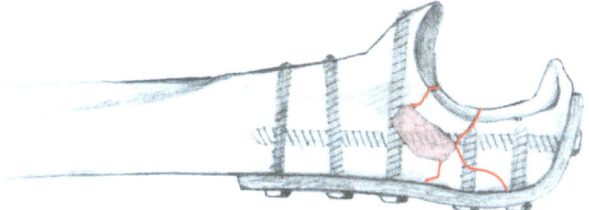

Abb. 10.6. Schematische Darstellung der Plattenosteosynthese mit Defektanhebung und Verwendung einer LCDCP 3,5 mm (Schatzker Typ B)

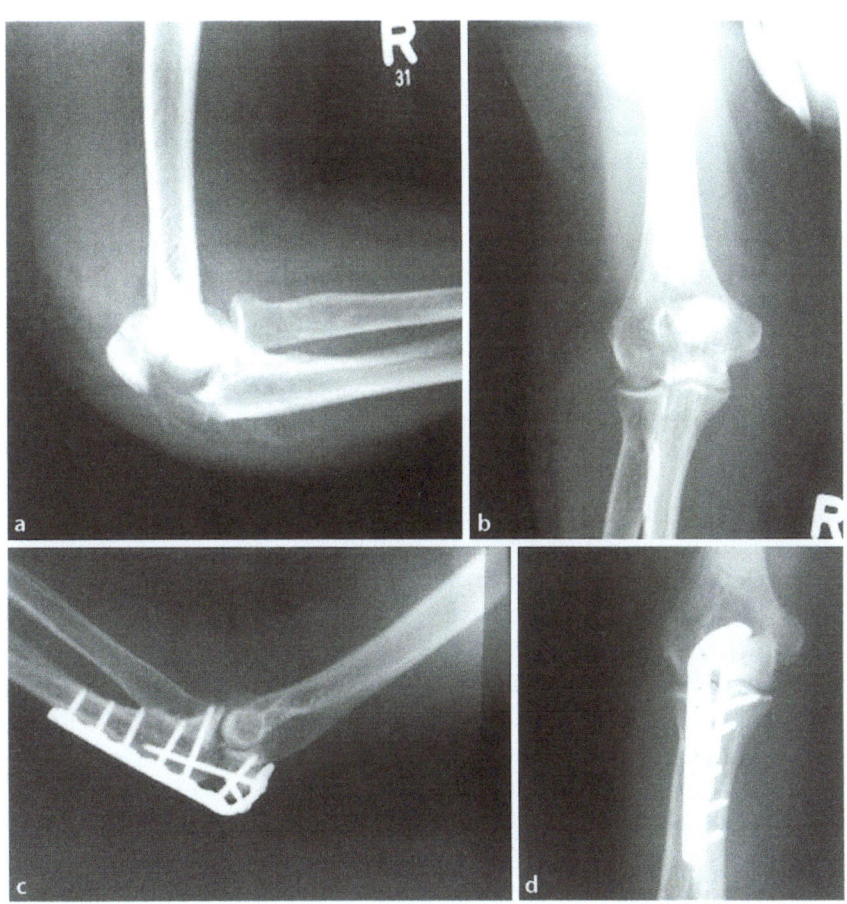

Abb. 10.7. a Unfall-Röntgenbilder einer Schatzker-B-Fraktur (83 J., weibl.); **b** Postoperativ, Plattenosteosynthese

kann durch die Plattenosteosynthese, ggf. in Kombination mit einer Zugschraube, im Vergleich zur Zuggurtungsosteosynthese deutlich besser realisiert werden. Hierfür wird eine LC-DCP 3,5 mm von dorsal oder dorsoradial angelegt und um das proximale Fragment geformt. Diese Plattenvorformung soll eine höhere Stabilität gewährleisten. Zusätzlich wird eine Schraube vom proximalen Plattenende parallel zum Ulnaschaft eingebracht. Bei Impressionen wird der Defekt vor definitiver Anlage der Platte auf Gelenkniveau angehoben und evtl. mit autologer Spongiosa unterfüttert (Abb. 10.6 und 10.7).

Ist der Processus coronoideus als ventraler Stabilisator mitbeteiligt, so ist bei größeren Fragmenten (Typ 2 und 3 nach Regan und Morrey) eine osteosynthetische Versorgung notwendig. Meist gelingt dies im Rahmen der Versorgung der Olekranonfraktur durch eine Plattenzugschraube. Ggf. muss die Stabilisierung des Koronoids über einen separaten ventralen Zugang realisiert werden.

Transmedulläre Schraubenosteosynthese

Die von einigen Autoren propagierten intramedulläre Verschraubung (z.B. 6,5 mm AO-Spongiosa-Zugschraube) setzt eine feste Verankerung des Schraubengewindes im Markraum des distalen Fragment voraus. Da dies nicht immer suffizient gelingt, kann es im Rahmen der physiotherapeutischen Übungen durch den Zug der Trizepssehne am proximalen Fragment zu einer sekundären Dislokation kommen.

Außerdem konnten Fyfe et al. (1985) belegen, dass die transmedulläre Schraubenosteosynthese aus biomechanischen Gesichtspunkten der Zuggurtungsosteosynthese unterlegen ist, insbesondere wenn eine Fragmentkompression nicht sicher erreicht werden kann. Auch die Kombination mit einer 8er-Tour ist biomechanisch ungünstiger. Die Indikation zur Schraubenosteosynthese ist also kritisch zu sehen und bleibt Ausnahmesituationen vorbehalten.

Bikortikale Schraubenosteosynthese

Die bicorticale Schraubenosteosynthese wurde für die Versorgung von einfachen Schräg- oder Querfrakturen (Schatzker-Typ A, C und E) beschrieben, wobei die Schrauben analog den Zuggurtungsdrähten platziert werden. Hierzu werden Zugschrauben verwendet, welche eine interfragmentäre Kompression erzeugen. Wie biomechanische Studien jedoch zeigen konnten, ist die Zuggurtungsosteosynthese entsprechend den Richtlinien der AO für die Versorgung dieser Frakturen die stabilste Fixationsmöglichkeit. Aus diesem Grund sehen wir keine Indikation zur alleinigen Zugschraubenosteosynthese bei der Versorgung der Olekranonfraktur.

Spongiosaplastik

Bei Frakturen mit Impaktion der Gelenkfläche kann nach deren Aufrichtung im Rahmen der offenen Reposition und internen Stabilisierung ein größerer subchondraler spongiöser Defekt verbleiben. Da während der physiotherapeutischen Beübung das Risiko eines erneuten Einbruchs der Gelenkfläche und damit die Arthrosegefahr groß ist, sollte in diesen Fällen bereits primär die Indikation zur Spongiosaplastik gestellt werden.

Externe Fixation

Eine externe Fixation durch 1–2 jeweils im proximalen und distalen Fragment quer eingebrachte Kirschner-Drähte wurde von Burghele und Serban (1982) beschrieben. Aufgrund der im Vergleich zur Zuggurtungs- oder Plattenosteosynthese geringeren biomechanischen Belastbarkeit, der höheren Infektionsgefahr (pin-track-infections) und des ungünstigen Patientenkomforts ist von dieser Form der Olekranonosteosynthese Abstand zu nehmen.

Olekranektomie. Die Indikation zur Olekranektomie wird sehr zurückhaltend gestellt. Sie liegt vor, wenn es sich um eine nicht rekonstruierbare Trümmerfraktur handelt oder eine stabile osteosynthetische Versorgung bei ausgeprägter Osteoporose nicht möglich ist. Inhofe und Howard (1993) berichteten in einer Serie von 12 durch Fragment-Exzision versorgten Olekranonfrakturen über eine Komplikationsrate von 0% und gingen davon aus, dass dieser Verfahrensweg in Zukunft eine Erweiterung des Indikationsgebietes erfahren sollte. Bereits vor über 50 Jahren stellte eine Arbeitsgruppe (McKeever und Buck 1947) fest, dass es möglich sei, 80% des Olekranons zu entfernen, ohne dass daraus eine Instabilität folgt. Unterstrichen wird dies durch die Erfahrungen von Cabanela und Morrey (1993), die in einer zusammenfassenden Übersicht aus 7 Studien feststellten, dass in über 90% der Fälle nach Olekranektomie ein exzellentes Ergebnis erreicht wurde.

Entscheidend für ein gutes funktionelles Ergebnis ist, neben intakten Kollateralbändern, die Rekonstruktion des Trizeps-Komplexes an der proximalen Ulna. Hierbei ist es wesentlich, die vom exzidierten Olekranonfragment abgelöste Trizepssehne gelenknah an der proximalen Ulna zu refixieren (Abb. 10.8).

Cabanela und Morrey (1996) formulierten bei gegebener Indikation folgende Vorteile der Olekranektomie gegenüber dem Rekonstruktionsversuch:

- Die Möglichkeit einer inkorrekten Gelenkrekonstruktion wird umgangen und damit die Wahrscheinlichkeit der Arthrose verringert
- eine frühfunktionelle Behandlung ist möglich

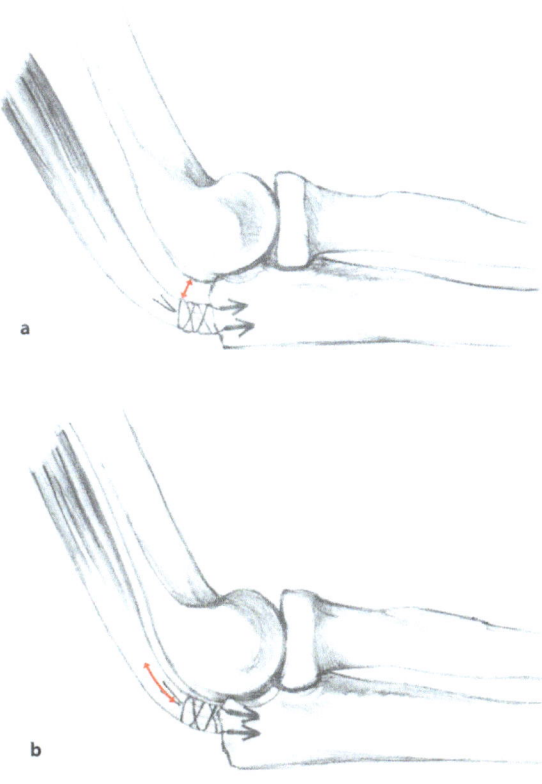

Abb. 10.8. Schematische Darstellung einer Olecranektomie mit Refixation der Tricepssehne. Zur Vereinfachung der transossären Refixation bieten sich Fadenanker an (Pfeile). **a** Inkorrekte Refixation der Tricepssehne mit Luxationsgefahr; **b** Korrekte Positionierung der Fadenanker

- die Gelenkstabilität ist nicht beeinträchtigt, vorausgesetzt der Proc. coronoideus und die anterioren kapsuloligamentären Strukturen sind intakt
- das Risiko des Materialversagens, der sekundären Dislokation (insbesondere im osteoporotischen Knochen) wird vermieden
- die Heilungszeit wird verkürzt

Beim Vorliegen einer Olekranon-Luxationsfraktur (Schatzker F) ist die Olekranektomie *kontraindiziert*, da hier aufgrund der kapsuloligamentären Begleitverletzungen die Gefahr der Instabilität groß ist.

10.7 Klassifikationsbezogenes Vorgehen

Auf die Verwendung der einzelnen Implantate in Abhängigkeit vom zugrundeliegenden Frakturtyp wurde bereits eingegangen. Es lässt sich feststellen, dass die distalen und komplexen Frakturtypen (Schatzker B, D und E) aufgrund der erhöhten Primärstabilität bevorzugt mit einer Plattenosteosynthese versorgt werden sollten. Für einfache Frakturtypen (insbesondere Typ A) ist die Zuggurtungsosteosynthese entsprechend den Richtlinien der AO das Verfahren der Wahl. Imprimierte Gelenkfrakturen sollten bei ausgeprägten subchondralen Substanzdefekten zusätzlich mit einer Spongiosaplastik versorgt werden. Verbleibt im Rahmen

Tabelle 10.1. Empfehlungen zur Therapie in Abhängigkeit vom Frakturtyp

Fraktur-Typ nach Schatzker	Operative Therapie	Besonderheiten
Typ A	Zuggurtungsosteosynthese	bei alten Patienten mit fehlender Dislokation auch konservative Behandlung möglich
Typ B	Plattenosteosynthese ggf. Spongiosaplastik	Evtl. auch Zuggurtung möglich
Typ C	Zuggurtungsosteosynthese	keine
Typ D	Plattenosteosynthese	Refixation großer Koronoidfragmente
Typ E	Zuggurtungsosteosynthese oder Plattenosteosynthese	keine
Typ F	Zuggurtungsosteosynthese oder Plattenosteosynthese	bei Instabilität Rekonstruktion traumatisierter Bandstrukturen

einer Typ-F-Luxationsfraktur nach Osteosynthese noch eine instabile Situation ist zur Erreichung übungsstabiler Verhältnisse eine Rekonstruktion stabilisierender kapsuloligamentärer Strukturen (insbesondere des MCL) sinnvoll (Tabelle 10.1).

Für offene Frakturen und Frakturen mit geschlossenem Weichteilschaden gelten die allgemeinen Richtlinien für die Versorgung solcher Verletzungen. Weitere, geplante Weichteilrevisionen sind vom Ausmaß des initialen Weichteilschadens abhängig.

10.8 Nachbehandlung

Primäres Ziel der Behandlung ist die für ein gutes funktionelles Ergebnis essentielle frühfunktionelle Nachbehandlung. Dies ist unabhängig vom zugrundeliegenden Frakturtyp. Mit den schmerzorientierten Bewegungsübungen ohne Bewegungs-Limitierung sollte bereits ab dem zweiten postoperativen Tag begonnen werden. Lediglich bei instabiler Osteosynthese aufgrund ausgeprägter Osteoporose ist eine Immobilisation von bis zu 7 Tagen akzeptabel.

10.9 Besonderheiten im Alter

Nahezu alle schwereren Frakturformen (Typen B und D) mit einem Einbruch der Gelenkfläche treten bei Patienten mit einem Alter von über 60 Jahren auf. Dies ist vermutlich die Folge der altersbedingten Osteoporose und verminderten mechanischen Belastbarkeit. Im Gegensatz zu den wenigen jungen Patienten mit komplexen isolierten Olekranonfrakturen, findet sich hier anamnestisch meist nur ein leichtes Trauma. Da auch beim alten Patienten eine möglichst frühzeitige physiotherapeutische Beübung angestrebt wird, ist zur Erlangung übungsstabiler Verhältnisse der verminderten Knochendichte Rechnung zu tragen. Aus diesem Grunde sollte man beim alten Patienten die Indikation zur Plattenosteosynthese großzügig stellen.

10.10 Komplikationen

Die Komplikationsrate nach Olekranonfrakturen liegt zwischen 14 und 22%. Im Vordergrund stehen persistierende Bewegungsdefizite (insbesondere der Extension/Flexion) und Schmerzen. Heterotope Ossifikationen oder verbleibende Instabilitäten spielen nur eine untergeordnete Rolle.

Bewegungseinschränkungen. In mehreren Arbeiten (Rettig et al. 1979, Gartsmen et al. 1981, Van der Horst und Keeman 1983) werden persistierende Bewegungseinschränkung nach Olekranonfrakturen bei bis zu über 50% der Patienten beschrieben. Diese führen jedoch nach Angaben der Autoren, wie auch im eigenen Patientenkollektiv, nur in seltenen Fällen zu ausgeprägten Funktionsverlusten. Die nach Olekranonfrakturen beobachteten Bewegungsdefizite sind hauptsächlich für die Extension im Ellenbogengelenk von klinischer Relevanz, Pronation und Supination sind nur selten wesentlich beeinträchtigt. Beim Vorliegen von ausgeprägten Bewegungsdefiziten und Materialversagen liegt nicht selten ursächlich eine insuffiziente Osteosynthese oder eine nicht erkannte Monteggiaverletzung vor, welche als isolierte Olekranonfraktur fehldiagnostiziert wurde (vgl. Kapitel 8).

Pseudarthrose. Die Häufigkeit von Pseudarthrosen nach Olekranonfraktur wird in der Literatur mit ca. 5% angegeben. Pseudarthrosen des Olekranon, die ebenfalls mit einer Häufigkeit von 5% aller Pseudarthrosen angegeben wurden, sind insgesamt eher selten. Es ist bemerkenswert, dass über 50% der beschriebenen Olekranonpseudarthrosen die Folge einer Olekranonosteotomie (im Rahmen der Versorgung von distalen Humerusfrakturen) sind.

Heterotope Ossifikationen. Insgesamt weisen Olekranonfrakturen eine geringe Tendenz zur Bildung heterotoper Ossifikationen auf, was auf eine geringere Traumatisierung der periartikulären Weichteile zurückzuführen ist. Während im eigenen Patientengut heterotope Ossifikationen im Zusammenhang mit Olekranonfrakturen in 14% beobachtet wurden, bewegen sich die Angaben in der Literatur um die 10%. Diese betreffen erwartungsgemäß überwiegend jüngere Patienten mit schwereren Frakturformen im Rahmen eines hochenergetischen Traumas.

■ **Instabilitäten.** Instabilitäten nach Olekranonfrakturen sind ausgesprochen selten und meist die Folge einer nicht erkannten Luxationsfraktur mit ausgedehntem kapsuloligamentären Weichteilschaden oder einer zu extensiven Olekranektomie. McKeever und Buck (1947) beobachteten in ihren Untersuchungen, dass bei isolierter Olekranonfraktur eine Instabilität erst nach Exzision von mehr als 80% des Olekranons auftrat. Gartsman et al. (1981) stellten in keinem von 53 Fällen nach Olekranektomie eine verbleibende Instabilität fest. An dieser Stelle sei darauf hingewiesen, dass beide Autorengruppen das Olekranon definitionsgemäß als den Teil der proximalen Ulna betrachteten, der vom tiefsten Punkt der Incisura trochlearis nach proximal reicht.

■ **Nerven-und Gefäßläsionen.** Primäre Nervenläsionen werden bei ca. 10% der Patienten mit Olekranonfrakturen beobachtet. Es handelt sich hierbei überwiegend um temporäre sensible Defizite in Form von Parästhesien/Dysästhesien im Versorgungsgebiet des N. ulnaris. Jedoch wird in der Literatur davon ausgegangen, dass persistierende Nervenläsionen nach Olekranonfrakturen insgesamt selten sind. Nahezu alle Läsionen betreffen den N. ulnaris. Selten sind der N. medianus und der N. radialis betroffen. Gefäßläsionen durch isolierte Olekranonfrakturen wurden bisher in der Literatur nicht beschrieben.

10.11 Zu erwartende Ergebnisse

Olekranonfrakturen haben insgesamt eine günstige Prognose. Unter Beachtung o.g. Richtlinien ist in der Mehrzahl der Fälle mit „guten" und „sehr guten" Ergebnissen zu rechnen. Die primäre konservative Therapie sollte lediglich den primär nicht dislozierten, stabilen Frakturformen oder den Patienten mit schlechtem Allgemeinzustand vorbehalten bleiben. Wie in mehreren Publikationen berichtet, erreichen Patienten mit Typ-A-Frakturen nach Zuggurtungsosteosynthese nahezu ausschließlich „gute" und „sehr gute" Ergebnisse. Dies zeigt, dass die Typ-A-Fraktur ein typisches Indikationsgebiet für die Zuggurtungsosteosynthese darstellt. Bezüglich der plattenosteosynthetisch versorgten Frakturen vom Typ B und D, also mit Einbruch der Gelenkfläche, berichten mehrere Autoren über nahezu 75% „gute" und „sehr gute" Resultate. Bei Frakturen vom Typ E, ist allerdings mit einer Wahrscheinlichkeit von 25% mit verbleibenden funktionellen Defiziten zu rechnen.

Literatur

1. Adler S, Fay GD, MacAusland WR jr (1962) Treatment of Olekranon fractures. Indications for excision of the olecranon fragment and repair of the triceps tendon. J Trauma 2:597
2. Burghele H, Serban N (1982) Fractures of the Olecranon: treatment by external fixation. Ital Orthop Traumat 8:159–162
3. Cabanela ME, Morrey BF (1993) Fractures of the proximal Ulna and Olecranon. In: Morrey BF (ed) The elbow and it's sisorders. WB Saunders Company, Philadelphia, 2nd edn, pp 405–428
4. Colton CL (1973) Fractures of the Olecranon in adults. Classification and management. Injury 5:121–129
5. Dorow C, Markgraf E (1996) Frakturen des distalen Humerus und proximalen Unterarms. Unfallchirurg 99:440–449
6. Eitel F, Schweiberer L (1983) Olekranonfrakturen. Retrospective, multizentrische Therapiestudie an 175 Fällen. Unfallheilkunde 86:143–151
7. Feil J, Burri C Kiefer H (1988) Offene Frakturen des Ellenbogengelenkes. Orthopäde 17:272–278
8. Fyfe IS, Mossad MM, Holdworths BJ (1985) Methods of fixation of Olecranon fractures. An experimental mechanical study. J Bone Joint Surg 67B:367–372
9. Gartsman GM, Sculco TP, Otis JC (1981) Operative treatment of Olecranon fractures. J Bone Joint Surg 63A:718–721
10. Helm RH, Hornsby R, Miller SWM (1987) The complications of surgical treatment of displaced fractures of the olecranon. Injury 18:48–50
11. Horne JG, Tanzer TL (1981) Olecranon fractures. A review of 100 cases. J Trauma 21:469–472, 278
12. Hotchkiss RN (1996) Fractures and dislocations of the elbow. In: Rockwood CA, Green DP,

Buchholz RW, Heckman JD (eds) Fractures in adults. Lippincott-Raven Publishers, New York Philadelphia, pp 929–1024
13. Hume MC, Wiss DA (1992) Olecranon fractures. A clinical and radiological comparison of tension band wiring and plate fixation. Clin Orthop 285:229–235
14. Inhofe PD, Howard TC (1993) Treatment of Olecranon fracture by excision of fragments and rapid repair of the extensor mechanism: historical review and report of 12 cases. Orthopedics (US) 16/12:1313–1317
15. Jasulka R, Harm T (1991) Die konservative Therapie geschlossener dislozierter Olekranonfrakturen im geriatrischen Krankengut. Unfallchirurg 94(8):424–429
16. Kocher M, Melcher GA, Leutenegger A, Rüedi Th (1997) Ellenbogenfrakturen beim betagten Menschen. Swiss Surg 3:167–171
17. Kocher M, Melcher GA, Leutenegger A, Rüedi Th (1997) Ellenbogenfrakturen beim betagten Menschen. Swiss Surg 3:167–171
18. McKee MD, Jupiter JB (1998) Trauma to the adult elbow and fractures of the distal humerus. In: Browner BD, Jupiter JB, Levine AM, Trafton PG (eds) Skeletal Trauma. WB Saunders Company, pp 1455–1469
19. Muhr G, Wernet E (1989) Bänderverletzungen und Luxationen des Ellenbogengelenkes. Orthopäde 18:268–272
20. Müller ME (1990) Die umfassende Klassifikation der Frakturen der langen Röhrenknochen. Springer, Berlin Heidelberg New York
21. Murphy DF, Green WB, Gilbert JA, Dameron TB (1987) Displaced fractures of the Olecranon in Adults. Biomechanical analysis of fixation methods. Clin Orthop 224:210–214
22. Murphy DF, Greene WB, Dameron TB (1987) Displaced Olecranon fractures in adults: clinical evaluation. Clin Orthop 224:215–223
23. Mutschler W, Burri C, Rübenacker S (1990) Rekonstruktive Chirurgie fehlverheilter Ellenbogenfrakturen. Orthopäde 19:324–331
24. Oestern HJ, Tscherne H (1982) Olekranonfrakturen, Therapie und Ergebnisse. Hefte Unfallheilkunde 155:97–103
25. Paremain GP, Novak VP, Jinnah RH, Belkoff SM (1997) Biomechanical evaluation of tension band placement for the repair of Olecranon fractures. Clin Orthop Rel Res 335:325–330
26. Regan WD, Morrey BF (1989) Fractures of the coronoid process of the Ulna. J Bone Joint Surg 71A9:1348–1354
27. Rehn J (1973) Olekranonfrakturen. Hefte Unfallheilkunde 114:46–50
28. Rettig AC, Waugh TR, Evanski PM (1979) Fracture of the Olecranon: A problem of management. J Trauma 19:23–27
29. Ring D, Jupiter JB, Sanders RW, Mast J, Simpson NJ (1997) Transolecranon fracture-dislocation of the elbow. J Orthop Trauma 11(8):545–550
30. Rowland SA, Burkhart SS (1992) Tension Band wiring of Olecranon fractures. A modification of the AO-technique. Clin Orthop Rel Res 277:238–242
31. Schatzker J (1987) Olecranon Fractures. In: Schatzker J, Tile M (eds) The rationale of operative fracture care. Springer, pp 80–87
32. Simpson NS, Goodmann LA, Jupiter JB (1996) Contoured LCDC plating of the proximal ulna. Injury 27(6):411–417
33. Teasdall R, Savoie FH, Hughes JL (1993) Comminuted fractures of the proximal radius and ulna. Clin Orthop (Am) 292:37–47
34. Weise K (1998) Ellenbogengelenk-Frakturen beim Erwachsenen. Akt Traumatol 28:A35–44

KAPITEL 11 Distale Humerusfrakturen

Helmut Lill, Jan Korner und Christoph Josten

11.1 Allgemein

Distale Humerusfrakturen sind seit ihrer literarischen Erstbeschreibung durch Desault (1811) nach wie vor eine anspruchsvolle Herausforderung für den behandelnden Arzt. Dies widerspiegelt sich nicht zuletzt in der Tatsache, dass sie mit einer Häufigkeit von bis zu 40% als offene Frakturen auftreten, in 45% der Fälle mit Begleitverletzungen einhergehen und bis zu ein Viertel der Patienten gleichzeitig polytraumatisiert sind.

11.2 Inzidenz

Der Anteil der distalen Humerusfrakturen beträgt ca. 3% aller Knochenverletzungen und zwischen 17 und 30% aller Ellenbogenverletzungen. Es findet sich ein Häufigkeitsgipfel im fünften und sechsten Dezennium. In einer eigenen Nachuntersuchung wiesen über 70% der Patienten ein Alter von über 40 Jahren auf. Während bei den Patienten im mittleren Lebensalter überwiegend Männer betroffen sind, zeigt sich im Alter eine deutliche Dominanz des weiblichen Geschlechts. Bei den alten Patienten sind die C-Frakturen am häufigsten repräsentiert.

11.3 Klassifikation

Distale Humerusfrakturen werden entsprechend der AO-Klassifikation (Segment 13) eingeteilt. Diese Klassifikation ist leicht reproduzierbar und erlaubt neben einer klassifikationsbezogenen therapeutischen Vorgehensweise eine prognostische Aussage für die einzelnen Frakturen. Sie unterscheidet entsprechend der Frakturlokalisation zum Ellenbogengelenk 3 Gruppen (Abb. 11.1).

Frakturen des Capitulum Humeri werden in die AO-Klassifikation mit einbezogen (AO 13-B3). Eine diesbezüglich entwickelte Subklassifikation der Capitulum-humeri-Frakturen von Bryan und Morrey (1983) berücksichtigt den Grad der Zertrümmerung, bzw. die Größe des Fragmentes (Abb. 11.2). Der Typ 1 ist durch ein großes Capitulum-Fragment gekennzeichnet und wird nach den Erstbeschreibern als Hahn-Steinthal-Fraktur bezeichnet. Der Typ 2 (auch Kocher-Lorenz-Fraktur genannt) zeigt eine ventrale schalenförmige osteochondrale Absprengung am Capitulum. Beim Typ 3 handelt es sich um eine Trümmerfraktur.

11.4 Unfallhergang

Die Entstehung distaler Humerusfrakturen hängt in entscheidendem Maße von der Knochenstruktur und damit vom Alter des Patienten ab. Insbesondere beim jungen Patienten sind distale Humerusfrakturen meist die Folge großer Gewalt im Rahmen eines Hochrasanztraumas. Bei älteren Menschen ist die erforderliche Gewalteinwirkung aufgrund der verminderten Knochendichte hingegen wesentlich geringer. Hier entsteht die Verletzung in erster Linie durch indirekte Gewalteinwirkung beim Sturz auf den ausgestreckten oder leicht gebeugten Arm, seltener durch direkte Gewalteinwirkung. Form und Ausmaß der Frakturen werden durch die Größe und den Vektor der Krafteinwirkung sowie die Stellung der Gelenk-

AO-Klassifikation distaler Humerusfrakturen

A: extraartikuläre Frakturen

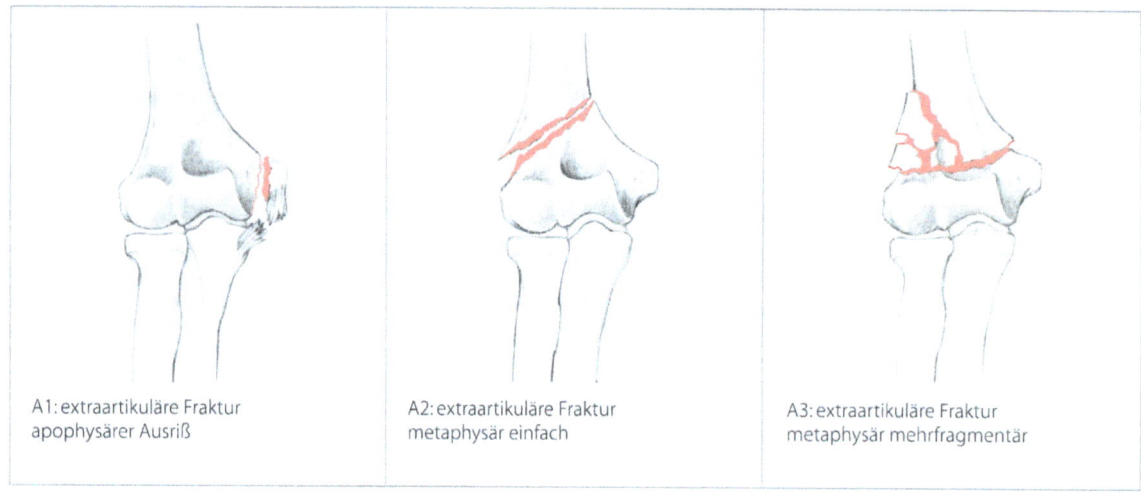

A1: extraartikuläre Fraktur
apophysärer Ausriß

A2: extraartikuläre Fraktur
metaphysär einfach

A3: extraartikuläre Fraktur
metaphysär mehrfragmentär

B: partielle Gelenkfrakturen

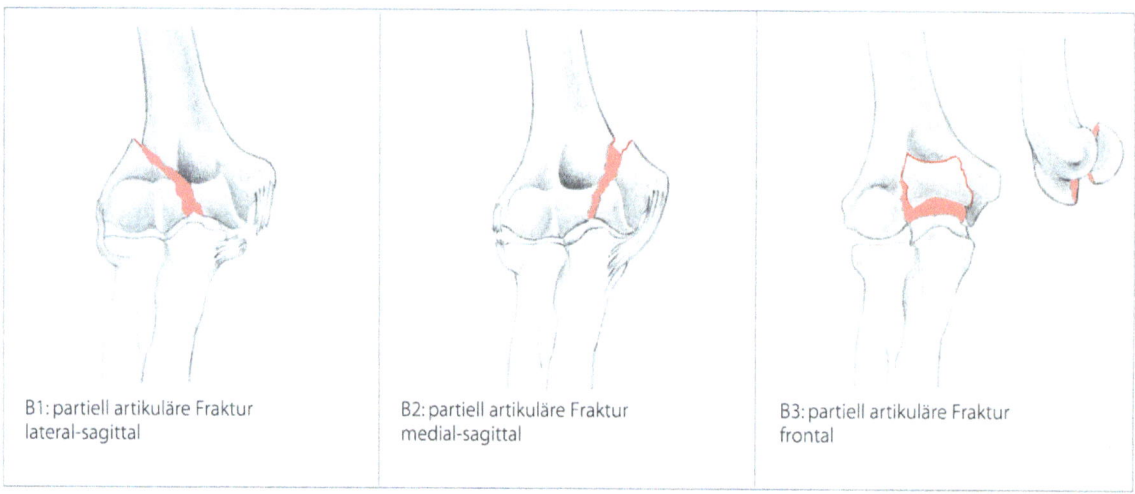

B1: partiell artikuläre Fraktur
lateral-sagittal

B2: partiell artikuläre Fraktur
medial-sagittal

B3: partiell artikuläre Fraktur
frontal

C: vollständige Gelenkfrakturen

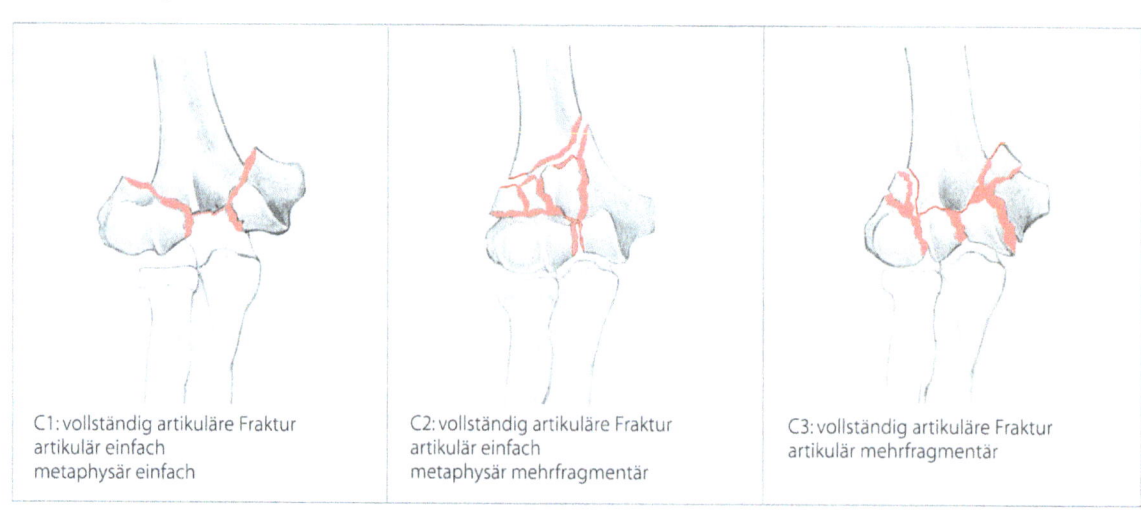

C1: vollständig artikuläre Fraktur
artikulär einfach
metaphysär einfach

C2: vollständig artikuläre Fraktur
artikulär einfach
metaphysär mehrfragmentär

C3: vollständig artikuläre Fraktur
artikulär mehrfragmentär

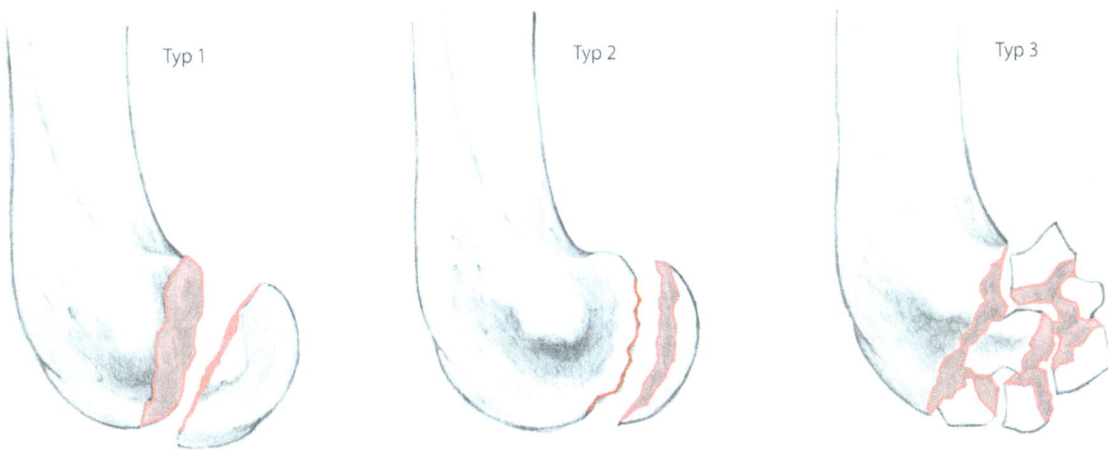

Abb. 11.2. Klassifikation der Capitulumfrakturen nach Bryan und Morrey (1993)

flächen zueinander im Moment des Unfalles bestimmt. So kommt es bei einer Beugung im Ellenbogengelenk von 40–60° (Sturz auf die Hand) zu suprakondylären Extensionsfrakturen und bei einer Beugung von 115–140° (Sturz auf den Ellenbogen) bevorzugt zu suprakondylären Flexionsbrüchen oder zu perkondylären/interkondylären Frakturen (Kapitel 1).

11.5 Begleitverletzungen

Die Art der Begleitverletzung hängt in erster Linie vom zugrundeliegenden Unfallmechanismus ab. Patienten mit indirektem Unfallmechanismus weisen in bis zu 10% Verletzungen im distalen Radioulnargelenk im Sinne einer Distorsion oder Partialruptur ligamentärer Strukturen auf. Vollständige radioulnare Dissoziationen ohne Radiusköpfchenfrakturen treten in diesem Zusammenhang nicht auf.

Patienten mit direktem Ellenbogentrauma erleiden häufig starke Weichteiltraumen oder begleitende Olekranonfrakturen. Auch sind Verletzungen im Schultergelenk in Form von Rotatorenmanschettenläsionen oder proximalen Humerusfrakturen möglich, jedoch treten sie insgesamt seltener auf. In ca. der Hälfte der Fälle handelt es sich um intraartikuläre Mehrfragmentfrakturen des distalen Humerus, der Anteil der Begleitverletzungen liegt insgesamt bei ca. 40%. In über 25% werden Nervenläsionen nachgewiesen, die jedoch meist reversibel sind. 20% der Patienten mit distalen Humerusfrakturen sind entsprechend eigener Untersuchungen polytraumatisiert. Regel et al. (1996) berichten im Zusammenhang mit Komplexverletzungen des Ellenbogens über eine Polytraumahäufigkeit von 68%. In 25–40% liegen offene Frakturen vor.

11.6 Versorgungsstrategie

Die Entscheidung zum konservativen oder operativen Vorgehen ist neben allgemeinen Kriterien von lokalen Operationsbedingungen (speziellen Kriterien) abhängig (Tabelle 11.1).

11.6.1 Konservative Behandlung

Ältere Publikationen über die konservative Behandlung von dislozierten distalen Humerusfrakturen spiegeln letztendlich die Unzulänglichkeit dieser Behandlungsform wieder. In der

Abb. 11.1. AO-Klassifikation der distalen Humerusfrakturen. **a** extraartikuläre Frakturen (Gruppe A); **b** partiell intraartikuläre-unikondyläre Frakturen (Gruppe B); **c** vollständig intraartikuläre-bikondyläre Frakturen (Gruppe C)

Tabelle 11.1. Allgemeine und spezielle Kriterien zur Versorgungsstrategie distaler Humerusfrakturen

Allgemeine Kriterien	Spezielle Kriterien
■ Allgemeinzustand	■ Frakturtyp
■ Alter	■ Knochenqualität (insbesondere beim alten Menschen)
■ Vorerkrankungen	■ Art und Ausmaß des Weichteilschadens
■ persönlicher Anspruch	■ Begleitverletzungen
■ Compliance	■ Offene Fraktur/ Kontaminations-Grad
■ Zusätzlichen Verletzungen	

modernen Unfallchirurgie hat die konservative Behandlung distaler Humerusfrakturen nur noch in Ausnahmefällen eine Berechtigung, wobei lange Immobilisationszeiten oder eine Extensionsbehandlung nicht nur für den alten und multimorbiden Patienten äußerst problematisch und nicht mehr zeitgemäß sind. Lediglich gering dislozierte Frakturen können in Ausnahmefällen konservativ behandelt werden, wobei nach kurzfristiger schmerzbedingter Ruhigstellung ab dem 3. Tag mit physiotherapeutischen Übungen aus dem Oberarmgipsverband heraus begonnen werden sollte. Die Gesamtruhigstellungsdauer darf 3 Wochen nicht überschreiten. Geringe Achsfehlstellungen und Gelenkstufen können beim geriatrischen Patienten toleriert werden. Beim Trümmerbruch des alten Menschen mit absoluter Kontraindikation für eine Operation schließt sich der approximativen Reposition im Längszug (cave: Ligamentotaxis häufig nicht möglich) eine Ruhigstellung im Oberarmgips über 2–3 Wochen mit anschließender funktioneller Behandlung an. Von großer Bedeutung ist die physiotherapeutische Mitbehandlung des Schultergelenkes, um eine begleitende Einsteifung auch in diesem Gelenk zu verhindern.

11.6.2 Indikation zur Operation

Die Behandlung distaler Humerusfrakturen erfolgt auf der Grundlage des jeweiligen Frakturtyps. Da insbesondere die intraartikulären Frakturen bei längerer Immobilisation oder inkorrekter Gelenkstellung zu unakzeptablen Ergebnissen führen, ist ein konservatives Vorgehen nur noch im Ausnahmefall gerechtfertigt (s.o.), sodass nahezu immer die Indikation zur Operation und frühfunktionellen Nachbehandlung gestellt werden sollte. Dabei gelten die gleichen Versorgungsprinzipien für den alten Menschen.

11.6.3 OP-Zeitpunkt

Der „Golden Standard" bei der Versorgung von distalen Humerusfrakturen ist die möglichst frühzeitige Wiederherstellung der Gelenkintegrität, wobei der günstigste OP-Zeitpunkt für eine exakte Rekonstruktion der Gelenkflächen innerhalb der ersten 24 Stunden liegt. Hier sollte, wenn immer möglich, eine primäre interne Osteosynthese (Definitiv-Versorgung) angestrebt werden. Dies gewährleistet, durch die Schaffung übungsstabiler Verhältnisse, die für ein gutes funktionelles Ergebnis essentielle frühfunktionelle Nachbehandlung des Patienten (s.u.).

Da das Ausmaß verbleibender Bewegungseinschränkungen eine Abhängigkeit vom Zeitpunkt der definitiven Versorgung zeigt, muss im Einklang mit der Literatur eine möglichst frühzeitige definitive interne Stabilisierung gefordert werden. Kundel et al. (1992) konnten zusätzlich eine Senkung der Infektionsrate wie auch der Rate heterotoper Ossifikationen durch Frühversorgung im Vergleich zur aufgeschobenen definitiven Stabilisierung aufzeigen.

11.7 Operative Zugänge

■ **Extraartikuläre Frakturen (Gruppe A) und partiell intraartikuläre unikondyläre Frakturen (Gruppe B)** werden in Rückenlage des Patienten mit ventral auf dem Thorax liegendem Arm oder mit Lagerung des Armes auf einem Handtisch durchgeführt. Isolierte ulnare oder radiale Zugänge als Längsschnitte sind meist für die Darstellung und anatomische Rekonstruktion dieser Frakturen ausreichend. Beim ulnaren Zugang muss immer der N. ulnaris dargestellt werden. Für die suprakondylären

Frakturen kann der dorsale Zugang ohne Olekranonosteotomie vorgenommen werden. In diesen Fällen empfiehlt sich die Bauchlage des Patienten.

■ **Vollständig intraartikuläre bikondyläre Frakturen (Gruppe C)** erfordern in der Regel den extensiven dorsalseitigen Zugang in Bauchlage des Patienten mit Lagerung des Oberarmes auf einer ausgelagerten Rolle und der Möglichkeit der 120° Beugung im Ellenbogengelenk. Standardmäßig wird auch hierbei der N. ulnaris dargestellt und in Abhängigkeit vom Frakturtyp die Olekranonosteotomie durchgeführt.

11.8 Osteosyntheseverfahren

11.8.1 Plattenosteosynthesen

Die Plattenosteosynthese ist nach der AO-Sammelstudie (Lob et al. 1984) und anderen Studien die Standardtherapie der distalen Humerusfraktur mit metaphysärer Beteiligung. Wie biomechanische Untersuchungen zeigen, sind zwei nahezu senkrecht zueinander stehende Platten die stabilste Form der Osteosynthese, insbesondere bei den C-Frakturen. Hierbei sollte die radiale Platte dorsal und die ulnare Platte medial angebracht werden, um ein implantatbezogenes Extensionsdefizit zu vermeiden (Abb. 11.3).

Das Standardimplantat ist die 3,5 Rekonstruktionsplatte. Drittelrohrplatten bringen keine ausreichende Stabilität und führen in bis zu 20% zum Materialversagen. Häufig wird die Plattenosteosynthese mit Schrauben für die Rekonstruktion des Gelenkblockes kombiniert. Für metaphysäre Trümmer- oder Spiralfrakturen (A3) kann eine 4,5 mm LCDCP zur höheren Primärstabilität führen. Bei sehr starker Osteoporose und hochbetagten Patienten ist gelegentlich eine Verbundosteosynthese erforderlich. Die sog. Y-Platte wird von einigen Kli-

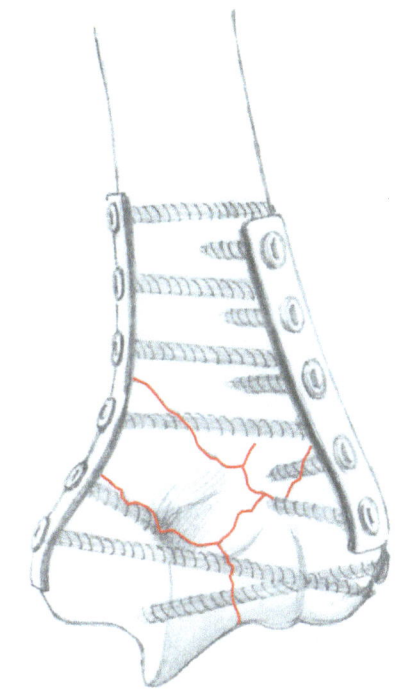

Abb. 11.3. Typische Plattenlage in 90° zu einander

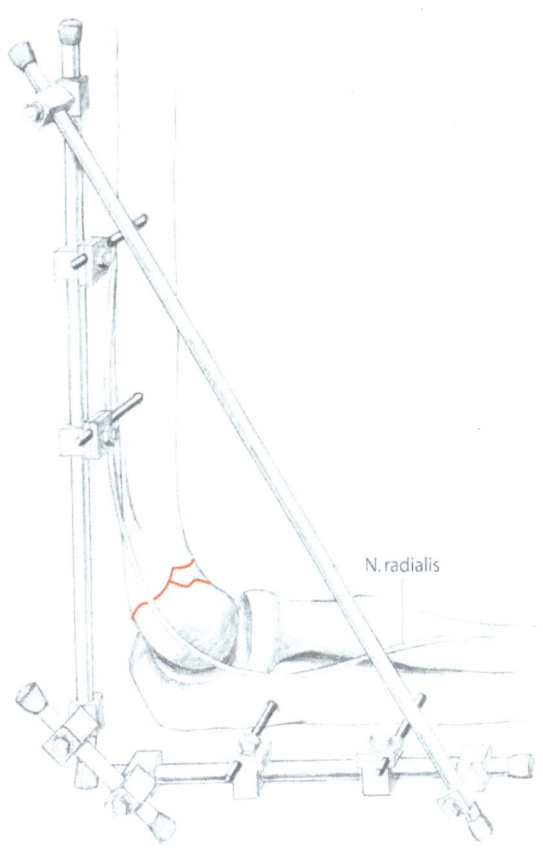

Abb. 11.4. Typische Position des gelenkübergreifenden Fixateur externe in Bezug zum N. radialis

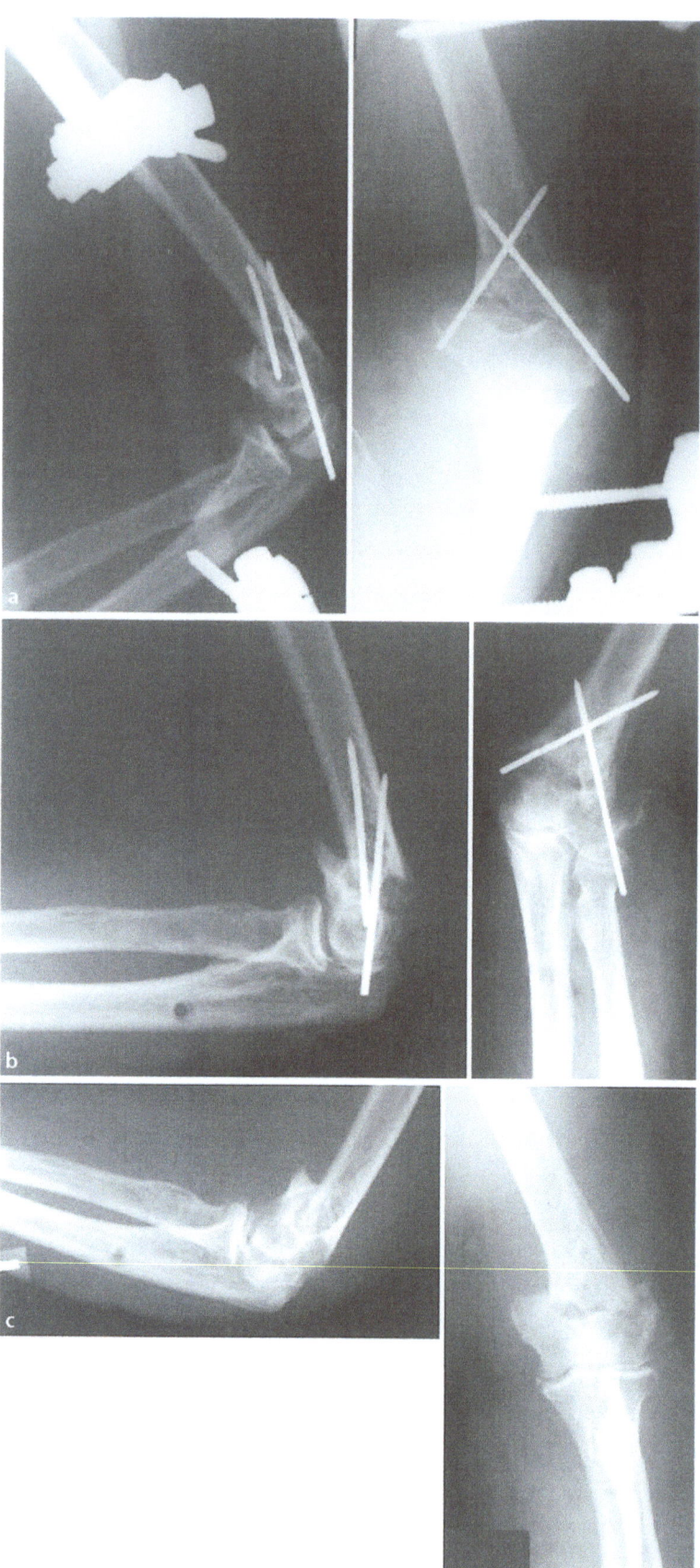

Abb. 11.5. Insuffiziente Kirschner-Drahtstabilisierung nach versuchter geschlossener Reposition einer AO13-A3 Fraktur (89 J., w.). **a** aus Stabilitätsgründen wurde zusätzlich ein gelenkübergreifender Fixateur externe angelegt. **b** Z.n. Entfernung des Fixateur externe. **c** Nach Kirschner-Draht-Entfernung (8 Wochen postoperativ) fixierte Fehlstellung der Fraktur mit schlechtem funktionellem Ergebnis

niken verwendet, weist jedoch zum einen Nachteile bei der Reposition und Implantation auf und ist zum anderen ein rigides Implantat, welches sich biomechanisch ungünstig darstellt.

11.8.2 Fixateur externe

Der Fixateur externe als gelenkübergreifende Dreiecksmontage (Abb. 11.4) wird als temporäre Fixation bei ausgedehnten Weichteilverletzungen und bei geplantem zweizeitigem Vorgehen eingesetzt. Dabei sollten die proximalen Schanz'schen Schrauben durch einen Minizugang offen eingebracht werden, um eine Verletzung des N. radialis zu vermeiden.

Eine definitive Versorgung mit einem gelenkübergreifenden Fixateur externe als sogenanntes minimalinvasives Verfahren, ist allerdings aufgrund der langen Immobilisationszeiten und der Infektgefahr (Pin-track-infections) nicht zu empfehlen. Ein weiterer Nachteil ist der geringe Tragekomfort und der hohe Pflegeaufwand.

11.8.3 Kirschner-Drahtstabilisierung

Die perkutane Drahtstabilisierung stellt beim Erwachsenen eine nicht akzeptable Kompromisslösung zwischen konservativer Behandlung und offener Osteosynthese dar. Sie führt insbesondere beim alten Menschen zu unbefriedigenden Ergebnissen mit Instabilität und Redislokation der Fraktur (Abb. 11.5). Die Kirschner-Drahtstabilisierung ist den kindlichen Frakturen vorbehalten (vgl. Kapitel 6).

11.8.4 Schraubenosteosynthese

Die Schraubenosteosynthese (Kleinfragment-Instrumentarium 3,5 mm), auch als kanüliertes System (4,0 mm) verfügbar, ist für die Versorgung von epikondylären Frakturen sinnvoll (Abb. 11.6). Sie wird auch für die Stabilisierung von unikondylären und suprakondylären Frakturen empfohlen, führt jedoch beim osteoporotischen Knochen als alleiniges Osteosyntheseverfahren nicht zur ausreichenden Stabilität,

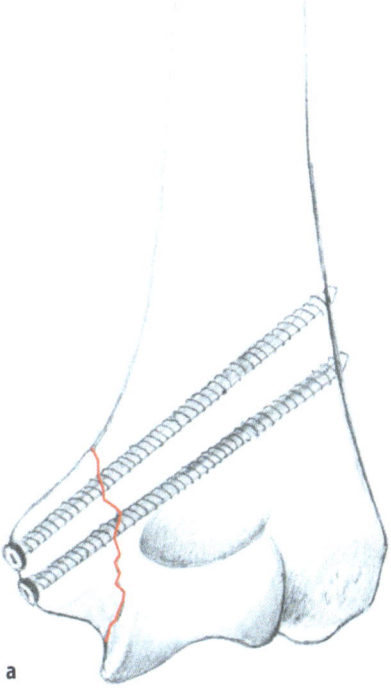
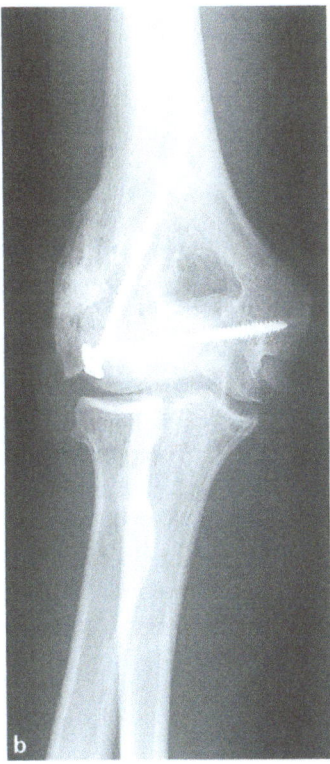

Abb. 11.6. a Schematische Darstellung der Schraubenosynthese einer Epicondylus ulnaris-Fraktur. Es empfiehlt sich, zur Sicherung der Rotationsstabilität zwei Schrauben einzubringen (3,5 mm). **b** Röntgenbild einer verheilten Epicondylus radialis-Fraktur (18 J., m.). Weitere Möglichkeit zur Schraubenpositionierung (divergierend)

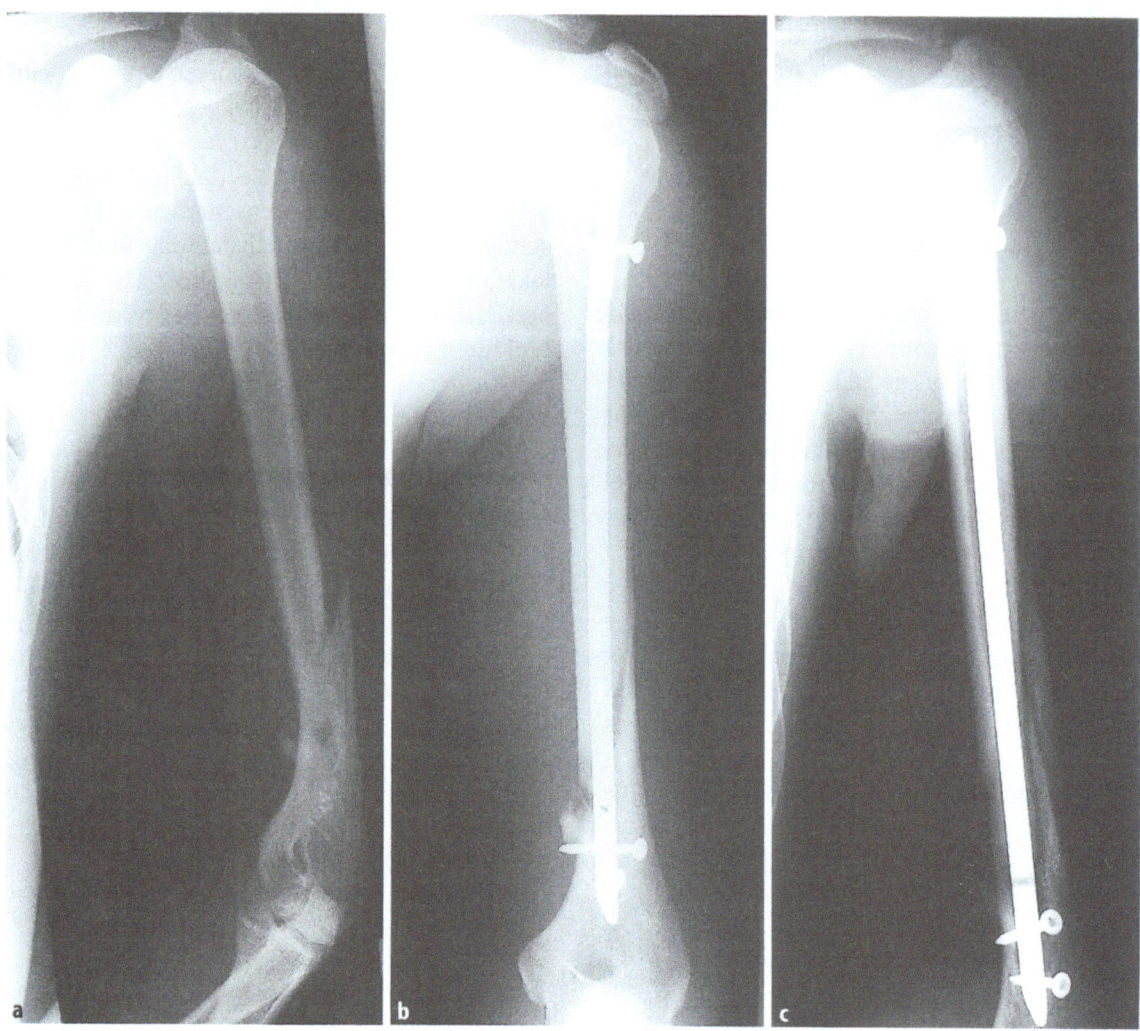

Abb. 11.7. Supracondyläre metaphysäre Humerusfraktur AO13-A2 (18 J., m.). **a** Unfallbild; **b** und **c** nach geschlossener Reposition und Osteosynthese mittels unaufgebohrtem Nagel

sodass bei diesen Frakturen im hohen Alter die Plattenosteosynthese zu empfehlen ist.

11.8.5 Marknagel-Osteosynthese

Bei distalen Humerusfrakturen der Gruppe A2 und teilweise auch der Gruppe A3 ist der unaufgebohrte, anterograd eingebrachte Marknagel ein minimalinvasives Behandlungsverfahren. Der Nachteil ist allerdings die Kompromittierung der bereits beim alten Menschen vorgeschädigten Rotatorenmanschette. Zudem ist bei kleinen distalen Schaftkomponenten die Gefahr der Instabilität des distalen Fragmentes groß. Aus diesem Grund sollte distal immer zweifach verriegelt werden (Abb. 11.7). Beim Einbringen der distalen Verriegelungsbolzen besteht die Gefahr der Verletzung des N. radialis. Die Bolzen werden bildwandlergesteuert über kleine Zugänge offen eingebracht.

11.8.6 Prothetischer Ersatz des Ellenbogengelenkes

Der primäre prothetische Ersatz des Ellenbogengelenkes bei distalen Humerusfrakturen ist auch beim alten Patienten nur Ausnahmeindikationen vorbehalten. Im Vordergrund der therapeutischen Bemühungen sollte immer die Rekonstruktion des Gelenkes stehen. Bei Patienten mit schwerer posttraumatischer Arthrose wurde über gute Ergebnisse nach sekundärem prothetischem Ellenbogenersatz berichtet. Cobb und Morrey (1993) stellen die Arthroplastik des Ellenbogengelenkes als eine Möglichkeit der Behandlung bei distalen Humerusfrakturen bei älteren Patienten, insbesondere bei bereits vorbestehender Arthrose, dar (vgl. Kapitel 15).

11.9 Frakturspezifisches Vorgehen

11.9.1 Typ-A-Frakturen

Der Begriff extraartikuläre Fraktur beschreibt hier auch Frakturen, die sich zwar innerhalb der Gelenkkapsel befinden, jedoch nicht auf die Gelenkfläche übergreifen.

Epicondyläre Frakturen (AO13-A1). Frakturen des medialen oder lateralen Epicondylus sind meist Avulsionsfrakturen der ansetzenden Unterarmmuskulatur und deswegen häufig bereits primär disloziert. Es besteht somit für diese Frakturen eine generelle OP-Indikation. Die isolierten Abrissfrakturen (AO13-A1) werden in der Regel mit 1–2 Zugschrauben über einen medialen oder lateralen Zugang refixiert.

Bei Frakturen des medialen Epicondylus ist es wichtig, den N. ulnaris freizulegen um dessen Schädigung zu vermeiden. Die Spickung durch Kirschnerdrähte gewährleistet, wie in mehreren Arbeiten festgestellt, für die Versorgung dieses Frakturtyps keine ausreichende Primärstabilität und sollte deshalb hauptsächlich der Versorgung kindlicher Frakturen vorbehalten bleiben. Auch wenig dislozierte extraartikuläre Avulsionsfrakturen sollen aufgrund der erforderlichen langen Immobilisationszeiten bei konservativer Versorgung und der großen Gefahr der weiteren Dislokation (Zug der ansetzenden Unterarmmuskulatur) primär operativ stabilisiert werden.

Metaphysäre Frakturen (AO13-A2 und A3). Metaphysäre Frakturen werden unabhängig davon, ob es sich um Horizontal-, Schräg oder Trümmerfrakturen handelt, durch Doppel-Plattenosteosynthese versorgt (Abb. 11.8). Bei vergleichsweise proximalen Frakturen ist es nicht generell notwendig, die Platten bis zu den Epikondylen nach distal anzumodellieren. Jedoch sollten proximal und distal der Frakturen mindestens 2 Schrauben sicher bikortikal platziert werden können, um eine suffiziente Primärstabilität zu gewähren. Bei metaphysären Frakturen kann eine 4,5 mm Platte, die über den radialen Pfeiler gelegt wird, zu einer Erhöhung der Primärstabilität führen. In diesem Fall empfiehlt sich ein dorsaler Zugang.

Bei ausreichend großem distalen Fragment und sicherer Verriegelungsmöglichkeit kann bei den metaphysären Frakturen eine intramedulläre Osteosynthese durch einen anterograd eingebrachten unaufgebohrten Humerusnagel durchgeführt werden.

Typ-B-Frakturen

Partiell intraartikuläre-unikondyläre Frakturen (AO13-B1 und B2). Unikondyläre Frakturen werden durch einseitige Plattenosteosynthese, ggf. in Kombination mit Zugschrauben, versorgt. Die alleinige Schraubenosteosynthese führt hingegen bei diesem Frakturtyp in bis zu 15% zum Materialversagen und zur sekundären Dislokation. Obwohl auch beim alten Patientengut mit B-Frakturen in der Literatur die alleinige Osteosynthese mit Schrauben beschrieben wird, ist gerade beim osteoporotischen Knochen die unilaterale Plattenosteosynthese als das stabilere Verfahren anzusehen (Abb. 11.9).

Partiell intraartikuläre Frakturen mit frontalem Frakturverlauf (AO13-B3). Die B3 Frakturen (Frakturen von Capitulum humeri und/oder Trochlea), sind insgesamt selten. Sie werden bei ausreichend großen Fragmenten nach indirekter oder direkter Reposition mittels Zugschraubenosteosynthese (3,5 mm) von dorsal versorgt (Abb. 11.10). Zur Gewährleistung der Rotationsstabilität werden 2 Schrauben eingebracht. Kleinere Capitulum-Fragmente (z.B. Hahn-Steinthal Fraktur, Kocher-Lorenz-Fraktur) lassen sich nicht indirekt von dorsal refixieren. Auch hier ist generell eine Wiederherstellung der Gelenkfläche anzustreben. Dies kann z.B. über eine ventrale Refixation durch resorbierbare Stifte erreicht werden. Nicht refi-

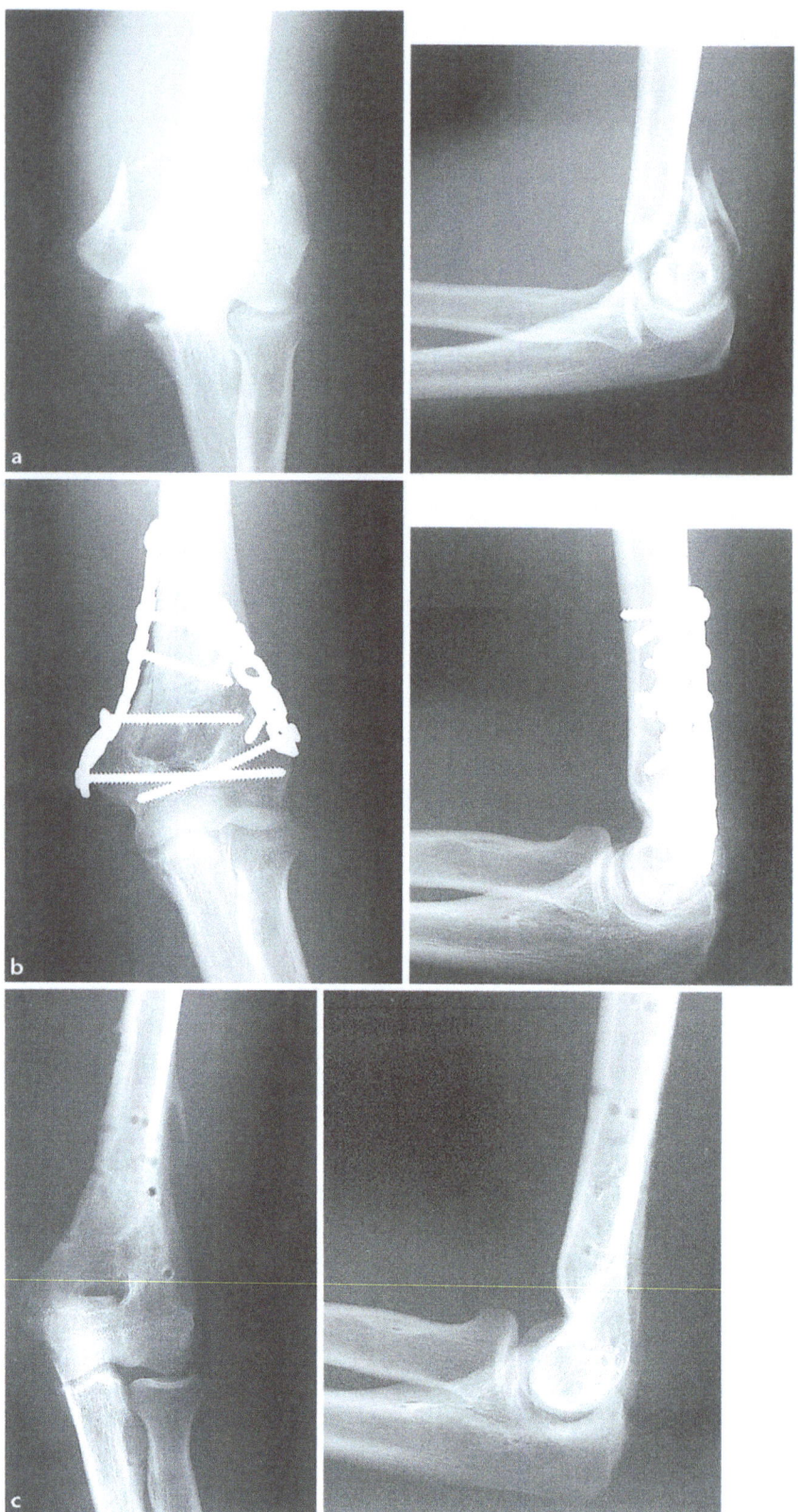

Abb. 11.8. Extraartikuläre distale Humerusfraktur AO13-A3 (23 J., m.). **a** Unfallbilder; **b** Initiale Versorgung durch Doppelplatten-Osteosynthese; **c** Ausheilungsbilder nach Materialentfernung

xierbare Fragmente, die die freie Gelenkbewegung behindern, werden arthroskopisch oder offen reseziert. Begleitende Frakturen (insbes. Radiusköpfchen, Proc. coronoideus) werden entsprechend den frakturtypspezifischen Therapieprinzipien versorgt.

■ Typ-C-Frakturen

Vollständig intraartikuläre-bikondyläre Frakturen (AO13C1–3). Über die Notwendigkeit der Versorgung bikondylärer Frakturen (Typ C) durch offene Reposition und interne Fixation (ORIF) mittels Doppelplatten-Osteosynthese besteht in der Literatur weitgehend Einigkeit, wobei beim alten Menschen die gleichen Prinzipien gelten wie für den jüngeren Patienten. Wie vielfältige klinische und biomechanische Untersuchungen aufzeigen konnten, ist insbesondere bei den Typ-C-Frakturen die Plattenosteosynthese durch zwei nahezu senkrecht aufeinanderstehende Platten die stabilste Form der Fixation. Bei einer Versorgung dieser Frakturen durch Minimalosteosynthese sind die Ergebnisse aufgrund der instabilen Situation und der damit verbundenen längeren Immobilisationszeiten überwiegend unbefriedigend.

Die *Frakturversorgung* ist standardisiert und läuft entsprechend den Grundsätzen der AO-ASIF (Müller et al. 1992) in 3 wesentlichen Schritten ab (Abb. 11.11 und 11.12).

Vor dem 3. Schritt können verbliebene Knochen- und Gelenkanteile eingefügt und durch Schrauben, resorbierbare Stifte oder Knochennähte fixiert werden. Eine temporäre Fixation einzelner Knochenblöcke und Fragmente mit Kirschner-Drähten kann für die Osteosynthese hilfreich sein. Bei ausgeprägten knöchernen Substanzdefekten erfolgt zusätzlich eine Spongiosaplastik.

■ Frakturen des Proc. supracondylaris

Der Proc. supracondylaris, der ca. 5–7 cm kranial des medialen Epicondylus lokalisiert ist und in lediglich 1–2% der Patienten vorkommt, ist eine seltene anatomische Norm-

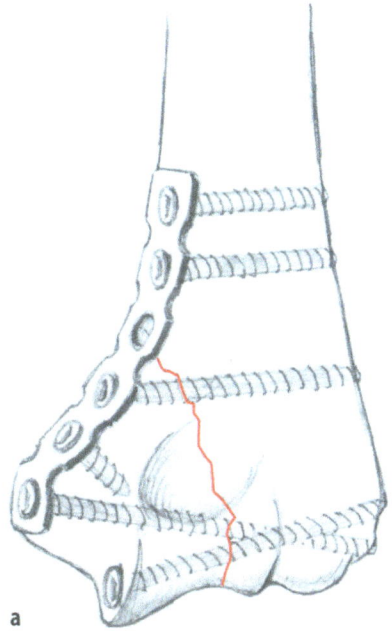

Abb. 11.9. a Versorgungsschema einer B2-Fraktur durch unilaterale Plattenosteosynthese. Partiell intraartikuläre Fraktur AO13-B2 (18 J., m.). **b** Unfallbilder; **c** Initialversorgung durch inadäquate Schraubenosteosynthese; **d** Sekundäre Dislokation; **e** Reosteosynthese: Stabile unilaterale Plattenosteosynthese und intercondyläre Zugschraube

variante. Klinische Bedeutung erlangt sie durch die anatomische Nähe zu neurovaskulären Strukturen (N. medianus, A. brachialis), die im Falle einer Fraktur geschädigt werden können.

■ Offene Frakturen

Bei offenen Frakturen, die im Zusammenhang mit distalen Humerusfrakturen mit einer Häufigkeit von bis zu 40% angegeben werden, gelten die gleichen Versorgungsprinzipien wie bei den geschlossenen Frakturen mit dem Ziel der primären offenen Reposition und definitiven internen Fixation. Eventuell sollte in Abhängigkeit vom Weichteilschaden eine „Second-Look"-OP durchgeführt werden. Das weitere Management entspricht den allgemeinen Prinzipien der Versorgung von offenen Frakturen.

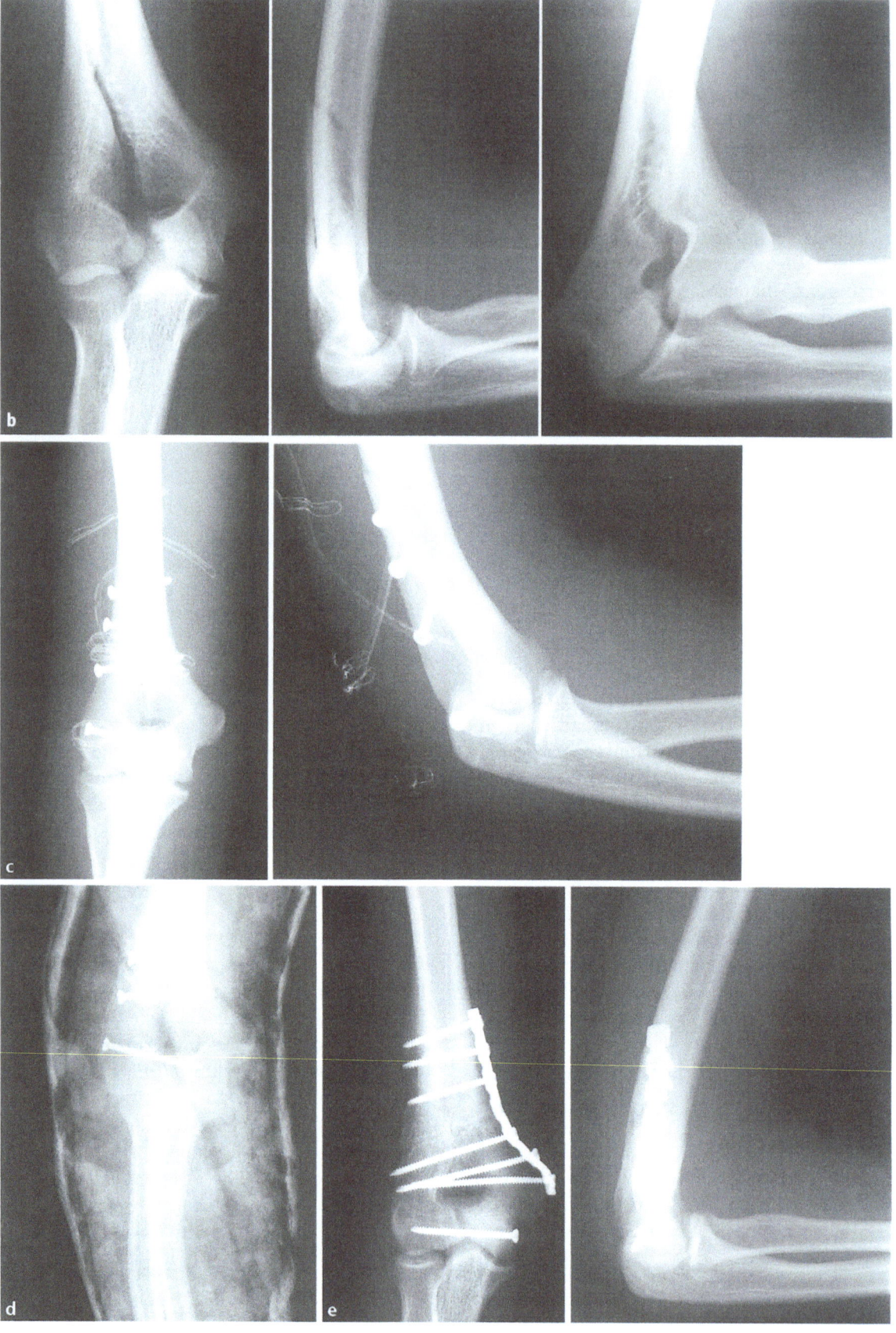

Abb. 11.9 b–e

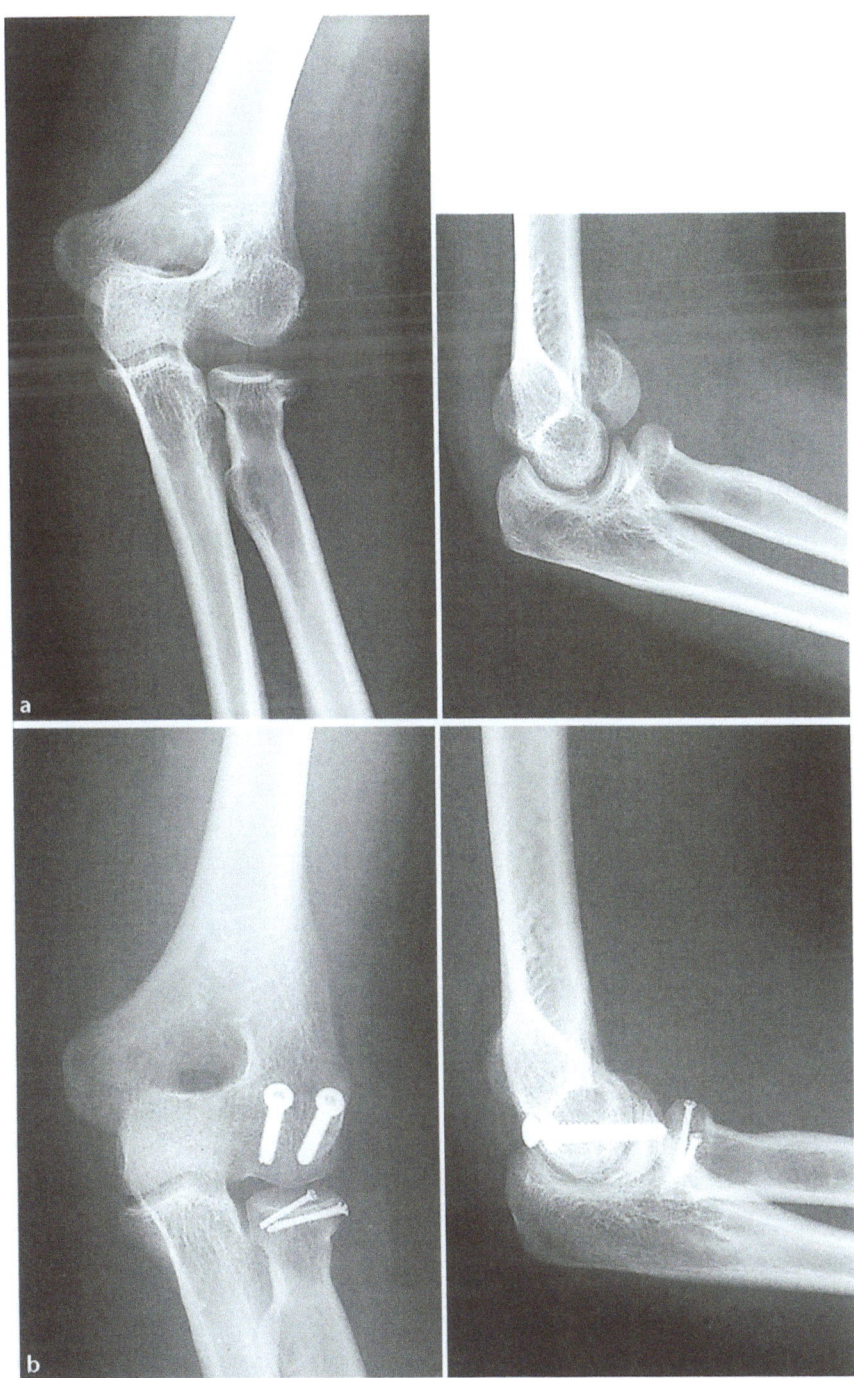

Abb. 11.10. Partiell intraartikuläre Fraktur AO13-B3. Hahn-Steinthal-Typ-1 (34 J., w.) mit begleitender Radiusköpfchenfraktur (Mason 2). **a** Unfallbilder. Beachte positives Fat-pad-sign! **b** Nach offener Reposition und interner Fixation durch Schraubenosteosynthese

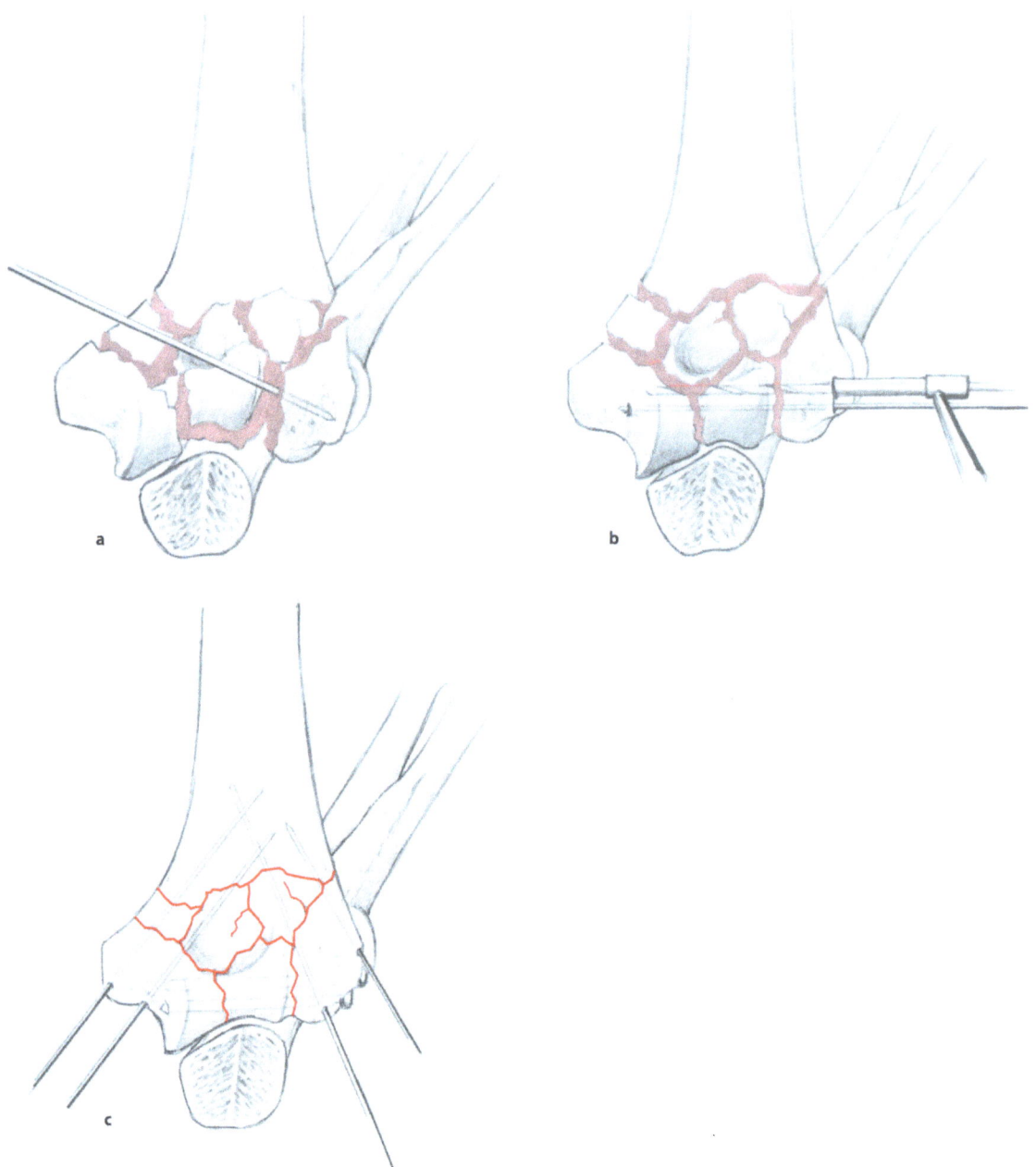

Abb. 11.11. Schema zur Rekonstruktion der vollständig intraartikulären distalen Humerusfrakturen in Anlehnung an Müller et al. (1992). **a** Anatomische Rekonstruktion des Gelenkblockes unter Zuhilfenahme eines 2,0mm Kirschnerdrahtes mit Spitzen an beiden Enden. Der Draht kann als Hebel eingesetzt werden. Die Fragmente werden aufgefädelt und temporär mit Kirschnerdrähten transfixiert. **b** Transkondyläre Kompression durch Schraubenosteosynthese, in der Regel von radial nach ulnar. **c** Reposition des Gelenkblockes an das Schaftfragment und temporäre Kirschner-Drahtfixation. Doppel-Plattenosteosynthese s. Abb. 11.2

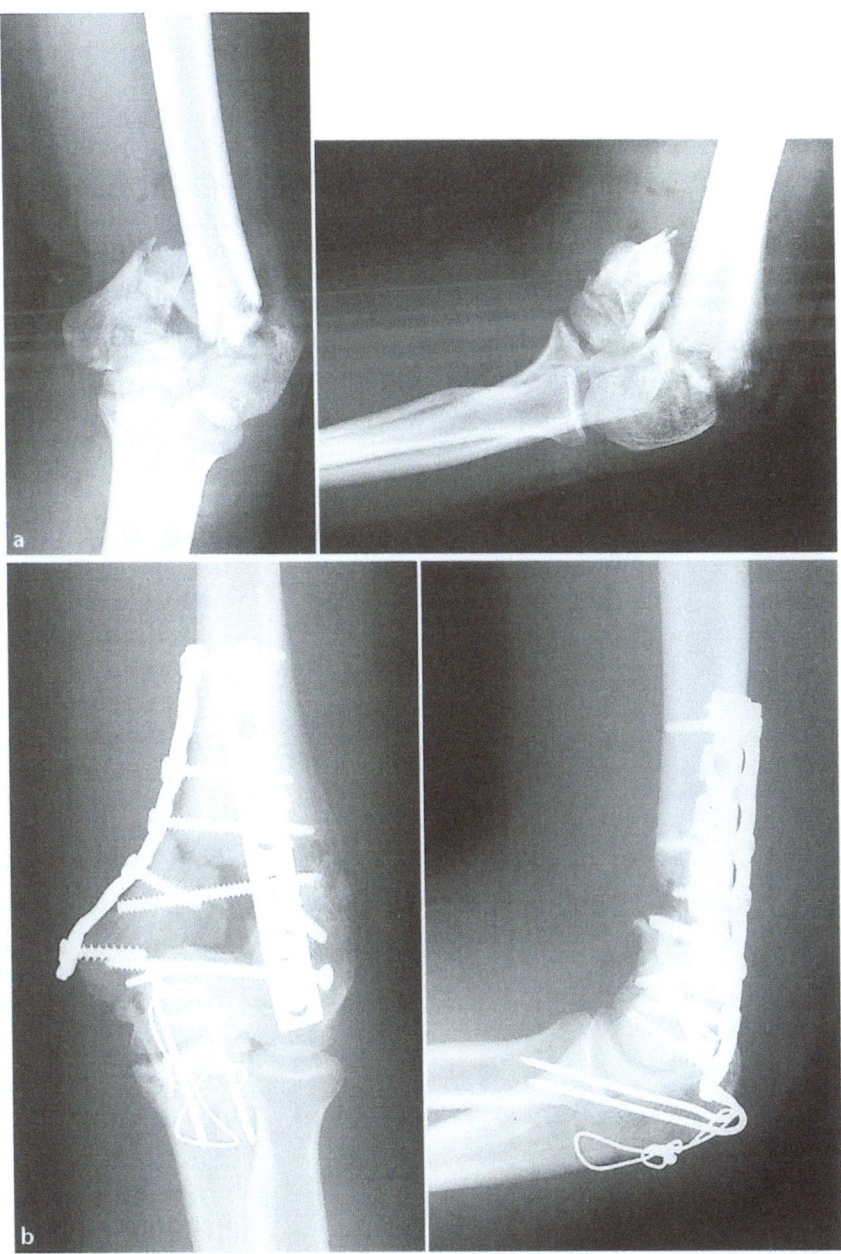

Abb. 11.12 Vollständig intraartikuläre distale Humerusfraktur AO13-C3 (21 J., m.). **a** Unfallbilder; **b** Olekranonosteotomie. Rekonstruktion des Gelenkblocks und Doppelplattenosteosynthese

11.10 Nachbehandlung

Bei allen stabil osteosynthetisch versorgten distalen Humerusfrakturen schließt sich postoperativ eine *frühfunktionelle Behandlung* an. Diese beinhaltet aktive und passive Bewegungsübungen aus einem gespaltenen Oberarmgips ab dem 2. postoperativen Tag ohne Einschränkung der Extension/Flexion und Rotation. Der gespaltene Oberarmgips sollte maximal eine Woche gertragen werden. Eine längere Ruhigstellung des Gelenkabschnittes ohne die Möglichkeit aktiver und passiver Bewegungsübungen hat erhebliche Funktionseinbußen zur Folge und muss deshalb vermieden werden. Weiterhin kommt die elektrische Ellenbogenschiene zum Einsatz.

11.11 Besonderheiten beim alten Menschen

Beim alten Menschen mit distalen Humerusfrakturen finden sich zusätzlich ähnliche Probleme wie bei der proximalen Humerusfraktur, wobei die Osteoporose und der geschädigte Weichteilmantel im Vordergrund stehen. Obwohl in Ausnahmefällen beim alten Patienten die konservative Behandlung empfohlen bzw. eine Arthroplastik durchgeführt wird, stellt die operative Rekonstruktion der Fraktur die Standardtherapie dar. Auch hier gelten die gleichen Versorgungsprinzipien wie bei jüngeren Patienten mit Rekonstruktion der Gelenkflächen und dem Ziel der postoperativ frühfunktionellen Behandlung. Jedoch ist zum Erreichen stabiler Verhältnisse beim osteoporotischen Knochen häufig eine umfangreichere Stabilisierung (längere Platten, mehr bicorticale Verankerungen, Verbundosteosynthesen) erforderlich (Abb. 11.13). Beim alten Menschen ist durchaus auch eine Immobilisationszeit von 2–3 Wochen ak-

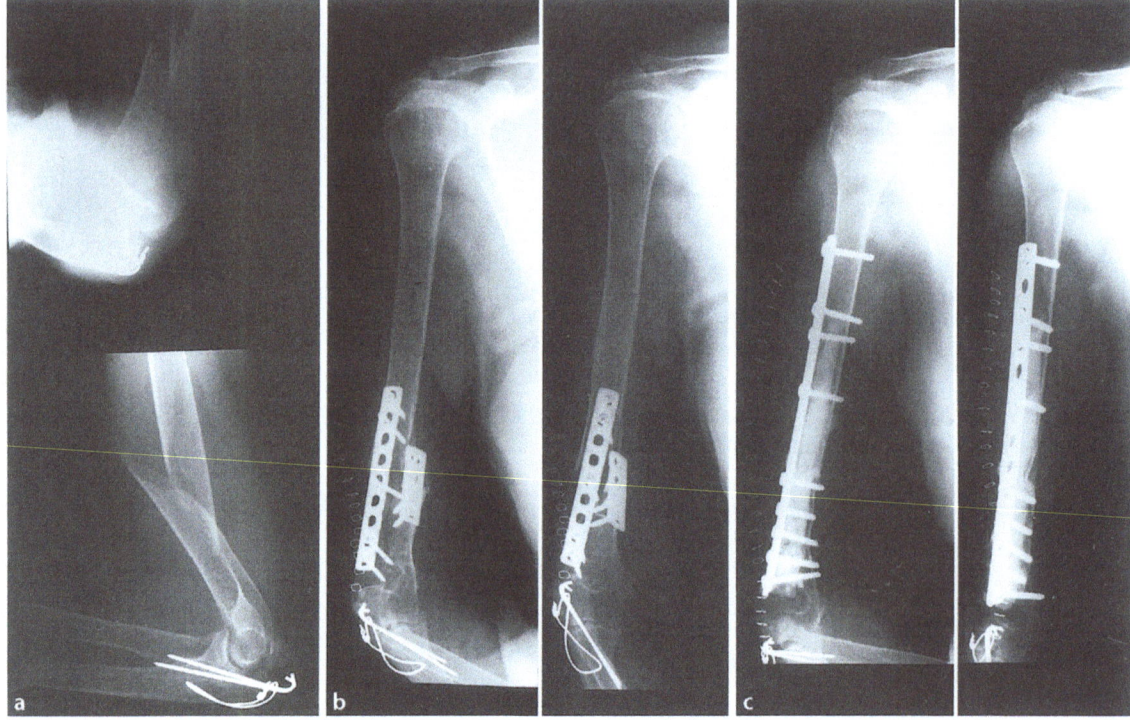

Abb. 11.13. Supracondyläre metaphysäre Humerusfraktur Typ AO13-A3 (91 J., w.). Zustand nach alter Olecranonfraktur mit Zuggurtungsosteosynthese. **a** Unfallbilder; **b** Doppelplattenosteosynthese 3,5mm System mit instabiler Frakturstabilisierung; **c** Reosteosynthese mit 4,5 mm System als Verbundosteosynthese

zeptabel, um eine Redislokation der Fraktur zu vermeiden. Funktionseinschränkungen müssen hierbei in Kauf genommen werden. Vorteile werden in Zukunft die winkelstabilen Plattensysteme bringen.

11.12 Zu erwartende Ergebnisse

Durch die komplizierte Form der anatomischen Gelenkkongruenz, die Nähe zu neurovaskulären Strukturen sowie die Schwierigkeit der chirurgischen Versorgung kommt es nach Frakturen des distalen Humerus häufig zu posttraumatischen Funktionseinschränkungen. Zusätzlich tritt durch das Trauma neben der knöchernen Läsion meist eine wesentliche Traumatisierung des periartikulären Weichteilgewebes ein, welche durch Narbenbildung und Induktion heterotoper Ossifikationen als wesentliche Ursache posttraumatischer Bewegungsdefizite anzusehen sind.

Obwohl ein gewisses Maß an Bewegungseinschränkung in Extension/Flexion wie auch Pronation/Supination funktionell gut kompensiert wird, kommt es bei einer Verminderung des Bewegungsausmaßes unter die „kritische 100°-Grenze" (Extension/Flexion: 0-30-130; Pronation/Supination: 50-0-50) zum zunehmenden Funktionsverlust, welche durch die Schulterbeweglichkeit nicht mehr suffizient kompensiert werden kann (vgl. Kapitel 1: funktionelle Anatomie und Biomechanik).

In der Literatur werden befriedigende und schlechte Ergebnisse nach distalen Humerusfrakturen zwischen 20 und 47% beschrieben. Faktoren, die das Endergebnis negativ beeinflussen sind:
- längere Immobilisationszeiten (>10 Tage)
- sekundär definitive Versorgung
- verspäteter Beginn der funktionellen Behandlung
- begleitendes SHT
- Polytrauma

11.13 Komplikationen

Bei jedem 4. Patienten mit distalen Humerusfrakturen muss mit Komplikationen gerechnet werden. Die wichtigsten sind
- Infekt
- Nerven-und Gefäßschäden
- Heterotope Ossifikationen
- Arthrose
- Pseudarthrose
- Instabilitäten
- Implantatlockerungen/-versagen

Infekt. Postoperative Infektionen sind abhängig vom initialen Weichteilschaden und werden zwischen 3% bei geschlossenen und 30% bei offenen Frakturen angegeben. Zusätzlich zeigt die Infektrate nach distalen Humerusfrakturen eine Abhängigkeit vom Zeitpunkt der definitiven operativen Stabilisierung. Nach Untersuchungen von Kundel et al. (1992) besteht bezüglich der Infektrate eine deutliche Abhängigkeit vom Zeitpunkt der Versorgung. Bei gleicher Rate an offenen Frakturen steigt die Infekt-Häufigkeit nach distalen Humerusfrakturen von 6% bei primärer Osteosynthese auf 17% bei sekundärer definitiver Versorgung.

Nervenschäden. Primäre Nervenschädigungen betreffen nach der AO-Sammelstudie in erster Linie den N. radialis mit 15,2%, den N. ulnaris mit 10% und N. medianus mit 3,9%. In bis zu 20% werden iatrogene Nervenverletzungen beschrieben, die jedoch in über 80% der Fälle reversibel sind. Sie betreffen in erster Linie der N. ulnaris und entstehen häufig erst bei Folgeeingriffen wie Materialentfernungen und Arthrolysen.

Gefäßläsionen. Begleitende Gefäßverletzungen von klinischer Relevanz sind bei distalen Humerusfrakturen des Erwachsenen selten. Sie werden mit 1–3% angegeben und betreffen meist die A. brachialis. Verletzungen kleinerer Gefäße, insbesondere des Rete articulare cubiti, sind wesentlich häufiger aber aufgrund ihrer guten Kollateralisation ohne therapeutische Konsequenz.

Heterotope Ossifikationen. Die Häufigkeit heterotoper Ossifikationen nach Ellenbogentrau-

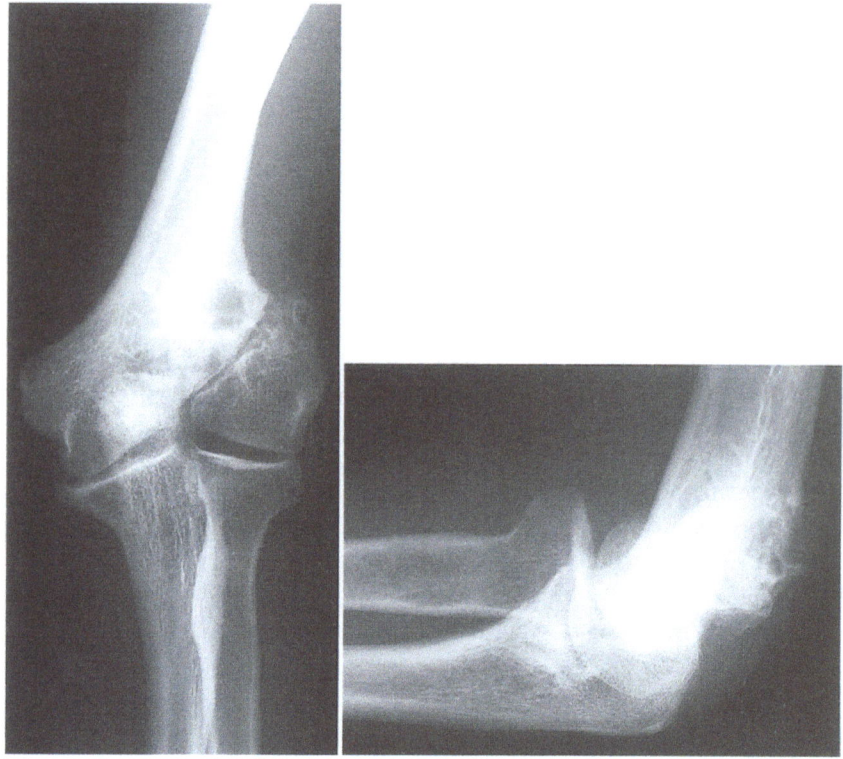

Abb. 11.14. Pseudarthrose nach konservativer Behandlung einer Kondylus-radialis-Fraktur AO13-B1 (46 J., m.)

ma wird mit bis zu 58% angegeben. Die Rate der Arthrolysen wegen schwerer Funktionsbeeinträchtigungen liegt allerdings deutlich niedriger. In der Hälfte der Fälle führen heterotopen Ossifikationen zu einem funktionellen Defizit. Ursache für deren Entstehung ist ein schweres lokales Weichteiltrauma. Hinzu kommt, dass eine empfohlene prophylaktische Medikation mit nichtsteroidalen Antirheumatika (NSAR) in Fällen der Polytraumatisierung oder bei fehlender Compliance nicht realisierbar ist. Weiterhin wird eine Beziehung zwischen dem Auftreten heterotoper Ossifikationen und einem begleitendem SHT diskutiert. In diesem Zusammenhang wird sogar von einer Häufigkeit heterotoper Ossifikationen von bis zu 90% ausgegangen.

An prophylaktischen Maßnahmen zur Verhinderung/Minimierung von heterotopen Ossifikationen wird neben einer gewebeschonenden Operationstechnik die routinemäßige orale Applikation von nichtsteroidalen Antiphlogistika empfohlen.

■ **Arthrose.** Die Arthroserate liegt in vielen Studien bei annähernd 50%, wobei es sich in erster Linie um Frakturen mit Gelenkbeteiligung handelt. Im Gegensatz zu Gelenken, die hauptsächlich einer statischen Belastung ausgesetzt sind, findet sich beim Ellenbogengelenk kein direkter Zusammenhang zwischen Arthrosegrad und dem Ausmaß der verbliebenen Bewegungseinschränkung. Dies verdeutlicht, dass posttraumatische Bewegungsdefizite am Ellenbogengelenk häufiger durch pathologische Veränderungen des Kapselbandapparates (Vernarbung, Verklebung, Schrumpfung) als durch die arthrotische Gelenkschädigung an sich hervorgerufen werden.

■ **Pseudarthrose.** Die Häufigkeit von Pseudarthrosen als Folge distaler Humerusfrakturen wird mit 2–13% angegeben, wobei sie sich nahezu ausnahmslos durch eine insuffiziente osteosynthetische Versorgung oder Überbelastung entwickeln. Häufige Folgen sind Funktionseinschränkungen, verbleibende Schmerzen und Instabilitäten, sodass hier meist stabilisierende Revisionseingriffe einschließlich Reosteosynthese und Spongiosaplastik notwendig werden (Abb. 11.14).

■ **Instabilitäten.** Isolierte distale Humerusfrakturen führen bei adäquater osteosynthetischer Versorgung in der Regel nicht zu einer verbleibenden humeroulnaren Instabilität bei Varus- oder Valgusstress, da die Kollateralbänder als wesentliche Stabilisatoren meist intakt bleiben. Falls initial ein knöcherner Ausriss eines Kollateralbandes diagnostiziert wird, ist eine primäre Refixation durch Knochennaht oder Schraubenosteosynthese sinnvoll.

■ **Implantatlockerung und -versagen.** Die Häufigkeit von Implantatlockerung wird zwischen 2 und 12% angegeben. Überwiegend handelt es sich hierbei um ältere Patienten mit osteoporotischer Knochenstruktur.

■ **Sekundäreingriffe nach distalen Humerusfrakturen.** Revisionseingriffe sind bei instabiler Versorgung, Materialbruch, sekundärer Dislokation, tiefem Infekt, Ankylose und bei Pseudarthrosen notwendig. Dabei gelten die o. g. Versorgungsrichtlinien. Das Ziel der Reosteosynthese muss eine übungsstabile Situation sein, evtl. mit additiver Spongiosaplastik. Mehrfache Operationen nach einem Stufenkonzept können insbesondere bei tiefen Infektionen notwendig sein. Aufwendige rekonstruktive Maßnahmen fehlverheilter Ellenbogenfrakturen sind anspruchsvoll. Schwere posttraumatische Bewegungsdefizite, welche ebenso schwierig zu vermeiden wie zu behandeln sind, können unter Beachtung bestimmter Auswahlkriterien häufig nur durch eine operative Arthrolyse verbessert werden. Diese sollte wegen der Gefahr der Nervenschädigung niemals geschlossen durchgeführt werden, vielmehr ist häufig ein großzügiger Zugang mit Neurolyse des N. ulnaris notwendig.

Literatur

1. Bauer HJ, Hoellen I (1997) Die distale intraartikuläre Humerusfraktur. Diagnostik, Operationstechnik und Ergebnisse. Aktuelle Traumatologie 27:125–131
2. Beck E (1982) Konservative Behandlung von Brüchen am distalen Oberarmende. Hefte Unfallheilk 155:26–34
3. Breitfuß H, Muhr G, Neumann K, Neumann C, Rehn J (1991) Die Arthrolyse posttraumatischer Ellenbogensteifen. Unfallchirurg 94:33–39
4. Cobb TK, Morrey BF (1997) Total elbow arthroplasty as primary treatment for distal humeral fractures in elderly patients. J Bone Joint Surg 79-A:826–832
5. Desault PJ (1811) In: Bichat A (ed) A treatise on fractures, luxations and other affections of the bones. Translated by Charles Caldwell. Kimber and Conrad, Philadelphia, p 1811
6. Dorow C, Markgraf E (1996) Frakturen des distalen Humerus und proximalen Unterarms. Unfallchirurg 99:440–449
7. Esterhai JL jr, Brighton CT, Heppenstall RB, Trower A (1986) Nonunion of the Humerus. Clin Orthop 211:228–234
8. Helfet DL, Hotchkiss RN (1990) Internal Fixation of the distal humerus: a biomechanical comparison of methods. J Orthop Trauma 4: 260–266
9. Holdsworth BJ, Mossad MM (1990) Fractures of the adult distal humerus. J Bone Joint Surg (Br) 72B:362–365
10. Jahna H, Wittich H (1973) Konservative und operative Behandlung von supra-und diakondylären Oberarmbrüchen. Aktuel Chir 8:217–236
11. John H, Rosso R, Neff U, Bodoky A, Regazzoni P, Harder F (1993) Distale Humerusfrakturen bei über 75-jährigen Patienten. Helv chir Acta 60:219–224
12. John H, Rosso R, Neff U, Bodoky A, Regazzoni P, Harder F (1994) Operative treatment of distal humeral fractures in the elderly. J Bone Joint Surg 76-B:793–796
13. Josten C, Korner J (1998) Externe Osteosynthesen. In: Ramanzadeh R, Voigt C, Trabhardt S (Hrsg) Unfallchirurgie. Einhorn-Presse Verlag Reinbeck, S 203–208
14. Jupiter JB, Barnes, KA, Goodman LJ, Saldana AE (1993) Multiplane fractures of the distal Humerus. J Orthop Trauma 7:272–220
15. Jupiter JB, Morrey BF (1993) Fractures of the distal humerus in the adult. In: Morrey BF (ed) The elbow and it's disorders. 2nd edn. WB Saunders Company, pp 328–366
16. Jupiter JB, Neff URS, Holzach P, Allgöwer M (1985) Intercondylar fractures of the Humerus. J Bone Joint Surg 67A2:226–239

17. Kinzl L, Fleischmann W (1991) Die Behandlung der distalen Oberarmfrakturen. Unfallchirurg 94:455–460
18. Kocher M, Melcher GA, Leutenegger A, Rüedi Th (1997) Ellenbogenfrakturen beim betagten Menschen. Swiss Surg 3:167–171
19. Korner J, Lill H, Verheyden P, Josten C (1998) Die Komplexverletzung des Ellenbogengelenkes Management und Ergebnisse. Akt Traumatol 28:205–215
20. Kundel K, Braun W, Rüter A (1992) Distale intraartikuläre Humerusfrakturen bei Erwachsenen. Ergebnisse der operativen Behandlung. Unfallchirurg 95(5):219–223
21. Lill H, Josten C (2000) Behandlungsmöglichkeiten von proximalen und distalen Humerusfrakturen im hohen Alter. Orthopäde 29:327–341
22. Lob G, Burri C, Feil J (1984) Die operative Behandlung von distalen, intraartikulären Humerusfrakturen; Ergebnis von 412 nachkontrollierten Fällen (AO-Sammelstatistik). Langenbecks Arch Chir (Kongressbericht) 364:357–361
23. McKee MD, Mehne DK, Jupiter JB (1998) Fractures of the distal humerus. In: Browner BD, Jupiter JB, Levine AM, Trafton PG (ed) Skeletal Trauma. WB Saunders Company, pp 1483–1520
24. McKee MD, Jupiter JB (1994) A contemporary approach to the management of complex fractures of the distal humerus and their sequelae. Hand Clin. 10/3:479–494
25. Morrey BF, Askew CJ, An KN (1981) A biomechanical study of normal functional elbow motion. J Bone Joint Surg 63A:872–877
26. Morrey BF (1990) Posttraumatic contracture of the elbow. J Bone Joint Surg 72-A:601–618
27. Muhr G, Wernet E (1989) Bänderverletzungen und Luxationen des Ellenbogengelenkes. Orthopäde 18:268–272
28. Müller ME, Allgöwer M, Schneider R, Willenegger H (1992) Manual der Osteosynthese. Springer, Berlin Heidelberg New York
29. Mutschler W, Burri C, Rübenacker S (1990) Rekonstruktive Chirurgie fehlverheilter Ellenbogenfrakturen. Orthopäde 19:324–331
30. Pereles TR, Koval KJ, Gallagher M, Rosen H (1997) Open reduction and internal fixation of the distal humerus: functional outcome in the elderly. J Bone Joint Surg 43:578–584
31. Richards RR, Kouhry GW, Burke FD, Waddel JP (1987) Internal fixation of capitellar fractures using Herbert srews: a report of four cases. Can J Surg 30:188–191
32. Sanders RA, Raney EM, Pipkin S (1992) Operative treatment of bicondylar intraarticular fractures of the distal humerus. Hughston Orthop Clin 15:159–167
33. Schemitsch EH, Tencer AF, Henley MB (1994) Biomechanical evaluation of methods of internal fixation of the distal humerus. J Orthop Trauma 8:468–475
34. Self J, Viegas SF, Buford WL, Patterson RM (1994) A comparison of double plate fixation methods for complex distal humerus fractures. J Shoulder Elbow Surg 4:10–16
35. Verheyden P, Streidt A, Lill H, Weise K, Josten C (1998) Der unaufgebohrte Humerusnagel Indikationen, Technik und klinische Erfahrungen. Akt Traumatol 28:251–257

KAPITEL 12 Komplexverletzungen

Christoph Josten, Jan Korner und Helmut Lill

12.1 Allgemein

In der Vergangenheit wurden unter dem Begriff des komplexen Ellenbogentraumas Frakturen zusammengefasst, deren operative Versorgung technisch anspruchsvoll war. Dies betraf insbesondere die C2- und C3-Frakturen des distalen Humerus, unabhängig vom Grad der begleitenden Weichteilschädigung und ungeachtet der Präsenz von Etagenfrakturen oder primären Nerven- oder Gefäßläsionen.

Erst im letzten Jahrzehnt wurden begleitende Weichteilverletzungen bzw. Verletzungen benachbarter Gelenke in die Beurteilung von Komplexverletzungen einbezogen. Trotz der unterschiedlichen Verletzungsmuster stellen die Komplexverletzungen bezüglich des therapeutischen Konzeptes und der zu erwartenden Prognose eine eigene Entität der Ellenbogenverletzung dar.

12.2 Definition

Als Komplexverletzungen des Ellenbogengelenkes werden Frakturen oder Luxationen bezeichnet, die aufgrund ihres spezifischen Verletzungsmusters eine standardisierte Versorgung entweder wesentlich erschweren oder nicht ermöglichen. Hierzu zählen per definitionem Verletzungen

- mit ausgedehntem offenen oder geschlossenen Weichteilschaden (2./3. Grades, Kompartmentsyndrom)
- mit begleitendem primären Gefäß- oder Nervenschaden sowie
- Serienverletzungen der gleichen Extremität

12.3 Unfallhergang

Komplexverletzungen des Ellenbogengelenkes sind in der Regel Folge hochenergetischer direkter oder indirekter Gewalteinwirkung. Dies widerspiegelt sich in einer Nachuntersuchung des eigenen Patientenkollektivs mit Komplexverletzungen, bei dem in über 60% ein Hochgeschwindigkeits-Verkehrsunfall oder ein Sturz aus großer Höhe für die Verletzung verantwortlich war. Ein spezieller Unfallmechanismus ist die sogenannte „side-swipe injury" (Autotür-Anpralltrauma). Hierbei kommt es infolge eines direkten seitlichen Autoaufpralls zum komplexen Ellenbogentrauma, wobei der Fahrer des PKW eine Verletzung obligat des linken bzw. der Beifahrer des rechten Ellenbogens erleidet.

In 25% sind Patienten mit einer Komplexverletzung polytraumatisiert. Regel et al. (1996) berichten in diesem Zusammenhang sogar von einer Polytraumahäufigkeit von 68%. Neben der knöchernen Läsion oder Luxation tritt meist eine wesentliche Traumatisierung des periartikulären Weichteilgewebes ein, welche durch Narbenbildung und Induktion heterotoper Ossifikationen häufig als Ursache posttraumatischer Bewegungsdefizite anzusehen ist.

12.4 Therapie

■ **Allgemein.** Der „Golden Standard" für die Versorgung von Komplexverletzungen ist die möglichst frühzeitige Wiederherstellung der Gelenkintegrität. Diese sollte, wenn immer möglich, durch primäre definitive interne Osteosynthese angestrebt werden. Hierdurch wird die für ein gutes funktionelles Ergebnis essentielle frühfunktionelle Behandlung realisierbar. Eine längere Ruhigstellung des Gelenkabschnittes ohne die Möglichkeit aktiver und passiver Bewegungsübungen hat erhebliche Funktionseinbußen zur Folge. Kundel et al. (1992) konnten zusätzlich eine Senkung der Infektionsrate wie auch der Rate heterotoper Ossifikationen durch Frühversorgung im Vergleich zur aufgeschobenen definitiven Stabilisierung aufzeigen. Insgesamt ist die Zahl der funktionell unbefriedigenden Ergebnisse trotz initialer operativen Stabilisierung und anatomischer Gelenkrekonstruktion unter Respektierung des Weichteilschadens, sehr hoch.

Es ist zu betonen, dass die Therapie der Komplexverletzungen ein Mehrstufenkonzept beinhaltet und der Patient von Beginn an über die Notwendigkeit der zu erwartenden Nachfolgeeingriffe („Second-Look-Surgery", Verfahrenswechsel, Plastische Weichteildeckung, Artholysen) aufgeklärt werden muss.

■ **Gesamtsituation.** Die Forderungen nach primärer definitiver Versorgung und frühfunktioneller Behandlung muss, insbesondere beim Polytraumatisierten oder Mehrfachverletzten, immer die Gesamtsituation berücksichtigen. Nach Sicherung der Vitalfunktionen müssen die Operationszeiten kurz und das zusätzliche Operationstrauma gering gehalten werden. Aus diesem Grund sollte bei Polytraumatisierung in der Initialphase die Indikation zur primären externen Stabilisierung durch Fixateur externe großzügig gestellt werden. Ein sekundärer Verfahrenswechsel auf interne Osteosyntheseverfahren ist nach Stabilisierung der Gesamtsituation des Patienten obligat (möglichst nach 5–7 Tagen).

■ **Knöcherne Substanzdefekte.** Aufgrund des hochenergetischen Traumas kommt es häufig zu größeren knöchernen Substanzdefekten. Aufgrund der guten osteogenetischen Potenz insbesondere am distalen Humerus nach Ellenbogentrauma ist eine primäre oder sekundäre Spongiosaplastik zur Defektfüllung nicht generell notwendig. Verfahren wie vaskularisierte Tibia-Interposition, primäre Defektresektion mit Armverkürzung und sekundärer Kallusdistraktion stellen weitere therapeutische Optionen dar. Jedoch sind die Erfahrung in der Literatur diesbezüglich gering.

■ **Serienverletzungen.** Beim Vorliegen von Etagenfrakturen oder gleichzeitigen Verletzungen des Schulter- oder Handgelenkes ist die Wiederherstellung der funktionellen Integrität von entscheidender Bedeutung, da sich verbleibende funktionelle Defizite der Einzelgelenke addieren und die Gesamtfunktion der oberen Extremität stark beeinträchtigen. Hierbei ist insbesondere die Rekonstruktion der Gelenkflächen und die Wiederherstellung von Achsfehlstellungen von besonderer Relevanz (Abb. 12.1).

■ **Weichteildefekte.** Ausgeprägte Weichteildefekte können wegen Schwellungen oder ausgeprägter Kontamination nicht primär geschlossen werden. Um nicht eine Verschlechterung der Durchblutung oder die Entwicklung bakterieller Infekte zu provozieren, ist der primäre Wundverschluss hier nicht anzustreben. Temporär können artifizielle Hautersatz-Produkte bis zur Abschwellung bzw. bis zum Vorliegen reizloser Wundverhältnisse eingesetzt werden. Sekundär werden plastische Verfahren wie Mesh-graft-Plastiken oder Lappenplastiken realisiert.

Eine primäre definitive interne Stabilisierung ist bei begleitendem offenen oder geschlossenen Weichteilschaden aufgrund des erhöhten Infektionsrisikos und einer zusätzlichen operationsbedingten Devaskularisation häufig nicht möglich. Die primäre externe Fixation, gefolgt von einem zweizeitigen Verfahrenswechsel, ist in diesem Falle vorzuziehen, obwohl dies in aller Regel den Beginn der physiotherapeutischen Übungsmaßnahmen verzögert und damit die Chance auf gute Funktion verringert.

■ **Nervenschaden.** Die Diagnostik *primärer* Nervenläsionen bei Komplexverletzungen ist schwierig, da diese Patienten aufgrund von Begleitverletzungen (Polytrauma) häufig bereits intubiert und beatmet die Klinik erreichen. In der Literatur werden diesbezüglich primäre Nervenläsionen mit einer Häufigkeit von bis zu 20% beschrieben, wobei der N. ulnaris am häufigsten betroffen ist. Bei Verdacht sollte der Nerv chirurgisch exploriert und gegebenenfalls mikrochirurgisch versorgt werden.

Auf die Möglichkeit *sekundärer* Nervenschäden, insbesondere des N. ulnaris, durch Vernarbung oder periartikuläre Verkalkungen wurde von mehreren Autoren hingewiesen. Die Gefahr der Persistenz primärer neurologischer Defizite ist im Rahmen der Komplexverletzungen dreimal so hoch wie bei anderen Ellenbogenverletzungen.

Gefäßläsionen. Bei klinischem Verdacht auf das Vorhandensein einer Gefäßläsion (Häufigkeit bis zu 10%) muss immer eine dopplersonografische, ggf. angiografische Gefäßdarstellung erfolgen. Der Beginn der operativen Primärversorgung sollte durch die Gefäßdiagnostik jedoch nicht wesentlich verschoben werden. Diesbezüglich kann eine intraoperative Revision und Angiografie vorteilhaft sein. Trotz der guten arteriellen Kollateralisierung im Bereich des Ellenbogens sollten Verletzungen größerer arterieller Gefäße immer primär rekonstruiert werden.

Kompartmentsyndrom. Die Gefahr eines Kompartmentsyndroms ist, insbesondere bei geschlossenen Weichteilverletzungen, im Rahmen der Komplexverletzungen vergleichsweise hoch (Abb. 12.1).

12.5 Zu erwartende Ergebnisse

Komplexverletzungen des Ellenbogengelenkes haben insgesamt eine ungünstige Prognose. Ursachen hierfür sind in erster Linie
- Hoher Prozentsatz polytraumatisierten Patienten
- Ausmaß der initialen Weichteiltraumatisierung
- längere Immobilisationszeiten
- hoher Anteil sekundärer definitiver Versorgungen
- später Beginn der funktionellen Behandlung

Patienten, welche die Komplexverletzung im Rahmen einer Polytraumatisierung erleiden, haben verglichen mit anderen Patienten eine schlechtere Prognose bezüglich des funktionellen Outcomes. Auf unbefriedigende funktionelle Ergebnisse des Ellenbogens wurde im Zusammenhang mit Polytraumatisierung von mehreren Autoren verwiesen.

Bewegungseinschränkungen. Durch die komplizierte Form der anatomischen Gelenkkongruenz, die Nähe zu neurovaskulären Strukturen sowie die Schwierigkeit der chirurgischen Versorgung kommt es nach komplexen Ellenbogenverletzungen häufig zu posttraumatischen Funktionseinschränkungen. Diese Bewegungseinschränkungen sind nahezu immer mit funktionellen Einschränkungen verbunden und erfordern häufig sekundäre funktionsverbessernde Eingriffe (vgl. Kapitel 13). Obwohl ein gewisses Maß an Bewegungseinschränkung in Extension/Flexion wie auch Pronation/Supination funktionell gut kompensiert wird, kommt es bei einer Verminderung des Bewegungsausmaßes unter die „kritische 100°-Grenze" (Extension/Flexion: 0-30-130; Pronation/Supination: 50-0-50) zum zunehmenden Funktionsverlust, welche durch die Schulterbeweglichkeit nicht mehr ausreichend ausgeglichen werden kann. Eine Bewegungseinschränkung der Extension/Flexion um 50% hat bereits einen Funktionsverlust des Armes von nahezu 80% zur Folge. Lediglich ein Streckdefizit von 10° ist als funktionell bedeutungslos zu werten.

Schmerzen. Posttraumatische Schmerzsyndrome werden mit einer Häufigkeit von ca. 25% beschrieben, wobei sich nach den Angaben der Literatur bezüglich initialer Traumaschwere, Bewegungsausmaß und radiologischen Arthrosezeichen kein Zusammenhang nachweisen lässt. Auch anhand des eigenen Patientengutes konnte dies festgestellt werden, da Patienten mit geringer Arthrose vergleichbar häufig posttraumatische Schmerzsyndrome wie Patienten mit ausgeprägter Arthrose aufwiesen und sich bei Patienten mit posttraumatischen Schmerzen keine größeren Bewegungsdefizite fanden.

Heterotope Ossifikationen. Die Häufigkeit heterotoper Ossifikationen nach komplexem Ellenbogentrauma wird mit über 50% angegeben. Wahrscheinliche Ursachen hierfür ist die Schwere des lokalen Weichteiltraumas (vgl. Kapitel 13). Hinzu kommt, dass in Fällen einer Polytraumatisierung eine empfohlene prophylaktischen Medikation mit nichtsteroidalen

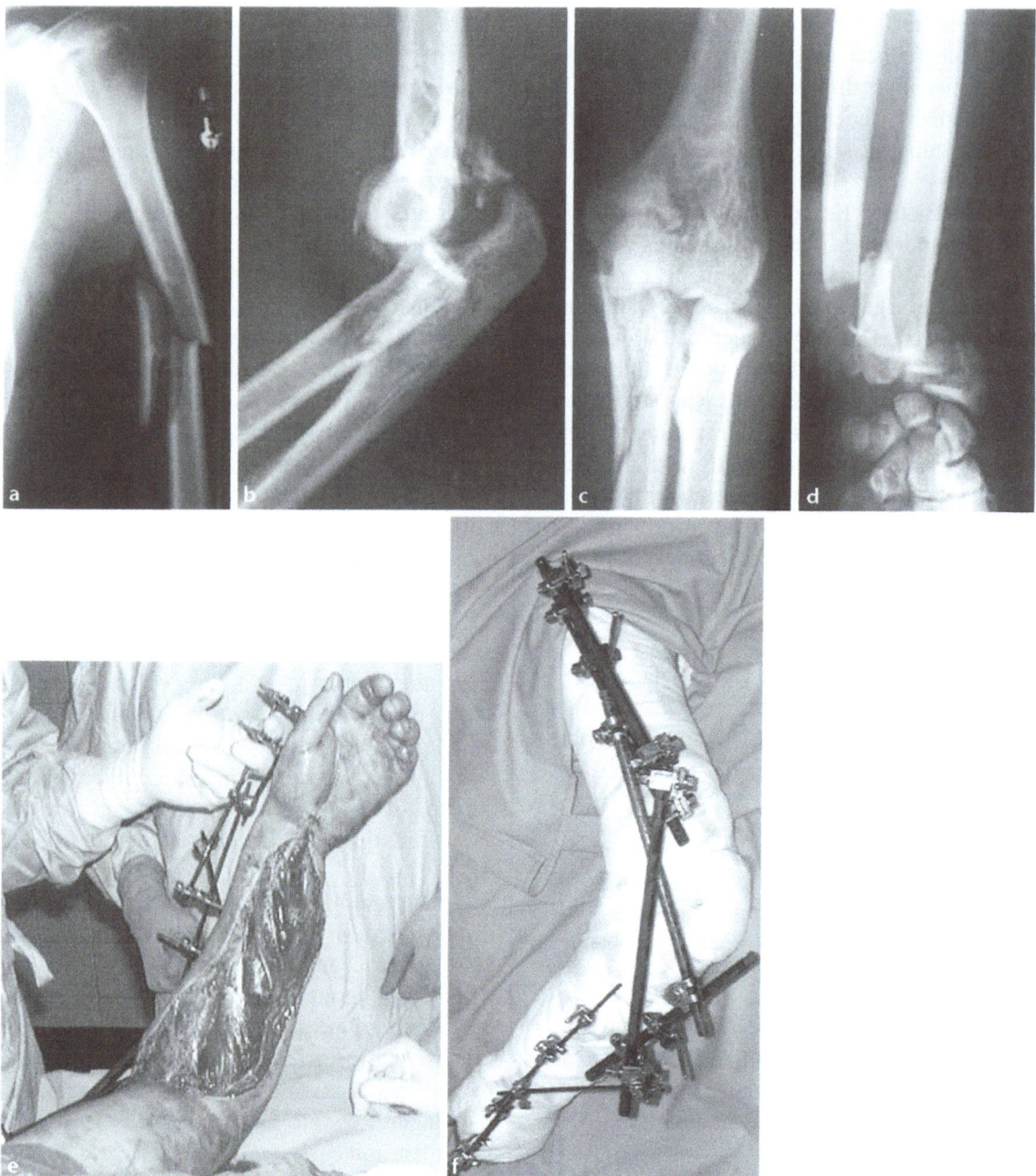

Abb. 12.1. Serienelle Komplexverletzung bei Polytrauma mit Scapulahalsfraktur, Humerusschaftfraktur, Ellenbogen-Luxationsfraktur, distaler Unterarm-Luxationsfraktur und schweres geschlossenes Weichteiltrauma des Unterarms mit manifestem Kompartmentsyndrom (23 J., m.); **a** bis **d** Unfallbilder; **e** und **f** Erstversorgung durch Kompartmentspaltung und externe Fixation; **f** definitive interne Fixation durch unaufgebohrten Humerusnagel und plattenosteosynthetische Versorgung von proximaler Ulna und distalem Unterarm sowie Mesh-graft-Plastik am 5. postoperativen Tag

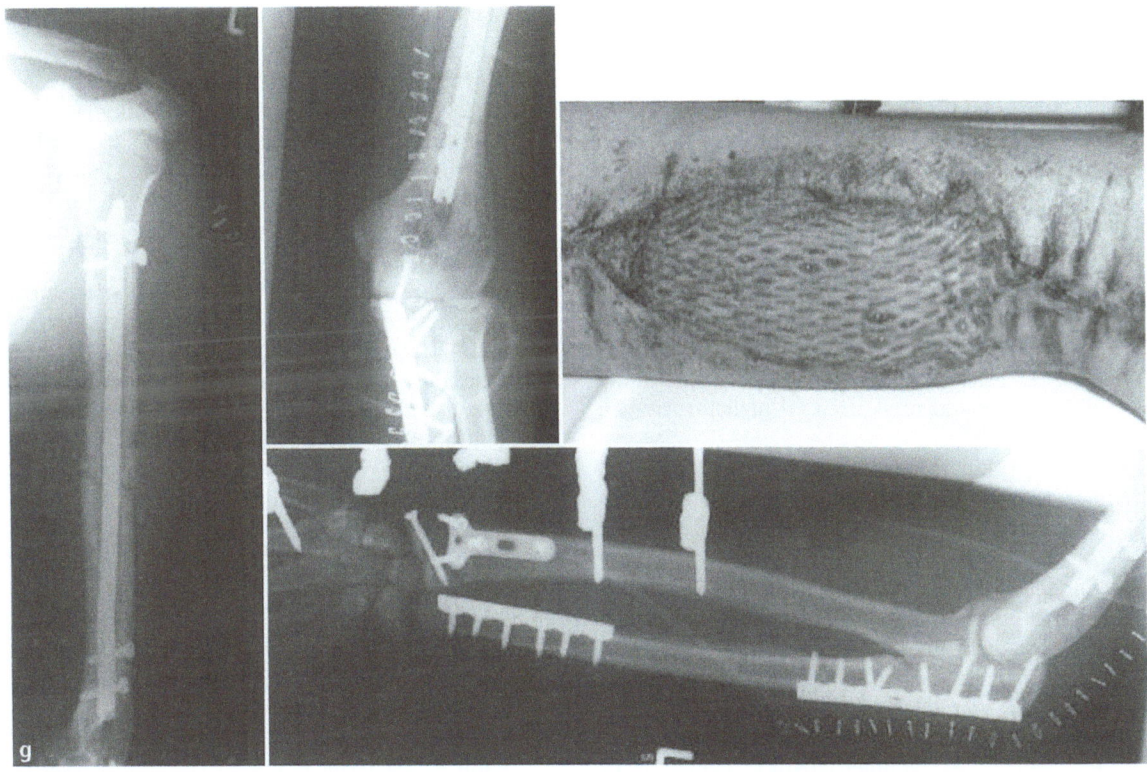

Abb. 12.1 g

Antirheumatika (NSAR) meist nicht oder erheblich verspätet erfolgt. Weiterhin wird eine Beziehung zwischen dem Auftreten heterotoper Ossifikationen und einem begleitendem SHT diskutiert, in diesem Zusammenhang wird sogar von einer Häufigkeit heterotoper Ossifikationen von ca. 90% ausgegangen.

■ **Instabilität.** Im Rahmen der Komplexverletzung spielt die Komplikation der posttraumatische Instabilität im Vergleich zur Problematik verbleibender Bewegungseinschränkungen nur eine untergeordnete Rolle. Es sollte jedoch immer intraoperativ im Anschluss an die definitive interne Stabilisierung sowie im Rahmen der Nachuntersuchungen eine Stabilitätsprüfung unter Varus-/Valgusstress sowie durch Pivot-Shift- Test erfolgen. Ulnare oder radiale Instabilitäten bzw. das Vorhandensein einer posterolateralen Rotationsstabilität führen nicht selten zu beträchtlichen Funktionseinschränkungen und sollten immer Teil der klinischen Nachuntersuchung sein (vgl. Kapitel 7).

Literatur

1. Bauer GJ, Hoellen (1997) Die distale intraartikuläre Humerusfraktur, Diagnostik, Operationstechnik und Ergebnisse. Akt Traumatol 27:125–131
2. Breitfuß H, Muhr G, Neumann K, Neumann Ch, Rehn J (1991) Die Arthrolyse posttraumatischer Ellenbogensteifen. Unfallchirurg 94:33–39
3. Broberg MA, Morrey BF (1987) Results of treatment of fracture-dislocations of the elbow. Clin Orthop Rel Res 216:109–119
4. Frassica FJ, Coventry MB, Morrey BF (1993) Ectopic ossification about the Elbow. In: Morrey BF (ed) The elbow and it's disorders. WB Saunders Comp, Philadelphia London Toronto, S 505–514
5. Garland DE, O'Halloren RM (1982) Fractures and Dislocations about the elbow in the head injured adult. Clin Orthop Rel Res 168:38
6. Geel CW, Palmer AK (1992) Radial head fractures and their effect on the distal radioulnar joint. A rationale for treatment. Clin Orthop 275:79–84
7. Hastings H, Graham TJ (1994) The classification and treatment of heterotopic ossification

about the elbow and forearm. Hand Clin 10(3):417–437
8. Holdsworth BJ, Mossad MM (1990) Fractures of the adult distal humerus. J Bone Joint Surg (Br) 72-B:362–365
9. Jupiter JB (1994) Complex fractures of the distal part of the humerus and associated complications. Instructional Course Lecture. AAOS, Vol 44. J Bone Joint Surg 76-A8:1252–1264
10. Jupiter JB, Neff U, Holzach P, Allgöwer M (1985) Intercondylar fractures of the humerus. An operative approach. J Bone Joint Surg 67A: 226–239
11. Kinzl L, Fleischmann W (1991) Die Behandlung distaler Oberarmfrakturen. Unfallchirurg 94: 455–460
12. Korner J, Lill H, Verheyden P, Josten Ch (1998) Die Komplexverletzung des Ellenbogengelenkes – Management und Ergebnisse. Akt Traumatol 28:205–215
13. Kundel K, Braun, W, Rüter A (1992) Distale intraartikuläre Humerusfrakturen bei Erwachsenen. Unfallchirurg 95:219–223
14. Lob G, Burri, Feil J (1984) Die operative Behandlung von distalen intraartikulären Humerusfrakturen; Ergebnis von 412 nachkontrollierten Fällen (AO-Sammelstatistik). Langenbecks Arch Chir 364
15. McKee MD, Jupiter JB (1998) Trauma to the adult elbow and fractures of the distal humerus. In: Browner BD, Jupiter JB, Levine AM, Trafton PG (eds) Skeletal trauma. WB Saunders Company, p 1455 ff
16. McKee MD, Jupiter JB (1994) A contemporary approach to the management of complex fractures of the distal humerus and their sequelae. Hand Clin Vol 10/3:479–494
17. McKee MD, Jupiter JB, Bosse G, Hines L (1995) The results of ulnar neurolysis for ulnar neuropathy during posttraumatic elbow reconstruction. Orthopedic Proceedings. J Bone Joint Surg 77B(Suppl):75
18. Moneim MS, Garst JR (1995) Vascular injuries associated with elbow fractures and dislocations. Int Angiol 14(3):307–312
19. Morrey BF (1990) Posttraumatic contracture of the elbow. J Bone Joint Surg 72A(4):601–618
20. Morrey BF, An KN (1983) Articular and ligamentous contributions to the stability of the elbow joint. Am J Sports Med 11/5:315–319
21. Morrey BF, Askew CJ, An KN et al (1981) A biomechanical study of normal functional elbow motion. J Bone Joint Surg (Am) 63A:872–877
22. Morrey BF, An KN, Chao EYS (1993) Functional evaluation of the elbow. In: Morrey BF (ed) The elbow and it's disorders. WB Saunders Comp, Philadelphia London Toronto, S 86–89
23. Muhr G, Wernet E (1989) Bänderverletzungen und Luxationen des Ellenbogengelenkes. Orthopäde 18:268–272
24. Mutschler W, Burri C, Rübenacker S (1990) Rekonstruktive Chirurgie fehlverheilter Ellenbogenfrakturen. Orthopäde 19:324–331
25. O'Discroll SW (1993) Classification and spectrum of elbow instability: recurrent instability. In: Morrey BF (ed) The elbow and it's disorders. WB Saunders Comp, Philadelphia London Toronto, S 453–463
26. Regan WD, Morrey BF (1993) The physical examination of the elbow. In: The elbow and it's disorders, 2nd edn. WB Saunders Comp, Philadelphia London Toronto, pp 73–85
27. Regel G, Seekamp A, Blauth M, Klemme R, Kuhn K, Tscherne H (1996) Die Komplexverletzung des Ellenbogengelenkes. Unfallchirurg 99: 92–99
28. Riseborough EJ, Radin EL (1969) Intercondylar T-fractures of the humerus in the adult. A comparison of operative and nonoperative treatment in twenty-nine cases. J Bone Joint Surg 51:130
29. Schemitsch EH, Tencer AF, Henley MB (1994) Biomechanical evaluation of methods of internal fixation of the distal humerus. J Orthop Trauma 8:468–475
30. Seiler H, Trentz O (1988) Bicondyläre Frakturen. Orthopäde 17:262–271
31. Self J, Viegas SF, Buford WL, Patterson RM (1994) A comparison of double plate fixation methods for complex distal humerus fractures. J Shoulder Elbow Surg 4:10–16
32. Simmelbauer B, Habermeyer P (1996) Die standardisierte Untersuchung des Ellenbogens. Unfallchirurg 99:548–554
33. Sojbjerg JO (1996) The stiff elbow. Acta Orthop Scand 67(6):626–631

Kapitel 13 Posttraumatische Gelenksteife und Arthrolyse

Christoph Josten, Jan Korner und Helmut Lill

13.1 Allgemein

Die posttraumatische Bewegungseinschränkung im Sinne der Gelenksteife (Ankylose) gehört zweifelsfrei zu den gefürchtesten Komplikationen des Ellenbogentraumas. Noch bis vor wenigen Jahrzehnten herrschte die Meinung, eine Gelenksteife sei für eine Vielzahl von Ellenbogenverletzungen nicht zu vermeiden. Heute kann durch ein multimodales Behandlungskonzept mit differenzierten rekonstruktiven chirurgischen Verfahren sowie adjuvanter medikamentöser und strahlentherapeutischer Behandlung in der Mehrzahl ein akzeptables funktionelles Ergebnis erreicht werden.

13.2 Definition

Der Begriff Arthrolyse wurde in der Literatur erstmals 1901 von Wolf (1901) gebraucht. Hackenbroch konkretisierte den Begriff und definierte die Arthrolyse als operative Lösung eines versteiften Gelenkes durch die Entfernung von intra- und extraartikulären Adhäsionen durch Kapsulotomien und Kapselresektion. Im Gegensatz zur Arthroplastik (vgl. Kapitel 15) bleibt hierbei die Gelenkfläche weitgehend erhalten. Blauth (1982) führte den Begriff der „erweiterten Arthrolyse" für solche Eingriffe ein, bei denen zusätzlich zur Lösung der Weichteile eine Teilentfernung gelenkbildender knöcherner Strukturen vorgenommen wird (Resektion der Olekranonspitze, Radiusköpfchenresektion, Abtragung von Osteophyten, Ausräumung der Fossae olecrani et coronoidea).

13.3 Inzidenz

Die Häufigkeit von Ellenbogensteifen nimmt erwartungsgemäß mit zunehmendem Schweregrad der Ellenbogenverletzung zu (2–38%). Nach Angaben von Mohan (1972) finden sich insbesondere bei den Luxationen, Luxationsfrakturen und Komplexverletzungen in nahezu einem Drittel der Fälle schwere Bewegungseinschränkungen bis hin zur Ankylose. Jedoch sind auch bei weniger ausgeprägten Traumatisierungen (z.B. im Rahmen von Radiusköpfchenfrakturen oder stabilen Koronoidfrakturen) Gelenkversteifungen zu beobachten, wobei hier meist eine inadäquate lange Ruhigstellung oder eine über längere Zeit bestehende schmerzbedingte Schonhaltung des Ellenbogens die Ursache ist.

13.4 Einteilung der Gelenksteifen

Eine Einteilung der Gelenksteifen ist auf der Grundlage der *Ursache*, der Lokalisation der *Pathologie* sowie der *Stellung* des ankylosierten Ellenbogens möglich (Tabelle 13.1). Neben der Unterscheidung zwischen extrinsischen und intrinsischen Pathologien unterscheidet man entsprechend der Stellung des ankylotischen Ellenbogengelenks zwischen Extensions- und Flexionssteife. Häufigste Ursache ist das Gelenktrauma, wobei insbesondere die Luxationsfrakturen und isolierten Luxationen aufgrund der begleitenden periartikulären Weichteilschädigung eine besondere Rolle spielen. Auch nichttraumatische Ursachen können für das Auftreten von ankylotischen Zuständen verantwortlich sein.

Tabelle 13.1. Einteilung der unterschiedlichen Ellenbogen-Ankylosen, in Anlehnung an W. P. Cooney (1993)

■ **Ursache**

traumatisch	– Fraktur
	– Luxation
	– Luxationsfraktur
	– (SHT)
kongenital	– z. B. Arthrogryposis
erworben	– Arthrose
	– Rheumatoidarthritis
	– Verbrennung
	– septische Arthritis
	– Paralyse
	– lange Immobilisation

■ **Lokalisation der Pathologie**
- Intraartikulär/intrinsisch
- extraartikulär/extrinsisch
- extraintrakapsulär

■ **Stellung**
- Extension
- Flexion
- Neutralstellung

Tabelle 13.2. Einteilung der Ellenbogen-Ankylosen nach Kay (1998)

Grad	Ursache	Arthrolyse
I	Ausschließlich Weichteilkontraktur	Erfolgversprechend
II	Weichteilkontraktur und Heterotope Ossifikationen	Wenig erfolgversprechend
III	Nichtdislozierte intraartikuläre Fraktur mit Weichteilkontraktur	Erfolgversprechend
IV	Dislozierte intraartikuläre Fraktur mit Weichteilkontraktur	Erfolgversprechend
V	Dislozierte intraartikuläre Fraktur mit Weichteilkontraktur und Heterotopen Ossifikationen	Wenig erfolgversprechend
VI	Posttraumatische Knochenbrücken	Wenig erfolgversprechend

- Bei den *intrinsischen Faktoren* liegt die Ursache der Bewegungseinschränkung primär intraartikulär. Meist handelt es sich hierbei um
  - intraartikuläre Adhäsionen
  - Gelenkinkongruenzen
  - avaskuläre Nekrosen
  - dislozierte Frakturen
  - Knorpeldestruktionen
  - Synostosen
- Bei den *extrinsischen Faktoren* findet sich die Ursache der Bewegungseinschränkung primär extraartikulär. Diese sind in erster Linie:
  - Kontrakturen/Vernarbungen der Kapsel
  - Muskelkontrakturen
  - periartikuläre (heterotope) Ossifikationen

Ursachen der extrinsischen Ankylose sind in erster Linie Pathologien im Bereich der ventralen Kapsel sowie des medialen und das lateralen Kollateralbandes. Zusätzlich spielen der M. brachialis und M. brachioradialis bei heterotopen Ossifikationen eine entscheidende Rolle.

Die Einteilung in extrinsische und intrinsische Ankylosen trägt der zugrundeliegenden Ursache sowie deren Lokalisation Rechnung.

Für den praktischen Gebrauch und die Operationsplanung ist jedoch eine von Kay (1998) vorgeschlagen Klassifikation sinnvoll, da sie zusätzlich prognostische Aussagen erlaubt (Tabelle 13.2).

Meist handelt es sich nicht um reine Beugekontrakturen oder Streckkontrakturen sondern um eine Kombination aus beiden.

13.5 Diagnostik

Neben der essentiellen klinischen Untersuchung, die auch die Untersuchung des Schulter- und Handgelenks beinhalten sollte (vgl. Kapitel 2), sind die Aussagen der radiologischen Diagnostik für die Zuordnung der Gelenksteife und die weitere Therapieplanung entscheidend. Hierfür sind in der Regel Röntgenaufnahmen in 2 Ebenen ausreichend (Abb. 13.1). Jedoch kann die Beurteilung der Gelenkstrukturen wie auch der periartikulären Weichteile durch die eingeschränkte Beweglichkeit stark eingeschränkt sein. Hier kann eine CT oder MRT wichtige weitere Informationen (freie Gelenkkörper, heterotope Ossifikationen, Arthrose, Lokalisation der Pathologie) liefern (s. Abb. 13.2).

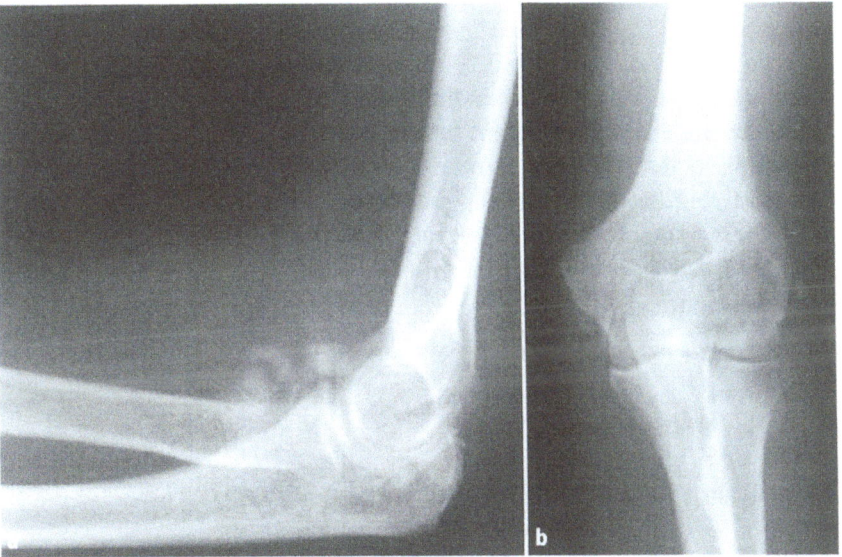

Abb. 13.1. Radiologische Darstellung einer Gelenksteife mit überwiegend ventraler Pathologie. Zustand nach Luxation (54 J., m.). **a** Weitgehend unauffällige dorsale Gelenkabschnitte; **b** heterotope Ossifikationen im Bereich der ventralen Kapsel sowie des M. brachialis

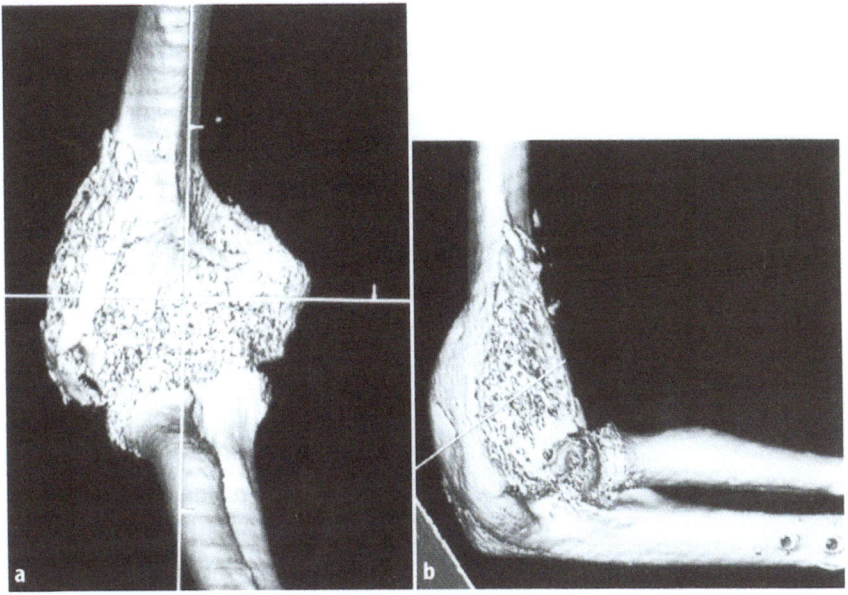

Abb. 13.2. Ankylose mit überwiegend dorsaler Pathologie nach Luxationsfraktur (16 J., w.). CT (3D)-Darstellung. **a** Weitgehend unauffällige ventrale Gelenkabschnitte; **b** dorsale humeroulnare Synostose

13.6 Therapie

Das vorrangige Ziel der Behandlung ankylotischer Zustände des Ellenbogens ist die Wiedererlangung eines funktionellen und möglichst schmerzfreien Bewegungsausmaßes. Dieses Ziel kann therapeutisch durch konservativ/funktionelle und durch operative Maßnahmen angestrebt werden.

13.6.1 Voraussetzungen

Generell setzt jeder funktionsverbessernde Eingriff ein entscheidendes Maß an Compliance des Patienten voraus, da die zeitaufwendige Nachbehandlungsstrategie von entscheidender Bedeutung für den Erfolg der Therapie ist. Zusätzlich spielen für die Therapieentscheidung Faktoren wie Patientenalter, Beruf, Allgemeinzustand, persönlicher Anspruch, Begleiterkrankungen und bevorzugte Hand eine wichtige Rolle. Junge, aktive Patienten tolerieren den Eingriff besser und profitieren generell mehr von einer Arthrolyse als ältere, multimorbide Patienten. Die Muskelfunktion muss weitgehend intakt sein, da rekonstruktive Maßnahmen bei fehlender/inadäquater muskulärer Ansteuerung kaum erfolgversprechend sind. Es ist wichtig, die teils hohe Erwartungshaltung des Patienten zu dämpfen, insbesondere dann, wenn ausgeprägte heterotope Ossifikationen oder Knochenspangen vorliegen.

13.6.2 Konservative Therapie

Die nichtoperative Behandlung bildet im therapeutischen Stufenplan einen wesentlichen Schritt. Sie sollte der operativen Therapie vorausgehen, da bereits durch nachfolgend genannte konservative Maßnahmen häufig funktionelle Verbesserungen zu erreichen sind. In diesem Zusammenhang sind die vorsichtige assistierte physiotherapeutische Dehnungsbehandlung, die Ultraschallbehandlung, die Reizstromtherapie (einschließlich Iontophorese) sowie die Anwendung einer statischen oder dynamischen Orthese sinnvoll (Abb. 13.6). Alle Manipulationen sollten vorsichtig und nicht gegen schmerzhaften Widerstand des Patienten durchgeführt werden sollen.

Die statische oder dynamische Ellenbogengelenks-Orthese erweist sich nicht nur bei der Prophylaxe sondern auch bei der Behandlung der kontrakturbedingten Ellenbogensteifen als hilfreich. Hierbei wird entweder ein kontinuierlicher Zug in die gewünschte Position appliziert (dynamisch) oder eine definierte Position im Ellenbogengelenk gehalten (statisch), was zu einer graduellen Dehnung der kontrakten Strukturen führt. Erst wenn durch konservative Maßnahmen ein inakzeptables funktionelles Ergebnis verbleibt, sind in Abhängigkeit vom radiologischen Befund chirurgische Maßnahmen indiziert.

13.6.3 Operative Therapie

■ **Indikation.** Ein operativer Eingriff zur Verbesserung der Gelenkbeweglichkeit ist dann angezeigt, wenn einerseits die Bewegungseinschränkung zu ausgeprägten funktionellen Defiziten führt und andererseits der dringende Patientenwunsch zur Verbesserung der Situation besteht. Als allgemeine Grundlage kann hierfür die 100°-Regel nach Morrey (1993) herangezogen werden. Ist die Beweglichkeit in der Pronation/Supination mindestens 50-0-50 und in der Extension/Flexion mindestens 0-30-130, so sind die resultierenden funktionellen Defizite meist tolerabel. Eine Arthrolyse ist dann in der Regel nicht indiziert.

Die *Indikation zur Arthrolyse* ist immer eine individuelle Entscheidung, die in erster Linie vom Leidensdruck des Patienten und von den Erfolgsaussichten des Eingriffes abhängt. Zahlreiche Autoren stellen anhand von *5 Hauptkriterien* (Tabelle 13.3) die Indikation zur Arthrolyse.

Tabelle 13.3. Kriterien für die Indikation zur Arthrolyse

Hauptkriterium	Forderung
1	Erheblicher Funktionsverlust im Ellenbogengelenk
2	Ausschöpfung der konservativen Behandlungsmöglichkeiten
3	Radiologisch intakte Gelenkflächen
4	Reizloses Gelenk! (Schmerz- und Infektfreiheit)
5	Compliance des Patienten!

Beim Vorliegen ausgeprägter Knochen-/Knorpeldestruktionen ist gegebenenfalls anstelle des Arthrolyse-Versuches primär ein arthroplastischer Eingriff zu bevorzugen.

■ **Zeitpunkt.** Der optimale Zeitpunkt für die Durchführung des Eingriffs liegt ungefähr bei 5–7 Monaten nach Trauma. Breitfuß et al. (1991) sowie Judet (1975) konnten nachweisen, dass sich bei Durchführung der Arthrolyse ein Jahr nach Trauma oder später die Prognose im Vergleich zum früheren Vorgehen deutlich verschlechtert. So reduziert sich bei verspäteter Intervention der Arthrolysegewinn von 50% (bei OP nach 6 Monaten) auf 30% bei OP nach einem Jahr oder später. Wesentliches Argument für die noch häufig empfohlene späte Intervention ist die Tatsache, dass zu diesem Zeitpunkt die kontrakten Strukturen (Kapselbandstrukturen, heterotope Ossifikationen) „reif" sind und deren osteoinduktive Potenz stark reduziert ist. Entscheidende Voraussetzung ist jedoch die knöcherne Konsolidierung der im Rahmen des initialen Traumas aufgetretenen Frakturen sowie ein reizloses (schmerz- und infektfreies) Ellenbogengelenk.

■ **Wahl des Zugangs.** Die Wahl des Zugangsweges erfolgt in Abhängigkeit von der im Vordergrund stehenden Gelenkpathologie. Der am häufigsten verwendete laterale Zugang ist für die Mehrzahl der Eingriffe sinnvoll, da ventrale und dorsale Gelenkanteile erreicht werden können. Beim Vorliegen einer isolierten ventralen Ursache einer Beugekontraktur kann ein vorderer Zugang gewählt werden. Bei bestehenden ulnaren Indikationen (z. B. heterotope Ossifikationen, Kontrakturen des MCL, N. ulnaris-Kompression) ist ein medialer Zugang sinnvoll. Gelegentlich ist es bei ausgeprägten Vernarbungen oder heterotopen Ossifikationen notwendig, gleichzeitig von radial und ulnar vorzugehen. Bei dorsalen Ankylosen kann auch der dorsale Zugang indiziert sein (Abb. 13.3). Häufig ist der Zugang jedoch durch die vorangegangen Operationen vorgegeben.

Cave: Bei jeder Arthrolyse muss eine Neurolyse des N. ulnaris durchgeführt werden.

Über einen erweiterten dorsalen Zugang kann das Gelenk sowohl medial als auch lateral arthrolysiert werden.

■ **Arthrolyse von lateral.** Typische Indikationen sind die extrinsischen Ankylosen infolge von ventralen oder dorsalen Gelenkpathologien (Abb. 13.4). Entsprechend des in Kapitel 5 beschriebenen lateralen Zugangs erfolgt die Inzision ca. 5 cm proximal des Epicondylus radialis nach distal.

Die weitere Präparation in die Tiefe erfolgt zwischen M. extensor digitorum und M. anconeus. Die Muskelfaszie der Streckmuskulatur wird längs scharf präpariert. Das laterale Kollateralband und die ventrale Kapsel können leicht erreicht und freipräpariert werden. Verklebungen, Vernarbungen und heterotope Ossifikationen werden subtil von den ventralen und dorsalen Gelenkabschnitten abgelöst, bis das Gelenk frei einsehbar ist. Bevor das Ellenbogengelenk zunehmend durchbewegt wird, ist über eine Extrainzision eine Neurolyse des N. ulnaris durchzuführen. An jeden einzelnen Resektionsschritt sollte sich eine vorsichtige manuelle Mobilisation des Ellenbogengelenks (Pronation/Supination sowie Extension/Flexion) anschließen. Besteht eine ausgeprägte Arthrose im Humeroradialgelenk in Kombination mit einer starken Beeinträchtigung der Umwendbewegung des Unterarms, so ist eine Radiusköpfchenresektion indiziert. Exophyten im Bereich des Proc. coronoideus sowie proximal der Trochlea werden durch Meißel oder Fräse entfernt.

Ist das Gelenk nach Lösung der ventralen Vernarbungen noch nicht frei beweglich, gilt es, nach weiteren möglichen Ursachen zu suchen. Hierfür wird das dorsale Gelenkkompartiment dargestellt. Dies geschieht über eine Inzision der Gelenkkapsel unmittelbar dorsal des Lig. collaterale radiale, wodurch Vernarbungen abpräpariert werden können.

■ **Arthrolyse von medial.** Ist das Ergebnis der Arthrolyse über den lateralen Zugang nicht befriedigend und liegt gleichzeitig eine ulnare Gelenkpathologie zugrunde, so erfolgt zusätzlich die Gelenkdarstellung über einen ulnaren Zugang. Hierzu wird die Inzision von ca. 5 cm proximal des Epicondylus medialis bis etwa 4–5 cm distal desselben verlängert (vgl. Kapi-

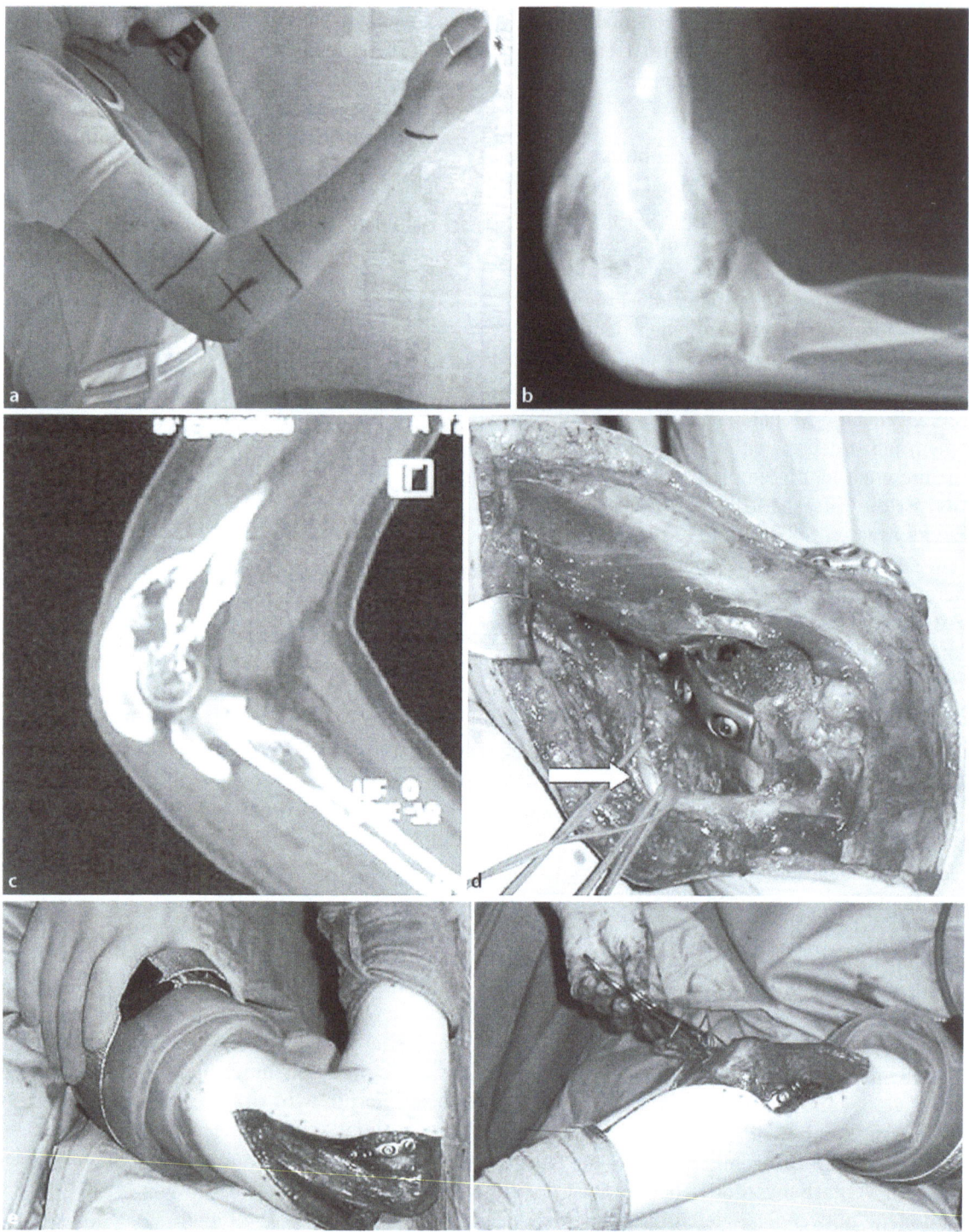

Abb. 13.3. Arthrolyse von dorsal bei überwiegend dorsaler Pathologie. Zustand nach Luxationsfraktur (16 J., w.). **a** Ankylose in 90° Beugestellung. Fokus-Zeichnung für die präoperative Radiatio; **b** Röntgenbild im seitlichen Strahlengang; **c** das CT widerspiegelt die dorsale Pathologie; **d** dorsaler Zugang. Nach Abtragen der Synostosen hohe Refrakturgefahr. Prophylaktische Doppelplattenosteosynthese zur postoperativ frühfunktionellen Therapie. (Pfeil = N. ulnaris nach obligater Neurolyse); **e** Intraoperative Beweglichkeit in Extension und Flexion

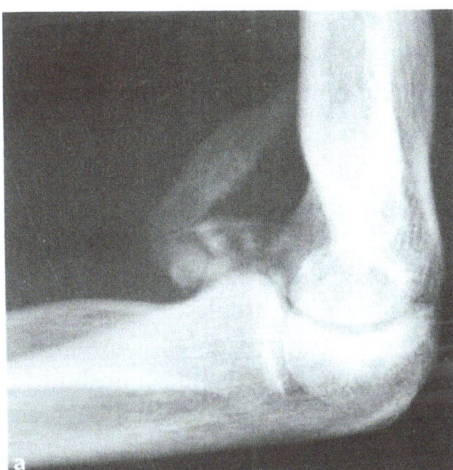
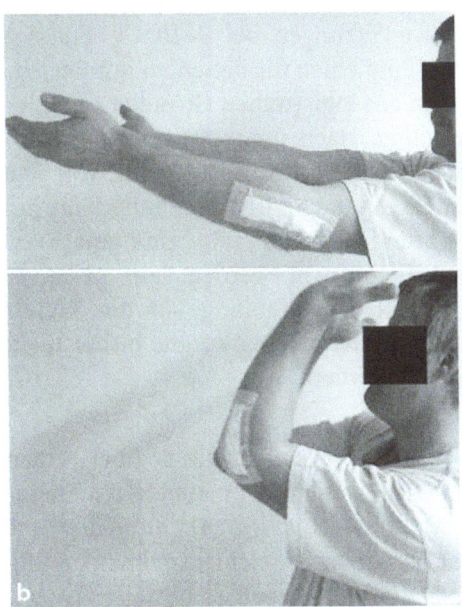
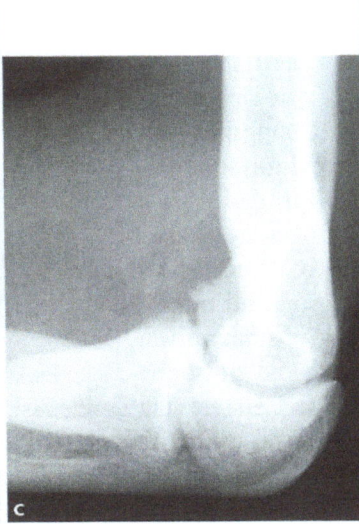
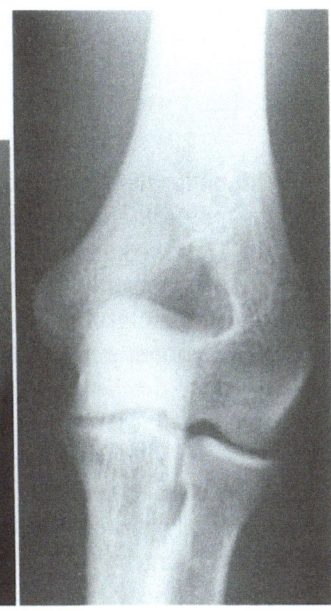

Abb. 13.4. Arthrolyse über radialen Zugang bei überwiegend ventraler Pathologie. Zustand nach isolierter Luxation (43 J., m.). **a** Ankylose bei heterotopen Ossifikationen im Bereich des M. brachialis; **b** radiologischer Befund nach Arthrolyse; **b** funktionelles Ergebnis direkt postoperativ mit Verbesserung des Bewegungsausmaßes um 70°; **c** radiologischer Befund nach Arthrolyse

tel 5). Die Beuger des Unterarms werden dargestellt und der N. ulnaris freipräpariert (Neurolyse obligat) und angeschlungen. Die gemeinsamen Ursprünge der Beugemuskulatur werden am Epicondylus humeri inzidiert und nach distal vom Gelenk abgeschoben. Der ventrale Anteil des Lig. collaterale ulnare wird am Humerus ebenfalls abgelöst. Dies ist für einen optimalen Zugang zum medialen Gelenkanteil erforderlich. Adhäsionen und Exophyten werden entfernt. Das intraoperative Ergebnis kann als gut bezeichnet werden, wenn das verbleibende Bewegungsdefizit 30° oder weniger beträgt. Die abgelöste Muskulatur wird reinseriert bzw. refixiert.

■ **Materialentfernung.** Die Materialentfernung sollte zum gleichen Zeitpunkt wie die Arthrolyse (nach ca. 6 Monaten) durchgeführt werden. Ein verzögertes Vorgehen führt zu deutlich schlechteren Ergebnissen, da aufgrund der starken knöchernen Intetegration des Implantats meist eine ausgeprägte iatrogene Traumatisierung erfolgt. Operationstechnisch ist es sinnvoll, die Entfernung des Osteosynthesematerials erst am Ende der Arthrolyse vorzunehmen. Hierdurch verringert sich die im Rahmen der intraoperativen Mobilisation auftretende Gefahr der Refrakturierung.

Gelegentlich ist es bei hoher Refrakturgefahr erforderlich, das Osteosynthesematerial zu belassen, bzw. eine prophylaktische Stabilisierung vorzunhemen (Abb. 13.3).

13.7 Rezidivprophylaxe/ adjuvante Maßnahmen

Kurze Immobilisationszeiten. Es ist bekannt, dass möglichst kurze Immobilisationszeiten einen positiven Effekt auf das Resultat nach Arthrolyse haben. So fallen die funktionellen Ergebnisse nach postoperativen Immobilisationszeiten von unter 3 Tagen deutlich besser aus, als nach längerer Ruhigstellung. In einer Nachuntersuchung von Wirth (1981) konnte festgestellt werden, dass nur solche Patienten nach Arthrolyse ein sehr gutes funktionelles Ergebnis erreichten, die postoperativ nicht länger als 3 Tage immobilisiert wurden. In der Regel sollte nach Arthrolyse keine Immobilisation durchgeführt werden.

Frühfunktionelle Behandlung. Die frühfunktionelle physiotherapeutische Übungsbehandlung im Therapiekonzept der Arthrolyse ist eine wesentliche Voraussetzung für den Erfolg des Eingriffs. Aufgrund der iatrogen geschaffenen ausgedehnten periartikulären Wundflächen ist die Gefahr der Vernarbung groß und nimmt mit zunehmender Dauer der postoperativen Ruhigstellung zu. Aus diesem Grund muss die funktionelle Therapie bereits am ersten Tag nach Arthrolyse begonnen werden. Entsprechend den Ergebnissen von Breitfuß et al. (1991) verdoppelt sich der sekundäre Beweglichkeitsverlust bei verzögerter funktioneller Übungsbehandlung von 15% (erster postop. Tag) auf 30% (zweiter postop. Tag). Bei der Übungsbehandlung stehen in der Initialphase insbesondere die assistive und aktive Bewegungsübungen im Vordergrund (maximale Extension/Flexion sowie Rotation). Da diese häufig schmerzbedingt nicht uneingeschränkt durchführbar sind, wird bereits im OP-Saal ein Plexuskatheder angelegt (s. u.).

Nichtsteroidale Antiphlogistika. Neben dem schmerzlindernden Effekt der nichtsteroidalen Antiphlogistika besitzen diese eine entscheidende Bedeutung bei der Prophylaxe bzw. Verminderung heterotoper Ossifikationen. Die Mehrzahl der Autoren empfiehlt zu diesem Zweck die orale Gabe von Indometacin (meist 3×25–50 mg). Jedoch ist bei vergleichbaren Ergebnissen bezüglich der Rate heterotoper Ossifikationen die Gabe von magensaftresistenten Diclofenac-Präparaten (3×50 mg) mit deutlich weniger gastrointestinalen Komplikationen behaftet.

Low-dose Bestrahlung. Die adjuvante ein- oder mehrmalige Radiotherapie ist in der Vergangenheit erfolgreich zur Prophylaxe heterotoper Ossifikationen nach Hüftarthroplastien und Acetabulumfrakturen eingesetzt worden. Obwohl der Wert der Bestrahlung am Ellenbogen noch nicht eindeutig wissenschaftlich belegt ist, scheint sie insbesondere nach einer Arthrolyse sinnvoll zu sein. Die empfohlene Gesamtdosis liegt für 4–5 postoperative Sitzungen bei 7–10 Gy. Frassica et al. (1993) empfehlen für Patienten mit Begleitverletzungen aus logistischen Gründen eine Einmalbestrahlung. Nach unserer Erfahrung kann durch eine „Single-dose"-Bestrahlung von 7–8 Gy unmittelbar präoperativ oder innerhalb der ersten 48 Stunden postoperativ eine gute Rezidivprophylaxe erreicht werden. Ein negativer Einfluss der Nachbestrahlung auf die Wund- oder Knochenbruchheilung konnte bisher nicht nachgewiesen werden.

Plexuskatheder. Die Analgesie über einen Plexuskatheder ist für die postoperative Therapie nach Arthrolysen *obligat*. Da die Arthrolyse mit einer erneuten Weichteiltraumatisierung vergesellschaftet ist, kommt es postoperativ nahezu ausnahmslos zu starken Schmerzen, die zu einer schmerzbedingten Schonhaltung führen. Zur Vermeidung der damit verbundenen irreversiblen Bewegungseinschränkung ist eine adäquate Anästhesie durch eine interscalenäre oder supraclaviculäre Plexusblockade notwendig. Diese verhindert die erneute Verklebung/Vernarbung der periartikulären Weichteile, da eine frühfunktionelle Therapie realisiert werden kann.

Continuous Passive Motion (CPM). Ein positiver Effekt der postoperativen CPM (Abb. 13.5) auf das funktionelle Ergebnis wird in der Literatur mehrfach beschrieben. Günstig scheint hier die Kombination mit einer supraclaviculären Plexusblockade (s. o.) zu sein, da hierdurch primär schmerzbedingte Bewegungseinschränkungen vermieden werden können.

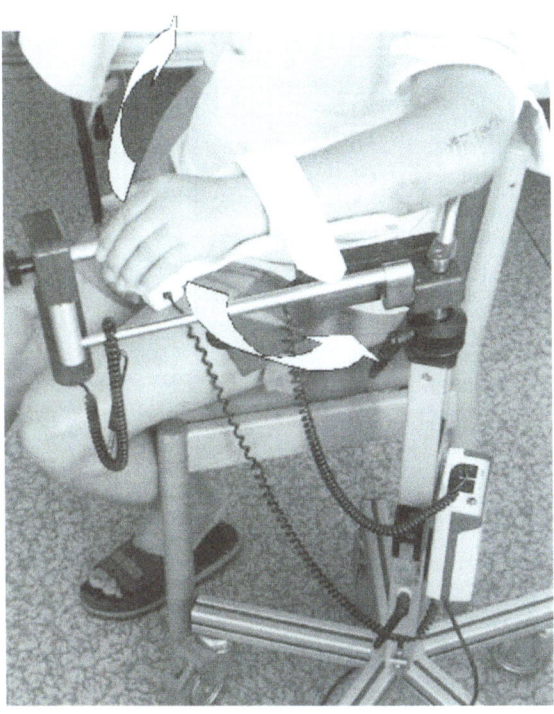

Abb. 13.5. Continuous passive motion (CPM) nach Arthrolyse

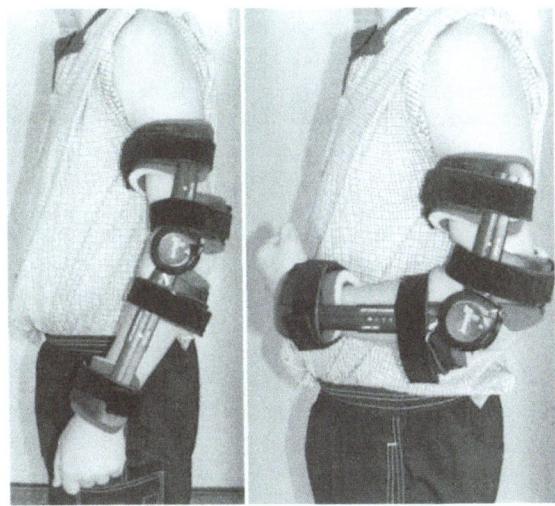

Abb. 13.6. Dynamische Ellenbogenorthese in Extension und Flexion

■ **Orthese bzw. Quengelschiene, Bewegungsfixateur.** Um den postoperativen Verlust des erreichten Bewegungsausmaßes so gering wie möglich zu halten, ist die Anlage einer statischen oder dynamischen Ellenbogenorthese hilfreich. Hierdurch kann das Ellenbogengelenk entweder wechselnd (alle 4–6 Stunden) in endgradiger Beugung oder Streckung ruhiggestellt werden (statisch) oder unter kontinuierlichem Zug in die Extension oder Flexion gezwungen werden (dynamisch) (Abb. 13.6).

Ein Vorteil der dynamischen Variante ist die Tatsache, dass sich die Zugkraft der Feder den Erfordernissen anpassen lässt, aber auch die Bewegung in die andere Richtung möglich bleibt. Als Nachteil der Orthese muss die fehlende Berücksichtigung der Pronation/Supination angesehen werden. Eine aus Kostengründen gerechtfertigte Alternative zur Orthese bleibt die Anlage von dorsalen Gipsschalen in unterschiedlichen Winkelgraden (endgradige Beuge- und Streckstellung, Mittelstellung). Der Gebrauch der Schienenverbände und Orthese sollte jedoch immer mit der CPM-Behandlung (s.o.) kombiniert werden, da die alleinige Anwendung von unterschiedlichen Schienenverbänden oder Orthesen zu deutlich schlechteren postoperativen Ergebnissen führt. In seltenen Fällen kann es durch ausgiebige Arthrolysen zu instabilen Verhältnissen kommen. Hier kann ein Bewegungsfixateur, welcher in unterschiedlichen Winkelgraden arretierbar ist, Stabilität bei gleichzeitiger Möglichkeit zur frühfunktionellen Behandlung gewährleisten.

13.8 Komplikationen

■ **Rezidiv.** Bei inkonsequenter Resektion der für die Bewegungseinschränkung verantwortlichen Strukturen (ungenügende intraoperative Beweglichkeit) wie auch bei verzögertem Beginn der Physiotherapie ist die Rezidivwahrscheinlichkeit über 60%. Obwohl genaue Zahlenangaben in der Literatur diesbezüglich fehlen, ist davon auszugehen, dass starke postoperative Schmerzen, der Verzicht auf adjuvante Maßnahmen (s.o.) sowie fehlende Patientenmotivation die Rezidivgefahr zusätzlich erhöhen.

■ **Nervenschäden.** Aufgrund der posttraumatischen periartikulären Narbenbildung ist die Gefahr der Nervenschädigung hoch wenn gewaltsame Mobilisationsmaßnahmen durchgeführt werden. Geschlossene Mobilisationsmaßnahmen gegen Widerstand sind daher obsolet.

Am häufigsten betroffen ist der N. ulnaris. Intraoperativ sind alle gewaltsamen Mobilisationsmaßnahmen zu vermeiden.

■ **Instabilität.** Im Rahmen der Arthrolyse kann es durch eine ausgedehnte Resektion von stabilisierenden Strukturen (Kollateralbänder, Radiusköpfchen) zur sekundären Instabilität kommen. Da ein instabiles Ellenbogengelenk aus funktionellen Gesichtspunkten nahezu genau so nutzlos ist wie ein ankylotisches, ist es dringend erforderlich, neben der perioperativen Überprüfung der Beweglichkeit auch die Stabilität des Gelenkes (Valgus-/Varusstress, humeroulnare Instabilität) zu beurteilen. Bei ausgeprägten Instabilitätszeichen ist deshalb durch stabilisierende Maßnahmen (Bandrekonstruktion, Radiusköpfchenprothese, Bewegungsfixateur) die Übungsstabilität wiederherzustellen (vgl. Kapitel 7).

13.9 Erfolgsaussichten

Der Zugewinn an Bewegungsumfang durch den operativen Eingriff (Differenz aus intraoperativem Bewegungsausmaß und präoperativem Bewegungsausmaß) verringert sich im Verlaufe der postoperativen Behandlung um durchschnittlich 30°. Dies ist nach derzeitigem Wissensstand ein kaum zu vermeidender Prozess, der durch die Heilung/Vernarbung der periartikulären Weichteilgewebe begründet ist.

Trotzdem lässt sich bei korrekter Indikationsstellung, Patientenauswahl und konsequenter Nachbehandlung eine deutliche Verbesserung des funktionellen Bewegungsausmaßes erreichen.

Literatur

1. Ayers DC, Evarts CM, Parkinson JR (1991) The prevention of heterotopic ossification in high risk-patients by low-dose radiation therapy. Clin Orthop Rel Res 263:87–91
2. Blauth W (1982) Allgemeine Grundsätze und Techniken von Arthrolysen. Unfallchirurgie 56:567 ff
3. Blauth W (1982) Arthrolysen bei posttraumatischen Ellenbogensteifen. Aktuelle Traumatologie 7:279–285
4. Breen TF, Gelbermann RH, Ackermann GN (1988) Elbow flexion contractures: treatment by anterior release and contineous passive motion. J Hand Surgery 13B:286–287
5. Breitfuß H, Muhr G, Neumann K, Neumann C, Rehn J (1991) Die Arthrolyse posttraumatischer Ellenbogensteifen. Unfallchirurg 94:33–39
6. Broberg MA, Morrey BF (1987) Results of treatment of fracture-dislocations of the elbow. Clin Orthop Rel Res 216:109–119
7. Cooney WP (1993) Contractures of the Elbow. In: Morrey BF 2nd (ed) The elbow and it's disorders. Saunders, pp 464–475
8. Frassica FJ, Coventry MB, Morrey BF (1993) Ectopic ossification about the Elbow. In: Morrey BF: The Elbow and it's Disorders. Saunders, Philadelphia London Toronto, S 505–514
9. Garland DE, O'Halloren RM (1982) Fractures and Dislocations about the elbow in the head injured adult. Clin Orthop Rel Res 168:38
10. Hastings H, Graham TJ (1994) The classification and treatment of heterotopic ossification about the elbow and forearm. Hand Clin 10(3): 417–437
11. Hildebrand HA, Paterson SD, King GJ (1999) Acute elbow dislocations: simple and complex. Orthop Clin North Am 30(1):63–79
12. Ilahi OA, Strausser DW, Gabel GT (1998) Posttraumatic heterotopic ossification about the elbow. Orthopedics 21(3):265–268
13. Jäger M, Wirth CJ (1981) Die Arthrolyse und Arthroplastik des Ellenbogengelenkes. Akt Probl Chir Orthop 17:1–8
14. Jupiter JB (1994) Complex fractures of the distal part of the humerus and associated complications. Instructional Course Lecture. AAOS, Vol 44. J Bone Joint Surg 76-A8:1252–1264
15. Kay NRM (1993) Arthrolysis of the posttraumatic stiff elbow. In: Stanley D, Kay NRM: Surgery of the Elbow. Practical and scientific aspects. Arnold, S 228–234
16. Matzen PF (1959) Traumatische Veränderungen im Bereich des Ellenbogengelenkes. In: Handbuch der Orthopädie. Bd 3. Thieme, Stuttgart
17. McAuliffle JA, Wolfson AH (1998) Early Excision of heterotopic ossification about the elbow followed by radiation therapy. J Bone Joint Surg 80(3):453–454
18. McKee MD, Jupiter JB, Bosse G, Hines L (1995) The results of ulnar neurolysis for ulnar neuropathy during posttraumatic elbow reconstruction. Orthopedic Proceedings. J Bone Joint Surg 77B Suppl:75–82
19. Mohan K (1972) Myositis ossificans traumatica of the elbow. Int Surg 57(6):475–479
20. Morrey BF (1990) Posttraumatic Contracture of the Elbow. J Bone Joint Surg 72A(4):601–618

21. Mutschler W, Burr C, Rübenacker S (1990) Rekonstruktive Chirurgie fehlverheilter Ellenbogenfrakturen. Orthopäde 19:324–331
22. Salter RB, Simmonds DF, Malcolm BW, Rumble EJ, McMichael D, Clements ND (1980) The biological effect of continous passive motion on the healing of full thickness defects in articular cartilage. J Bone Joint Surg 62A:1232–1251
23. Sojberg JO (1996) The stiff elbow. Acta Orthop Scand 67(6):626–631
24. Thompson HC 3rd, Garcia A (1967) Myositis ossificans: Aftermath of elbow injuries. Clin Orthop 50:129–133
25. Wallenbock E, Plecko M (1992) Komplikationen nach operativer Versorgung von Radiusköpfchenfrakturen. Unfallchirurgie 18(6):339–343
26. Wirth CJ (1981) Arthrolyse und Arthroplastik am Ellenbogengelenk. Hefte Unfallheilk 153:484–490
27. Wolf J (1901) Die Arthrolyse und die Resektion des Ellenbogengelenkes. Arch Klin Chir 64:954–964

KAPITEL 14 Infektionen

Jörg Jerosch

14.1 Allgemein

Eine bakterielle Infektion des Ellenbogengelenkes ist eine ernstzunehmende Komplikation. Die Ursache kann in einer erhöhten Erregerzahl, der Erregervirulenz, sowie einer Abwehrschwäche des betroffenen Organismus liegen.

Die Inzidenz von Infektionen im Bereich des Ellenbogengelenkes ist insgesamt deutlich geringer als bei anderen großen Körpergelenken wie dem Kniegelenk oder dem Schultergelenk. Die Ergebnisse der Mayo-Klinik zeigen, dass von allen infizierten Gelenken im Erwachsenenalter etwa 6% die Ellenbogengelenke betreffen; im Kindesalter beträgt der Anteil etwa 3%.

Goldenberg und Cohen (1976) geben die Inzidenz mit etwa 9% an und Argen et al. (1966) sogar mit 13%. Beide Autoren weisen daraufhin, dass Infektionen im Ellenbogengelenk vor allen Dingen entweder in ganz jungem Alter oder in einem hohen Lebensalter vorliegen. Die häufige Assoziation zur rheumatoiden Arthritis ist ebenfalls mehrfach in der Literatur beschrieben worden. Kelgren und Mitarbeiter (1958) berichten, dass eine Infektion des Ellenbogengelenkes in vier von zwölf Patienten mit rheumatoider Arthritis vorlag. Die Autoren unterstrichen gleichzeitig die hohe Inzidenz des Staph. aureus (83% der Fälle) und den multiplen Gelenkbefall in allen zwölf Patienten.

14.2 Diagnostik

14.2.1 Klinische Zeichen

Eine spät einsetzende Diagnostik ist nicht selten. Ganz entscheidend ist der richtige erste Verdacht schon beim Erstkontakt mit dem Patienten. Die maximale Gelenkkapazität ist in etwa 60° Flexion vorhanden; der Patient mit erheblichem Gelenkerguss wird somit diese Position als Schonhaltung einnehmen. Eine sichtbare Schwellung muss nicht unbedingt vorliegen. Typisch ist jedoch der Ruhe- und vor allen Dingen der Nachtschmerz und gleichzeitig die erheblich eingeschränkte passive Beweglichkeit.

Differentialdiagnosen können *beim Kind* eine juvenile rheumatoide Arthritis, ein übersehenes Trauma, ein akutes rheumatisches Fieber sowie eine transiente Synovitis darstellen.

Beim Erwachsenen gilt zu berücksichtigen, dass etwa 5% der Patienten mit Gicht oder Pseudogicht eine Beteiligung des Ellenbogengelenkes haben. Die Abgrenzung zwischen einer aktiven Arthrose und infizierter Arthritis stellt normalerweise kein erhebliches Problem dar. Patienten mit superinfizierter rheumatoider Arthritis sind jedoch oftmals eine differentialdiagnostische Herausforderung und erfordern in aller Regel eine Punktion des Gelenkes. Systemische Zeichen des Infektes sind üblicherweise selten.

14.2.2 Laborchemische Befunde

Im Rahmen der Blutuntersuchungen wird sowohl auf eine Leukozytose sowie auch auf eine Linksverschiebung des Differentialblutbildes geachtet. Die Blutkörperchensenkungsgeschwindigkeit (BSG) gilt allgemein als unsicheres Zeichen, ganz besonders bei Patienten mit einer aktivierten rheumatoiden Arthritis. Besondere Relevanz hat das C-reaktive Protein (CRP). Besonders in der Frühdiagnostik von Gelenkinfekten ist das CRP besonders hilfreich, weil es innerhalb von Stunden auf einen akuten Infekt reagiert und nicht nur deshalb viel sensitiver ist als die BSG. Auch im weiteren Verlauf reagiert das CRP rascher als die BSG.

Tabelle 14.1. Differentialdiagnostische Überlegungen zur Abgrenzung eines Reizzustandes von einem Gelenkinfekt

Reizzustand	Infektion
Frühes Auftreten der Symptome innerhalb der ersten 12 h nach dem Eingriff	Auftreten/Verstärkung der Beschwerden 12 h–5 d nach dem Eingriff
Normale Körpertemperatur	Fieber (nicht obligat)
Keine/geringe BSG/CRP-Erhöhung	Deutliche BSG/CRP-Erhöhung
Leukozyten im Punktat <25000/µl	Leukozyten im Punktat >35000/µl stärkeres Krankheitsgefühl verstärkter Nachtschmerz

14.2.3 Bildgebung

Im Frühstadium ist das *Röntgenbild* völlig unauffällig; allenfalls können Weichteilschatten als indirektes Zeichen für einen vorliegenden Gelenkerguss dienen. Hierbei ist besonders auf das vordere und hintere Fettkörperzeichen zu achten. Im späteren Stadium kommt es dann zu einer gelenknahen Osteopenie und auch zu knöchernen Erosionen, die dann in Zerstörung der Gelenkflächen und subchondralen Defektzuständen enden. Die *sonographische Diagnostik* ist im Frühstadium hilfreich zur Darstellung eines intraartikulären Ergusses. Die *Kernspintomographie* ermöglicht die frühzeitige Darstellung einer Mitbeteiligung von paraartikulären Strukturen. Hierbei ist besonders auf eine eventuelle knöcherne Mitbeteiligung zu achten, da dieses erhebliche therapeutische Konsequenzen mit sich bringt.

14.2.4 Gelenkpunktion

Bei jeglichem Verdacht auf eine Gelenkinfektion wird letztendlich die Gelenkpunktion die entscheidenden diagnostischen Hinweise geben. Hierbei kann etwa von lateral-dorsal des Radiusköpfchens („Soft-Spot") oder von posterior in die Fossa olecrani eingegangen werden. Das gewonnene Material wird zum einen mikrobiologisch untersucht, zum anderen wird auch die Zellzahl bestimmt. Bei klinischem Verdacht auf eine Gelenkinfektion besteht häufig das diagnostische Problem, zwischen Reizzustand und tatsächlichem Gelenkinfekt zu unterscheiden, da die meisten klinischen Parameter für diese Differentialdiagnose zu uncharakteristisch sind. Die Zellzahl im Punktat hat hingegen einen hohen differentialdiagnostischen Aussagewert (Tabelle 14.1). Diese werden von uns zur diagnostischen Entscheidungshilfe und dem daraus abzuleitenden therapeutischen Vorgehen herangezogen.

14.2.5 Blutkulturen

Im Fieberschub sind Blutkulturen durchaus auch sinnvoll. Diese sind positiv in 70% der Patienten mit Gelenkinfekt. Bei multiplem Gelenkbefall ist die diagnostische Wertigkeit jedoch sogar noch höher einzustufen. Eine bereits induzierte Behandlung mit Antibiotika reduziert die Wahrscheinlichkeit, den Keim nachzuweisen. Dieses betrifft dann ganz besonders die Blutkulturen.

14.3 Keimbefall

Wie üblich ist auch hier Staphylococcus aureus der häufigste Keim. Er findet sich in 2/3 der bakteriell infizierten Gelenken bei Erwachsenen. Beim Kind findet er sich in etwa der Hälfte der Fälle. Daneben findet sich in der Neugeborenen-Gruppe auch ein erheblicher Anteil von koliformen und grampositiven Mikroorganismen. Im Alter zwischen drei Monaten und drei Jahren gibt es ein besonderes Risiko für eine Infektion mit Haemophilusinfluenzae, bei Kindern über dem 3. Lebensjahr ist Staphyloccus aureus wieder der dominante Keim.

14.4 Therapie

14.4.1 Konservative Therapie

Die konservative Therapie beinhaltet zunächst die Ruhigstellung des Gelenkes. Hierzu eignet sich besonders eine dorsale Gips- oder Kunststoff-Longuette (One-step-Schiene), da zusätzliche eine lokale Kühlung möglich ist. Bei noch nicht vorliegenden mikrobiologischem Ergebnis oder keiner Keimisolation wird die antibiotische Therapie nach Alter und klinischem Darstellungsbild begonnen. In Abhängigkeit des Lokalbefundes und des mikrobiologischen Ergebnisses kann konservativ weiterbehandelt werden, bzw. muss eine chirurgische Therapie eingeleitet werden.

14.4.2 Arthroskopische Therapie

Das über viele Jahre etablierte traditionelle Konzept der offenen chirurgischen Intervention mit Debridement und Saug-Spül-Drainage wurde in letzter Zeit vor allem im Bereich des Kniegelenkes durch die arthroskopische Sanierung infizierter Gelenke ergänzt. Bereits 1973 wurde von Jackson und Parson (1973) zur Behandlung der eitrigen Gonarthritis die arthroskopische Distensions-Irrigationsmethode eingeführt, welche die Distension sowie die antibiotische Spülung des Gelenks in Form einer Spüllösung und die Drainierung umfasste. Ab 1981 wurde zusätzlich ein arthroskopisches Debridement durchgeführt. Auch bei den Infekten des Ellenbogengelenkes hat sich in den letzten Jahren ein arthroskopisches Vorgehen bewährt. Von den meisten Autoren wird die sog. arthroskopische Stufentherapie empfohlen:

- Tag 0: Lavage, Synovektomie, Debridement
- Tag 2: „Second Look": Lavage, Synovektomie, Fibrinentfernung
- Tag 4: „Third Look": Therapie in Abhängigkeit vom intraoperativen Befund

Präoperativ und direkt vor Beendigung der Operation sollten nochmals intraartikuläre Abstriche entnommen werden, bzw. auch eine Synovia-PE zur mikrobiologischen Untersuchung eingesandt werden. In Abhängigkeit von den mikrobiologischen Ergebnissen erfolgen weitere Revisionen. *Nur bei Keimfreiheit kann auf eine weitere Revision verzichtet werden.* Die arthroskopische Therapie gestaltet sich hierbei grundsätzlich stadienorientiert. Das endgültige therapeutische Management wird erst nach arthroskopischer Befunderhebung festgelegt. Handelt es sich um postoperative Frühinfekte, so musste häufig zusätzlich das postoperative Hämatom mit dem motorisierten Shaver zerkleinert und abgesaugt werden. Bei weiter fortgeschrittenen Infekten und damit ausgeprägteren Befunden mit Fibrinbelägen erfolgt zusätzlich die Entfernung dieser Beläge mit einem motorisierten Synovialresektor. Liegen außerdem eine hypertrophe Synovitis (Abb. 14.1) oder Synovialnekrosen vor, wird eine partielle oder totale Synovektomie durchgeführt.

Bei diesen Patienten können in der Regel gleichzeitig Sekundärveränderungen am Gelenkknorpel diagnostiziert werden. In einem solchen Fall wird der lockere und geschädigte Knorpel ebenfalls im Sinne einer Gelenktoilette entfernt, um möglichst wenig avitales Gewebe im Gelenk zu belassen. Alle Maßnahmen erfolgen unter hohem Flüssigkeitsdurchfluss.

Am Ende der Arthroskopie empfiehlt sich das Einbringen eines *antibiotikahaltigen Kollagenvlieses*. Hierzu wird das in rechteckigen Platten angebotene Präparat eingerollt und die zigarettenähnlichen Stäbchen werden dann mit einer Fasszange in das Gelenk eingebracht. Abschließend wird eine großlumige Redondrainage eingelegt. Bei der Beurteilung der Effektivität einer intraartikulären Applikation von Antibiotikaträgern bei septischer Arthritis gibt es unterschiedliche Auffassungen. Während Nelson (1971) ihren Nutzen anzweifelte und keine zusätzliche Verbesserungen zur systemischen Antibiotikatherapie sah, propagierte Härle

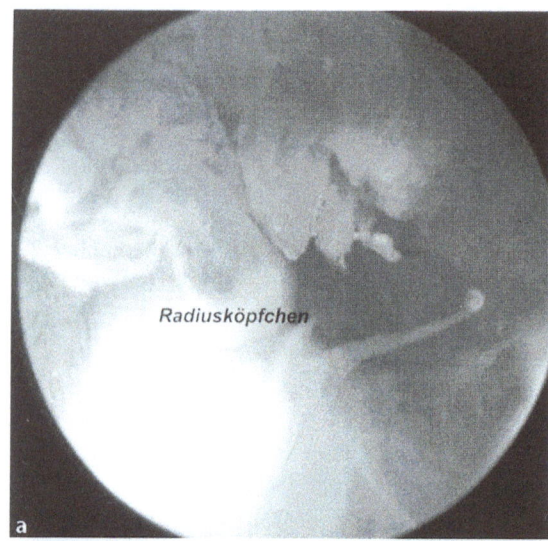

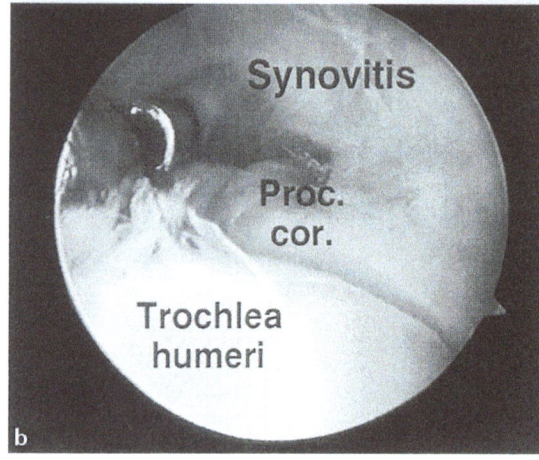

Abb. 14.1 a, b. Synovialitis bei Gelenkinfekt. Arthroskopischer Blick von lateral

(1987) die intraartikuläre Applikation von Gentamycin-PMMA-Ketten. Bei dem von uns verwandten Wirkstoffträger handelt es sich um einen Gentamycin-getränkten Kollagenschwamm, der bei ausreichend vaskularisiertem Gewebe innerhalb von 8–14 Tagen resorbiert wird und somit den Nachteil eines permanenten Implantats vermeidet. Das ansonsten notwendige Entfernen eines eventuellen Implantats entfällt vollständig, was ebenfalls zur möglichst gelenkschonenden Therapieform beiträgt. Die Applikation des Kollagenschwamms fördert vermehrt die Bildung seröser Flüssigkeit im Gelenk. Auch deshalb empfehlen wir die kurzzeitige Verwendung einer großlumigen Redon-Überlaufdrainage.

Nachdem Jackson und Parson schon 1973 die arthroskopische Distensions-Irrigations-Methode zur Behandlung septischer Arthritiden entwickelt hatten, konnten in den achtziger Jahren weitere Studien gute Ergebnisse nach arthoskopischer Therapie von septischen Arthritiden erzielen.

Die Vorteile einer arthroskopischen Intervention bei Gelenkinfektionen gegenüber offenen Operationsmethoden liegen vor allem in der weitaus atraumatischeren Operationsweise, sowie im besseren Einblick, besonders in die unterschiedlichen Kompartimente des Gelenks.

Trotz aller Vorteile sollten die Grenzen der arthroskopischen Therapie beim Gelenkinfekt beachtet werden. Jerosch et al. (1994, 1998) betonten, dass eine Indikation zu einem rein arthroskopischen Vorgehen bei Verdacht auf eine ossäre Beteiligung des Infekts nicht mehr gegeben sei. Sie rieten ebenfalls zu einem nicht arthroskopischen Therapiemanagement nach primär offenen Operationen, bei denen der Verdacht besteht, dass der Infektherd im Zugangsweg und damit extraartikulär lokalisiert ist.

14.4.3 Offene chirurgische Therapie

Nach offenen Gelenkeingriffen und Osteosynthesen mit manifester Infektion ist ein offen chirurgisches Debridement, Lavage und eine Synovektomie dringend erforderlich, da ansonsten die enzymatische Zerstörung des Gelenkknorpels rasch fortschreitet. *Die reine Aspiration reicht nicht aus!* Frühzeitig ist zumindest eine ausgiebige Lavage zu empfehlen. Das therapeutische Stufenkonzept entspricht dem der arthroskopischen Vorgehensweise (vgl. 14.4.2). Bei schweren Gelenkinfektionen kann eine temporäre externe Fixation des Ellenbogengelenkes notwendig sein. In-situ befindliches Osteosynthesematerial muss dann entfernt werden. Als besonders problematisch sind die offenen Verletzungen mit Weichteil-Decollement bzw. Zerstörung der Weichteile anzusehen. Hierbei muss nicht nur ein radikales Gelenkdebridement, sondern auch ein extensives Weichteildebridement vorgenommen werden. Sekundäre plastische Eingriffe können notwendig werden (Abb. 14.2 a–c).

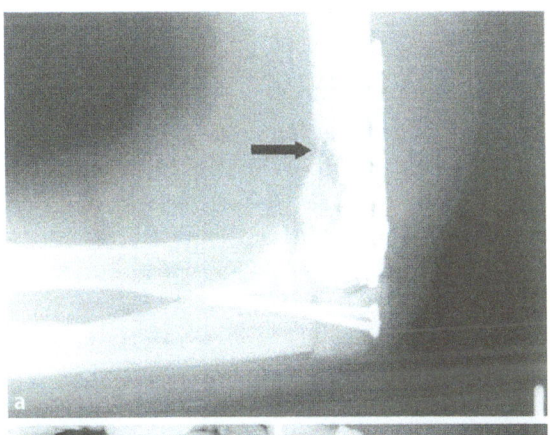
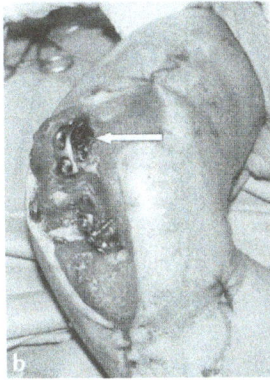
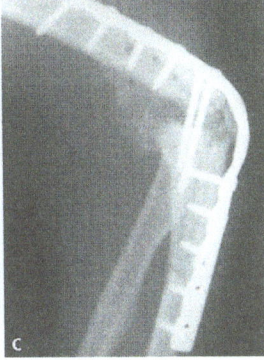

Abb. 14.2. Schwerer Gelenkinfekt nach 2-gradig offener distaler Humerusfraktur (m., 55 Jahre). **a** Röntgenbild im lateralen Strahlengang. Zustand nach Plattenosteosynthese und Olecranonosteotomie (Olecranonosteotomie und Osteosynthese inkorrekt). Periossäre und ossäre Infektzeichen ventral (Pfeil); **b** klinischer Befund mit Weichteil- und Gelenkinfektion sowie Osteonekrose (Pfeil) bei freiliegendem Osteosynthesematerial. Hier bereits Reosteosynthese der Olecranonosteotomie mit Platte; **c** Situation nach Arthrodese. Die plastische Deckung erfolgte mit einem freien Lappen

14.4.4 Saug-Spül-Drainagen

Saug-Spül-Drainagen sind generell nicht zu empfehlen und entsprechen nicht mehr den modernen Standards der Infektbehandlung.

Intermittierende Gelenkdistensions- und Lavagetherapie mit perkutanen Kathetern kann synoviale Verwachsungen verhindern und zu einer Verbesserung der Gelenkdrainage führen. Um eine sekundäre Infektion zu vermeiden, sind diese Drainagen jedoch spätestens nach dem 3.-4. Tag zu entfernen. Riel et al. (1994) konnten zeigen, dass die alleinige Distensions-Irrigations-Therapie nach Jackson und Parson (1973) nur bei frühen Infektstadien zu befriedigenden Resultaten führt.

Nach unserer Auffassung besteht beim intraartikulären Einsatz einer Spül-Saug-Drainage die Gefahr von intraartikulären Verklebungen und Taschenbildungen. Einige Autoren versuchen, diese Komplikationen durch Anwendung der Distensions-Irrigations-Methode zu vermeiden. Zusätzlich kommt es im klinischen Alltag immer wieder zum Verstopfen der zu- und abführenden Drainagesysteme, sodass eine suffiziente Spülung gar nicht immer gewährleistet ist. Weiterhin können die Ein- und Austrittsstellen der Drainagesysteme kaum effektiv abgedichtet werden, sodass durch austretende Flüssigkeit in den Verband ein Sterilitätsproblem entstehen kann. Als entscheidender Nachteil der Spül-Saug-Drainage ist jedoch der sog. Highway-Effekt anzusehen. Hierunter versteht man die Ausbildung von Spülstraßen im Gelenk, die aus der Tatsache entstehen, dass sich Flüssigkeit immer den Weg mit dem geringsten Widerstand aussucht. Diese Spülstraßen lassen eine komplette Spülung des Gelenks auch bei einer optimal angelegten Drainage kaum erwarten, sodass sich immer wieder oben erwähnte Schleimhauttaschen bilden, die persistierende Krankheitserreger enthalten können.

14.4.5 Peri- und postoperatives Management

Bis zum Vorliegen eines Resistogramms erfolgt die peri- und postoperative antibiotische Therapie mit einem Staphylokokken-wirksamen Breitspektrumantibiotikum. Die nach Eingang des Antibiogramms gezielt angewandte Antibiotikatherapie wird peri- und postoperativ zunächst intravenös, später oral bis zur Normalisierung von BSG und CRP, jedoch mindestens für 2 Wochen postoperativ durchgeführt.

Die Gelenkbelastung erfolgt in Abhängigkeit vom Lokalbefund und den subjektiven Beschwerden der Patienten, sowie den intraartikulär dokumentierten Schäden. Auch bei blandem Verlauf wird eine Vollbelastung frühestens 6 Wochen postoperativ erlaubt.

14.5 Behandlungsergebnisse

Unzufriedenstellende Ergebnisse eines infizierten Ellenbogengelenkes resultieren bei zu später Erkennung und fortschreitender Infektion mit sekundären degenerativen Veränderungen des Gelenkknorpels, sekundärer Entstehung von Kapselfibrosen oder gar erheblichen ossären Beteiligungen. *Man kann davon ausgehen, dass die verzögert einsetzende Diagnose und Therapie noch entscheidender sind als die Art des therapeutischen Vorgehens in der weiteren Prognose des Ellenbogengelenkes.* Das Erreichen einer normalen Gelenkfunktion ist nach mehr als einwöchiger Verzögerung der Infektdiagnostik sehr unwahrscheinlich. Daneben gibt es jedoch noch andere Determinanten, die den Ausgang und die Prognose des Gelenkes bestimmen. Hierzu zählt zum einen die Virulenz des Keimes. Goldenberg und Cohen (1976) zeigten eine komplette Restitutio in 90% der Patienten, die mit einem Streptokokkus, 60% der Patienten die mit einem Staphylokokken und in weniger als 1/3 der Patienten die mit gramnegativen Keimen infiziert waren. Besonders gramnegative Infektionen haben eine schlechte Prognose und sind häufig assoziiert mit einer Resistenz gegen Standardantibiotika. Eine Gonokokken-Arthritis ist relativ selten und machte in der Serie von Masi und Eisenstein (1980) nur 10% der Fälle aus; die Ergebnisse waren in der Regel gut.

Das Hauptproblem der Ellenbogeninfektion ist nicht das Infektrezidiv, sondern der Funktionsverlust. Argen et al. (1966) fanden keine Reinfektion und keine chronische Osteomyelitis der Patienten mit adäquater Therapie von Ellenbogeninfektionen, Morrey und Bianco (1975) zeigten bei kindlich Infektionen hervorragende Ergebnisse ohne notwendige Zweiteingriffe. Unbefriedigend war jedoch gerade bei späterkanntem Infekt das funktionelle Endergebnis. Über therapeutische Ansätze zur Verbesserung dieser funktionell unbefriedigenden Zustände wird in der Literatur nur wenig berichtet. Yamaguchi et al. (1999) berichteten über die Ergebnisse des alloarthroplastischen Ersatzes bei sekundären Arthrosen nach Infekt. Sie berichten über erstaunlich gute Ergebnisse, unterstreichen jedoch die prinzipielle Problematik dieses Eingriffes.

14.6 Septische Bursitiden

Die spezielle Exposition des Olekranons führt zu einem besonders hohen Risiko der Mitbeteiligung der Bursa olecrani bei Verletzungen. Vorbestehende Hautulzerationen sind ebenso Risikofaktoren wie ein Diabetes mellitus oder Alkoholismus. Eine Infektion in der Bursa ist in den allermeisten Fällen nicht gleichzeitig mit einer Gelenkinfektion assoziiert, da eine Kommunikation zwischen beiden Höhlen anatomisch nicht vorgegeben ist. Anders verhält sich die Situation bei speziellen Krankheitsbildern wie z.B. einer rheumatoiden Arthritis.

Das klinische Bild zeigt große Variationen von akutem Beginn bis hin zu subakuten Erscheinungsbildern (Abb. 14.3). Eine Aspiration zeigt in mehr als 90% einen Staph. aureus. Deutliche seltener finden sich A-Streptokokken, Anaerobier oder eine Tuberkulose. Auf Grund der speziellen Exposition kommt es nicht selten zu sterilen Bursahämatomen, die dann jedoch auch sekundär superinfizieren können; hierbei ist wiederum der Staph. aureus der häufigste Keim. Nicht zuletzt sollten im Rahmen der Aspiration auch Untersuchungen nach Kristallen erfolgen, da nicht selten eine Gicht koexistenter Faktor ist. Ansonsten gelten die diagnostischen Richtlinien wie auch beim Gelenkinfekt.

Die Therapie bei abszedierender Bursitis (Abb. 14.3) entspricht den chirurgischen Grundsätzen mit Ausräumung des infizierten Gewebes und Durchführung einer systemischen antibioti-

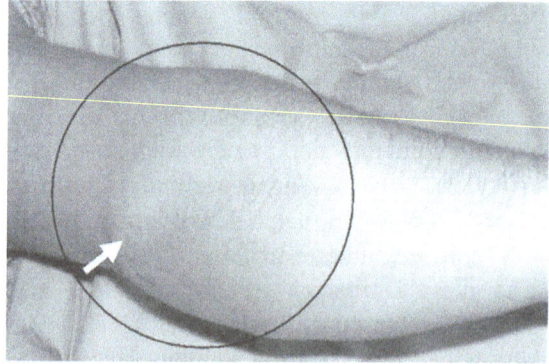

Abb. 14.3. Abszedierende Bursitis mit drohender Perforation (Pfeil)

schen Therapie bis zum Rückgang der Infektzeichen. Die Klinik sowie die Laborchemie (insbesondere das CRP) sind hier wiederum weit bessere Indikatoren als ein steriles Punktat. Die Bursektomie wird standardmäßig in offener Technik durchgeführt. Hierbei ist darauf zu achten, dass die Hautinzision nicht mittig sondern mehr lateral der Mittellinie erfolgt. In Einzelfällen ist heutzutage auch bereits eine endoskopische Technik mit genügender Erfahrung des Operateurs durchzuführen.

Die Therapie bei phlegmonöser Infektion beinhaltet ein Zweistufenkonzept. Zunächst wird eine konservative Therapie durchgeführt (vgl. 14.4.1). Nach Abklingen der floriden Infektion erfolgt im Intervall die elektive Bursektomie (in der Regel nach 6-8 Wochen).

Literatur

1. Albrecht T, Michiels I (1995) Ist die Spül-Saug-Drainage noch zeitgemäß. In: Jerosch J (ed) Infektionen des Bewegungsapparates. Diagnostik und Therapie. Thieme, Stuttgart New York, pp 45-47
2. Argen RJ, Wilson CH, Wood P (1966) Suppurative Arthritis. Arch Intern Med 117:661
3. Bain GT, Roth JH (1995) The role of arthroscopy in arthritis. Ectomy procedures. Hand Clin 11:51-58
4. Baumgärtner MR, Cannon WD jr, Vittori JM, Schmidt ES, Maurer RC (1990) Arthroscopic debridement of the arthritic knee. Clin Orthop 253:197-202
5. Canoso JJ, Sheckman PR (1979) Septic Subcutaneous Bursitis. Report of Sixteen Cases. J Rheum 6:1
6. Gächter A (1988) Die Bedeutung der Arthroskopie beim Pyarthros. Hefte Unfallheilkd 200:132-136
7. Goldenberg DL et al (1975) Treatment of Septic Arthritis. Arth Rheum 18:83
8. Goldenberg DL, Cohen AS (1976) Acute Infectious Arthritis. Am J Med 60:369
9. Härle A (1987) Behandlungsstrategien bei Gelenkinfektionen nach intraartikulären Injektionen und Punktionen. Dtsch Ärztebl 84:2252-2258
10. Ho G et al (1978) Septic Bursitis in the Prepatellar and Olecranon Bursae. Ann Int Med 89:21
11. Jerosch J, Schröder M, Steinbeck J, Halm H (1994) Arthroskopische Therapie der bakteriellen Arthritis. Arthroskopie 7:115-122
12. Jerosch J (1995) Arthroskopische Therapie der bakteriellen Arthritis. In: Jerosch J (ed) Infektionen des Bewegungsapparates. Diagnostik und Therapie. Thieme, Stuttgart New York, pp 38-44
13. Jerosch J, Prymka M (1998) Arthroskopische Therapie des septischen Arthritis. Operative Technik und Ergebnisse. Unfallchirurg 101:454-460
14. Kelley PJ et al (1970) Bacterial (Suppurative) Arthritis in the Adult. J Bone Joint Surg 52A:1595
15. Kurosaka M, Ohno O, Hirohata K (1991) Arthroscopic evaluation of synovitis in the knee joints. Arthroscopy 7:162-170
16. Letsch R, Rosenthal E, Joka T (1990) Vergleichsstudie Sulmycin® implant vs. Septopal®-Ketten – Pharmakologische und klinische Ergebnisse. Forum Orthop 23:45-47
17. Morrey BF, Bianco AJ (1975) Septic Arthritis in Children. Orthop Clin North Am 6:923
18. Morrey BF, Peterson HA (1975) Hemotogenous Pyogenic Osteomyelitis in Children. Orthop Clin North Am 6:935
19. Nelson JD (1971) Antibiotic concentrations in septic joint effusions. N Eng J Med 284:349-352
20. Parisien JS, Shaffer B (1992) Arthroscopic management of pyarthrosis. Clin Orthop 275:243-247
21. Pollock RG, Duralde XA, Flatow EL, Bigliani LU (1994) The use of arthroscopy in the treatment of resistant frozen shoulder. Clin Orthop 304:30-36
22. Riel KA, Primbs J, Bernett P (1994) Arthroskopische Überlaufspüldrainage bei akuter postoperativer Kniegelenkinfektion – Langzeitergebnisse. Chirurg 65:1023-1027
23. Thiery JA (1989) Arthroscopic drainage in septic arthritis of the knee: a multicenter study. Arthroscopy 5:65-69
24. Yamaguchi K, Adams RA, Morrey BF (1999) Semiconstrained total elbow arthroplasty in the context of treated previous infection. J Shoulder Elbow Surg 8:461-465

KAPITEL 15 Endoprothese und Arthrodese

Jochen Löhr und Norbert Gschwend

15.1 Historie

Der Kunstgelenkersatz des Ellenbogens geht, wenn wir absehen von früheren, durchwegs erfolglosen Versuchen, auf die späten 60er und frühen 70er Jahre zurück, wo die Verwendung von „Zement" die Hüftendoprothetik zu einem der aufsehenerregendsten Erfolge der orthopädischen Chirurgie werden ließ. Vor diesem Zeitpunkt beschränkte man sich, stark schmerzhafte oder steife posttraumatische Ellenbogen mit einer Resektionsarthroplastik unter Interposition von Fascia lata, Cutis oder Gelenkkapsel zu versorgen. Funktionell standen beachtlichen Erfolgen, nach Ablauf einiger Jahre, rund 1/3 Fälle mit störender Instabilität gegenüber. Hauptgrund dafür war das umgekehrt proportionale Verhältnis zwischen Stabilität und Beweglichkeit und die im Einzelfall naturgegebene Schwierigkeit, zu wissen, wieviel Knochen man von den traumatisierten Gelenkenden zu resezieren hatte, damit genügend Beweglichkeit bei ausreichender Stabilität resultierte. Die gerade bei posttraumatischen Ellenbogen oft fehlenden oder geschwächten Kapselbandstrukturen und die daraus sich ergebenden Fehlstellungen und umschriebenen Spitzenbelastungen der Knochenenden mit nachfolgendem Abbau, ließen manchen anfänglich noch funktionstüchtigen Ellenbogen sekundär schmerzhaft instabil werden.

Der Enthusiasmus über die aufsehenerregenden Erfolge des totalen Hüftgelenkersatzes führte um 1970 zur Verwendung der ersten Ellenbogentotalprothesen, die starre Metall-Metall-Scharniergelenke waren, von denen einige sogar die Condylen mitsamt dem Bandansatz opferten. Die durchwegs hohe aseptische Frühlockerungsquote oder die durch Infekte diktierte Notwendigkeit des Ausbaus des Kunstgelenkes resultierte in einem hohen Prozentsatz höchst unerfreulicher „Schlotterellenbogen". Einigen wenigen Prothesentypen (z. B. der GSB-I-Prothese) oder ähnlich konstruierten und interkondylär platzierten Scharniergelenken mit Metall-Polyaethylen-Gleitpaarung (Stanmore, St.-Georg-Prothese) gelang die Umwandlung in eine relativ stabile und gut bewegliche Sine-Sine-Arthroplastik (Abb. 15.1). Der Kunstgelenkersatz des Ellenbogens blieb vor allem wegen der bis in die jüngere Zeit hohen Komplikationsrate ein relativ seltener und nur in wenigen Zentren praktizierter Eingriff. Es handelte sich überwiegend um Fälle von Rheumatoider Arthritis, wo der Befall beider Ellenbogen mit einer hochgradigen Behinderung der Selbsthilfe einherging, während bei den meisten posttraumatischen Fällen ja in der Regel die Möglichkeit eines kompensatorischen Einsatzes des nicht betroffenen Ellenbogens offenstand.

15.2 Indikationen und Kontraindikationen

Grundsätzlich ist ein Kunstgelenkersatz des Ellenbogens zu diskutieren bei:
- hartnäckigen, jeder konservativen Therapie trotzenden Schmerzen
- Ankylose oder hochgradiger Bewegungseinschränkung mit störender Funktionseinbuße
- radiologisch fortgeschrittener Zerstörung der Gelenkflächen, die durch keine konservierende arthroskopische oder offene Chirurgie auf Dauer zu bessern ist

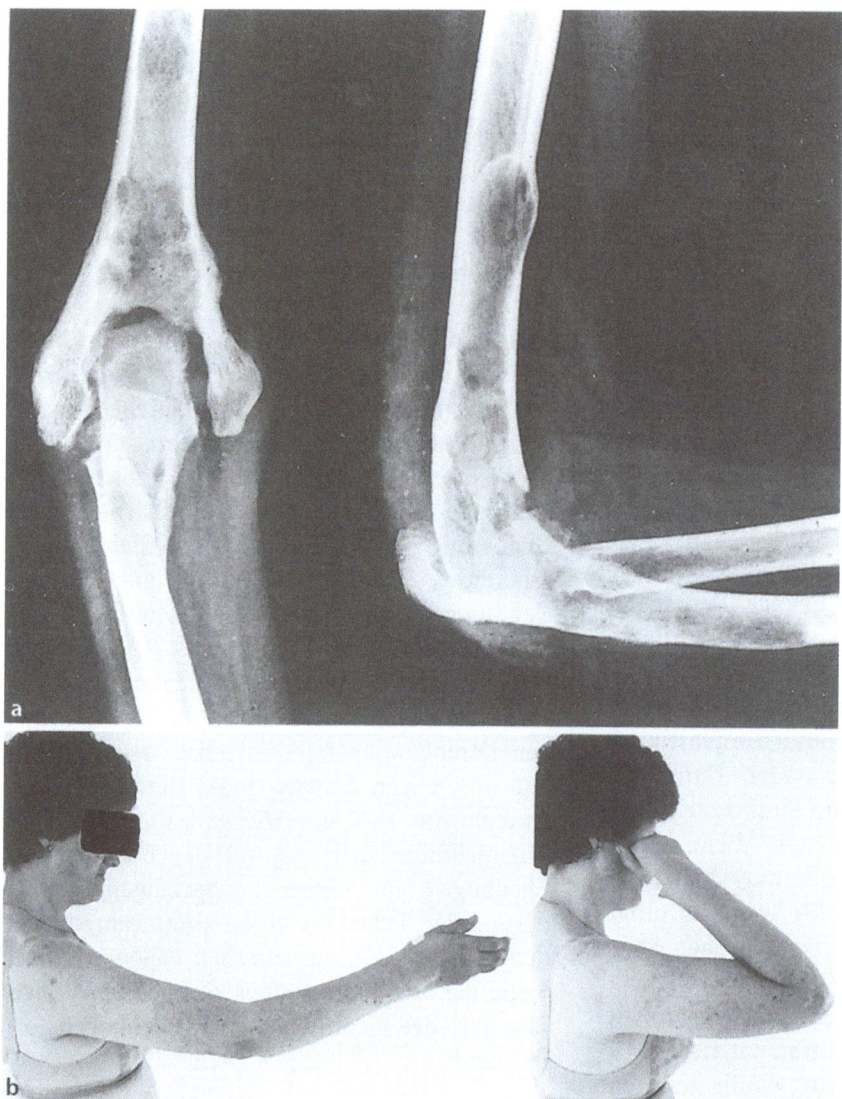

Abb. 15.1. 25 Jahre nach Entfernung einer GSB-I-Prothese (Vorläuferin der heute verwendeten GSB-III-Prothese) weist die Patientin einen gut und weitgehend schmerzfrei beweglichen Ellenbogen i.S. einer stabilen Sine-Sine-Arthroplastik auf. **a** Röntgenbild; **b** funktionelles Ergebnis

Der Kunstgelenkersatz ist *kontraindiziert* bei
- floridem oder nicht sicher ausgeschlossenem Infekt
- schlechten Weichteilverhältnissen (multiple und über größere Flächen dem Knochen adhärente Narben, Verbrennungen)
- Lähmung der Beuge- und oder Streckmuskulatur
- bei Schwerarbeitern oder Sportlern, die nicht gewillt sind, die den operierten Ellenbogen besonders belastenden Aktivitäten aufzugeben
- schlechte Kooperationsmöglichkeit des Patienten

Im Gegensatz zur überwiegenden Mehrzahl der Patienten mit Rheumatoider Arthritis oder primärer Arthrose kommen bei den meisten posttraumatischen Ellenbogen folgende Negativfaktoren hinzu:
- missglückte Voroperationen, oft Mehrfacheingriffe mit mehreren, oft ungünstig gelegenen Narben, evtl. Sekundärheilungen
- liegendes, oft gebrochenes Osteosynthesematerial

- Deformitäten oder Pseudarthrosen
- ausgedehnte Narbenbildungen mit Beeinträchtigung nervaler Strukturen (vor allem des N. ulnaris) oder der muskulären Gleitschichten (vor allem im Trizepsbereich)
- periartikulären Ossifikationen

Fast immer handelt es sich um Zustände nach sehr komplexen, Knochen und Weichteile in Mitleidenschaft ziehenden Frakturen und Luxationsfrakturen, oder auch um Behandlungsfolgen durch wenig erfahrene bzw. technisch überforderte Chirurgen. Bei den posttraumatischen Arthrosen findet sich ein höherer Prozentsatz von relativ jungen männlichen Patienten. Diese stellen im Vergleich zu älteren, besonders weiblichen Patienten, und vor allem auch zu Patienten, die an Rheumatoider Arthritis leiden, meistens wesentlich höhere funktionelle Ansprüche an den operierten Ellenbogen (Handwerker, Sportler), was zusammen mit der „größeren" Lebenserwartung einen höheren Prozentsatz an Versagern (vor allem aseptische Lockerungen) erwarten lässt.

15.3 Einteilung der Kunstgelenke

Grundsätzlich werden zwei grosse Gruppen von Ellenbogen-Kunstgelenken unterschieden:
- verblockte (linked) und
- unverblockte (unlinked) Prothesen

15.3.1 Verblockten Prothesen
(linked prosthesis)

Die verblockten Ellenbogenprothesen sind meist Scharniergelenke, die nur noch ausnahmsweise (meist bei malignen Tumoren) als starre Scharniergelenke zur Anwendung kommen. Die meisten Vertreter dieser Gruppe aber sind heute sog. „laxe" Scharniergelenke (sloppy hinges) die ein Spiel zwischen den beiden Komponenten erlauben, welches je nach Ausschlag es dem Kapselbandapparat und der Muskulatur gestattet, einen Teil der auf den Ellenbogen und damit auch auf die Verankerung der Prothese einwirkenden Kräfte aufzunehmen. Beide Formen des Scharniergelenks benötigen zur stabilen Fixation im Knochen Markraumschäfte und verwenden zur Verankerung Knochenzement. Die Frage, ob der anatomische Ellenbogen grundsätzlich durch ein Scharniergelenk ersetzt werden darf, haben Sorbie et al. (1986) und London (1981) unabhängig voneinander dahingehend beantwortet, dass der Ellenbogen, wie wohl kein Scharniergelenk, den größten Teil seiner Flexions-/Extensionsbewegung um eine einzige Achse ausführt.

15.3.2 Unverblockte Prothesen
(unlinked prosthesis)

Die unverblockten Ellenbogenprothesen ersetzen die gelenkigen Oberflächen von Humerus und Ulna (nur in Ausnahmefällen auch diejenige des Radius) in Form von zylindrischen Konfigurationen oder in Annäherung an die anatomische Gestalt des Ellenbogens. Die Fixation erfolgt mit wenigen Ausnahmen (z. B. humerale Komponente der Kudo Prothese (Kudo et al. 1996)) mittels Zement. Für die Verankerung der Gleitflächen ist die Ausdehnung in den Markraum mittels Schäften, Zapfen- oder flächenhaften Strukturen um so notwendiger, je mehr die aufeinanderliegenden humeralen und ulnaren Gleitflächen anatomisch konfiguriert sind und damit auch größere Scherkräfte auf das Interface (die Kontaktzone zwischen Implantat und Knochen) ausüben. Als Gleitpaarung dienen Metall und Polyaethylen.

15.3.3 Indikationsstellung verblockte/unverblockte Prothesen

Hinsichtlich der Indikationsstellung und auch der zu erwartenden Ergebnisse bestehen zwischen verblockten und unverblockten Prothesen Unterschiede. Letztere sind zur Erreichung einer ausreichenden Stabilität auf einen weitgehend intakten Kapselbandapparat, sowie auf Gelenkepiphysen angewiesen, die nur im Bereich der knorpeligen Gleitflächen größere Defekte aufweisen dürfen. Die Ergebnisse sind mit verblockten und unverblockten Prothesen bei Rheumatoider Arthritis hinsichtlich Schmerzbeseitigung und Bewegungsumfang weitgehend gleich. Sobald jedoch größere Defektbildungen im Epiphysenbereich vorliegen oder Kondylen gar fehlen und der Bandapparat weitgehend insuffizient geworden ist, sinken die Chancen für nicht verblockte Prothesen, eine gute Beweglichkeit bei gleichzeitig noch guter Stabilität zu erzielen. Dies gilt ganz besonders für posttraumatische Zustände, wo die Ergebnisse mit sog. „sloppy hinges" sich gegenüber den unverblockten Prothesen als eindeutig überlegen gezeigt haben. Auch erreichen wir bei Ankylosen verschiedener Genese mit diesen lockeren Scharniergelenken in mehr Fällen gute Ergebnisse.

15.4 Die GSB-III-Prothese

Diese Prothese entspricht einem lockeren Scharniergelenk (sloppy hinge), wobei im Gegensatz zu den meisten anderen Scharniergelenken (und basierend auf einer genauen Analyse der Fehlschläge mit der GSB-I-Prothese) *breite Abstützflächen* auf beiden Humeruscondylen (distal und ventral), die auf den interkondylär platzierten Gelenkanteilen und den mit Zement fixierten Markraumstift einwirkenden Kräfte reduzieren helfen (Abb. 15.2). Bei diesen Kräften handelt es sich vor allem um ein Drehmoment anlässlich von Aktivitäten, bei denen der Ellenbogen mehr oder weniger flektiert und meistens auch leicht abduziert ist und die Hand ein Gewicht trägt. Die Größe des Drehmoments hängt im wesentlichen ab vom Verhältnis zwischen Last- und Kraftarm. Während ersterer unabhängig vom Prothesentyp lediglich variiert mit der (halben) Länge des Vorderarms und dem in der Hand gehaltenen Gewicht, so entspricht letzterer der Ausdehnung der intramedullären Verankerung. Hinzu kommt, bei epicondylärer Abstützung, noch die Hälfte der Ausdehnung dieser Fläche. Konkret reduziert sich bei der GSB-III-Prothese das Drehmoment auf die Implantat-Knochengrenze im Vergleich zu den nur interkondylär fixierten lockeren Scharnierprothesen um den Faktor 4.5. Eine biomechanische Studie von Herren et al. konnte zeigen, dass die Kinematik der GSB-III-Prothese der des normalen Ellenbogens hinsichtlich möglicher Ausschläge zwischen Humerus und Ulna sehr ähnlich ist,

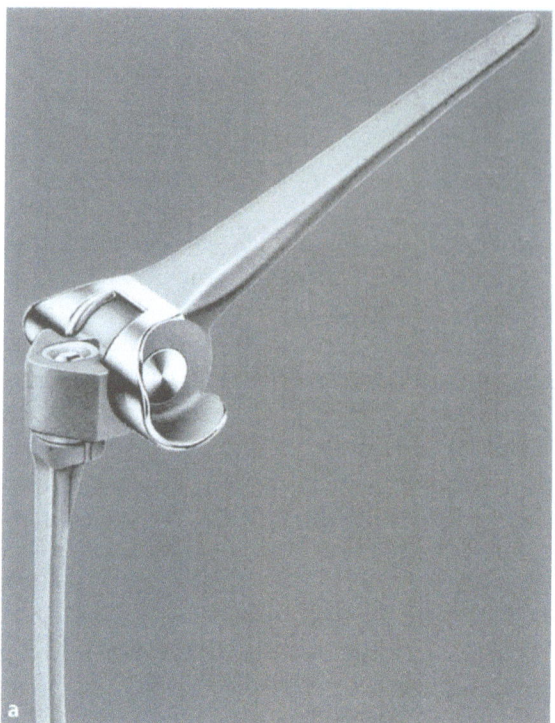
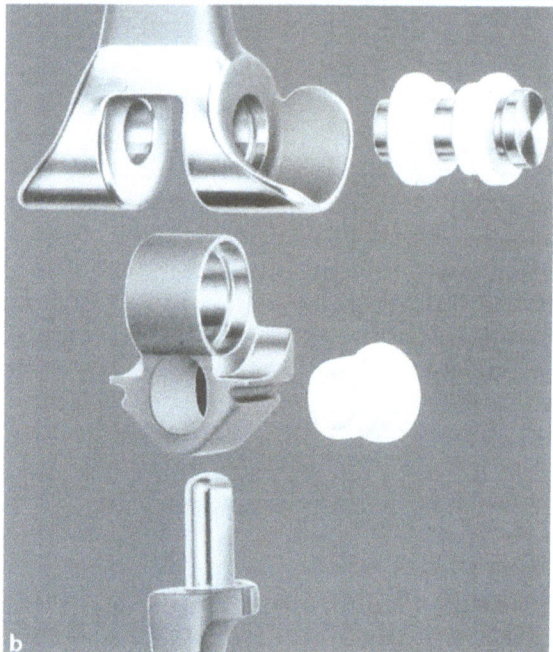

Abb. 15.2 a, b. GSB-III-Prothese. Lockeres Scharniergelenk (sloppy hinge) mit Polyaethylenummantelung im Achsen- und Kopplungsbereich. Wichtig: die epicondylären Abstützflächen der humeralen Komponente

mit einem etwas größeren Ausschlag in der Varusrichtung bei der GSB-III-Prothese. Das bedeutet, dass der Kapselbandapparat von wesentlicher Bedeutung ist, um die auf das Interface einwirkenden Kräfte zu reduzieren.

Die Polyaethylenumkleidung im Scharnier- und Kopplungsteil der GSB-Prothese vermindert nach dem „low-friction"-Prinzip die Reibungswiderstände bei Bewegungen im Gelenk. Drei verschiedene Größen der humeralen Komponente und 2 unterschiedliche Längen der Ulnakomponente gestatten die zweckmäßige Versorgung individuell unterschiedlicher anatomischer Größenverhältnisse.

15.4.1 Die Operationstechnik

Der Eingriff kann in Bauch- oder Seitenlage erfolgen und wahlweise mit oder ohne Blutleere durchgeführt werden. Der Standardzugang ist der dorsale Zugang. Spezifisch ist die Spaltung des Trizeps in der Mitte proximal des Olekranons und seine Ablösung mit dünnen Knochenschuppen zu beiden Seiten des Olekranons und der proximalen Ulna unter Erhaltung der Streckmuskulatur. Diese Knochenschuppen werden am Ende der Operation transossär refixiert. Alle Knochenschnitte werden nach einem präoperativ mit Schablonen vorbereiteten Plan mit Hilfe spezieller Lehren präzise angelegt, was auch die Gefahr des Entstehens perioperativer Frakturen auf ein Minimum reduziert. Diese Schnittlehren und die zur Vorbereitung des Markraums verwendeten Bohrer und Raspeln erlauben eine millimetergenaue Anpassung der Prothese an die Knochenflächen (Abb. 15.3 a–d).

15.4.2 Nachbehandlung

Der operierte Ellenbogen wird nach dem Eingriff in einer Gips- oder Plastikschiene bei 40° Flexion für ca. 1 Woche ruhig gestellt. Dann erfolgt die passive Mobilisierung in Richtung einer vollen Streckung und eine passive, aktiv assistierte Förderung der Beugung, die in den ersten 2–3 Wochen bis zur soliden Wundheilung 90° nicht überschreiten sollte. Nach dieser Zeit wird, ohne zu forcieren, ein möglichst vollständiger aktiver Bewegungsumfang, im ersten Monat stets mit passiver Assistenz, angestrebt.

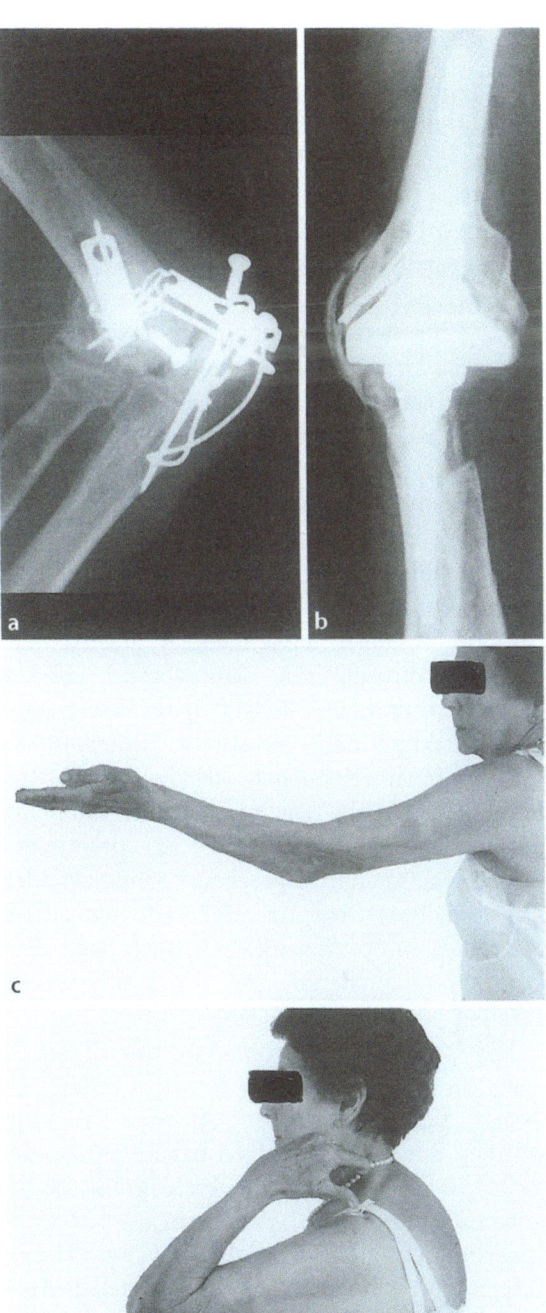

Abb. 15.3. a Zustand nach distaler Humerusfraktur (AO 13-C3) mit Implantatversagen und Redislokation der Fraktur (77 J., w.); **b** radiologische Situation 5 Jahre nach Prothesenimplantation. Guter Aufbau der autoplastisch rekonstruierten Kondylen und korrekter Prothesensitz; **c** und **d** gutes funktionelles Ergebnis im Alter von 82 Jahren

15.4.3 Ergebnisse

In den Jahren 1978–1999 wurden von Gschwend und Mitarbeiter 305 GSB-III-Ellenbogenprothesen implantiert, 7 wegen primärer Arthrose (2%), 63 wegen posttraumatischen Arthrosen (21%) und die große Mehrzahl von 235 wegen Rheumatoider Arthritis (77%). Die Zahl der posttraumatischen Arthrosen hat von Anfang an stetig zugenommen, die Fälle mit Rheumatoider Arthritis nahmen – vermutlich im Zusammenhang mit der wesentlich wirksameren Basistherapie in den letzten 5 Jahren – deutlich ab, übertreffen die posttraumatischen Arthrosen aber immer noch um den Faktor 2. Im genannten Zeitraum sind keine frischen Ellenbogengelenkfrakturen oder Luxationsfrakturen mit GSB-III-Prothese versorgt worden, sondern ausschließlich posttraumatische Arthrosen mit überwiegend starken Schmerzen und einer ausgeprägten Bewegungseinschränkung oder Instabilität. Deformitäten mit Achsenabweichungen, residuelle Subluxationen, Pseudarthrosen und grössere Knochendefekte charakterisierten viele der präoperativen Röntgenbilder. Abgesehen von Einzelfällen war die überwiegende Mehrzahl ein- oder mehrmals voroperiert und mit noch liegendem Osteosynthesematerial uns zur Prothesenversorgung zugewiesen worden.

Hinsichtlich *Schmerzen* ist das Ergebnis nach Prothesenversorgung bei den Fällen, die wegen posttraumatischer Arthrose versorgt wurden, ähnlich demjenigen bei Rheumatoider Arthritis. Dies zeigte eine erste große Nachuntersuchung von 173 Patienten mit 197 GSB-III-Prothesen, die in den Jahren 1978–1993 eingesetzt worden waren. Auf einer visuellen Analogskala von 0–10 ergab der Vergleich des prä- mit dem postoperativen Durchschnittswert bei Rheumatoider Arthritis folgende Werte:
- präoperativ 7,57 (0–10) und
- postoperativ 0,25 (0–5)

Bei posttraumatischen Arthrosen
- päroperativ 6,10 (0–10)
- postoperativ 1,02 (0–6)

Der *Bewegungsumfang* wuchs hinsichtlich Flexion bei den posttraumatischen Arthrosen von 96° präoperativ auf 128° postoperativ, das Extensionsdefizit verminderte sich von 44° auf 32°, was einer Zunahme des Bewegungsumfangs von durchschnittlich 44° entspricht. Die diesbezüglichen Werte bei Rheumatoider Arthritis betrugen präoperativ für Flexion 119° mit einem Streckdefizit von 37°. Postoperativ erreichte die Flexion 139°, das Streckdefizit verminderte sich auf 27°, was einem Gewinn von 30° entspricht. Der Grund für den geringeren Bewegungsumfang bei den posttraumatischen Arthrosen und insbesondere das größere Streckdefizit liegt bei den ausgeprägteren Weichteilverletzungen und -vernarbungen, die einerseits die ursprüngliche traumatische Einwirkung, anderseits die nachfolgende(n) operative(n) Versorgung(en) der Fraktur verursachten. Dies gilt ganz besonders für den Streckapparat, durch den mehrheitlich der Zugangsweg vorgenommen wurde.

Im *Langzeitverhalten* fanden wir, wenn wir absehen von der höheren Komplikations- und Revisionsrate bei den posttraumatischen Fällen im Vergleich zur Rheumatoiden Arthritis (s. u.), auch nach mehr als 10 Jahren keine Zunahme der subjektiven Beschwerden oder wesentliche Abnahme des Bewegungsumfangs. Am ehesten nimmt das Streckdefizit dann etwas zu, wenn von Anfang an eine Diskrepanz zwischen aktivem und passivem Streckdefizit besteht (Abb. 15.4).

Die *Komplikationen* sind nach übereinstimmender Auffassung aller Autoren der Weltliteratur bei Traumafolgen häufiger als bei der Rheumatoiden Arthritis. Dies betrifft alle wesentlichen und die Dauerhaftigkeit des Kunstgelenks in Frage stellenden Komplikationen wie aseptische Lockerungen, Infektionen, Entkoppelungen, aber auch periartikuläre Ossifikationen mit Bewegungseinschränkung, Irritationen des N. ulnaris und Trizepsrupturen u. a. m. Die Gründe sind:
- Weichteilschädigungen durch das Trauma und die vorausgegangenen Operationen
- Patienten in relativ jugendlichem Alter mit erhöhten Belastungsansprüchen an den prothetisch versorgten Ellenbogen
- nicht infektiöse oder infektiöse Heilungsstörungen bei den vorausgegangenen Operationen, die technisch höhere Ansprüche stellen, womit wiederum die Komplikationsmöglichkeiten ansteigen

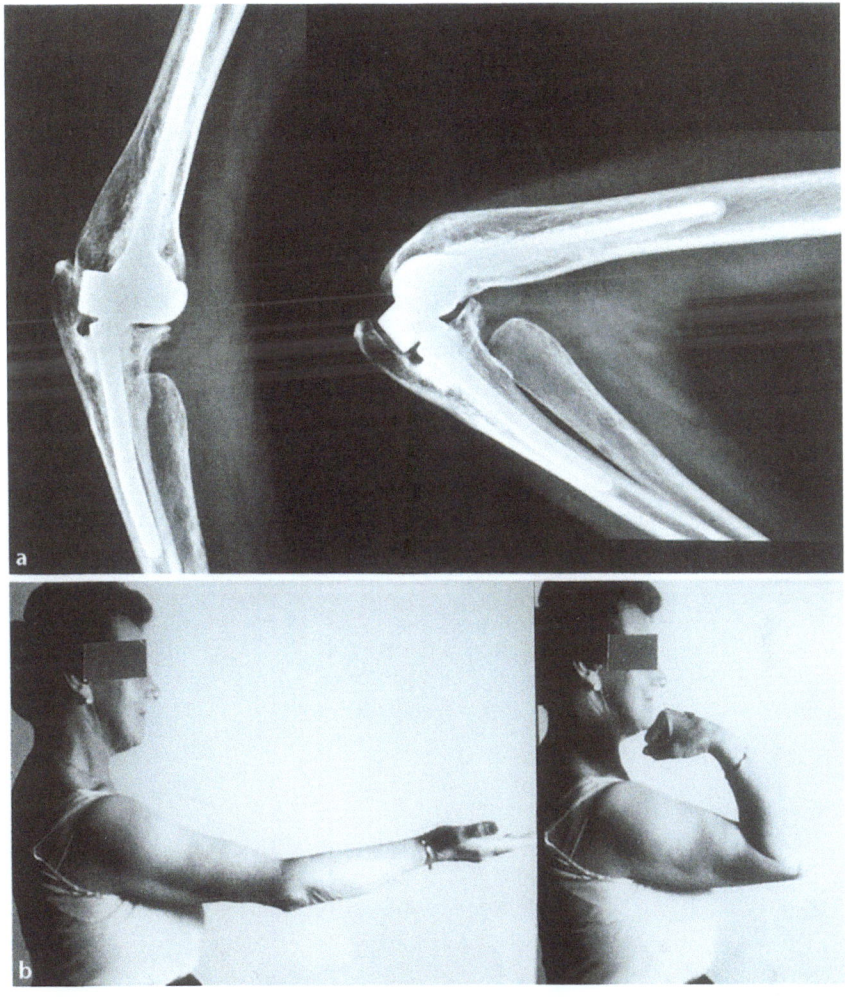

Abb. 15.4. Langzeitergebnis (15 Jahre) einer GSB-III-Ellenbogen-Arthroplastik nach posttraumatischer Arthrose. **a** Röntgenbild; **b** funktionelles Ergebnis

Die Komplikationsrate liegt nach Morrey (2000) bei Patienten unter 60 Jahren mit posttraumatischer Arthrose bei 35% im Vergleich zu 17% bei Patienten über 60 Jahren.

Forderungen an prothesenversorgte Patienten nach Morrey (2000):
- Keine manuell belastende Arbeit
- kein Heben von Gewichten von mehr als 5 kg bzw. wiederholtes Heben von mehr als 1 kg
- kein Golfsport

15.5 Die primäre Prothesenversorgung von Frakturen und Luxationsfrakturen

Die primäre Prothesenversorgung von Frakturen wird insgesamt sehr kritisch gesehen. Cobb und Morrey (1997) berichteten über 21 Fälle, die im Zeitraum von 10 Jahren operiert wurden. Für sie bestand die Indikation zur prothetischen Versorgung nur bei sehr alten Patienten mit ausgeprägter Osteoporose. Bei einem Follow-up von durchschnittlich 4 Jahren seien subjektiv alle Patienten hinsichtlich Schmerzen zufrieden gewesen. Objektiv (Mayo Performance-Score) konnten 15 als sehr gut und 10 als gut bewertet werden. Der Bewe-

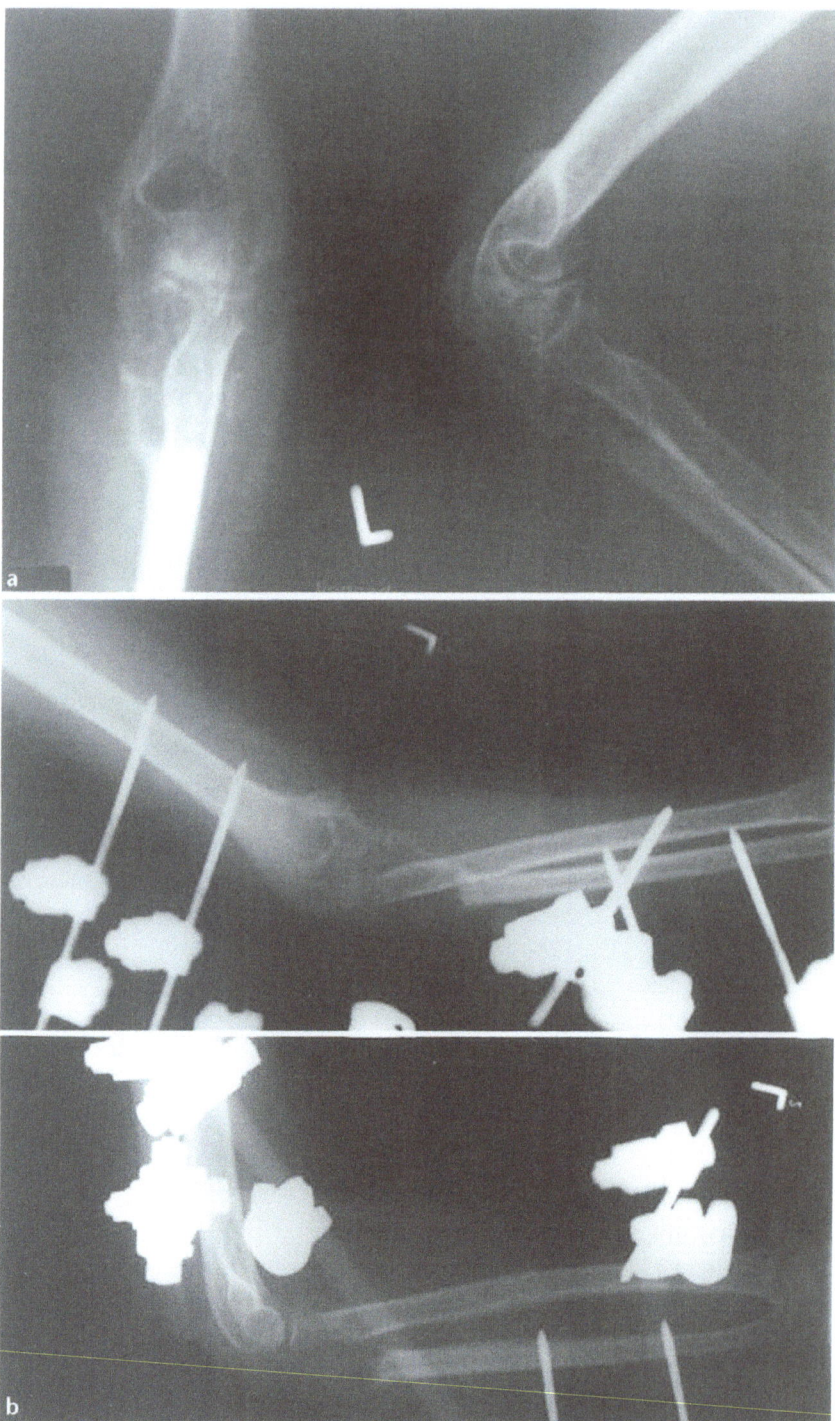

Abb. 15.5. a Röntgenbild im a.p. und seitlichen Strahlengang. Metastase eines Nierenzellkarzinoms im Bereich der proximalen Ulna (weibl. 64 Jahre). Im Weiteren kam es zu einer pathologischen Fraktur. Versorgung durch Minimalosteosynthese (Draht). Postoperativ ausgedehnte Weichteilinfetion. **b** Zustand nach Revisionseingriff mit Entfernung des Drahtes, Weichteildebridement und Tumorresektion sowie Anlage eines gelenkübergreifenden Fixateur externe; **c** zur Stabilisierung erfolgte die Plattenarthrodese. Auf eine primäre Spongiosaplastik wurde aufgrund der Infektsituation verzichtet. Konsolidierung der Weichteilsituation

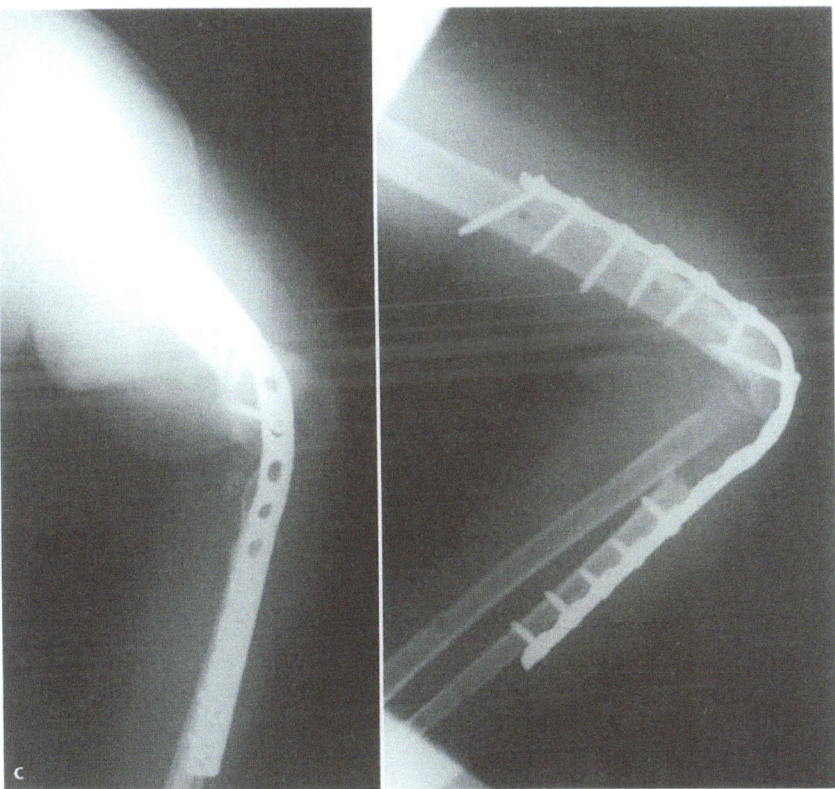

Abb. 15.5 c

gungsumfang betrug hinsichtlich Flexion/Extension 130-25-0°, bezüglich Pro-/Supination 74°/73°. Lockerungen wurden keine nachgewiesen.

Als Alternative kommt bei jüngeren Patienten, die unter starken Schmerzen und Funktionseinbuße bei radiologisch erheblicher Kongruenzstörung als Folge einer posttraumatischen Arthrose leiden, die *Distraktionsarthroplastik* in Betracht, die immer noch die Möglichkeit einer späteren Prothesenversorgung offen lässt und nach Judet in über 50% ein gutes Ergebnis erwarten lässt.

Von einer *primären Resektionsarthroplastik* ist in jedem Fall Abstand zu nehmen, da in einem Drittel der Fälle nach über fünf Jahren schmerzhaft instabile Ellenbogengelenke festgestellt werden.

15.6 Arthrodese

Ellenbogenarthrodesen sind nur in Ausnahmefällen indiziert. In erster Linie sind dies nicht beherrschbare Infekte mit ausgeprägter Gelenkzerstörung. Weitere Indikationen stellen Tumoren (Abb. 15.5) und offene, nicht rekonstruierbare Ellenbogenfrakturen dar. Voraussetzung für eine Arthrodese ist, dass eine Rekonstruktion des humeroulnaren Hauptgelenkes aufgrund ausgedehnter knöcherner Destruktionen/Defekte nicht möglich ist.

■ **Zugangsweg.** Für die Ellenbogengelenksarthrodese wird der dorsale Standardzugang verwendet. Der N. ulnaris sollte immer dargestellt werden, der N. radialis nur bei Ausdehnung des Zugangs nach proximal. Das Radiusköpfchen wird in der Regel reseziert. Die humeroulnare Gelenkfläche wird entknorpelt bzw. reseziert. Das Standardimplantat stellt die 4,5 mm LC-DCP dar. Mindestens 8 Kortices sollten auf jeder Seite gefasst werden. Weiterhin empfiehlt sich eine Schraube in Längsrichtung der Ulna. Die Platte wird 90° bzw. 100° in der Mitte vorgebogen. Funktionell ist eine stärkere Beugestellung günstiger als eine Angulation ≤90°. Eine additive Spongiosaplastik ist bei Infektfreiheit indiziert, ansonsten muss sie bei fehlender Durchbauung sekundär durchgeführt werden.

Literatur

1. Cobb TK, Morrey BF (1997) Total elbow arthroplasty as primary treatment for distal humeral fractures in elderly patients. J Bone Joint Surgery 79-A:825-832
2. Ewald FC (1994) Capitellocondylar total elbow arthroplasty. Master techniques in Orthopedic Surgery. In: Morrey BF (ed) The Elbow. Raven, New York
3. Goldberg VM, Figgie HE III, Inglis AE, Figgie MP (1988) Current concepts review: total elbow arthroplasty. J Bone Joint Surg Am 70A:778-783
4. Gschwend N (1983) Salvage procedure in failed elbow prothesis. Arch Orthop Trauma Surg 101:95-99
5. Gschwend N (1987) Wiederaufbauplastik der Humeruscondylen nach Endoprothesenentfernung des Ellenbogens versus Arthrodese. Orthopäde 16:340-347
6. Gschwend N, Löhr J, Ivosevic-Radovanovic D (1988) Die Ellenbogen-Arthroplastik. Orthopäde 17:366-373
7. Gschwend N, Loehr JF, Ivosevic-Radovanovic D, Scheier H, Munzinger U (1988) Semiconstrained elbow prosthesis with special reference to the GSB III prosthesis. Clin Orthop 232:104-111
8. Gschwend N, Simmen BR, Matejovska Z (1996) Late complications in elbow arthroplasty. J Shoulder Elbow Surg, Vol 5, 2:86-96
9. Herren DB, Shawn W, O'Driscoll PhD, An KN (2001) The role of the collateral ligaments in the GSB linked total elbow prosthesis. J Shoulder Elbow Surg
10. John H (1994) Operative treatment of distal humeral fractures in the elderly. J Bone Joint Surg 76B, 5:793-796
11. Judet T, Piriou P, Garreau de Loubresse C, Charnley G, Judet R (1997) Open arthrolysis with Distraction. In: Copeland S et al (eds) Joint Stiffness of the upper limb. Dunitz, London, pp 91-94
12. Kudo H (1996) Cementless or Hybrid Total Elbow Arthroplasty – a study of interim clinical results and specific complications. In: Rüther W (ed) The Elbow. Springer, Berlin Heidelberg, S 128-134
13. London JT (1981) Kinematics of the elbow. J Bone Joint Surg (Am) 63:529-535
14. Morrey BF (1990) Post-posttraumatic contracture of the elbow, operative treatment including distraction arthroplasty. J Bone Joint Surg 72A:601-618
15. Morrey BF (2000) The Elbow and its Disorders. Saunders, Philadelphia 3rd edition
16. Roper BA, Tuke M, O'Riordan SM, Bulstrode CJ (1986) A new constrained elbow. A prospective review of 60 replacements. J Bone Joint Surg (Br) 68:566-569
17. Schwyzer HK, Gschwend N, Löhr J (1998) Die Alloarthroplastik des Ellenbogengelenkes. Operative Orthopädie und Traumatologie 10-1: 10-25
18. Sorbie CH, Shiba R, Sin D, Saunders G, Wevers P (1986) The development of a surface arthroplasty for the elbow. Clin Orthop 208:100-103
19. Souter WA (1997) The contribution of the elbow joint to upper limb function. In: Copeland SA, Gschwend N, Landi A, Saffar Ph (eds) Joint Stiffness in Upper Limb. Dunitz, London, S 81-83
20. Swanson AB, De Groot Swanson G, Masada K, Makino M, Pires P, Gannon DM et al. (1991) Constrained Total Elbow Arthroplasty. J Arthroplasty 6(3):203-212

KAPITEL 16 Begutachtung

Helmut Lill, Jan Korner und Christoph Josten

16.1 Aufbau und Inhalt des ärztlichen Gutachtens

16.1.1 Begriffsdefinition

Ein ärztliches Gutachten stellt die Anwendung der medizinisch-wissenschaftlichen Erkenntnis auf einen Einzelfall in Bezug auf eine bestimmte Fragestellung dar. Dem Gutachter sollte die Ursache des Gutachtens vom Auftraggeber dargestellt werden. In der gesetzlichen Unfallversicherung wird nach der *Minderung der Erwerbsfähigkeit (MDE)* gefragt. *Berufsunfähigkeit* und *Erwerbsunfähigkeit* sind Begriffe der Rentenversicherung, die *Arbeitsunfähigkeit* dagegen der Krankenversicherung. Die privaten Unfallversicherungsträger setzen eigene Bemessungsmaßstäbe mit dem *Invaliditätsgrad* bzw. der *Funktionsbeeinträchtigung*. Die privaten Unfallversicherungsträger verlangen bei Ellenbogenverletzungen in der Regel eine Bemessung der *Gliedertaxe*, die allein nach funktionellen Gesichtspunkten, ohne Rücksicht auf Beruf oder sonstige Tätigkeiten, zu bemessen ist.

16.1.2 Einleitung, Unfallhergang und Behandlungsverlauf

Aus der *Einleitung* des Gutachten muss hervorgehen, wer den Gutachtenauftrag wann erteilt hat und was die *Grundlage des Gutachtens*, z. B. Aktenunterlagen, klinische oder röntgenologische Untersuchungen wo und wann, darstellt. Danach sollte der *Unfallhergang* (wo, wann, wie?) geschildert werden, wobei insbesondere bei Zusammenhangsgutachten eine exakte Darstellung von entscheidender Bedeutung ist. Die Formulierung der *Diagnose* erfolgt aus der Kenntnis des Unfallherganges, der Erstbehandlung und des Behandlunsverlaufes. Der *Behandlungsverlauf* setzt sich aus objektiver und subjektiver Anamnese zusammen. Es wird sowohl die Schilderung des Patienten, als auch der Verlauf aus der Aktenlage dargestellt. Weiterhin sollte eine Sozial- und Berufsanamnese erhoben und die Arbeitsunfähigkeits- und Behandlungszeiträume dokumentiert werden.

16.1.3 Klagen des Patienten und Befunderhebung

Die vom Patienten beschriebenen Beschwerden und Behinderungen im Alltags- und Berufsleben werden möglichst wörtlich unter der Rubrik *Klagen* aufgenommen. Der *Befund* stellt die klinische Untersuchung dar. In der Regel wird mit der Beschreibung des Alters und des Allgemein- und Ernährungszustandes begonnen bevor man sich auf einzelne Körperabschnitte oder Organsysteme beschränkt. Bei Untersuchung der oberen Extremität im Rahmen von Ellenbogenverletzungen darf die Schilderung der kontralateralen Seite nicht fehlen. Veränderungen der Hauttemperatur, des Hautturgors und der Behaarung sowie sichtbare Deformitäten des Ellenbogengelenkes sollten dokumentiert werden. Beim passiven Durchbewegen des verletzten Ellenbogengelenkes sollte die andere Hand des Untersuchers das Gelenk von dorsal umfassen um Reibegeräusche und Krepitationen zu spüren und dann zu dokumentieren. Mit der Neutral-O-Methode wird die geführte Bewegung dokumentiert, unterscheidet sich diese vom aktiven Bewegungsausmaß, so ist das aktive Bergungsausmaß gesondert zu dokumentieren. Insbesondere nach Ellenbogenverletzungen ist es wichtig bei Be-

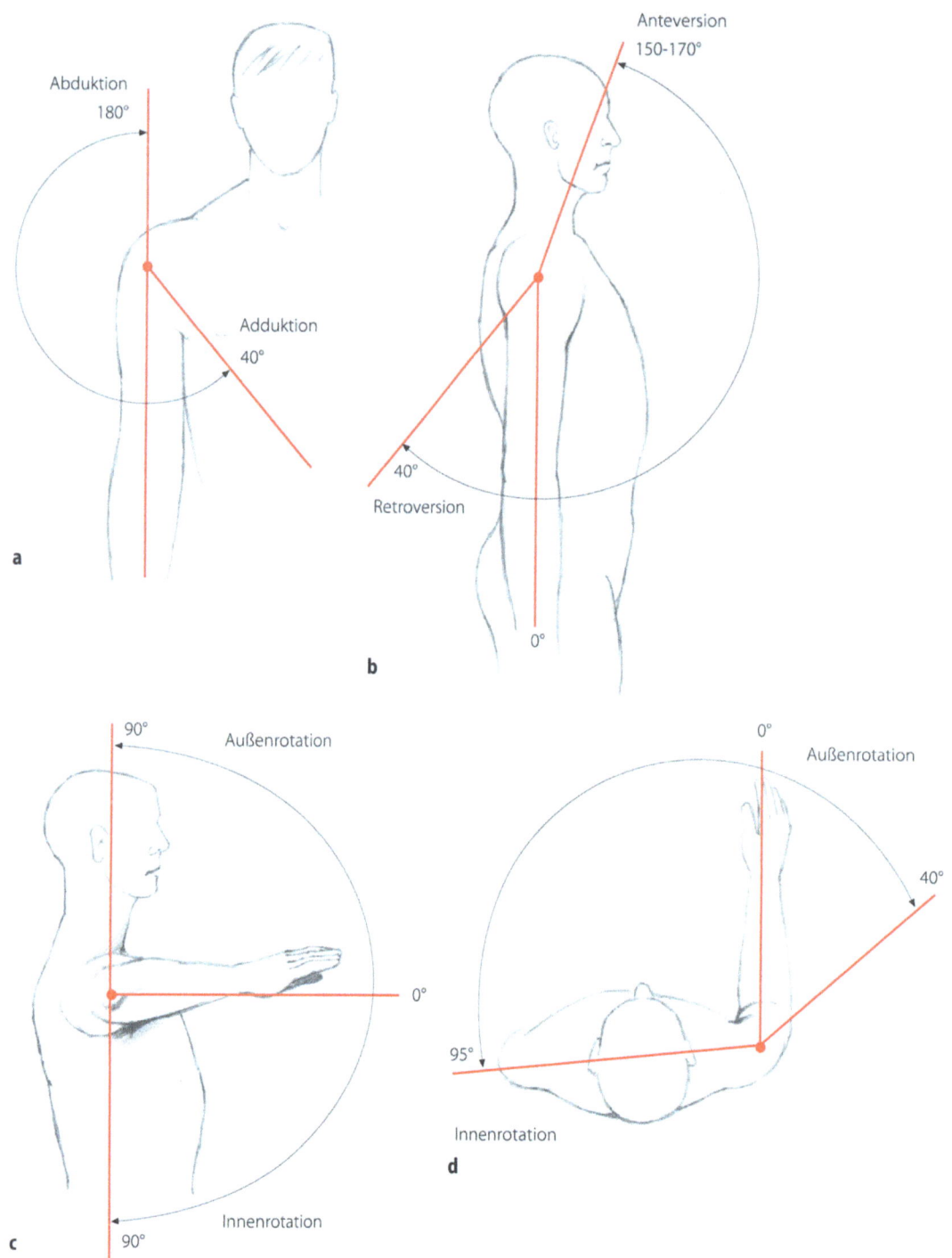

Abb. 16.1 a–d. Untersuchung und Dokumentation des Bewegungsausmaßes des Schultergelenkes nach der Neutral-0-Methode

16.1 Aufbau und Inhalt des ärztlichen Gutachtens 221

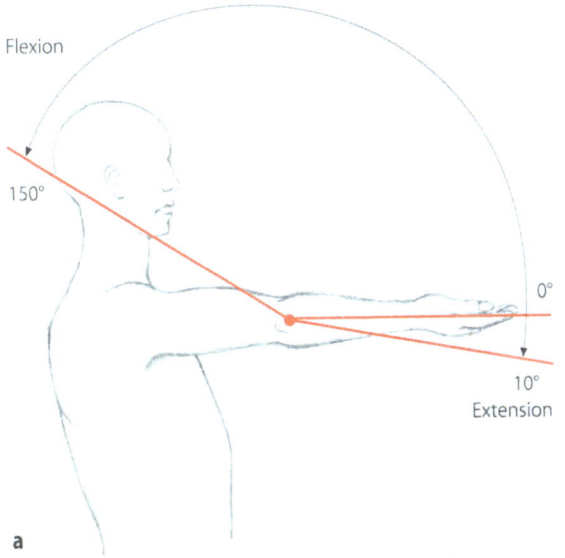
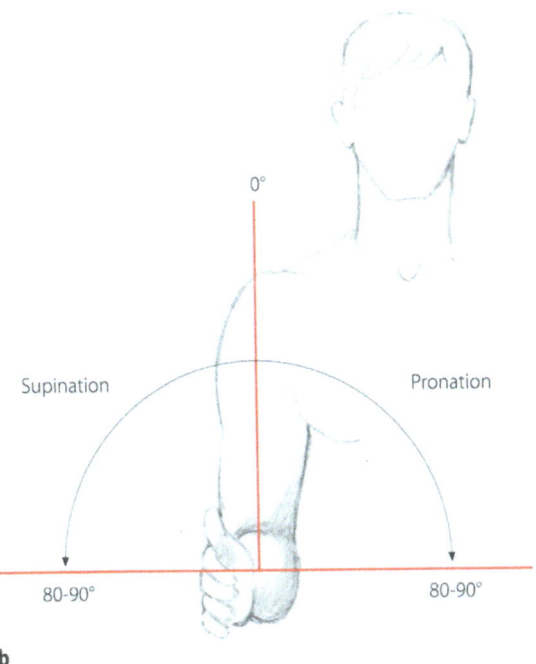

Abb. 16.2 a, b. Untersuchung und Dokumentation des Bewegungsausmaßes des Ellenbogengelenkes nach der Neutral-0-Methode

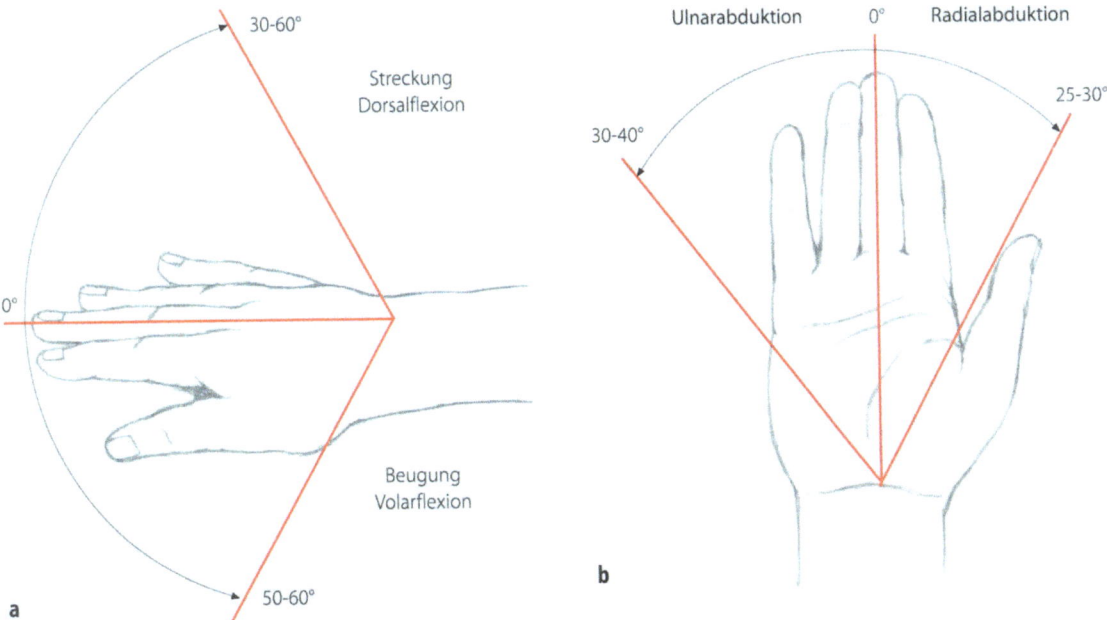

Abb. 16.3 a, b. Untersuchung und Dokumentation des Bewegungsausmaßes des Handgelenkes nach der Neutral-0-Methode

wegungseinschränkungen zu beschreiben, ob es sich um einen festen oder eher weichen endgradigen Anschlag handelt. Hierdurch sind Rückschlüsse auf die Ursachen der Bewegungseinschränkungen möglich. Der Muskelstatus wird 15 cm proximal und 10 cm distal des Epicondylus radialis durch Messung der Umfangmaße erhoben. Nach der Stabilitätsprüfung schließ sich die neurologische Untersuchung mit Messung der groben Kraft und die Palpation der großen Gefäße an. Wichtig ist bei der Untersuchung und Begutachtung des Ellenbogengelenkes die Untersuchung der angrenzenden Gelenke (Schultergürtel und Handgelenk, Abb. 16.1–3).

16.1.4 Apparative Diagnostik

Die *apparative Diagnostik* im Rahmen eines Gutachtens beinhaltet in erster Linie die Röntgendiagnostik der verletzten und kontralateralen Seite im a.p. und seitlichen Strahlengang. Bei speziellen Fragestellungen des Radiusköpfchens kann eine Radiusköpfchen-Spezialaufnahme zusätzliche Informationen bringen. Insbesondere bei Zusammenhangsgutachten sind alte Röntgen-Verlaufsserien mit zu beurteilen. Die Sonographie des Ellenbogengelenkes im Rahmen einer Begutachtung bringt nur selten entscheidende zusätzliche Informationen. Dagegen können die Magnetresonanztomographie und die Computertomographie zur Dokumentation und Begutachtung posttraumatischer Zustände wichtige Informationen liefern. Insbesondere bei Fragestellungen nach dem Ausmaß der Arthrose, dem Vorliegen freier Gelenkkörper, Bandinsuffizienzen oder verbliebene Gelenksstufen sind die Diagnostikverfahren hilfreich.

16.1.5 Zusammenfassende Beurteilung

In der *zusammenfassenden Beurteilung* sollte der Gutachter zu den im Gutachtenauftrag gestellten Fragen Stellung nehmen und die Unfallfolgen zusammenfassen. Es muss dargestellt werden, wodurch die angegebenen Klagen erklärbar sind und die angegebenen Umstände und festgestellten Tatsachen beurteilt werden.

Bei einem Zusammenhangsgutachten muss geklärt werden, ob mit Wahrscheinlichkeit ein Körperschaden mit einem Ereignis aus der Vorgeschichte in ursächlichem Zusammenhang steht und wie stark die Beeinträchtigung durch das angeschuldigte Ereignis ist. Dieser Zusammenhang ist in der Regel mit Literatur zu untermauern. Weiterhin ist festzulegen, in wie weit Vorerkrankungen und unfallfremde Erkankungen bei dem festgestellten Körperschaden mitgewirkt haben. Der Gutachter muss sich festlegen, ob es sich um eine vorrübergehende oder dauerhafte Körperschädigung handelt und einen Vorschlag für eine evtl. notwendige Nachuntersuchung unterbreiten.

16.2 Einschätzung der Minderung der Erwerbsfähigkeit (MDE) in der gesetzlichen Unfallversicherung

Die MDE ist ein Rechtsbegriff und besteht in der Einschränkung der Fähigkeit des Versicherten, sich auf dem allgemeinen Arbeitsmarkt einen Erwerb zu verschaffen, sie bezieht sich also nicht auf den erlernten Beruf, sondern auf den allgemeinen Arbeitsmarkt. Entsprechend dem erlittenem Schaden ist die MDE in verschiedene Grade unterteilbar, welche in Prozentsätzen zwischen 10 und 100 angegeben werden. Dabei sind Bewertungen in Fünfer-Schritten zu vermeiden. Unterschiede in der Bewertung zwischen rechten und linkem Arm bzw. dominanten und nicht dominanten Arm werden prinzipiell nicht angesetzt. Die MDE erreicht erst mit 20% einen rentenberechtigten Grad, allerdings können auch Renten unter 20% als sog. Stützrenten ausgezahlt werden, wenn bereits andere Renten wegen Unfallfolgen oder Berufskrankheit vorliegen. Bei der Abschätzung des Einflusses der Unfallfolgen auf die Erwerbsfähigkeit haben sich allgemeine Erfahrungswerte eingebürgert (Tabelle 16.1). Eine Einsteifung des Ellenbogengelenkes in einem Winkel zwischen 80 und 100° bei mittlerer Pronationsstellung des Unterarmes ist dabei als günstige Gebrauchsstellung aufzufassen.

Tabelle 16.1. Empfehlungen bzw. Anhaltspunkte für die Einschätzung der MDE in Abhängigkeit von der Funktionseinschränkung im Bereich des Ellenbogengelenkes (in Anlehnung an Ludolph et al. (1998), Mollowitz (1998), Mehrhoff und Muhr (1999))

Einschränkung	MDE (%)
Verlust des Armes in Höhe des Ellenbogengelenkes	70
Versteifung in Streckstellung 0/0/0	50
Versteifung bei 0/30/30 (Unterarmdrehung eingeschränkt)	40
Versteifung bei 0/90/90 (Unterarmdrehung frei oder eingeschränkt)	30
Versteifung bei 0/120/120 (Unterarmdrehung eingeschränkt)	40
Versteifung zwischen 80–100° und mittlerer Pronationsstellung mit Aufhebung der Drehbewegung	30
Versteifung >80° bzw. <100° in ungünstiger Unterarmstellung mit Aufhebung der Drehbewegung	50
Restbeweglichkeit von 0/30/90 mit Einschränkung der Unterarmdrehung	30
Restbeweglichkeit von 0/90/130 mit Einschränkung der Unterarmdrehung	20
Restbeweglichkeit von 0/30/120 (freie Unterarmdrehung)	10
Isolierte Aufhebung der Unterarmdrehung in günstiger Stellung (mittlere Pronation)	10
Isolierte Aufhebung der Unterarmdrehung in ungünstiger Stellung	20
Isolierte Aufhebung der Unterarmdrehung in extremer Supinationsstellung	40
Schlottergelenk	40
Nervenschädigung	
Gesamter N. radialis	40
N. radialis mittlerer Bereich	30
N. radialis distal	20
N. ulnaris distal	30
N. medianus proximal	40
N. medianus und N. ulnaris	60
N. medianus, N. ulnaris und N. radialis proximal	80

Tabelle 16.2. Einschätzempfehlungen des Invaliditätgrades in Bruchteilen (in Anlehnung an Reichenbach und Ludolph (1998), Mollowitz (1999))

Einschränkung	Bruchteile Arm
Versteifung des Ellenbogengelenkes in Streckstellung	3/5
Versteifung im rechten Winkel (0/90/90) mit freier oder eingeschränkter Unterarmdrehung	2/5
Versteifung im rechten Winkel (0/90/90) mit Verlust der Unterarmdrehung	3/5
Bewegungseinschränkung (0/30/120) und freier Unterarmdrehung	1/10
Bewegungseinschränkung (0/30/90) und freier Unterarmdrehung	2/10
Verlust der Unterarmdrehung	3/10
Nervenschädigung	
Gesamter N. radialis	2/5
N. radialis mittlerer Bereich	1/3
N. radialis distal	1/4
N. ulnaris distal	1/4
N. medianus proximal	2/5
N. medianus und N. ulnaris	3/5
N. medianus, N. ulnaris und N. radialis proximal	1/1

16.3 Einschätzungen des Invaliditätsgrades („Gliedertaxe") in der privaten Unfallversicherung

Die Bewertungsvorschläge beruhen auf langjähriger Erfahrung in der Begutachtung für die private Unfallversicherung und berücksichtigen die Beratungen im „Arbeitskreis Begutachtung" der Deutschen Gesellschaft für Orthopädie und Traumatologie (DGOT) sowie die Bewertungsempfehlungen in der Literatur. Die Bewertung erfolgt in Bruchteilen entsprechend dem Grad der Funktionsbeeinträchtigung. Aus diesen Bruchteilen (1/20, 1/10, 1/7...bis 1/1) ergibt sich mit der Gliedertaxe der Invaliditätsgrad. Bei der Begutachtung von Ellenbogenverletzungen wird in der Regel nach der *Funktionsbeeinträchtigung des Armes* in Bruchteilen gefragt (Tabelle 16.2).

Literatur

1. Fritze E (2001) Die ärztliche Begutachtung. Steinkopff, Darmstadt
2. Ludolph E, Lehmann R, Schürmann J (1998) Kursbuch der ärztlichen Begutachtung. ecomed Landsberg
3. Mehrhoff F, Muhr G (1999) Unfallbegutachtung, Walter de Gruyter, Berlin New York
4. Mollowitz GG (1998) Der Unfallmann, 12. Aufl. Springer, Berlin Heidelberg New York
5. Reichenbach M, Ludolph E (1998) Einschätzempfehlungen für die Private Unfallversicherung. In: Ludolph E, Lehmann R, Schürmann J (ed) Kursbuch der ärztlichen Begutachtung. ecomed Landsberg, Abschnitt IV.1.2
6. Rompe G, Erlenkämper A (1998) Begutachtung der Haltungs- und Bewegungsorgane. Thieme, Stuttgart New York

Sachverzeichnis

A

A. brachialis 3, 16, 40, 64
A. radialis 3
A. ulnaris 3
Abschermechanismus 100
Abstützfläche 214
Achsenabweichung 87
Adhäsion, intraartikulär 192
adjuvante Maßnahmen 198
aktive Extension aus gehaltener Flexion 154
Algorithmus 69, 75, 80, 82, 85, 90, 93
ALRUD (s. u. Dissoziation, akute longitudinale radioulnare)
AMCL (Anterior Medial Collateral Ligament) 1, 6
Analgosedierung 110
Anamnese 13
Anatomie, funktionelle 1
anatomische Landmarken 38, 181, 189, 209
Antiphlogistika, nichtsteroidal 180, 198
Antirheumatikum, nichtsteroidal (NSAR) 49, 187
AO-Klassifikation für Kinder 64, 73, 79, 92
Apophyse
- Abrissfraktur 81
- persistierend 29
apparative Diagnostik 222
Arbeitskreis Begutachtung 224
Arbeitsunfähigkeit 221
Arc of Injury 165
Arthritis
- infizierte 201
- juvenile rheumatoide 201
- rheumatoide 211
- - superinfizierte 201
Arthrodese 209
Arthrolyse 117, 184, 189
- arthroskopisch 47
- dorsal 195
- erweiterte 189
- Indikation 192f.
- klinische Untersuchung 190
- posttraumatisch 198
- über radialen Zugang 195
- von lateral 193
- von medial 193
Arthroplastik 189
Arthrose 110, 117, 148, 180
- aktive 201
Arthroskopie 37
- Bauchlage 37
- dorsoulnarer Zugang 38
- operative 42
- Rückenlage 37
- Seitlage 37
Arthrotomie 59
artikulierende Struktur 1
Aspiration 206
Aufklappbarkeit, mediale 48
Auszugsnaht, transossäre 105
Autotür-Anpralltrauma 183
axiale Kompression 10

B

Band
- Apparat, medialer 48
- Instabilität 17
- Strukturen des DRUG 119
- Strukturen, ventral 2
Baumann-Winkel 66
Baumgarten 45
Befund 219
Begleitverletzung 100
- Lokalisation 102
Begutachtung 219
Behandlung, konservativ 90
Berufsunfähigkeit 219
Beschwerden, chronisch 14
Bestrahlung
- Low-dose 196
- Single-dose 196
Beübung, passive 49
Beugekontraktur 60
Beurteilung, zusammenfassende 222
Beweglichkeit
- aktive 16
- passive 17
Bewegungs-
- ausmaß, physiologisches 8
- einschränkung 160, 187
- - posttraumatisch 46, 116
- fixation 197
- motorschiene 49
- richtung 16
- übung 196
- umfang 7
biomechanische Abläufe 99
Bizepssehne 16
- Refixation 61
Blockade, mechanische 141
Blockierung 47
Blutleere 37
bone-remodeling 134
Bowing-fracture 92
Brachioradialisreflex 21
Breitspektrum-
antibiotikum 205
Bursa
- intratendineae 14
- olecrani 14, 16
- subtendineae 14
Bursitiden, septisch 206
Bursitis, abszedierende 207

C

capillary refill 110
Capitulum
- Fragment 163
- Fraktur, Klassifikation nach Morrey 165
- humeri 1, 39, 82
- - Schädigung 147
- - Fraktur 163
- radii 15
Capsula articularis 2
Chassaignac 97
Chondromatose 42
CML (s. u. Medial Collateral Ligament)
Compliance 192

Computertomographie (CT) 32, 192
– axial 32
Condylus
– radialis humeri, Fraktur 72
– ulnaris humeri, Fraktur 76
Continuous Passive Motion (CPM) 197
CRP 202
Cubitus valgus 94
Cubitus varus 14, 72
cuff-and-collar 67

D

DSA 67
Debridement 203
– arthroskopisches 203
Defektfraktur 128
Defektresektion mit Armverkürzung 184
Dehnungsbehandlung, physiotherapeutische 192
dFK (dorsaler Fettkörper) 26
Diagnose
– apparative 222
– sonographische 202
Diagnostischer Rundgang 41
Diaphysenepiphysenwinkel 66
Dislokation, sekundäre 155, 181
Dislokationsgrad, Klassifizierung 64
Dissoziation
– akute longitudinale radioulnare (ALRUD) 119f., 146
– radioulnare 118, 165
– – Transfixation 121
dist. Humerus/Captulum 102
distale Bizepssehnenruptur, MRT 31
Distensions-Irrigationsmethode 203ff.
Distraktion 10
Distraktionsstress 9
Dopplersonographie 66
Drainage 49
– Systeme 205
Dreier-Zug-Extension nach Baumann 70
Drittelrohrplatte 167
Durchblutungsstörung 134

E

Elektromyographie (EMG) 116
Elektroneurographie (ENG) 116
Ellenbogen
– Achse, Valgisierung 76
– Ankylose, Einteilung 190

– Arthrodese 217
– Arthroskopie 48
– Fraktur, nicht rekonstruierbar 217
– Gelenk
– Gelenk, Einstufung der Muskelkraft 20
– – Hyperextension 152
– – infiziertes 206
– – Krafteverteilung auf Teilgelenke 10
– Luxation 81, 95, 214
– Prothese 214
Endoprothese 209
Epicondylitis radialis humeri 43
Epikondyle, Abrissfraktur 108
Epikondylopathie
– radiale, Funktionstest 19
– ulnare, Funktionstest 19
Epikondylus
– lateralis 2, 39
– – humeri 15
– medialis 2
– Osteotomie 59
– ulnaris 15
– – humeri 81
Erwerbsfähigkeit, Minderung (MDE) 219, 222 f.
Erwerbsunfähigkeit 219
Essex-Lopresti-Verletzung 118, 121, 146
Extension 21
Extensionsfraktur 64
Extensionssteife 191
Extensorengruppe 3
extrinsischer Faktor 190

F

Fadenankersystem 105
fat-pad-sign 25, 140
fat pads 1
Fasszange 37
Fettkörper
– dorsaler (dFK) 26
– periartikulär 25f.
– ventraler (vFK) 26
– Zeichen 25
– – positives 26
Fieber, akutes rheumatisches 201
Fischschwanzdeformität 76
Fixateur externe 94
– gelenkübergreifend 167
– – Dreiecksmontage 169
– radialer 70
Fixation
– biodegradable 74
– temporär 173

Flexion 21
Flexion-Extension 6, 16
Flexions
– fraktur 64
– steife 191
Flexorengruppe 3
Fossa
– coronoidea 1
– cubiti 16
– olecrani 1, 15, 47
– radialis 1
Fragment
– Entfernung 45
– Exzision 158
– Resektion 107, 141
Fraktur
– Apophysenabriss 81
– dislozierte 190
– Entstehung 11
– epikondylär 81, 171
– extraartikuläre 63
– hängende 74
– intraartikulär
– – transkondylär 63
– – mit frontalem Frakturverlauf 171
– – unikondylär 171
– metaphysär 171
– offene 129, 173
– primäre Prothesenversorgung 215
– suprakondylär 63
– transkondylär 63
Fremdkörperreaktion 147
Fugenstimulation 76
Functio laesa 65, 79
Funktions
– beeinträchtigung 219
– – Grad 224
– prüfung 66
– verlust 206

G

Gefäß- und Nervenschaden, primär 183
Gefäßdarstellung, angiographisch 185
Gefäßläsion 179, 185
Gefäßschaden 64, 116
– primär 183
Gelenk
– Achse, humeroulnare 4
– Darstellung
– – erweitert 54
– – lateral 57
– Distensionstherapie 205
– humeroradiales 102
– humeroulnares 102

– Entfernung 43
– Fläche, Impaktion 156
– Führung, humeroulnare 8
– Infektion
– – arthroskopische Sanierung 203
– – bakteriell 46
– Inkongruenz 79, 190
– Kapsel 1, 10
– Körper
– – chondrale 42
– – freie 42
– – – osteochondrale 42
– – kalkdichte 42
– posttraumatisch 189
– – Instabilität 188
– – klinische Untersuchung 190
– – Nervenschäden 198
– – Rezidiv 198
– Punktion 139ff., 201f.
– Stabilität 159
– Steife
– – Einteilung 189
– Zerstörung 217
Gentamycin-PMMA-Kette 204
Gliederachse 219
Golfer-Ellenbogen 19
Grünholzfraktur 92
GSB-I-Prothese 209
GSB-III-Prothese 210, 212
Gutachten, ärztliches 219
Gutachter 219

H

Hahn-Steinthal-Fraktur 163, 175
Hand, Radialdeviation 119
Handgelenks
– flexoren 15
– pronatoren 15
– strecker 16
Hautersatz 184
Hilfslinie, diagnostische 68
Humeroradialgelenk 1
– Instabilität 133
– ventraler Längsschnitt 34
Humeroulnargelenk 1
– Luxation 99
– ventraler Längsschnitt 34
Humerus
– distal 108, 179, 181
– Fraktur, distal,
– – AO-Klassifikation 163f.
– – Arthrose 180
– – Begleitfrakturen 173
– – Begleitverletzung 165
– – disloziert 165
– – epikondylär 171

– – frühfunktionelle Behandlung 178
– – Gefäßläsion 179
– – heterotope Ossifikation 179
– – Implantatlockerung und -versagen 181
– – Infekt 179
– – Instabilität 181
– – intraartikuläre-bikondylär, vollständig 173
– – Inzidenz 163
– – konservative Behandlung 165
– – metaphysär 171
– – Nachbehandlung 178
– – Nervenschaden 179
– – offene Fraktur 173
– – Physiotherapie 166
– – Pseudarthrose 180
– – Rekonstruktion 176
– – Revisionseingriff 181
– – Ruhigstellung 166
– – sekundäre Dislokation 181
– – Typ-A 171
– – Typ-B 171
– – Typ C 173
– – typische Plattenlage 167
– – Versorgungsstrategie 165f.
– – suprakondylär 63
– Längsachse, ventral (VHL) 24
– Winkel, lateral distal 5f.
Hyperextension 100
Hyperextensionsmechanismus 153

I

Immobilisationszeit 196
Impingement 20
– posterior 47
– posteromedial 20
– ulnokarpal 119
Implantatlockerung 147, 155, 181
Incisura trochlearis 1
– Valgus Angulation 5
Infekt 179, 181
Infektion 201
– Inzidenz 201
– phlegmonöse, Therapie 207
Innervation, sensible 4
Insertionstendopathie, MRT 31
in-side-out-Technik 55
Inspektion 14
Instabilität 48, 161, 181, 187, 198
– axiale 9
– Band 17

– nach Radiusköpfchenfraktur 148
– posterolaterale 19
– Valgus 9
– ventral 107
– verbleibende 114
– – akute 114
– – axial 114
– – chronische Reluxation 114
– – posterolaterale Rotationsinstabiliät 115
Instabilitätsdiagnostik 48
Interposition 72, 112
Intimaläsion 64
intrinsischer Faktor 190
Invaliditätsgrad 219
– in Bruchteilen 223
– Nervenschädigung 223
Iontophorese 192
Ischämiesymptom 72

K

Kallusdistraktion 94
– sekundäre 184
Kapitulum 25
Kapsel
– Band
– – Apparat 152
– – Läsion 142
– – Schrumpfung 141
– – – immobilisationsbedingt 117
– Kontraktur 190
– Resektion 189
– ventral 10
– Vernarbung 190
kapsuloligamentäre Struktur 160
– Schädigung 11
Kapsulotomie 189
– arthroskopische 48
– – humerale ventrale 46
Keilfraktur 141
Keimfreiheit 203
Kernspintomographie 202
kindliche Verletzungen 63
Kirschnerdraht 173
– Osteosynthese 67, 74, 79, 81, 86, 88, 93
– Stabilisierung 169
Klagen 219
Klassifikation nach
– Judet 84
– Lubinus 64
– Regan und Morrey 105
Knochenbruchheilung, verzögerte 134

Knochenspanplastik, autologe 107
knöcherne Strukturen, Palpation 15
Knorpel
– Destruktion 190
– Schaden 43, 110
Kocher-Lorenz-Fraktur 163
Kollagenvlies, antibiotikahaltig 203
Kollateral
– Arterien 3
– Band, ulnares 17
– Bandapparat, Funktionsprüfung 18
Kompartmentdruck 116
Kompartmentsyndrom 116, 187
Komplexverletzung 183ff.
Komplikation, iatrogene neurovaskuläre 111
Kondylenspaltung
– T-förmig transkondylär 79
– Y-förmig transkondylär 79
Konservative/frühfunktionelle Therapie 141
Köpfchenresektion 141
Koronoid 100, 154, 157
– Aufnahme 28
– – Röntgennormalbefund 29
– Ersatz 107
– Fraktur 108, 144
– – begleitende 132
– – Behandlung 105
– – Einteilung 103
– – nicht refixierbare 135
– – OP-Indikation 105
– – Stabilität 105
– – therapeutisches Behandlungskonzept 105
– Linie 24f.
Kraftträger, intramedullärer 143
Krankengymnastik 49
kritische 100°-Grenze 188
Kunstgelenkersatz, kontraindiziert 210

L

Langzeitverhalten 214
Längsschnitt
– dorsal 34
– ventral über dem
– – Humeroradialgelenk 34
– – Humeroulnargelenk 34
Läsion, ossäre 142
– osteochondrale 117, 141
Lateral Collateral Ligament (LCL) 1, 9, 102, 105
Lavageeffekt 47

Lavagetherapie 207
Lacertus fibrosus 64
LCDCP 157
LCDC-Platte 129
LCL (s. u. Lateral Collateral Ligament)
Ligamentum
– anulare 1, 16, 97, 129
– – radii 42
– collaterale radiale (LCL) 1f., 16,
– collaterale ulnae 15
– collaterale ulnare (MCL) 1f., 6, 10, 102, 160
– – anteriores Bündel 103, 105
– – knöcherner Ausriss 144
– – Ruptur 132
linked prosthesis 212
Lochschrauben 74
LUCL 2, 114,
– Ruptur 108
Luxation 99
– anterior 99
– Einteilung 100
– humeroulnare 151
– Instabilität, Übersicht 114
– isolierte 95
– posterior 99
– verhakte 112
Luxations-
– fraktur 95, 99, 152
– – primäre Prothesenversorgung 215
– Richtung 99

M

Magnetresonanztomographie (MRT) 30, 192
– Aufnahme
– – axial 30
– – transversal 30
– distale Bizepssehnenruptur 31
– Insertionstendopathie 31
– koronare Ebene 30
– Muskelverletzung 31
– partielle Rupturen 31
– sagittal 30
– transversal 30
– Trizepssehnenruptur 31
Makrotrauma 42
Margo
– lateralis humeri 15
– medialis humeri 15
– posterior ulnae 15
Marknagelosteosynthese 170
Mason-1-Fraktur 138
– Begleitverletzung, operationspflichtig 139

– komplex 141
– Versorgungsschema 140
Mason-2-Fraktur 141
– einfach 142
– – Versorgungsschema 142
– komplex 142
– – Versorgungsschema 142
– OP-Indikation 141
– relative Kontraindikation 141
Mason-3-Fraktur 132, 144
– begleitende 135
– Osteosynthese 148
Materialbruch 181
Materialentfernung 196
Mayo Performance-Score 215
McKenzie 40
MCL (s. u. Lig. Collaterale ulnare)
MDE (s. u. Minderung der Erwerbsfähigkeit)
Membrana interossea 119, 124
Mesh-graft-Plastik 184
Metaplasie, synovial 42
Mikrotrauma, repetitiv 42
Monteggiafraktur 135
– nach Bado 92, 123f.
– Klassifikation 123
Monteggia-Läsion 63, 92, 95, 123
– alte 135
– Subklassifikation der-II-Verletzung nach Jupiter 125
Monteggia-like-lesion 130, 138
Monteggia-Verletzung 153
Morbus Panner 44
Morrey 132, 157f., 163, 215
Multielektrodensystem 37
Musculus
– anconeus 3
– biceps brachii 1
– brachialis 2
– brachioradialis 2
– extensor carpi
– – brevis 39
– – radialis brevis 3
– – radialis longus 3
– – ulnaris 3
– extensor digiti minimi 3
– extensor digitorum 3
– flexor carpi
– – radialis 3, 40
– – ulnaris 3
– flexor digitorum superficialis 3, 40
– palmaris longus 3
– pronator teres 3
– supinator 39
– triceps brachii 3, 16
– triceps, Zugkräfte 154

Muskel-
- gruppe, radial 3
- kontraktur 190
- sehnenapparat, Präparation 53
- status 222
- verletzung, MRT 31
Muskulatur 1

N

Nachbehandlungsschema 113
Nachtschmerz 201
Nativdiagnostik 1
Nekrose, avaskulär 190
Nerven- und Gefäßläsion 161
Nervenläsion 148
Nervenschaden 116, 179, 184, 198
- primär 183
Nervenschädigung 223
Nervus
- cutaneus antebrachii
- - lateralis 4, 39, 61
- - medialis 4, 40
- - posterior 4
- cutaneus brachii 4
- - lateralis superior axillaris 4
- - medialis 4
- - posterior 4
- interosseus anterior 116
- medianus 3, 40, 60, 64
- - Läsionen 48
- - motorische Äste 59
- musculocutaneus 61
- radialis 3, 39, 57, 64, 116
- - Läsion 148, 170
- ulnaris 3, 15, 53, 113, 184
- - motorische Äste 59
- - Neurolyse 193
- - Verlagerung 59
- - Verletzung 55
neurologische Defizite 64, 129
Neurolyse 117
- offene 46
neurovaskuläre Defizite 63
neurovaskulärer Status 66, 110
Neutral-0-Methode 219ff.

O

Oberarmgipslonguette 79, 81, 85, 88, 92, 95, 153
- dorsal 67
Olekranektomie 158
Olekranon 15, 39, 108
- Aufnahme 27
- - Einstelltechnik 27
- Exzision 151

- Fraktur 87, 151, 154, 156 f., 161
- - im Kindesalter, Klassifikation 88
- - AO-Klassifikation 151
- - Bewegungseinschränkung 160
- - direktes Trauma 153
- - externe Fixation 158
- - extraartikulär 63
- - heterotope Ossifikation 160
- - indirekter Unfallmechanismus 152
- - Instabilität 161
- - intraartikulär 63
- - Klassifikation nach Schatzker 151 f., 159
- - Komplikationsrate 160
- - Nerven- und Gefäßläsion 161
- - Osteoporose 160
- - quer 151, 158
- - Rekonstruktion der Gelenkfläche 154
- - schräg 158
- - subchondraler spongiöser Defekt 158
- - Therapie 159
- - typischer Unfallmechanismus 152
- Kern 88
- Luxationsfraktur 159
- Pseudarthrose 55, 160
- Sporn 29
Olekranonosteophyten 47
Olekranonosteotomie 160
- V-förmig 54
One-step-Schiene 203
Orthese 197
- dynamisch 192
- statisch 192
Ossifikation
- heterotope 117, 134, 149, 160, 179
- - Rate 184
- - typische Lokalisationen 117
- - Verhinderung 118
- Kern 63
- periartikulär 190, 211
Osteochondrosis dissecans (OD) 44
- Stadieneinteilung 44
osteogenetische Potenz 184
Osteonekrose 44
Osteopenie, gelenknah 202
Osteophyten, ventrale 47
Osteoporose 158, 160, 178
Osteosynthese 128, 141 f.
- interne, primäre 166

- - definitive 183
- intramedulläre 70, 86, 128
- Radiusköpfchen 141

P

Palpation 14 f.
Parierfraktur 92
partielle Rupturen, MRT 31
Patella cubiti 29
Pathologie
- extrinsisch 189
- intrinsisch 189
Pathomechanismus 119
Periostschlauch 67
physiologische Winkel 4
- Frontalebene 4
Physiotherapie 113
Pin-track-infection 158, 169
Pivot-shift-Test 19 f., 186
plastische Eingriffe, sekundäre 204
Platten, längere 178
Plattenosteosynthese 93, 143, 156, 167
Plattenzugschraube 157
Plexusblockade, supraclaviculäre 197
Plexuskatheter 196
Plica 42
- hypertroph 44
- radiales-Syndrom 43
- Resektion 44
PMCL (s. u. Posterior Medial Collateral Ligament)
Polytrauma 179
Portal
- anterolateral 39
- direktes laterales 39
- posterior 41
- superomedial 40
Posterior Medial Collateral Ligament (PMCL) 1
Processus
- coronoideus 55, 100, 102, 173
- - ulnae 39
- supracondylaris 29
- - Fraktur 173
Pronation 17, 21
Pronation douloureuse 97
Prothese 141
- unverblockt 211
- verblockt 211
prothetische Versorgung, primäre 120
Pseudarthrose 90, 160, 180 f., 211
- Bildung 72, 134

Pulsoximetrie 66
Pumpensystem 37

Q

Quengelschiene 197
Querschnitt, dorsal 34
–, ventral 34

R

100°-Regel nach Morrey 192
3D-Rekonstruktion 32
Radialdeviation 144
– der Hand 119
Radioulnargelenk
– distales (DRUG) 119
– Bandstrukturen 119
– proximales 1
Radius- und Ulnaschaftfraktur, gleichzeitige 129
Radius-Kapitulum-Linie (RKL) 24f.
Radiusköpfchen 39, 100, 102, 108, 119, 173
– Aufnahme 26
– – Einstelltechnik 27
– Fragmentresektion 143
– Fraktur 63, 108, 118, 130, 137
– – AO-Klassifikation 137
– – Einteilung nach Morrey 138
– – Komplikation 148
– – Mason-Klassifikation 137
– Instabilitätsverhalten 143
– Luxation 123
– – isolierte 95
– – ventrale 124
– Prothese 120, 132, 142, 144f.
– – Indikation 146
– – Typen 148
– – Zeitpunkt des Einsatzes 148
– Reluxationsneigung, Nachbehandlungsschema 134
– Resektion 120, 143 ff.
– – arthroskopisch 48
– – Indikation 144
– ventraler Querschnitt 33
Radiusmigration 144
– chronisch 119
– proximal 119
Radiusverriegelungsmarknagel 129
Ramus
– interosseus anterior des N. radialis 48
– profundus nervus radialis 57
Reeingriffe 147
Refixation 105
Reflexe, Untersuchung 21

Refraktur 134
Refrakturierung, Gefahr 196
Regan 132, 157
Rekapillarisierungzeit 66
Rekonstruktionsplatte 167
Reluxationsneigung, verbleibende 112
Remodeling 72
Reosteosynthese 181
Reposition 111
– geschlossene, Ablauf 111
– offene 105f., 112
Repositionshindernis 112
Resistogramm 205
Rete articulare cubiti 72
Retentionshindernis 95
Revisionseingriff 181
Rezidivprophylaxe 196
Ringbandrekonstruktion 93
Roger-Hilfslinie 66
Röntgenaufnahme
– anterior-posterior 23
– axial 27
– konventionelle 23
– Olekranon 27
– seitlich 24
– – Einstelltechnik 24
– – Normalbefund 24
– – Sulcus-ulnaris 27
Röntgenbild 202
– Achsen 25
– Hilfslinie 25
– Normvarianten 29
– periartikuläre Fettkörper 26
Röntgen nach Reposition 111
Rotation 10
Rotationsfehler 66
Rotationsinstabilität, posterolateral (POLRI) 108, 115
Rotationssporn 66
Ruhigstellung 113, 166
Ruptur der Membrana interossea 118

S

Salter 73, 76, 79, 81
Salter I 82, 84
Salter II 82
Saug-Spül-Drainage 203
Scharniergelenk 209
Schienung, intramedullär 93
Schlotterellenbogen 209
Schmerzen 187
Schmerzsyndrom, posttraumatisch 117
Schraubenlage, intraartikulär 48
Schraubenosteosynthese 74, 79, 81, 88, 93, 141, 169

– bikortikal 158
– transmedullär 158
Second Look 203
– OP 173
– Surgery 184
Seitenbandstabilität 81
Seit-zu-Seit-Verschiebung 67
Sensibilitätsprüfung 21
Serienverletzung 183f.
Sesamoid cubiti 29
Shaversystem 37
SHT, begleitend 187
side-swipe injury 183
Silastic-Prothese 46
Silikonsynovitis 46
Sine-sine-Arthroplastik 209f.
sloppy hinges 213
Soft-Spot 39, 41, 140, 202
Sonographie 33, 140
– dorsaler Schnitt 33
– ventraler Schnitt 33
Spätrezidiv 208
Spongiosaplastik 130, 154, 158 f.
Sportfähigkeit 113
Spül-Saug-Drainage 205
Stabilisatoren
– dynamische 7
– gegen axialen Stress 118
– statische 7
Stabilitäts-
– prüfung 222
– – unter Varus/Valgusstress 186
– test 111
Standardarthroskop 37
Staphylococcus aureus 201
Stichinzision, dorsale 106
Stifte
– biodegradable 143
– resorbierbar 173
Streckdefizit 46
Subluxatio radii peranularis 97
Subluxation, verbleibende 112
Substanzdefekt, knöcherner 130, 154, 184
Sulcus-ulnaris-Aufnahme 27
superomediales Portal 40
Supination 21
Supination/Pronation 17
Synostose, radioulnare 134, 190
Synovektomie
– arthroskopische 46
– totale 203
Synovia, diffuse Metaplasie 43
Synovialiszotten 44
Synovialitis 43
Synovialnekrose 203
Synovia-PE 203
Synovitis 45, 201, 203

Sachverzeichnis

T

Tennis-Ellenbogen 19
Terrible Triade 109
Terrible Triade of the Elbow 108
Third Look 205
Tibia-Interposition, vaskularisiert 184
Tinel-Zeichen 17
Tragewinkel 5, 14
– Zunahme 144
Translationsinstabilität, radioulnare 119
transolecranon fracture-dislocation 108, 110, 152
Transplantation, osteochondrale 45
Trauma
– akutes 14, 120
– altes 120
Trizeps
– Muskulatur, Verkürzung 47
– Reflex 21
– Sehne 152
– – Insertion, Abriss 88
– – Ruptur, MRT 31
– – Spaltung, V-förmig 53
Trochlea
– humeri 1, 39
– Ossifikation 73
Tuberculum infraglenoidale 3
Tumor 217

U

Überlastungssyndrom, posteromedial 47
Ulna
– Angulation 123
– distale, Dorsalluxation 120
– Fraktur 92
– – proximal 123
– Kortikotomie 94
– Längsachse, Wiederherstellung 154
– Schrägaufnahme 28
– ventrale Trümmerzone 135
– Verkürzung 120
– Vorschub, relativer 119
– Winkel, proximal 5

Ulnarisirritation 76
Ultraschallbehandlung 192
Umwendbewegung 133
Unfallmechanismus bei
– gebeugtem Ellenbogen 103
– gestrecktem Ellenbogen 102
Unfallversicherung, gesetzliche 219
unlinked prosthesis 211
Unterarm
– Bruch, konservative Versorgung 127
– Pronation 6
– Supination 6
Untersuchung
– dorsal 34
– neurologische 222
– ventral 34

V

Valgus
– Fehlstellung 90
– Instabilität 9, 115
– Stress 9, 18
– – Überlastungs-Syndrom 46
– Überlastung, chronisch 19
Varus
– Fehlstellung 90
– Instabilität 115
– Stress 18
vaskuläre Defizite 64
Vena
– basilica 3
– cephalica 3
Verankerung, bicortical 178
Verbundosteosynthese 178
Verfahrenswechsel 184
Verkalkung, periartikulär 185
Verletzungen, kindliche 63
Verschraubung, direkte ventrale 106
Versorgung, operative 105
vFK (ventraler Fettkörper) 26
VHL (Ventrale Humerus-Längsachse) 24f.
Volkmann-Kontraktur 72
V-Y-Plastik 61

W

Wachstumsstörung 72
wait and see 116
Weichteile
– Deckung, plastisch 184
– Defekt 184
– Palpation 15
– periartikulär, Traumatisierung 110
– Ruptur, periartikulär 10
– Schaden 183f., 202
– Verkalkung, parossale 29
Wiederfüllungszeit, kapilläre 110
Wissinger Rod-Technik 39
Wurfsportler 46

Y

Y-Fraktur, transkondylär 76, 79

Z

Zugang 112
– anterolateral (ventroradial) 39
– dorsal 52
– – ohne Olekranonosteotomie 51
– – mit Olekranonosteotomie 54
– – radial 141
– lateral 41, 55, 193
– – mit distalen Erweiterungsmöglichkeiten 56
– medial 58, 193
– posterolateral 41
– – nach Boyd 129
– radial 107
– ulnar 107
– ventral 39, 59ff., 106f., 157
Zugangs-
– erweiterung, proximale 59
– weg 127
Zuggurtungsosteosynthese 88, 155, 159
Zugschraube, kanüliert 88
Zugschraubenosteosynthese 105
– indirekte 106
Zusatzaufnahme 25
Zweistufenkonzept 207

MIX
Papier aus verantwortungsvollen Quellen
Paper from responsible sources
FSC® C105338

If you have any concerns about our products,
you can contact us on
ProductSafety@springernature.com

In case Publisher is established outside the EU,
the EU authorized representative is:
**Springer Nature Customer Service Center GmbH
Europaplatz 3, 69115 Heidelberg, Germany**

Printed by Libri Plureos GmbH
in Hamburg, Germany